国家级首批一流本科课程配套教材

U0383757

视觉保健康复技术

主　编　刘宜群
副主编　周　凤　王淮庆　张春南

Rehabilitation Technology of Visual Health

南京大学出版社

图书在版编目(CIP)数据

视觉保健康复技术 / 刘宜群主编.—南京：南京
大学出版社，2024.5
ISBN 978 - 7 - 305 - 26668 - 3

Ⅰ.①视… Ⅱ.①刘… Ⅲ.①视觉障碍—康复—高等
学校—教材 ②视力保护—高等学校—教材 Ⅳ.
①R777.409②R77

中国国家版本馆 CIP 数据核字(2023)第 029506 号

出版发行 南京大学出版社
社　　址 南京市汉口路 22 号　　邮　　编　210093
书　　名 **视觉保健康复技术**
　　　　　SHIJUE BAOJIAN KANGFU JISHU
主　　编 刘宜群
责任编辑 吴　汀

照　　排 南京开卷文化传媒有限公司
印　　刷 南京百花彩色印刷广告制作有限责任公司
开　　本 787 mm×1092 mm　1/16　印张 24　字数 675 千
版　　次 2024 年 5 月第 1 版　印次　2024 年 5 月第 1 次印刷
ISBN　978 - 7 - 305 - 26668 - 3
定　　价 98.00 元

网　　址:http://www.njupco.com
官方微博:http://weibo.com/njupco
官方微信:njupress
销售咨询热线:025 - 83594756

＊版权所有,侵权必究
＊凡购买南大版图书,如有印装质量问题,请与所购
　图书销售部门联系调换

编 委 会

主　编　刘宜群　金陵科技学院
副主编　周　凤　武汉市第四医院
　　　　王淮庆　南京师范大学中北学院
　　　　张春南　福州东南眼科医院
编　委　（按姓氏音序排列）
　　　　包　娜　南京师范大学中北学院
　　　　常　枫　中国人民解放军中部战区总医院
　　　　季　雷　金陵科技学院
　　　　井　云　镇江市高等专科学校
　　　　林丙来　芜湖市第二人民医院
　　　　刘　莉　鄂尔多斯应用技术学院
　　　　刘晓男　沈阳何氏眼视光有限公司
　　　　倪白云　安徽省皖南康复医院
　　　　潘道友　安徽中医药高等专科学校
　　　　彭仕君　常州市中医院
　　　　任凤英　厦门医学院
　　　　王　洁　石家庄医学高等专科学校
　　　　张　青　南京同仁医院
　　　　张富文　成都中医药大学
　　　　周　静　上海健康医学院
　　　　左娟燕　重庆三峡医药高等专科学校

目　　录

第一章
视觉健康基础理论

第一节　西医视觉基础理论

一、视觉的形成

(一) 眼的胚胎发育

1. 眼各部位组织的胚胎来源

(1) 表面外胚叶:晶状体、角膜上皮、结膜上皮、泪腺、眼睑上皮及其衍生物[睫毛、睑板腺、变态汗腺(Moll 腺)、皮脂腺(Zeis 腺)、泪器上皮]。

(2) 神经外胚叶:视网膜及其色素上皮层、睫状体上皮层、虹膜上皮层、瞳孔括约肌和瞳孔开大肌、视神经。

(3) 表面外胚叶与神经外胚叶间的黏着物:玻璃体、晶状体悬韧带。

(4) 轴旁中胚叶:眼部各部位的血管以及出生前消失的各种血管、巩膜、视神经鞘、睫状肌及其基质、角膜基质、角膜内皮细胞、虹膜基质、眼外肌、眶内脂肪、韧带、结缔组织、眶上壁和眶内壁、上睑结缔组织。

(5) 脏壁中胚叶:眶下壁和外壁、下睑结缔组织。

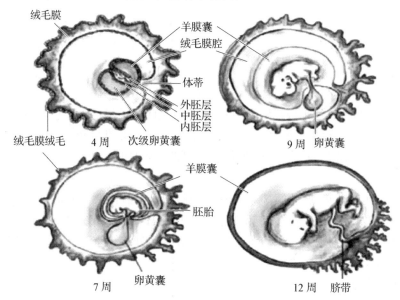

图 1-1-1　胚胎发育过程

2. 胚眼的形成

胚眼(embryonic eye)是由神经外胚叶、颅神经嵴细胞(cranial neural crest cells)、表皮外胚叶和中胚叶发育而成。

（1）囊胚

受精卵不断分裂，成倍增加形成一细胞团，称桑椹胚。细胞继续分裂，中间出现一囊腔，其间充满液体，此时称囊胚。

（2）胚层

囊胚继续发育，细胞繁殖分化形成内、中、外三个胚层。

（3）神经

胚板渐由椭圆形发育为前宽后窄的梨形。其后部中央有一纹，称原始纹。于原始纹之前，外胚层加厚，形成神经板。神经板纵向内陷，其两侧形成神经褶，此处含有神经嵴细胞，其间的沟即神经沟。以后合成一个管，称神经管。神经管的头段渐扩大为三个原始脑泡，将来发育成脑组织，其他部分则发育为脊髓。

（4）胚眼

神经管前端很快向腹侧扩大，并前曲形成头褶。在横褶的两侧出现凹陷，即视窝。视窝变深在前脑两侧形成对称的囊状突起，称视泡。两侧视窝间有一小区相连，以后它将发育成视交叉。

视泡与前脑相连，两侧视泡的远端不断扩大，但近端明显较窄，形成视茎，它是今后视神经的原基。

视泡和表面外胚叶接触后，表面外胚叶渐变厚，形成晶状体板。晶状体板向内凹陷，形成晶状体沟，并继而形成晶状体泡。同时视泡也随之远端变平，并于其下方向内凹陷，形成视杯。

视杯逐渐加深包绕晶状体，在其前方形成原始瞳孔。

血管和结缔组织由下方胚裂进入眼内，形成玻璃体血管系统，视神经纤维也由此进入视茎。视杯分为两层，在杯裂缘与杯缘互相延续，内层较厚，形成视网膜感觉层，外层则形成色素上皮层。

胚裂于第 5 周时由中央向前后逐渐闭合。当胚裂封闭时，胚眼已具有眼的各个部分。

胚眼形成过程中，如视泡不形成，则形成无眼畸形；如不分化为两个视泡而合并成一个，则发生独眼畸形；当胚裂闭合不全时，可形成先天性脉络膜、视网膜缺损和先天性虹膜、睫状体缺损。

3. 视觉形成的相关解剖

（1）视网膜发育

视杯的神经外胚叶外层形成视网膜色素上皮层，是体内最早产生黑色素的细胞，胚胎第 6 周开始生成黑色素。视杯的神经外胚叶内层高度分化增厚，形成视网膜神经感觉层，胚胎第 2 个月末，视网膜神经感觉层发育到赤道部附近，当胚胎 8 个月时，视网膜各层已基本形成。

（2）黄斑

黄斑区分化比较特殊，胚胎第 3 个月时，黄斑开始出现，第 7 个月时形成中心凹。出生时，视锥细胞尚未发育完全。出生后第 4 个月，视网膜的各层沿着中心凹斜坡周围重新定位，中心凹仅留下视锥细胞核可见。黄斑区的各组成部分继续重新塑形，直到近 4 岁时，黄斑的发育才基本完成。

（3）视神经发育

由胚胎的视茎发育而来。视神经发育有三个阶段：第一阶段，视茎内的胚裂在胚胎第

5周时开始闭合。胚胎第6周时，视网膜神经节细胞轴突形成的神经纤维逐渐汇集于视茎内，形成视神经。到第7周时闭合完成。视茎起初是中空的结构，通过视泡与前脑相连，视神经就在视茎形成的支架上发育。第二阶段，在胚胎第8周时，来自视网膜的神经节细胞和胶质细胞开始穿透视盘，进入视茎；随着发育，视神经内的轴突逐渐增多。第10～12周时，轴突有190万。第三阶段，在胚胎第4个月到8个月之间，在第16周时轴突数量达370万，此后逐渐减少，第33周时约120万，即成年人的状况。这个阶段胶质细胞数目增多。从原始神经中央发出的是玻璃体动脉，在此动脉的周围包绕一层胶质鞘。当玻璃体动脉退化时，玻璃体动脉和胶质鞘膜之间的隙扩大了。这个区域的胶质细胞移行入视神经，形成了原始的视盘。视神经周围的胶质细胞和筛板的胶质部分来自神经外胚叶来源的视茎内层。之后，筛板的中胚叶部分开始发育，胚胎3个月时，随着后极部的颞侧扩张，视神经逐渐向鼻侧移位。视神经的髓鞘化在胚胎7个月时开始于视交叉，逐步向眼部进展，通常在出生后1个月内，止于筛板后，如进入视网膜则形成视网膜有髓鞘经纤维。髓鞘化在筛板处停止。

4.眼球其他部位发育

（1）葡萄膜发育

虹膜睫状体的发育始于胚胎第6～10周，胚胎第3个月时视杯前缘向前生长形成虹膜睫状体内面的两层上皮。瞳孔括约肌和开大肌也由视杯缘的外层上皮分化而来。睫状肌在胚胎第3个月始由神经嵴细胞分化发育，至出生后1年才完成。胚胎第6周末，表皮外胚叶和晶状体之间形成一裂隙，即前房始基。裂隙后壁形成虹膜的基质层，中央较薄称为瞳孔膜，胚胎第7个月瞳孔膜开始萎缩形成瞳孔。

（2）晶状体发育

晶状体发育可分为形成晶状体泡和产生晶状体纤维。

晶状体泡形成前已述及。

晶状体纤维的发育胚胎4周（9 mm）时，晶状体泡与表皮外胚叶完全分开。晶状体泡分化过程中，前壁细胞始终保持上皮性质，形成前囊下的上皮细胞层。胚胎第5周（12 mm）时，晶状体泡后壁细胞逐渐变长向前生长。胚胎第7周（26 mm）时，后壁细胞形成的柱状纤维已达前壁下面，充满了泡腔，最后细胞核消失，成为晶状体原始纤维，构成晶状体胚胎核。赤道部的晶状体细胞在胚胎第7周以后开始分裂，分化为第二晶状体纤维，不断增生和伸长，产生新的晶状体纤维围绕晶状体核向前后生长，如此终生进行。各层纤维末端彼此联合形成晶状体缝，核前的缝为"Y"形，核后的缝为"人"形。

（3）玻璃体发育

胚胎第4～5周时，在晶状体泡与视杯内层之间，源于外胚叶的原纤维，大部分源于中胚叶、少部分源于从视杯的边缘迁移而来的神经嵴细胞，以及玻璃体血管，共同形成原始玻璃体（primary vitreous），在胚胎第2个月时发育最完善，第12周时逐渐萎缩。同时，由视杯内层细胞分泌出第二玻璃体（secondary vitreous），由Ⅱ型胶原纤维和玻璃样细胞组成。原始玻璃体被挤向眼球中央和晶状体后面，形成玻璃体管（Cloquet管），其中通过玻璃体血管。

在胚胎第3～4个月时，由第二玻璃体的胶原纤维浓缩形成的第三玻璃体（tertiary vitreous），逐渐发育成晶状体悬韧带，在出生时完成。

（4）角膜和巩膜

胚胎第 5 周，表皮外胚层与晶状体泡分开后，即开始角膜的发育。间充质细胞形成角膜基质层，神经嵴细胞形成角膜内皮细胞，表皮外胚叶则形成角膜上皮层。胚胎第 3～4 个月，基质层浅层角膜细胞合成前弹力层，内皮细胞分泌参与形成后弹力层。

巩膜主要由神经嵴细胞分化而来。胚胎第 7 周，前部巩膜开始形成，并逐渐向后伸展，胚胎第 5 月发育完成。

（5）前房角

角膜和前房发生后，于胚胎第 2 个月末期，巩膜开始增厚，第 3 个月末形成角膜缘，由视杯缘静脉丛衍变发生巩膜静脉窦（Schlemm 管），并具有许多分支小管。随后，其内侧源于神经嵴细胞的间充质细胞，分化发育成小梁网。前房角是由前房内间充质细胞和中胚叶细胞组织逐渐吸收分化而形成，这一过程开始于胚胎第 3 个月，一直持续到 4 岁时才完成。

5. 眼附属器的发育

胚胎第 4 周时，围绕视杯周围间隙内的神经嵴细胞，发育并逐步分化成眼眶的骨、软骨、脂肪和结缔组织。

（1）眼眶

发育较眼球缓慢，胚胎第 6 个月时眶缘仅达眼球的赤道部。眼眶发育持续到青春期。

（2）眼外肌

胚胎第 5 周时，源于中胚叶的眼外肌开始分化，第 7 周时，从上直肌分化出提上睑肌。胚胎第 3 个月时，眼外肌肌腱与巩膜融合。

（3）眼睑

其发育始于胚胎第 4～5 周，表层外胚叶形成睑皮肤和结膜，中胚叶形成睑板和肌肉，至第 5 个月时，上、下睑逐渐分离开。眼睑附属物如毛囊、皮脂腺等，于胚胎第 3～6 个月间，由上皮细胞陷入间充质内发育而成。

（4）泪腺

在胚胎第 6～7 周时开始发育，泪腺导管约在胚胎第 3 个月时形成，副泪腺于胚胎第 2 个月时出现，它们均由表皮外胚叶分化而来。

（二）小儿眼球的生长发育特点

1. 眼球的形态和大小

新生儿眼球前后径为 12.5～15 mm，垂直径为 14.5～17 mm，和成人相比其外形更趋于竖椭圆形，呈不对称地向后外方膨出，其容积约为 2.6 ml。眼球轴长在 2 周岁内快速生长。

1～3 岁，眼球增大迅速，尤以出生后第一年增长最快，3 岁以后逐渐减慢。

至 5～6 岁时，眼球大小接近成人。

至 15～16 岁时，眼球大小基本如成人，以后增长甚微。

眼球体积从出生到成熟增长约 3 倍，其中 70% 的增长是在 4 岁之内完成的。

2. 眼球主要组织生长发育特点

（1）角膜的生长发育特点

1）角膜大小的变化：

新生儿时角膜直径约为 9～10 mm。

从出生到生后 6 个月是角膜发育最快的阶段。

小儿 3 岁以后,角膜直径(11～12 mm)接近成人大小。

2)角膜厚度的变化:

新生儿时期,角膜的厚度及张力均未发育完善。3 岁以前发生的先天性青光眼患者在高眼压状态下,角膜直径明显增大,并引起角膜混浊,后弹力层断裂等病理改变。3 岁以后的发病者,则主要表现为眼轴增长,近视屈光的快速发展,角膜直径的增长却不明显,可见 3～6 岁少儿的角膜结构较之 3 岁前又有明显不同。

(2)晶状体的生长发育特点

出生时晶状体较成人的圆。一般认为在 3 岁以后,逐渐接近成人状态。

随着年龄的增长,晶状体的屈光指数也会增长。晶状体的调节功能和晶状体囊的弹性关系密切。成年期前囊较婴儿期厚。12～14 岁的少年儿童,晶体囊弹性最佳,其睫状肌的功能也最强,调节力可以达到 12D～14D,此后随年龄增长,调节力逐渐减弱。

(3)瞳孔

新生儿至 1 岁内的婴幼儿,其瞳孔开大肌尚未发育完善,瞳孔括约肌作用相对较强,此时为一生中瞳孔最小的阶段。瞳孔开大肌要到 5 岁时才发育完全,自少儿期至青春期,为瞳孔最大的时期。

(4)前房角

5 岁以前,前房角向周边延伸,前房深度增加。新生儿前房角尖端已相当于巩膜突的位置。至 1 岁左右,前房角向周边推进达到巩膜突之后,巩膜大环之前。2 岁左右前房角的尖端已达到巩膜大环。5 岁时前房深度及前房角基本发育完好。

(5)睫状体

3 岁幼儿睫状体宽度仅有 4 mm 左右。睫状肌平坦部是婴幼儿生长发育主要增宽的部分。睫状肌的环形肌纤维在新生儿时期尚不健全,故不具备完好的调节力。

(6)视网膜

婴儿在出生时,眼的视网膜已经发育,大多数视觉功能与生俱来。出生时,婴幼儿尚不能固视,但黄斑中心凹显著优于周边视网膜的光刺激阈值,中心视觉格局至 2.5 月龄已形成,出生后第 4 个月中心凹仅留下视锥细胞,对比敏感度峰值约在 5 月龄形成,辨色力延续到 1 岁以后逐渐发育完善。出生后 15 个月,中心凹仍在发育,黄斑区的各组成部分继续重新塑形,直到近 4 岁时,黄斑的发育才基本完成。

3. 小儿眼附属器与视路的发育特点

胎儿出生后,伴随着头颅的发育,眼眶等组织也不断发育。成人眼部约在头颅的 $\frac{1}{2}$ 处,新生儿眼部约在头颅的 $\frac{1}{3}$ 处;成人眼眶呈四边锥形,新生儿眼眶呈三边锥形。眼眶的发育与眼球及眶内容物的发育增大同步进行。

若在儿时由于外伤或其他原因进行眼球摘除,或先天性小眼球、无眼球,眼眶便得不到充分发育。

出生后,睑裂开大并从面中向外位移,瞳孔外移较睑裂更明显。

新生儿泪腺约在1～1.5个月后才具备分泌功能。泪道排泪功能在出生后几周甚至几个月后逐渐完成。新生儿的鼻泪管下端开口处有一膜状组织覆盖，出生后此膜逐渐萎缩至消失。此膜持续不能萎缩而导致泪道不通，是造成新生儿泪囊炎的原因之一。

新生儿眼外肌发育及功能尚不完善，上睑不具备共同运动的功能。

出生后1个月左右，眼球运动趋于协调。

出生后视路的发育：

（1）外侧膝状体

外侧膝状体是视路中重要的视觉信息传导中转站。其大细胞层（X细胞）出生后快速发育，1岁左右达到成人水平。小细胞层（Y细胞）发育较晚，2岁左右达到成人水平。

（2）视皮层

视皮层神经元从出生到8月龄期间，神经元突触密度大大增加，其后又逐渐减少，11岁左右达到成人水平。因此，成人视皮层神经元突触密度仅为8月龄幼儿的60%。

4. 小儿视功能的发育特点

（1）双眼视觉（binocular vision）的发育

视中枢的发育迟于眼的发育，视觉神经元间的突触联系的建立，视皮质神经核的分化成熟，均与不断适应环境的刺激、经验重复相关，故与双眼视觉相关的视觉功能大多在出生后逐渐发育。婴儿出生时双眼的同向运动和异向运动仅由低级中枢的无条件反射控制，约在2月龄，由于外侧膝状体和视放射的发育，中枢像逐渐反转视网膜的倒像，率先出现空间分辨力（spatial resolution），随后出现集合反应，3月龄出现双眼视网膜对应和平面融合，采用动态随机点立体图和图形视觉诱发电位（PVEP）随机立体图测试，可知婴儿3～4月龄开始发生双眼视差分辨功能，至6月龄形成1′视角视锐度的立体视觉。

孩子在出生时视觉功能发育尚未完善，需在外界环境不断刺激下才逐渐发育成熟，包括四个方面：光觉、形觉、色觉、立体视觉。

（2）光觉发育

光觉是视觉器官对外界光线的感受能力，胎儿7个月后对外界光线刺激有反应，新生儿在出生后数小时即有光感。产生光觉的物质基础是视杆细胞内的视紫红质。维生素A缺乏会使人出现暗适应延迟的症状，甚至患夜盲症。

（3）形觉的发育

形觉是人的眼睛辨别物体形状的能力，即一般所说的视力。

年龄	视力
3岁	0.5～0.7
4～5岁	0.6～0.8
6～7岁	0.7～1.0
＞7岁	0.8以上

（4）色觉发育

2个月以内的婴儿接受单纯和强烈的光线和颜色，例如黑色、白色、大色块等，红色是人的眼睛感知的第一种颜色；4～5个月后婴儿可辨别多种颜色；一岁半左右的幼儿能识别1～2种主要颜色；3～4岁的幼儿已初步辨认赤橙黄绿青蓝紫7种颜色。

儿童色盲绝大多数是先天性色觉异常,为性染色体隐性遗传。

（5）立体视觉的发育

立体视觉是双眼在具有同时知觉和融合功能基础上的一种独立的双眼视功能,是双眼视觉的最高级反应能力。

出生后双眼视功能开始逐渐发育,发育的关键期为出生后 6 个月,8 个月～3 岁发育最快,3～6 岁基本完成视觉功能的发育,到 6～8 岁基本完善。

（6）视觉功能发育过程

婴幼儿视觉功能发育的关键期是出生后 6 个月,新生儿已具备微弱的固视反射,但只对强刺激有瞬息的反应。

足月儿:光感。

2～4 周:对红色物体有反应,红光或是红色物体能够吸引眼球运动和短暂注视;发生水平扫视运动。

5～6 周:出现一定程度的共轭反射,两眼可凝视光源;有轻度的辐辏;开始表现头眼协调;发生垂直扫视运动。

2～3 个月:两眼同时注视一物体,有固视反应,可用眼追随一个移动的目标;双眼融合功能逐步建立;出现保护性瞬目反射,即有物体突然出现在眼前时会闭目躲避。

4～5 个月:能够长时间注视物体,头眼协调好,出现追随运动;可识别物体的形状、颜色、认识母亲。

6 个月:辐辏完全建立,实现双眼注视,可以灵活跟随目标转动。

综上所述,可知 3～6 月龄是双眼视发育的关键阶段。6 月龄至 2 岁之间,由于调节的发育,集合处于敏感状态,感觉性融合不能有效地控制运动性融合,有可能发生集合过强导致的内斜视。

5. 眼的屈光变化

足月新生儿的眼球轴长仅有 12.5～16 mm,处于约＋2D～＋4D 的远视屈光状态,6 个月左右远视度数达到最大值。

儿童屈光状态在不同年龄段有不同的特点,整个过程是由远视→正视→近视动态变化的,过程不可逆。儿童屈光状态呈现正视化的表现,但由于眼屈光力强,仍能将外界光线聚焦在视网膜上,形成清晰的物像。在多种因素作用下,或由于发育不良而停留于远视阶段,或由于过度发育而向近视化方向发展。

二、眼前段与眼后段

眼是视觉器官,包括眼球、视路和眼附属器三部分。

眼球主要由屈光成像系统和感光传导系统组成。角膜、房水、晶状体和玻璃体组成眼的屈光系统。视网膜完成感光作用,通过视神经和视路将信号传导到视中枢,进行加工整合产生视觉。

视觉器官包括眼球、眼眶、眼的附属器、视路、视皮层和眼的相关血管神经结构等。

（一）眼球

眼球近似球形,其前面是透明的角膜,其余大部分为乳白色的巩膜,后面有视神经,与颅脑内视路及视觉中枢连接。正常眼球前后径在人刚出生时为 16 mm,3 岁时达 23 mm,成年时为 24 mm,垂直径较水平径略短。

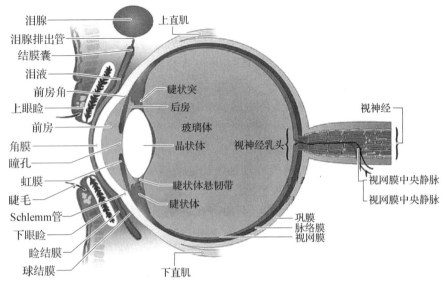

图 1-1-2　眼球解剖示意图

眼球位于眼眶前部,借助眶筋膜、韧带与眶壁联系,周围有眶脂肪垫衬,其前面有眼睑保护,后部受眶骨壁保护。

(二) 眼球壁

前部的角膜为单层纤维膜,后部的眼球壁可分为三层,外层为纤维膜,中层为葡萄膜,内层为视网膜。

1. 外层

主要是胶原纤维组织,由前部透明的角膜(屈光功能)和后部乳白色的巩膜共同构成眼球完整封闭的外壁,起到保护眼内组织、维持眼球形态的作用。

(1) 角膜(cornea)

位于眼球前部中央,呈略向前凸的透明的偏横椭圆形组织结构,是重要的屈光系统构成部分,横径 11.5~12 mm;垂直径 10.5~11 mm。角膜曲率半径的前表面约为 7.8 mm,后内面约为 6.8 mm。角膜中央厚度约 0.5 mm,周边厚度约 1.0 mm。

组织学上角膜由外向内分为 5 层:

1) 上皮细胞层(epithelium):与球结膜上皮相连,为 5~6 层复层扁平上皮,无角化,在角膜缘部上皮基底层含有角膜缘干细胞。再生能力强,修复后不留瘢痕。

2) 前弹力层(Bowman membrane):由胶原和基质构成,受损后不能再生。

3) 基质层(stroma):占角膜厚度的 90% 和质量的 71%,由平行排列、极有规则的 Ⅰ、Ⅲ、Ⅴ 型胶原纤维束薄板构成。损伤后由瘢痕组织替代。

4) 后弹力层(Descemet membrane):透明,坚韧,有弹性,损伤后可再生。

5) 内皮细胞层(endothelium):单层柱状细胞,具有 Na^+-K^+-ATP 酶的"泵"功能,起角膜-房水屏障作用,正常时房水不能渗入角膜。内皮细胞数量随年龄增长而减少,当角膜内皮细胞数量过少、功能不良，导致角膜水肿和大疱性角膜病变时，称为角膜内皮功能失代偿。

（2）巩膜（sclera）

质地坚韧，呈乳白色，主要由致密且相互交错的胶原纤维组成。前接角膜，在后部与视神经交接处巩膜分内外两层，外$\frac{2}{3}$移行于视神经鞘膜，内$\frac{1}{3}$呈网眼状，称巩膜筛板，视神经纤维束由此处穿出眼球。

（3）角膜缘（limbus）

是角膜和巩膜的移行区，由于透明的角膜嵌入不透明的巩膜内，并逐渐过渡到巩膜，所以在眼球表面和组织学上没有一条明确的分界线。

（4）前房角（angle of anterior chamber）

位于周边角膜与虹膜根部的连接处。在角膜缘内面有一凹陷称巩膜内沟，沟内有网状组织（小梁网）及 Schlemm 管。沟的后内侧巩膜突出部分为巩膜突。如此，前房角的前外侧壁为角膜缘，从角膜后弹力层止端（即前界线，也称 Schwalbe 线）至巩膜突；后内侧壁为睫状体的前端和虹膜根部。在前房角内从前外至后内可依次见到如下结构：Schwalbe 线、小梁网、Schlemm 管、巩膜突、睫状带和虹膜根部。

2. 中层

为葡萄膜（uvea），又称血管膜、色素膜，富含黑色素和血管。此层由相互衔接的 3 个部分组成，由前到后为虹膜、睫状体和脉络膜。在巩膜突、巩膜导水管出口和视神经 3 个部位与巩膜牢固附着，其余处均为潜在腔隙，称睫状体脉络膜上腔。

（1）虹膜（iris）

为一圆盘状膜，自睫状体伸展到晶状体前面，将眼球前部腔隙隔成前房与后房。虹膜悬在房水中，表面有辐射状凹凸不平的皱褶称虹膜纹理和隐窝。虹膜的中央有一 2.5～4 mm 的圆孔，称为瞳孔（pupil）。

组织学上虹膜由前向后分 5 层：内皮细胞层、前界膜、基质层、色素上皮层和内界膜。

（2）睫状体（ciliary body）

为位于虹膜根部与脉络膜之间的宽约 6～7 mm 的环状组织，其矢状面略呈三角形，巩膜突是睫状体基底部附着处。

（3）脉络膜（choroid）

为葡萄膜的后部，前起锯齿缘，后止于视乳头周围，介于视网膜与巩膜之间，有丰富的血管和黑色素细胞，组成小叶状结构。

3. 内层

为视网膜，是一层透明的膜，位于脉络膜的内侧。视网膜前起锯齿缘，后接视盘，外邻脉络膜，内侧为玻璃体。

（1）视盘

直径约为 1.5 mm，中央有生理凹陷。视盘上无视细胞，在视野中形成生理盲点。

（2）黄斑

位于视网膜正对视轴部，为视力最敏锐处。中心凹部最薄，只有视锥细胞，其他层次缺如。在这里光感受器与神经节细胞为 1：1 连接。

（3）视网膜血液供应

视网膜中央动脉营养视网膜内 5 层，而脉络膜血管营养视网膜外 5 层。

（4）视网膜生理

感光传导冲动。视锥细胞主司中心视觉、昼视觉、精细视觉和色视觉，视杆细胞主司周围视觉和暗视觉。通常下方视野反映上方视网膜的信息，鼻侧视野反映颞侧视网膜的信息。

（5）视网膜屏障

视网膜血管内皮细胞间的连接复合体形成血-视网膜内屏障，血-视网膜外屏障位于色素上皮外。视网膜屏障能阻挡视网膜血管内和脉络膜血管内的血液成分和大分子物质进入视网膜。

（三）眼球内容物

1. 眼内腔

（1）前房（anterior chamber）

前界为角膜的后面，后界为虹膜和瞳孔区晶状体的前面。前房容积约为 0.2 ml，前房中央部深 2.5～3.0 mm，周边部逐渐变浅。

（2）后房（posterior chamber）

为虹膜后面、睫状体前端、晶状体悬韧带和晶状体前面的环形间隙。后房容积约为 0.06 ml。

2. 眼球内容物

（1）房水（aqueous humor）

为眼内透明液体，充满前房与后房。房水总量约占眼球内容积的 4%，处于动态循环中。

（2）晶状体（lens）

形如双凸透镜，位于瞳孔和虹膜后面、玻璃体前面，由晶状体悬韧带与睫状体的冠部联系固定。晶状体前表面的曲率半径约 10 mm，后表面的曲率半径约 6 mm，前后两面交界处称晶状体赤道部，两面的顶点分别称晶状体前极和后极。晶状体直径约 9 mm，厚度随年龄增长而缓慢增加，中央厚度一般约为 4 mm。

（3）玻璃体（vitreous body）

为透明的胶质体，充满于玻璃体腔内，占眼球内容积的 $\frac{4}{5}$，约 4.5 ml。玻璃体前面有一凹面称玻璃体凹，以容纳晶状体，其他部分与视网膜和睫状体相贴，其间以视盘边缘、黄斑中心凹周围和玻璃体基底部即锯齿缘前 2 mm 和后 4 mm 区域粘连紧密。

3. 眼附属器

（1）眼眶

眼眶（orbit）为四边锥形的骨窝。其开口向前，锥朝向后略偏内侧，由 7 块骨构成，即额骨、蝶骨、筛骨、腭骨、泪骨、上颌骨和颧骨。成人眶深为 40～50 mm，容积为 25～28 ml。眼眶有 4 个壁：上壁、下壁、内侧壁和外侧壁。眼眶外侧壁较厚，其前缘稍偏后，眼球暴露较多，有利于外侧视野开阔，但也增加了外伤机会。其他 3 个壁骨质较薄，较易受外力作用而发生骨折，且与额窦、筛窦、上颌窦毗邻，这些鼻窦病变时可累及眶内。

1）视神经孔（optic foramen）为位于眶尖部的圆孔，直径 4～6 mm。视神经管（optic

canal)由此孔向后内侧,略向上方通入颅腔,长 4～9 mm,管中有视神经、眼动脉和交感神经纤维通过。

2) 眶上裂(superior orbital fissure)在眶上壁和眶外壁的分界处,位于视神经孔外下方,长约 22 mm,与颅中窝相通,第Ⅲ、Ⅳ、Ⅵ脑神经和第Ⅴ脑神经第一支,眼上静脉和部分交感神经纤维通过。此处受损则累及通过的神经、血管,出现眶上裂综合征。

3) 眶下裂(inferior orbital fissure)位于眶外壁和眶下壁之间,有第Ⅴ脑神经第二支、眶下神经及眶下静脉等通过。

4) 眶上切迹(或孔)与眶下孔:眶上切迹位于眶上缘的内 $\frac{1}{3}$ 处,有眶上神经、第Ⅴ脑神经第一支(眼支)及血管通过。眶下孔位于眶下缘内 $\frac{1}{3}$、离眶缘约 4 mm 处,有眶下神经、第Ⅴ脑神经第二支通过。

此外,眶外上角有泪腺窝、内上角有滑车窝,内侧壁前下方有泪囊窝。泪囊窝前缘为泪前嵴,为泪囊手术的重要解剖标志。

眶内在眼球、眼外肌、泪腺、血管、神经和筋膜等组织间有脂肪填充,起软垫作用。眶内无淋巴结。眼眶前部有一弹性的结缔组织膜,连接眶骨膜和睑板,与眼睑形成隔障,称眶隔(orbital septum)。

(2) 眼睑

眼睑(eyelid)位于眼眶前部、覆盖于眼球表面,分上睑和下睑,其游离缘称睑缘(palpebral margin)。上、下睑缘间的裂隙称睑裂(palpebral fissure),其内外连接处分别称内眦和外眦。正常平视时睑裂高度约 8 mm,上睑遮盖角膜上部 1～2 mm。内眦处有一小的肉样隆起称泪阜,为变态的皮肤组织。睑缘有前唇和后唇。前唇钝圆,有 2～3 行排列整齐的睫毛,毛囊周围有皮脂腺(Zeis 腺)及变态汗腺(Moll 腺),开口于毛囊。后唇呈直角,与眼球表面紧密接触。两唇间有一条灰色线乃皮肤与结膜的交界处。灰线与后唇之间有一排细孔,为睑板腺的开口。上、下睑缘的内侧端各有一乳头状突起,其上有一小孔称泪点。

眼睑从外向内由五层组成:

1) 皮肤层为全身皮肤最薄处,易水肿。眼睑的游离缘为睑缘,有开口于睫毛根部的蔡氏腺(Zeis 腺),开口于睑缘的麦氏腺(Meibomian),以及直接开口于皮肤的莫氏腺(Moll 腺)。

2) 皮下组织层为疏松结缔组织和少量脂肪组成。肾病和局部炎症时易出现水肿。

3) 肌层包括眼轮匝肌、提上睑肌及睑板肌(Müller 肌)。

4) 睑板层呈新月形,内含高度发育的皮脂腺,呈垂直排列,其分泌物可湿润眼睑及角膜。

5) 结膜层为眼睑最内层,附着睑板最内面,睑板下沟位于距上睑缘 3 mm 生理弯曲处。此处易于存留结膜异物。

(3) 结膜

结膜(conjunctiva)是一层薄的半透明黏膜,柔软光滑且富弹性,覆盖于眼睑后面(睑结膜)、部分眼球表面(球结膜)以及睑部到球部的返折部分(穹隆结膜)。这三部分结膜形成一个以睑裂为开口的囊状间隙,称结膜囊。

1) 睑结膜(palpebral conjunctiva)与睑板牢固黏附不能被推动,正常情况下可见小血管走行和透见部分睑板腺管。上睑结膜距睑缘后唇约 2 mm 处,有一与睑缘平行的浅沟,较易存留异物。

2）球结膜（bulbar conjunctiva）覆盖于眼球前部巩膜表面，止于角膜缘，是结膜的最薄和最透明部分，可被推动。球结膜与巩膜间有眼球筋膜疏松相连，在角膜缘附近 3 mm 以内与球筋膜、巩膜融合。在泪阜的颞侧有一半月形球结膜皱褶称半月皱襞，相当于低等动物的第三眼睑。

3）穹隆结膜（fornical conjunctiva）组织疏松，多皱褶，便于眼球活动。上方穹隆部有提上睑肌纤维附着，下方穹隆部有下直肌鞘纤维融入。

（4）泪器

泪器（lacrimal apparatus）的组成分为分泌系统和导流系统两个部分。

1）分泌系统主要由泪腺和副泪腺（包括 Krause 腺、Wolfring 腺等）组成，专司泪液的分泌。

2）导流系统包括泪腺腺管、泪小点、泪小管、泪囊和鼻泪管，负责泪液的输送及排出。

（5）眼外肌

眼外肌（extraocular muscle）是司眼球运动的肌肉。每只眼睛眼外肌有 6 条，即 4 条直肌和 2 条斜肌。4 条直肌为上直肌、下直肌、内直肌和外直肌，内、外直肌的主要功能是使眼球向肌肉收缩的方向转动。上、下直肌走向与视轴呈 23°角，收缩时除有使眼球上下转动的主要功能外，同时还有内转内旋、内转外旋的作用。2 条斜肌是上斜肌和下斜肌，收缩时主要功能是分别使眼球内旋和外旋，其次要作用上斜肌为下转、外转，下斜肌为上转、外转。

4. 视路

视路（visual pathway）是视觉信息从视网膜光感受器开始到大脑枕叶视中枢的传导路径。临床上通常指从视神经开始，经视交叉、视束、外侧膝状体、视放射到枕叶视中枢的神经传导通路。

（1）视神经（optic nerve）

是中枢神经系统的一部分。从视盘起至视交叉前脚这段神经称视神经，全长平均约 40 mm。按其部位划分为眼内段、眶内段、管内段和颅内段四部分。

（2）视交叉（optic chiasma）

是两侧视神经交汇处、呈长方形的神经组织，此处的神经纤维分两组，来自两眼视网膜的鼻侧纤维交叉至对侧，来自颞侧的纤维不交叉。黄斑部纤维占视神经和视交叉中轴部的 80%～90%，亦分成交叉纤维和不交叉纤维。

（3）视束（optic tract）

由同侧视网膜颞侧非交叉纤维与对侧视网膜鼻侧交叉纤维构成。

（4）外侧膝状体（lateral geniculate body）

位于大脑脚外侧，卵圆形，由视网膜神经节细胞发出的神经纤维约 70% 在此与外侧膝状体的节细胞形成突触，换神经元（视路的第四级神经元）后再进入视放射。

（5）视放射（optic radiation）

是联系外侧膝状体和枕叶皮质的神经纤维结构。换元后的神经纤维通过内囊和豆状核的后下方呈扇形散开，分成背侧、外侧及腹侧三束，绕侧脑室颞侧角形成 Meyer 襻，到达枕叶。

（6）视皮质（visual cortex）

位于大脑枕叶皮质相当于 Brodmann 分区的 17、18、19 区，即距状裂上、下唇和枕叶纹状区,是大脑皮质中最薄的区域。

5. 眼部血管和神经

(1)血管

1)动脉系统:来自眼动脉分出的视网膜中央血管系统和睫状血管系统。

① 视网膜中央动脉是供应视网膜内层的唯一血管,属于终末动脉。在眶内从眼动脉发出,于眼球后约 9～11 mm 处穿入视神经中央,从视盘穿出,再分为鼻上、鼻下、颞上和颞下四支,分布于视网膜内。较粗大的血管位于内界膜下,神经纤维层内。毛细血管网分为浅(内)深(外)两层。浅层稍粗而较稀,分布于神经纤维层内。深层较细而致密,位于内颗粒层。黄斑区中央为一无毛细血管区。

② 睫状动脉

a)睫后短动脉以鼻侧及颞侧两个主干,再各分为 2～5 小支,在视神经周围穿过巩膜,在脉络膜内逐级分支,至毛细血管小叶,呈划区供应状态。睫状后短动脉主要供应视网膜外层(外五层)。

b)睫后长动脉由眼动脉分出两支,在距视神经内外侧稍远处斜穿巩膜,经脉络膜上腔直达睫状体后部,大多数分支前行到睫状体前部,虹膜根部的后面,与睫状前动脉共同组成虹膜大环,由此发出分支至睫状肌、睫状突和虹膜。

c)睫前动脉是由四条直肌的肌支(肌动脉)而来。在肌腱止端处又有以下分支:

较小的巩膜上支前行至角膜缘,组成角膜缘血管网,并发出小支至前部球结膜,称为结膜前动脉;小的巩膜内支,穿过巩膜,终止于 Schlemm 管周围;大的穿通支距角膜缘 3～5 mm,垂直穿过巩膜和脉络膜上腔,到达睫状体,参与虹膜大环的组成。

2)静脉系统

① 视网膜中央静脉与同名动脉伴行,经眼上静脉或直接回流到海绵窦。

② 涡静脉收集脉络膜及部分虹膜睫状体的血液。每眼有 4～7(或更多)条涡静脉,每条静脉一般位于眼球赤道部,在两条直肌之间距离角膜缘 14～25 mm 斜穿出巩膜,经眼上、下静脉回流到海绵窦。

③ 睫状前静脉收集虹膜、睫状体的血液。上半部静脉血汇入眼上静脉,下半部静脉血汇入眼下静脉,这些静脉无瓣膜,大部分经眶上裂注入海绵窦,一部分经眶下裂注入面静脉及翼静脉丛,而流至颈外静脉。

(2)神经

眼部的神经支配丰富,与眼相关的脑神经共有 6 对。

1)睫状神经节(ciliary ganglion)位于视神经外侧总腱环前 10 mm 处。节前纤维由三个根组成。

① 长根为感觉根,由鼻睫状神经发出;

② 短根为运动根,由第Ⅲ脑神经发出,含副交感神经纤维;

③ 交感根,由颈内动脉丛发出,支配眼血管的舒缩。

节后纤维即睫状短神经。眼内手术施行球后麻醉,即阻断此神经节。

2)鼻睫状神经(nasociliary nerve)为第Ⅴ脑神经眼支的分支,司眼部感觉。在眶内又分出睫状节长根、睫状长神经、筛后神经和滑车下神经等。

睫状长神经(long ciliary nerve)在眼球后分 2 支,分别在视神经两侧穿过巩膜进入眼内,有交感神经纤维加入,行走于脉络膜上腔,司角膜感觉。其中交感神经纤维分布于睫状肌和瞳孔开大肌。

睫状短神经(short ciliary nerve)为混合纤维,共 6～10 支,在视神经周围及眼球后极部穿入巩膜,行走于脉络膜上腔,前行到睫状体,组成神经丛。由此发出分支,司虹膜睫状体、角膜和巩膜的感觉,其副交感纤维分布于瞳孔括约肌及睫状肌,交感神经纤维至眼球内血管,使血管舒缩。

三、视觉中枢的信息处理

(一) 视觉中枢组成

视路是指从视网膜光感受器开始到大脑枕叶视觉中枢为止的有视觉神经冲动传导的全部径路。它包括视神经、视交叉、视束、外侧膝状体、视放射和视皮质。

1. 视神经

视神经(optic nerve)指从视神经乳头至视交叉的一段,全长 42～50 mm。按其所在位置分为四段:

(1) 球内段

视网膜的神经纤维集合成束,由视神经乳头开始,向后至穿过巩膜筛板处为止。长约 1 mm。筛板以前的视神经无髓鞘,略呈灰色,但从通过筛板时开始出现髓鞘,色白,且较粗。

(2) 眶内段

由巩膜后孔至视神经孔之间,为视神经最长的一段,约 25～30 mm,略呈 S 状弯曲,有利于眼球的转动。此段视神经由三层脑膜延续而来的视神经鞘膜包裹。

(3) 管内段

为视神经通过颅骨视神经管的一段,长约 6～10 mm。骨管的直径较小,视神经鞘膜与视神经管骨膜之间紧密结合,故此处容易因骨管的骨折或病变而引起明显的神经压迫,导致视力障碍。

(4) 颅内段

为视神经管后孔至视交叉前脚之间的一段,长约 10 mm,位于蝶鞍之上,与颅内的血管和神经关系密切。

视神经纤维在视网膜上的分布分为来自黄斑部的黄斑纤维和来自黄斑部以外的周边纤维。黄斑纤维居于视盘颞侧的中央部位,视网膜颞侧上、下部纤维分别位于视盘外侧的上方和下方,视网膜鼻侧上、下部纤维则分别位于视盘鼻侧的上、下方。

视神经的组织学:视神经主要为视网膜神经节细胞发出的纤维(轴突)构成,以筛板为界,分为无髓纤维和有髓纤维。视神经属于中枢神经,因此,从眶内段开始由三层脑膜延续而来的视神经鞘膜包裹,与颅内的同名腔隙相通。

2. 视交叉

视交叉(optic chiasma)为位于蝶鞍前上方两侧视神经汇合之处,在前方连接于两侧视神经,在后方连于两侧视束。其形状略扁而方,视交叉的毗邻非常复杂且重要,当这些邻近结构发生病变时常可影响视交叉,发生相应的视野改变。

视交叉内部的纤维排列:来自视网膜鼻侧的纤维在视交叉跨过中线至对侧,与对侧视网膜颞侧的不交叉纤维构成视束。其中来自鼻下部的纤维越过中线时与来自对侧鼻下部的纤维交叉,在对侧视神经与视交叉交界处,呈弓形向前弯曲,称为视交叉前膝。鼻上部的纤维在视交叉同侧后行进入同侧视束的起始部,形成一向后的弓形弯曲,称为视交叉后膝。来自视网膜颞侧半的纤维,经过视交叉外侧进入同侧视束,黄斑部纤维占据视交叉的大部分,也分为鼻侧的交叉纤维和颞侧的不交叉纤维。由于神经纤维在视交叉内走行的特点,当视交叉的不同部位出现病变时视野损害的表现也不同。

3. 视束

视束(optic tract)为从视交叉至外侧膝状体的一段神经束,视束由视交叉的后外侧角发出,在到达丘脑的后外侧时,每一视束分为内侧和外侧两根,内侧根较小,终止于内侧膝状体,其纤维与视觉传导无关。外侧根较大,含有几乎全部视觉纤维,外侧根的大部分纤维(约为80%)终止于外侧膝状体,小部分纤维在终止于外侧膝状体之前离开视束终止于中脑顶盖前核,此部分纤维为瞳孔对光反射的传入纤维,每一侧的视束由来自同侧视网膜颞侧和对侧视网膜鼻侧的神经纤维构成,即来自双眼右半侧的纤维构成右侧视束,来自双眼左半侧的纤维构成左侧视束。

4. 外侧膝状体

外侧膝状体(lateral geniculate body)属于间脑的一部分,外形如马鞍状。视束神经纤维进入外侧膝状体,并在此更换神经元之后,发出新的纤维形成视放射。

外侧膝状体由灰质和白质相间构成,从腹侧向背侧形成层次分明的六层细胞层面,灰质由神经元细胞构成。来自视束神经纤维的双眼交叉和不交叉纤维在外侧膝状体核层的投射有严格的分布:来自对侧视网膜鼻侧的交叉纤维终止于第1、4、6层,来自同侧视网膜颞侧的不交叉纤维终止于第2、3、5层。来自双眼视网膜相应功能部位的纤维终止于相邻层次的邻近部位。黄斑纤维终止于外侧膝状体背侧的楔形区,且延伸至各核层。

5. 视放射

视放射(optic radiation)起自外侧膝状体,终止于大脑枕叶视皮质。此段为视路中最长的一段,且行程较复杂并与毗邻结构关系密切。其纤维自外侧膝状体发出后,经内囊和豆状核后部转向后,沿侧脑室的前外侧壁呈扇形散开。由于神经纤维从外侧膝状体发出后走行过程中向外侧旋转90°,故来自视网膜上部的纤维位于视放射的背侧或上部,来自视网膜下部的纤维位于视放射的腹侧或下部,黄斑部的纤维则居于视放射的外侧或中部。故视放射的纤维可分为背侧部、外侧部和腹侧部。

6. 视皮质

视皮质(visual cortex)位于大脑枕叶内侧面的纹状区,此区位于距状裂的两旁,并被呈水平走向的距状裂分为上、下两唇。视觉中枢所在的纹状区(Brodmann 17)为视放射纤维的投射区,此外,紧靠纹状区的纹状旁区(Brodmann 18)以及纹状区周围的纹状周围区Brodmann 19)不直接接受视觉纤维投射,但对视觉信息的感知和整合以及双眼的联合运动起着非常重要的作用。每侧枕叶纹状区接受同侧眼的颞侧和对侧眼的鼻侧纤维的投射,来自双眼视网膜上部的神经纤维终止于距状裂的上唇,来自双眼视网膜下部的神经纤维终止于距状裂的下唇,黄斑部的纤维则终止于上、下唇的后极。视网膜周边部的纤维在纹状区的前部。

(二) 视觉信号的产生、调控与传递

1. 视觉信号的产生

光引起视紫红质的变化,激发光感受器兴奋,通过光-电能转换,引起神经冲动,产生视觉信号。视紫红质通过环鸟苷酸(cGMP),控制质膜通透性,使细胞产生兴奋。在黑暗时,cGMP 使外段膜保持开放,使 Na^+ 和 Ca^{2+} 在暗时进入细胞;在光照时,磷酸二酯酶(PDE)为转导蛋白所激活,导致 cGMP 裂解为一种非活性物质(GMP),cGMP 水平降低,从而引起外段膜上的 cGMP 微活通道关闭,细胞超极化,产生视觉信号。

视觉形成的过程首先是光的刺激在视网膜以"点阵"的形式使视细胞兴奋,其视网膜水平的细胞组成并作环路分析,经 X、Y、W 神经元参与抽提物像表面的对比、朝向、距离等机制,不同神经元对不同朝向、不同空间频率、图像的反应起着傅立叶算法效能,然后视系统从视网膜景象中抽提出原始基元进行符号群运算,这样,视觉信息通过视细胞、双极细胞、水平细胞和神经节细胞,并经视神经以"串行"的信息模式传递至外侧膝状体进行解码成"点阵"形式再由视放射传送到初级视皮质不同功能区,最后向高级区域的相应分工区域传递,在不同皮质区整合以产生对视觉信息的完整认知。

2. 视觉信号的调控

光线触发视网膜上光感受细胞、细胞产生对光的电反应(超极化),产生的信号通过视觉通路,最后投射到大脑皮层,形成视觉信息。在视觉信号传递过程中。视网膜神经元内或其间有很多电和化学传递,对视网膜内的视信息进行加工处理。

偶联电刺激对神经递质分泌加工的机制称"刺激分泌偶联"。突触前神经元的膜电位通过动作电位或极电位的逆转变为去极化,引起细胞内 Ca^{2+} 增加,导致膜关闭。细胞内的传递成分储存装置称突触泡,它释放递质,然后递质作用在后触突细胞的受体位置。化学传递的最后一步是从突触裂隙和下步刺激系统的再建中去掉递质,一般通过下列 3 种方法:(1) 位于后突触神经元特殊传递系统对具有活性递质的摄入。(2) 位于突触裂隙的酶对递质的分解。(3) 在突触裂隙神经递质的单纯弥散。在脑的其他部位,已确定有两种神经活动性物质在化学突触的终末被释放,即神经递质和神经调质。神经递质很快作用于突触后细胞,直接改变一对或几种离子的通透性,使这些细胞去极化或超极化;而神经调质以激活细胞内酶系统和通过生化机制影响突触后细胞功能,既不直接影响膜电位,也不影响膜通透性。目前至少已有 15 种物质被列为视网膜神经递质或神经调质,如 L-谷氨酸、γ-氨基丁酸(GABA)、甘氨酸、乙酰胆碱在视网膜中起经典神经递质作用,而多巴胺似乎起神经调质的作用。

3. 视觉信号的传递

视网膜神经元具有中枢和周围神经系统神经元的两种特性。首先是沿着神经细胞膜表面产生和传导生物电信号,其次是用化学信息兴奋和(或)抑制相关神经元。因此,它具有电和化学两类不同的传递机制,通常电传递是起始于对化学刺激的反应,形成的动作电位沿着细胞膜扩展。化学传递经电刺激触发,可引起化学成分如神经递质,从突触前膜释放,进入

被称为突触间隙的细胞外腔,神经递质弥散到靶细胞或突触后细胞,从而兴奋或抑制被刺激的神经细胞。

(三) 视觉信息处理的三个水平

1. 低级处理

分析视觉环境的简单属性。

2. 中级处理

使用低级特征分析视觉场景,包括:表面分割——将局部视觉特征组装成表面,将对象与背景分离;轮廓整合——局部线段方位被整合到全局轮廓中;形状识别——从阴影和运动学线索中识别表面形状。

3. 高级处理

使用表面和轮廓来识别物体。

四、西医检查与视觉

(一) 眼科基本检查

对于所有眼病患者,在认真听取主诉,问明病史后都应先做眼科基本检查。在做眼科基本检查时,应在良好的照明下,系统地按解剖部位的顺序进行,一般是先右眼后左眼,从外向内检查。另外,检查时应两侧对照,多先查好眼后查患眼。

1. 眼附属器检查

(1) 眼睑的检查

观察眼睑皮肤色泽有无异常,如红色可能是炎症、出血或血管瘤,紫黑色可能是淤血,血管痣呈紫红色,黄色瘤呈黄色,痣为黑色,白色可能是白癜风的表现。

观察眼睑皮肤有无水肿、气肿、皮疹、瘢痕或肿物。水肿应判断是炎性或是非炎性;怀疑有气肿时,用一手的食指与中指交替轻轻压迫眼睑,气肿时可发出捻发音;眼睑的肿物要注意观察质地、边界及有无压痛。

观察眼睑有无先天异常,如眼睑缺损、睑裂缩小、内眦赘皮、下睑赘皮、上睑下垂等。上睑下垂应判断是真性或假性,下垂量是多少。

观察眼睑位置有无异常,如内翻或外翻,两侧睑裂是否对称,上睑提起及睑裂闭合功能是否正常。睫毛是否整齐、方向是否正常、有无变色脱落,根部有无充血、鳞屑、脓痂或溃疡。

睑缘的检查:被检者向下看,检查者向上牵引上眼睑,就可暴露上睑缘;同样,向上看时,检查者向下牵引下眼睑,也可暴露下睑缘。检查睑缘有无红肿、圆钝、肥厚、溃疡、痂皮及新生物等,注意睑缘间睑板腺的开口处有无阻塞。

另外,注意眉毛有无明显的病理变化。

(2) 泪器的检查

1) 泪点检查:用食指轻轻向下牵引下睑内眦部,同时令患者向上看,注意泪点有无外翻、狭窄或闭塞。

2) 检查泪囊区有无红肿、压痛或瘘管,在无红肿时挤压泪囊看有无分泌物自泪点溢出。

3) 泪道检查:常用下列方法检查泪道有无阻塞。

① 荧光素试验:将1%～2%荧光素钠滴入结膜囊内,2分钟后擤出鼻涕,如带有绿黄色,即表示泪道通畅。

② 泪道冲洗:用5 ml注射器套上5～6号冲洗针头,垂直插入泪小点1～2 mm后转向水平位进入4～6 mm。固定针头注入生理盐水,若患者诉有水流入口鼻或咽部亦表示泪道通畅。

4) 泪腺的检查:令患者向鼻下方看,以对侧手的拇指尽量将上睑外眦部向外上方牵引,就可以将因炎症或肿瘤引起肿胀的睑部泪腺暴露在外眦部上穹隆部结膜下。

5) 泪膜的检查:泪液分泌减少或其组成成分异常可引起干眼,诊断干眼可采用泪液分泌试验(Schirmer试验)或检查泪膜破裂时间。

① Schirmer试验:用一条宽5 mm、长35 mm的滤纸,将一端折弯5 mm,置于下睑内侧 $\frac{1}{3}$ 结膜囊内,其余部分悬垂于皮肤表面,轻闭双眼,5分钟后测量滤纸被泪液渗湿的长度。如短于10 mm则表明泪液的分泌减少。

② 泪膜破裂时间(breakup time of tear film,BUT)测量:将患者头部安置在裂隙灯头架上坐好,用钴蓝色滤光片观察。在球结膜颞下方滴入2%荧光素钠一滴,嘱患者眨眼数次使荧光素钠均匀分布在角膜上以后,再睁眼凝视前方,不得眨眼,检查者从患者睁眼时起立即持续观察患者角膜,同时开始计时,直到角膜上出现第一个黑斑(亦可为线状或不规则干燥斑)时为止,正常人泪膜破裂时间为15～45秒。如短于10秒则表明泪膜不稳定。

③ 泪膜镜检查:泪膜镜通过观察脂质层前后表面干涉图像推断出泪膜脂质层的厚度,稳定均一的脂质层表现为淡灰色网纹样外观,脂质层呈现多彩条纹者为脂质层厚薄不匀。该检查可以分辨出脂质层异常的干眼患者和水质层缺乏的干眼患者,可以明确病因,从而对因治疗。

(3) 结膜的检查

检查结膜最好在明亮的自然光线下进行,必要时用裂隙灯显微镜检查。

1) 下睑翻转法:用拇指或食指在下睑中央部睑缘稍下方轻轻向下牵引,同时让患者向上看,下睑结膜就可以完全暴露。如令患者尽量向上看,下睑向下牵引则可暴露下穹隆部结膜。

2) 上睑翻转法:翻转上睑的方法有两种。① 单手法:嘱患者向下看,用一手的食指放在上眼睑中央眉下凹处,拇指放在睑缘中央稍上方的睑板前面,用这两个手指夹住此处的眼睑皮肤,将眼睑向前下方牵引。当拇指将眼睑皮肤往上捻卷时食指轻轻下压,上睑就可被翻转。② 双手法:右手用棉签或玻璃棒在上睑上缘部皮肤面向下压,左手拇指夹住睑缘处向上翻转即可。将翻转后的上睑向上方牵引并将睑缘固定于眶上缘处,让患者尽量向下注视,右手拇指压迫眼球并左右移动即可暴露上穹隆部结膜。

3) 球结膜检查:以拇指和食指分开上下眼睑,嘱患者上下左右各方向转动眼球,球结膜便可暴露。检查睑结膜及穹隆部结膜时,注意其颜色,以及是否透明光滑,有无出血、充血、贫血,有无水肿、乳头肥大、滤泡增生、瘢痕、溃疡、结石、睑球粘连,有无异物或分泌物潴留。观察球结膜有无充血,特别注意区分睫状充血与结膜充血,有无疱疹、出血、异物、溃疡、睑裂斑、色素沉着或新生物。

(4) 眼球外观、眼球位置和眼球运动的检查

一般在自然光线下用望诊的方法检查。

1）眼球外观、眼球位置的检查：注意眼球大小、形状是否正常，有无眼球震颤，有无突出或内陷。如有眼球突出应分出是绝对性、相对性，还是进展性。

检测眼球突出的常用方法有以下三种：

① 眼球突出计（exophthalmometer）测量法：此法能较精确测量出眼球突出度。在明亮的检查室内，检查者与被检查者相对而坐，将眼球突出计平放在两眼前，并将其两端卡在被检者两侧眶外缘，嘱被检查者向前平视，从眼球突出计反光镜中分别读出两眼角膜顶点投影在标尺上的毫米数，即为被检查者眼球突出度。

② 米尺测量法：用一两面有刻度的透明尺，尺的一端水平并准确地向直前方向放在颞侧眶缘最低处，检查者由侧面观察。当尺两侧的刻度和角膜顶点完全重合时，记录眶缘至角膜顶点之间的距离。

③ 最简单方法是使患者采取坐位，头稍后仰，检查者站在患者背后，用双手食指同时提高患者上睑，从后上方向前下方看两眼突度是否对称。

我国人眼球突出度正常平均值为 12～14 mm，两眼差不超过 2 mm。

2）眼球运动的检查：眼球运动是由六条不同的眼外肌相互配合而成。正常眼球运动的范围，向颞侧时，角膜外缘可达外眦角；向鼻侧时，瞳孔内缘可与上下泪点连接成一直线；上转时角膜下缘到达内外眦连线，下转时角膜上缘到达内外眦连线。检查眼球运动时嘱患者向左右上下及右上、右下、左上、左下八个方向注视，以了解眼球各方向转动有无障碍。

（5）眼眶的检查

观察两侧眼眶是否对称，眶缘触诊有无缺损、压痛或肿物。必要时可行 X 线、B 超或 CT 检查。

2. 眼球前段检查

眼球前段检查包括角膜、巩膜、前房、虹膜、瞳孔及晶状体。

（1）角膜检查

主要检查角膜的大小、透明度、表面光滑度、角膜弯曲度，有无异物、新生血管及混浊（瘢痕或炎症），感觉如何，有无角膜后沉着物（keratic precipitates，KP）。

1）角膜大小的测量：可用米尺或 Wessely 角膜测量器测量角膜的横径和垂直径。如果横径大于 12 mm 为大角膜，小于 10 mm 为小角膜。

2）角膜染色检查

① 荧光素染色检查：为了查明角膜上皮有无缺损及角膜混浊是否为溃疡，可用消毒玻璃棒沾无菌的 1%～2% 荧光素钠液涂于下穹隆部结膜上（或在下穹隆部结膜放置荧光素滤纸条），过 1～2 分钟后观察，黄绿色的染色可显示上皮缺损的部位及范围。另外 2% 荧光素钠液滴于结膜囊内不冲洗，可以诊断是否有角膜瘘，以及青光眼术后滤过泡的渗漏情况。

② 孟加拉玫红染色检查：当干燥性角膜炎角膜上皮变性坏死时，1% 孟加拉玫红液点眼，可使变性坏死的上皮细胞染成红色。

3）角膜弯曲度的检查

① 投影法：检查者与被检查者相对而坐，用一手的拇指与食指分开受检者的睑裂，嘱被检眼跟随检查者另一手指向各个方向转动，观察角膜上窗格的影像清晰度及有无扭曲。若影像清晰而不规则表示角膜表面不平；若影像模糊，表示角膜混浊；若影像模糊且不规则表

示角膜混浊而且角膜表面不平。

② 另外让患者向下看,盖在角膜上的下睑可清楚地反映角膜的弯曲度。如两侧对比,更容易发现病变。如果角膜的顶点将下睑中央稍微顶起,可以说明为圆锥角膜。同时也要注意是否为球形角膜、扁平角膜或角膜葡萄肿。

③ 角膜曲率计(keratometer)或角膜地形图(corneal topography)检查。

4)角膜知觉的检查:检查角膜感觉的简单方法是从消毒棉签拧出一条棉絮,用其尖端从被检者侧面移近并触及角膜,如不引起瞬目反射,或两眼所需触力有明显差别,则表明角膜感觉减退,多见于疱疹病毒所致的角膜炎或三叉神经受损者。

5)角膜透明度的检查:角膜上任何不透明现象均为角膜透明度异常。常见的原因有角膜炎症、溃疡、瘢痕、新生血管、变性等。

6)角膜厚度的检查。

(2)巩膜检查

检查时拉开眼睑,嘱被检者向各个方向转动眼球,透过透明的球结膜可检查到前部瓷白色或乳白色的巩膜。注意巩膜色泽有无改变如黄染、充血、贫血及蓝色(巩膜变薄);观察有无结节,巩膜炎症时可出现炎性结节并呈紫红色充血;蓝紫色气球状隆起是巩膜葡萄肿的特征。

(3)前房检查

主要检查前房的深浅及房水的透明性。详细的前房检查应在裂隙灯显微镜下进行。前房深浅简易检查法:用手电灯光在外眦处平行于虹膜照向内眦,根据虹膜被照亮的范围可初步判断前房的深浅,如虹膜全被照亮为深前房,如光亮达虹膜鼻侧小环与角膜缘之间为中前房,如鼻侧虹膜仅被照亮 1 mm,甚至更少,则为浅前房,浅前房有潜在发生闭角型青光眼的危险。

正常的房水是透明的,眼外伤、炎症等病变可使房水变混浊或积血、积脓。积血与积脓因重力的关系沉积在前房的底部时,肉眼可看到随头位的变动而移动的液平面。偶尔在前房中可见到灿烂发亮的棕红色或淡黄色的胆固醇结晶。

(4)虹膜检查

观察虹膜的颜色有无改变,如单眼色泽变淡为虹膜异色,局部脱色是虹膜萎缩的表现,虹膜表面有红点、红色线条或全部变红是虹膜新生血管,黑斑是黑痣或黑色素瘤。正常时虹膜纹理清晰可见,而虹膜炎时纹理呈污泥状。另外,注意虹膜表面有无结节、囊肿与肿瘤,有无前粘连(与角膜粘连)与后粘连(与晶状体粘连),有无缺损、根部断离,有无震颤。

(5)瞳孔检查

正常成人瞳孔在弥散自然光线下直径约为 2.5～4 mm,幼儿及老年人稍小,两侧对称等大,对光反射灵敏。检查时要注意瞳孔是否等大、形圆,位置是否居中,边缘是否整齐,有无后粘连,瞳孔区有无瞳孔残膜与机化膜。

检查瞳孔的各种反射对于视器及全身病的诊断都有重要意义,常用的检查有:

1)直接对光反射:在暗光照明环境中,用手电筒直接照射一眼瞳孔,该眼瞳孔迅速缩小。正常人双眼瞳孔的缩小与扩大反应是相等的。

2)间接对光反射:在暗室照明环境中,用手电筒照射对侧眼,被检眼瞳孔迅速缩小的反应。对侧眼(即被电筒照射眼)需要瞳孔反射的传入、传出通路参与,被检查眼只需要瞳孔传出通路参与。

3）相对性传入性瞳孔障碍（Marcus-Gunn 瞳孔）：先用手电筒照射左眼，使左眼瞳孔缩小，随即迅速移动手电筒照在右眼上，这时右眼瞳孔不但不缩小，反而扩大。见于单眼球后视神经炎、缺血性视神经病变、晚期青光眼等。

4）集合反射：先嘱被检者注视一远方目标，然后再嘱其立即注视距离被检者眼前15 cm的近处目标，观察瞳孔情况。正常人两眼瞳孔缩小。

5）阿罗瞳孔（Argyll Robertson 瞳孔）：特点是瞳孔小，直接对光反射消失而集合反射存在，可见于神经梅毒。

6）暗反应：在黑暗中瞳孔扩大称为暗反应，是正常的瞳孔反应。在病理状态下暗反应比光反应更容易受损害。

（6）晶状体检查

晶状体是透明的，而且大部分位于虹膜后面，所以要了解晶状体的全面情况应在扩瞳之后。斜照法与透照法即可检查，但要检查细微的病变如水泡、裂隙、异物，应使用裂隙灯显微镜检查。

检查晶状体主要观察其有无混浊。详细检查混浊的部位（囊膜、皮质、核）；混浊的色泽：先天性白内障可呈蓝色，老年性白内障可呈乳白色、棕黄色或棕黑色；晶状体混浊的形态，如点状、片状、花瓣状、锅巴状、放射状与楔形等；晶状体混浊的厚度与面积；有无晶状体半脱位或全脱位。

（二）眼部专科检查技术

1. 裂隙灯显微镜检查法

裂隙灯显微镜（简称裂隙灯）是眼科常用检查仪器，不但用于眼前部组织的检查，也可以用于眼后部组织病变的检查。裂隙灯还可以配合其他设备使用，如压平眼压计、前房角镜、眼底接触镜、三面镜、照相机、激光治疗仪等。在检查时如附加上赫鲁比（Hruby）前置镜就可进一步检查眼后部玻璃体和眼底；配上前房角镜可检查前房角；附加三面镜检查范围更广，如果附加哥德曼（Goldmann）压平眼压计还可测量眼压，与激光治疗机连在一起，还可进行眼科激光治疗等。

（1）裂隙灯显微镜使用方法

裂隙灯检查时患者坐位舒适，眼部刺激症状重的病例，可滴用表面麻醉剂；检查晶状体周边部、后部玻璃体和眼底时，应先用复方托吡卡胺散瞳。患者坐在检查台前，先把下颌放在下颌托上，前额顶住托架的前额横挡。然后调整下颌托，使眼所在位置与托架上的黑色标记相一致。让患者闭眼，开灯，先在眼睑上进行焦点调节，然后让患者睁眼向前注视视标或注视检查者的前额。一般光线均自颞侧射入。这样既便于检查，也不致给患者过度刺激，这是鼻侧视网膜的敏感度较颞侧黄斑低的缘故。光源与显微镜的角度一般为 40°，但在检查眼深部组织如晶状体、玻璃体等，应降至 30°以下。在检查玻璃体后 $\frac{2}{3}$ 和眼底时，除须加特制接触镜或 Hruby 前置镜以外，光线射入的角度也应小至 5°～15°或更小。

（2）裂隙灯显微镜常用操作方法

1）弥散光线照射法

照明系统较大角度斜向投射，利用弥散宽光源，用低倍放大对眼前部组织形态学进行直接观察。可以对角膜、虹膜、晶状体作迅速的、初步的、全面的观察。

2）直接焦点照射法

这是一种最基本的也是最常用的检查方法，检查时将灯光焦点调节到与显微镜焦点完全一致，如将裂隙光线照在透明的角膜或晶状体上，则呈一种乳白色的平行六面体即光学切面。光线调成细小光柱射入前房，可检查有无混浊及混浊所在的层次，以及前 $\frac{1}{3}$ 玻璃体内的病变。

3）镜面反射照明法

角膜与晶状体前后面十分光滑，有反射镜样的性能。当光线照射在角膜或晶状体表面上时可形成镜面反光区。因该区光度的增强而详细检查该处的组织。

4）后部反光照明法（也称透照法）

此法是借后部反射回来的光线检查透明的、半透明的、正常的和病理的组织。检查时将光线的焦点照射于目标后方的不透明组织上或反光面上，而显微镜的焦点调整在被观察的组织上，包括直接后部反光照明法和间接后部反光照明法。直接、间接后部反光照明法与角巩膜缘分光照明法联合应用，把光线照射在巩膜角膜缘上用来检查角巩膜缘上病变，可兼有三种方法的效果。

5）角膜缘散射照明法（又叫角膜缘分光照射法）

将光线直接集中在角膜缘上在全部角巩膜缘上形成一环形光晕，而以对侧的角膜缘处最清楚。正常角膜除此光晕及由巩膜突所形成的环形阴影外，角膜本身将无所见。如角膜某处发生极淡的混浊，则该处可见明显的灰白色遮光体。

6）间接照射法

将光线照射到组织的一部分上借光线在组织内的分散、屈折和反射，对被照射处附近的遮光物加以分辨。利用本法便于观察瞳孔括约肌、虹膜内出血、虹膜血管、角膜中的水泡以及血管等。

2. 眼底检查法

（1）眼底检查的条件

在暗室内检查，瞳孔自然散大，有利于观察。大部分眼底检查前要充分散大瞳孔。

（2）眼底检查的方法

1）直接检眼镜检查法

检查时被检查者一般采取坐位，病重患者可卧位。常用的是"四左四右"的方法，即检查患者的右眼时，检查者右手拿检眼镜，站在患者的右侧，用右眼观看；检查左眼时，检查者左手拿镜，站在患者的左侧，用左眼进行观察。另一手固定患者的头部及上睑。直接检眼镜所看到的眼底像为放大了的正像，其放大倍率约为 15 倍。

2）间接检眼镜检查法

目前常用的是双目间接检眼镜，特点是所见的是眼底的倒像，双目同时观察，立体感好，检查范围大，可看到赤道部以前的周边部，辅以巩膜压迫器，可看到锯齿缘。

① 间接检眼镜构造：由照明系统、目镜、物镜（集光镜）及附件组成。

② 检查前瞳孔应充分散大，在暗室中被检查者平卧或坐位，检查者立或坐于被检查者前面，相距约 40～50 cm。检查者如有屈光不正应戴合适的矫正眼镜，调整好检眼镜的瞳孔间距与光源，戴好间接立体检眼镜后，先用弱光使被检眼适应 1～2 分钟后，嘱被检眼注视光

源,检查者左手持集光镜,一般用+20D作为物镜,于被检眼前5~7 cm处,右手可用来画图或手持压迫器检查眼底及周边部位。间接检眼镜所见的眼底像为倒立的虚像,所见影像上下、左右颠倒,黄斑出现于视盘鼻侧。

③ 检查眼底的后极部:检查者以左手拇指和食指持集光镜,以无名指提上睑并固定于眶缘上,如检查右眼,令被检者注视检查者右耳;检查左眼,令被检者注视检查者左耳。当看到视盘及黄斑部时,适当调整物镜,检查者头部适当前后移动,则可在集光镜前呈现清晰的、放大的眼底视盘及黄斑部。

④ 检查眼底其他部位:当看清视盘及黄斑后,再逐步向周边部检查。

(3)眼底检查的记录、绘图与测量

眼底病变的大小、高低、部位的测定,临床上很有意义。检查后将所见病变记录于病历上,以便观察疗效和病变演变过程。记录包括文字记录、绘图记录、眼底照相等。

1)文字记录

眼底明显的解剖标志是视盘与黄斑部。记录眼底病变部位、大小范围常常以此处为参照,也可用时钟方向注明具体径线位置。

① 大小与距离的测量:以视神经乳头直径(Papilla diameter,PD)为对比目标。1 PD=1.5 mm。

② 高度与深度的测量:对于病变区隆起与凹陷程度,以检眼镜看清眼底病变区视网膜表面最高与最低屈光度的差来表示,如看清视盘边缘用-1D,看清筛板用-3D,则表示筛板低凹2D。3D=1 mm。

③ 病灶形态的描述:病灶形态常常以火焰状、点状、片状、格子状、圆形、卵圆形、马蹄形等描述。

2)绘图记录

用简图说明可以弥补文字的不足,但要注意比例正确。用视盘做参照,黄斑位于视盘颞侧的2PD处。一般通用的表示方法:正常视网膜用淡红色表示,视网膜动脉、出血用红色表示,视网膜静脉用蓝色表示,脱离的视网膜用淡蓝色表示,视网膜变性以红色背景上蓝色网格表示,视网膜裂孔用蓝色标形态并内涂红色表示,视网膜色素用黑色表示,脉络膜脱离用棕色表示,脉络膜、视网膜渗出用黄色表示,玻璃体病变用绿色表示。

3)眼底照相

应用特殊的眼底照相机能以最快、最准确的方法,把病变真实地记录下来,用于记录眼底的细节、学习研究或前后对照。

3. 眼压检查法

眼压是眼内压的简称,是眼球内容物对眼球壁的压力。眼压测量包括指测法及眼压计测量法。

(1)指测法

是用手指的感觉判断眼压的一种方法。测量时嘱患者两眼尽量向下注视,检查者将两手食指尖放在上睑板上缘的皮肤面,把中指与无名指放在患者的额部作支持。两食指交替轻压眼球,借指尖传达的波动感觉眼球的张力,估计眼球的硬度。正常眼压记录时以T_n表示,T_{n+1}表示眼压轻度增高,T_{n+2}表示眼压很高,T_{n+3}表示眼压极高、眼球坚硬如石;以

T_{n-1}、T_{n-2}、T_{n-3}分别表示眼压稍低、很低与极低。

（2）眼压计测量法

1）压陷式眼压计测量法

当眼球表面受压而发生凹陷时，凹陷的程度与眼内压的高低有关，压陷眼压计是依此原理设计的，其中最常用的是 Schiotz 眼压计。

2）压平眼压计测量法

压平眼压计的原理是眼压计与角膜的接触面积与眼内压值成反比。目前常用的压平眼压计有 Goldmann 压平眼压计和非接触压平眼压计。

① Goldmann 压平眼压计

a）将眼压计装在裂隙灯显微镜上，把裂隙灯上的蓝色滤光片拨入光路，打开裂隙。观察方向与角膜面垂直，光源投射角 $40°\sim60°$。再将测压头侧面轴向刻度 $0°$ 或 $180°$ 置于水平方位上。

b）被检眼 $0.25\%\sim0.5\%$ 丁卡因眼药水滴眼 $2\sim3$ 次，测量前结膜囊内滴入少量荧光素钠，头部置于裂隙灯的下颌托内，双眼向前平视。

c）将测压螺旋先转至 1 g 处，再将测压头平面正对角膜中央，缓慢推进裂隙灯使测压头接触到角膜。同时观察荧光素色素环。

d）转动测压螺旋，直到两环内缘相连，此时旋钮上的刻度数乘 10，即为所测眼压（单位 mmHg）。

还有其他压平眼压计，如 Perkins 眼压计主要用于测量床旁和麻醉患者眼压，Tono-Pen 笔式眼压计是一种手持电子式压平眼压计，尖端通过传感装置可以测量其所受压力。Goldmann 眼压计关联性较好，也可以用于测量儿童、水肿和受损伤的角膜，缺点是测量准确性较低。

② 非接触压平眼压计

此眼压计的原理是利用一种可控制的气体脉冲，其压力具有线性增加的特性，将角膜压平一定的面积，再利用监测系统感受角膜表面反射的光束，并将角膜压平到一定的程度所需的时间记录下来，换算成眼压的 mmHg 值，其眼压检测范围在 60 mmHg 内。

非接触压平眼压计的最大优点是彻底避免了因使用眼压计引起的交叉感染，另一个优点是能应用于对表面麻醉剂过敏的患者。

4. 前房角检查

前房角镜检查判断前房角的宽窄与开闭。

前房角由前壁、后壁及两壁所夹的隐窝三部组成。前壁最前为 Schwalbe 线，又称前界线，是角膜后弹力层终止处，呈白色、有光泽、略微突起。稍后为小梁网，为多孔的网状结构，上有色素附着，是房水排出的通路，巩膜静脉窦即位于它的外侧，16 倍放大前房角镜下可看到 8 mm 宽的浅棕色带。前壁的终点为巩膜突，呈白色，前房角镜下为一灰白色或淡黄色细线条。隐窝是睫状体带，为棕黑色，前房角镜下能否看清主要依据房角的宽窄而定。后壁为虹膜根部。前房角的各种结构必须利用前房角镜，通过光线的折射或反射才能查见。

（1）前房角镜的类型

常用的有直接型（屈折式）与间接型（反射式）两种。

1）直接型前房角镜

在使用直接型前房角镜做检查时，必须具备单眼或双眼的显微镜或放大镜，以及良好的照明设备。直接型前房角镜的安装方法与一般的义眼片安装方法相同。

2）间接型前房角镜

在使用间接型前房角镜进行检查时，与裂隙灯显微镜同时应用。受检者坐于裂隙灯前，把下颌放在托架上，调好显微镜的高低和裂隙灯光的宽窄、角度等，让患者头部离开检查台，转向侧方，检查者一手把上下睑分开，另一手把前房角镜的下缘先装入结膜囊，然后再将其他部分轻快地滑入。前房角镜安装完毕，患者微闭双眼，将头转回裂隙灯的托架上，依次完成房角全周的检查。

检查完毕清洗前房角镜，结膜囊内滴入抗生素眼药水。

（2）前房角镜检查所见

前房角从内壁虹膜瞳孔缘开始，经虹膜末卷向前房角方向依次可见虹膜突、睫状体带、巩膜突、小梁网、Schwalbe 线、角膜内面。

（3）前房角的分类方法

1）Scheie 将房角分为宽角与窄角，又将窄角分为四级。

宽角（W）：在眼球处于原位时能看见房角的全部结构。

窄Ⅰ（NⅠ）：在改变眼球位置或施加少许压力后才能看见睫状体带。

窄Ⅱ（NⅡ）：静态下能看见巩膜突。

窄Ⅲ（NⅢ）：静态下看不见巩膜突，能见前部小梁网。

窄Ⅳ（NⅣ）：只能见到前界线。小梁被虹膜根部贴附粘连为房角关闭。

2）Schaffer 前房角分类法按所见虹膜平面与小梁表面所形成的夹角分类：此角＞20°为宽房角，不可能发生闭角型青光眼；此角＜20°为窄角，有房角关闭的可能，且房角愈窄，发生闭角型青光眼的可能性愈大。

5.三面镜检查

三面镜是三面反光接触镜的简称，在进行裂隙灯眼底检查或眼底激光治疗中发挥重要作用。借助于三面镜，很容易辨认视神经乳头、视网膜、脉络膜的高低差别。

（1）Goldmann 型三面镜

呈圆锥形，三个反射镜面的斜度分别为 75°、67°、59°。其中央部分为检查眼底后极部用，所见为眼底的正像。镜面 1 用于检查赤道部至眼底 30°处，镜面 2 检查眼底的周边部，镜面 3 为查前房角用。加用特殊的压陷器，可以查眼底的远周边部、玻璃体的基底部及睫状体的平坦部，所见为反射像，放大倍数为 10～25 倍。

（2）三面镜检查眼底的方法

1）在暗室中进行，被检眼充分散瞳，当瞳孔散大超过 8 mm 时，锯齿缘及周围区域才能比较容易地观察到，结膜囊内滴表面麻醉剂。

2）被检者坐在裂隙灯前，检查者调整好光源的位置和照射的角度。

3）在三面镜的角膜面滴甲基纤维素，装好接触镜进行检查，可采用弥散照射法、直接焦点照射法、间接照射法及窄裂隙光束。

4）检查者一手扶三面镜，另一手握操作杆，三面镜的中央部分所见为眼底后极部正像。

5）通过三面镜的反射镜所见是对侧眼底的反射像；如所见 3 点钟眼底系眼底 9 点钟部位，但其上下关系不变。反射镜在 6 点钟，可看眼底 12 点部位，其左右关系不变。按顺序转动三面镜，可查见整周眼底。

6）需要检查锯齿缘、睫状体扁平部及玻璃体基底部时，则配合三面镜加上压陷器。

6. 角膜检查

（1）角膜曲率计检查

角膜为构成人眼屈光状态的重要组成部分之一，其屈光力约占人眼总屈光力的 70%。了解角膜的表面形态有助于判断不规则散光等角膜异常情况、分析角膜的屈光力和散光的类型，以及准确验配各类角膜接触镜。

（2）角膜厚度测量

角膜厚度测量可用于评价一些角膜疾患，如圆锥角膜、角膜水肿、角膜基质炎、边缘性角膜溃疡等，并可间接地了解角膜内皮的功能。角膜厚度测量的重要性不仅表现在角膜和屈光手术中，在常规眼科诊治中也有重要作用。检查装置或方法包括 Haag-Streit 角膜厚度计、A 型超声角膜厚度测量计、角膜内皮显微镜、光学裂隙扫描法、光学相干断层成像（OCT）和光学低相干反射计（OLCR）、激光多普勒干涉仪等。

（3）角膜内皮检查

角膜内皮层由位于角膜最后面的单层六角形细胞镶嵌而成，具有被动的屏障功能和主动的生物钠泵功能，是维持角膜恒定的含水量和保持角膜透明的重要因素之一。角膜内皮细胞较脆弱，易受到低氧、年龄衰老、代谢障碍、炎症侵袭以及眼内手术干扰等的损害，且损害后一般不能再生，维持角膜内皮细胞正常功能的细胞密度最低值一般认为是 $300\sim500$ 个/mm^2，如低于此阈值角膜将发生失代偿，出现水肿，甚至出现大泡性角膜病变。

角膜内皮层检查以角膜内皮镜常用，它可分为非接触型和接触型两种。也可通过共聚焦显微镜进行检查。

（4）角膜地形图检查

以 Placido 盘为基础的角膜地形图检查目前已很少使用，最新的角膜地形图检查技术以 Pentacam 眼前节测量分析系统为代表，它以 Scheimpflug 光学原理为基础，比传统角膜地形图测量更加精确。

（5）共聚焦显微镜检查

共聚焦显微镜（confocal microscope）是一种无创伤的活体生物显微镜检查技术，是近年来主要应用于检查角膜组织的重要诊断工具，它具有较高的放大倍数、高图像对比和高分辨率，可实时地扫描出角膜的组织结构。

7. 波前像差检查技术

人眼的成像过程是基于以下两种理论：几何光学和物理光学。几何光学认为光由光线组成。一个理想的光学系统，由同一物点发出的全部光线通过光学系统后，必然聚焦于一共轭像点，形成理想像点。实际的光学系统中，除平面反射镜在理论上具有理想光学系统的性质外，其他光学系统均不能以一定宽度的光束对一定大小的物体呈理想像，即物体上任点发出的光束通过光学系统后不能聚焦为一点而是形成一弥散斑。这种实际光线位置偏离理想像点的误差，称为像差（aberration）。

物理光学将光形容为光波。各个方向均为球面波。若光束经折射后变形，不再相交于一点，对应的波面也不再是以此像点为中心的球面。这种实际波面与理想波面之间的差别称波前像差（wavefront aberration），也称波像差或波阵面像差。波前像差检查的临床应用意义是可以作为诊断工具：（1）测量瞳孔区光学系统，包括角膜、晶状体在内的整体眼光学质量。（2）较精确地测量出球差、彗差等各类或各阶像差值。（3）与普通的验光仪相比，能更精确地反映出球镜、柱镜值，可精确到0.01D。（4）确定不规则散光的量和方向。（5）帮助鉴别临床难以识别的角膜病症。例如，早期圆锥角膜的患者临床上常与高度散光混淆，波前像差检查时早期圆锥角膜者会出现彗差或三阶像差的增高。（6）理解视觉症状与高阶像差的关系，帮助解释一些临床现象。例如单眼复视，眩光等。（7）在屈光手术诊断、评估和测算等过程中起重要作用。例如个体化切削的设计等。波前像差检查的临床应用意义还有能用于指导屈光手术，对角膜接触镜的镜片进行设计和改良，以及对白内障、青光眼和其他角膜手术术后视觉质量进行客观评价。

（三）眼科视功能检查

视功能检查主要是检查患者主观上对事物的认识和分辨能力。可分为视觉心理物理学检查（包括视力、色觉、暗适应、视野、对比敏感度、立体视觉等）和视觉电生理检查两大类。

1. 视力检查

视力即视锐度（visual acuity），是眼分辨和认识物体形状的敏锐程度。视力分为远、近视力，后者通常指阅读视力。世界卫生组织规定较好眼的最佳矫正视力低于0.05为盲。

（1）视力表的原理

检查视力是测量分辨二维物体形状和位置的能力，即测定能够认识其形状的最小的视网膜上的成像。需要的视角大约等于1′视角，所以将正常的最小视角定为1′视角。如国际标准视力表上1.0行的E字符号，在5 m处看其整个字符在视网膜上形成5′视角，其每一笔画的宽度和每一笔画间空隙的宽度各形成1′视角。

近视力表是按同样原理设计的，但检查距离为30 cm。

（2）视力检查法

1）远视力检查法

常用的视力表有国际标准视力表、对数视力表、LogMAR视力表、Snellen E字视力表、Landolt环视力表、Arkinson单个视力表等。

国际标准视力表、对数视力表与被检者距离5 m，视力表须有充足的光线照明，并安置在适当的高度使1.0行与被检眼等高。查视力须两眼分别进行，可用手掌或遮眼板遮盖另眼，遮盖时不可压迫眼球，一般先查右眼后查左眼。如患者戴有眼镜应先检查裸眼视力，再查戴镜矫正视力。正常视力标准为1.0。距视力表1 m处仍不能辨认最大字符缺口的方向，则改查指数，即嘱被检查者背光而立。检查者伸出不同数目的手指，嘱被检者说明有几个手指，记录辨认指数的最远距离，如"指数/20 cm"。手指距眼5 cm处仍不能正确数指，则改查手动，记录能正确判断手摆动的最远距离，如"手动/30 cm"。在靠近被检眼前摆动也不能判断手动，则改查光感，测试被检者是否能正确判断眼前有无亮光。对有光感者还要查光源定位，查左上、左中、左下、正上、正下、右上、右中、右下，测试患者能否正确判断光源的方向。

2）近视力检查法

选用徐氏标准近视力表（徐广第等制）或 Jaeger 近视力表在充足照明下，放在距眼30 cm 处检查。

3）婴幼儿视力检查

重点观察注视反射和跟随反射及两眼视力差别。优先注视法（preferential looking，PL）或视觉诱发电位可用于定量检查。

2. 色觉检查

色觉是指人眼辨别各种颜色的能力。色觉障碍包括色盲及色弱。色盲最常见者为红绿色盲。

色觉检查在明亮的自然光线下进行，有以下几种方法。

（1）假同色图（pseudo-isochromatic diagram）

常称色盲本。图表距眼 0.5 m，正常人应在 5 秒钟内读出，能够正确读出，但辨认时间延长者为色弱。不能读出者为色盲。

（2）Nagel 色盲镜（anomaloscope）检查法

患者通过目镜可见一圆形投射屏被一水平线分成上下两个半圆。色觉正常者能将红色与绿色混成黄色，与下半圆的黄色完全相同。色觉异常者则有困难。

（3）Farnsworth-Munsell（FM）- 100 色调检测法和 Farnsworth D - 15 色盘试验

在固定照明条件下，嘱患者将许多有色棋子按色调顺序排列，以正常与否来判断有无色觉障碍及其性质与程度。

3. 暗适应与明适应检查

暗适应（dark adaptation）：人眼从强光下进入暗处，最初一无所见，以后渐能看清暗处周围物体，这种对光的敏感度逐渐增加，最终达到最佳状态的过程称为暗适应。明适应（light adaption）：当人长时间在暗处而突然进入明亮处时，最初感到一片耀眼的光亮，不能看清物体，只能稍待片刻才能恢复视觉，这一过程是视锥细胞重新合成感光色素的过程。对最小量光线引起光感觉的阈值称为光刺激阈。光刺激阈的高低与光的敏感度的强弱成反比。

4. 视野检查

视野（visual field）是指眼向正前方固视不动时所见的空间范围。距注视点 30°以内的范围称为中心视野，30°以外的范围称周边视野。世界卫生组织规定视野小于 10°者即使中心视力正常也属于盲。

常用的视野检查方法有下列几种：

（1）简单对比法

此法要求检查者的视野必须是正常的。被检者与检查者视野对比。方法是检查者和被检查者相向而坐并对视，眼位等高，距离约 1 米。检查右眼时，被检者的右眼与检查者左眼彼此注视，并各遮盖另一眼，检查左眼时反之。检查者手指（或持一棉签）置于与二人等距离处，在各个方向从外周向中央移动，如被检者能在各方向与检查者同时看到手指，即可认为视野大致正常。此方法不需要设备，检查方便，但准确度不高。

（2）平面视野

最常用的平面视野计是 Bjerrum 氏屏幕，包括 1 mm 见方的黑色视屏、视标（常用 2 mm

白色视标)与照明装置。中心为注视点,屏两侧水平径线 15°~20°。用黑色竖圆标定生理盲点。

（3）Amsler 方格

用于检查早期黄斑病变及其进展情况。方格表为 10 cm 见方的黑纸板,视野检查距离为 30 cm。嘱被检查者注视小方格图形的中心,询问被检者有无感到直线扭曲、方格大小不等或某处方格的线条缺失或被暗影遮盖等现象。

（4）Goldmann 视野计

这种视野计检查背景为一半径为 33 cm 的半球壳,内壁为乳白色,其上方有背景光源光度调节器,中心有注视点等。该视野计对视标的大小亮度以及背景的亮度进行了比较精确的定量,并保持背景亮度的恒定;既可查周边视野,也可查中心视野;除了动态检查还可作静态检查。

（5）自动化静态定量视野计

自动按照程序在视野的各个位点显示由弱到强的光刺激,并根据被检者的应答,在检查完毕后打印报告,以图形、记号及数字记录被检者视野中各个位点的光阈值及其与同年龄组正常眼的差别,从而给出视野的总丢失量和局限性缺损的范围与深度。常用的有 Humphrey 视野分析仪与 Octopus 视野计两种。

5. 对比敏感度检查

对比敏感度(contrast sensitivity)是在明亮对比变化下,人眼对不同空间频率的正弦光栅视标的识别能力。人眼所能识别的最小对比度,称为对比敏感度阈值。检查对比敏感度有助于早期发现及监测某些与视觉有关的眼病。

6. 立体视觉检查

立体视觉(stereoscopic vision)也称深度觉,即感知物体立体形状及不同物体相互远近关系的能力。立体视觉的检查方法主要有两种。

（1）立体视觉检查图

常用的有 Titmus 立体图、颜少明立体视觉检查图(正常立体视锐度<60 秒/弧)、TNO 随机点立体图和 Frisby 立体图(用于儿童,简便易行,可做定量检查)。

（2）同视机检查法

主要用于检查看远的立体视以及存在眼位偏斜患者的立体视检查。

7. 视觉电生理检查

视觉电生理检查是利用视觉器官的生物电活动了解视觉功能,它不受被检者主观因素的影响,是一种无创、客观的视功能检查方法,包括眼电图(electrooculogram,EOG)、视网膜电图(electroretinogram,ERG)、视觉诱发电位(visual evoked potential,VEP)。该项检查具有以下特点:

（1）是一种客观的视功能检查手段。

（2）可分层定位从视网膜至视皮层的病变部位。

（3）确定视网膜病变区域。

（4）通过改变刺激条件,评估屈光间质混浊者的视觉功能。

第二节 中医视觉基础理论

一、藏象与视觉

藏象,又作脏象。藏,即内脏,含隐藏之意;指体腔内的脏器,包括五脏六腑、奇恒之腑;象,一指形象、形态,二指现象、征象。既指人体内脏的形态,又指人体内脏的功能活动在外部的表现,也即指体内脏器表现于外的生理、病理现象。张介宾《类经》说:"象,形象也。藏居于内,形见于外,故曰藏象"。故藏象的基本含义是指人体的脏腑虽然藏于体内,但其生理功能及病理变化都有征象表现于外。

眼为视觉器官,属五官之一。眼睛作为身体的重要组成部分,通过经络与人体内在脏腑的功能保持着密切的联系,共同构成有机的整体。只有内脏功能正常,眼睛的视觉功能才能正常;眼睛也是人体内脏功能的外在表现,通过观察其神、色、形、态等的状态,可以测知内脏功能的状况。如果脏腑、经络的功能失调,可以反映于眼部,甚至引起眼病。反之,眼部疾病也可通过经络影响相应的脏腑,以致引起全身性反应。因此,在研究眼的生理、病理和诊治眼病时,不仅要看局部,而且应该具有整体观念,根据眼与脏腑经络的关系,全面地观察。

人体的脏腑由五脏、六腑和奇恒之腑组成。五脏包括肝、心、脾、肺、肾;六腑包括胆、小肠、胃、大肠、膀胱、三焦;奇恒之腑包括脑、髓、骨、脉、胆、女子胞(子宫)。

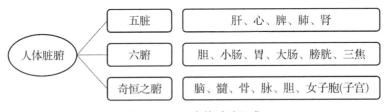

图1-2-1 人体脏腑组成

需要注意的是,基于藏象学说产生的历史渊源,它虽以一定的古代解剖知识为基础,但其发展主要是基于"有诸内,必形诸外"的观察研究方法,因此,它与现代医学的脏腑器官有着不同之处。藏象学说的脏腑已不是单纯的解剖学概念,更重要的是一个综合性的功能单位。藏象学说对脏腑生理功能的叙述,已大大超越了形态器官本身的范围。

(一)五脏的生理功能及其与眼的关系

五脏是指肝、心、脾、肺、肾。中医学认为,五脏虽居体内,却与外露的皮肤、五官、九窍、四肢各有其特定的联系。中医藏象学说突出以五脏为中心的整体观,以五行为代表,把人体与六腑、五官、九窍和外在环境联结为一个整体,形成了以五脏为中心的五大系统。按照中医的脏腑学说,肝,其华在爪,其充在筋,开窍于目;心,其华在面,其充在血脉、开窍于舌;肺,其华在毛,其充在皮,开窍于鼻;脾,其华在唇,其充在肌,开窍于口;肾,其华在发,其充在骨,开窍于耳和二阴等。

眼之能够明视万物,辨别颜色,是赖五脏六腑精气的滋养。《灵枢·大惑论》说:"五脏六腑之精气,皆上注于目而为之精。"指出了眼与脏腑在生理上有着密切的关系。

1.心的生理功能及其与眼的关系

(1)主血脉,其华在面

心主血脉,诸脉属目。脉,即血脉、脉管,是气血运行的通道。心主血脉,即指心有推动血液在脉管内运行的功能。《素问》说:"诸血者,皆属于心","心之合脉也","脉者,血之府","诸脉者,皆属于目"。由此可知,心主全身血脉,脉中之血受心气推动,循环全身,上输于目,目受血养,才能维持视觉。

心之所以能够推动血液的运行,全赖于心气的作用,所谓"心藏血脉之气"。人全身的血液在脉管中,依靠心气的推动,使血液在脉管中运行不息,内而五脏六腑,外而四肢百骸,发挥濡养全身的作用。血在脉管中运行,眼部的血脉较为丰富,所以心气的盛衰可以直接影响人的视觉功能。

(2)主藏神

神有广义和狭义之分。广义的神是指整个人体生命活动的外在表现,如整个人体的形象以及人的面色、眼神、言语、应答、肢体活动姿态等,也即通常人们所说的神气。狭义的神是指人的精神、意识、思维活动。心主神明,是指心具有主宰人体五脏六腑、形体官窍的一切生理功能和人的精神意识思维活动的功能。

《审视瑶函》说:"目者心之使也,心者神之舍也。"这里的"神",是指狭义的神。由于心为神之舍,精神虽统于心,而外用在于目;故目为心之使。《审视瑶函》还认为心神在目,发为神光,神光深居瞳神之中,才能明视万物。

《素问·解精微论》说:"夫心者,五藏之专精也,目者,其窍也。"由于心乃主神明,为五脏六腑之大主,五脏精气任心所使,而目既赖脏腑精气所养,视物又受心神支配,因此,人体脏腑精气的盛衰,以及精神活动的状态均能反映于目,所以,目又为心之外窍。这一理论也是中医望诊中望目察神的重要依据。

心主藏神的功能与心主血脉的功能密切相关。心主血脉,推动血液在脉管中循行全身,为神志活动提供物质基础;而精神意识思维活动在一定条件下能够影响人体各方面生理功能的平衡。因此,心主血脉的功能异常可出现神志的病变,而精神意识思维活动的异常可以影响心主血脉的功能。

心主藏神的功能正常则精神振奋,神志清晰,目光迥然,思维敏捷,对外界信息的反应灵敏;如果心主藏神的功能异常,便可影响人的精神意识思维活动,表现为目失神采,黯淡无光,失眠、多梦、神志不宁、精神委顿。

(3)开窍于舌

开窍是指内脏与体表器官在生理病理上的联系。《素问·阴阳应象大论》说:"心主舌……在窍为舌"。《灵枢·五阅五使》说:"舌者心之官也"。《灵枢·脉度》说:"心气通于舌,心和则舌能知五味矣",心的经脉上行于舌,心的气血可以上通于舌,因此舌主味觉、主言语的功能与心相关;而"言为心声",言语是神明活动的一种表现,只有当心气充沛,心神健旺之时,舌才能辨五味,并能正确流利地使用语言。如果心有了病变,便可以从舌体上反映出来。如心血不足,则舌质淡白;心火上炎,则口舌生疮;心血瘀阻,则舌有紫气等。

2.肝的生理功能及其与眼的关系

（1）主疏泄

疏，即疏通；泄，即宣泄、发泄、升发。肝主疏泄，是指肝具有疏通发泄全身气、血、津液，促使其畅达宣泄的作用。古人以木气生发的冲和条达之象来形容肝疏泄功能的正常。因此，疏泄代表肝的柔和舒适的生理状态，既非抑郁，也不亢奋，而是经常保持一种活泼的生机。

肝的疏泄功能，主要关系着人体气机的调畅。气机，即气的升降出入运动。机体脏腑、经络的活动，全赖于气的升降出入运动。由于肝的生理特点是主升、主动，对于气机的疏通、畅达起着重要的调节作用。肝的疏泄功能正常，即肝气冲和条达，双目才能辨色视物，两目有神。则气机调畅，气血调和，脏腑、经络的功能活动处于常态，人体才能维持健美的状态，若肝的疏泄功能失常，便可影响气机的调畅，继而影响其他脏腑、经络的功能活动，导致各种病症。肝主疏泄，具有调畅人体气机的功能，气能生血，又能行血，眼目所需之血液无不赖气的推动，若肝血不足则可出现夜盲、视物不明，若肝阴不足则两目干涩，若肝经风热则目赤肿痛，若肝风内动则口眼歪斜，这些症状都会影响眼的功能。

具体体现在以下几个方面：

1）促进血液运行和津液代谢

血的运行、津液的输布和排泄，均有赖于气的推动，所谓"气行则血行"、"气行则津行"。肝的疏泄功能正常，保证了气机调畅，则气行血行，血运通畅，气行津行，水道通利；若肝失疏泄，易致气机不调，或气升太过，血不循经，血随气逆，致面红、目赤、头痛；肝疏泄不及，气血不得上输于目，血行不畅，致目失滋养，视力下降。

2）调畅情志

情志活动是人体对外界客观事物的反应，属于心理活动的范畴，但与肝的疏泄功能有密切的关系。这是因为正常的情志活动有赖于气血的充盈与和调，而肝的疏泄功能对气机的调畅及血脉的通利起着重要作用。即肝主疏泄正常，肝气条达，血运通畅，脏腑得到血液的滋养而处于健康的生理功能活动状态，五脏所主的情志活动得以正常表现，精神舒畅，心情开朗，郁怒有常，对外界刺激的调节能力增强，七情平和适度，神态安详，眉目舒展；若肝失疏泄，肝气郁结，影响血液运行，影响脏腑的功能活动，影响情志活动的正常表现，或郁郁寡欢，愁眉不展，表情呆板，或因肝郁化火，急躁易怒，愁眉不展。

3）促进脾胃的消化功能

脾胃对饮食物的消化及将水谷精微吸收、转输，将糟粕排出体外，是以脾的升清和胃的降浊来实现的。升清降浊协调有序才能使饮食物的消化运动正常进行，此亦有赖于肝主疏泄的功能。肝主疏泄，不仅可以调畅气机，而且可以协助脾胃气机的升降，促进胆汁的分泌排泄，即所谓"木能疏土"。故肝主疏泄正常，是脾胃正常消化的条件。若肝失疏泄，既可影响脾的运化和升清，又可影响胃的受纳和腐熟，进而影响饮食物的消化吸收，或致气血化生不足，目失所养。

（2）主藏血

肝藏血，是指肝具有贮藏血液和调节血量的功能。《素问·五藏生成篇》说"肝受血而能视"。人体内各部分血，常随着不同的生理情况而改变其血流量，肝可根据人体的活动需要调节血流量。人活动或情绪激动时,机体血流量增多,肝藏血量相应减少,人休息或情绪稳定时,机体血流量减少,肝藏血量相应增多,即"人动则血运于诸经,人静则血归于肝藏"。如果肝脏有病,藏血的功能失常,既影响人体的正常活动,也容易引起视觉方面的问题。如藏血不足,致肝血不足,临床出现头昏目眩、夜盲、视物模糊等;肝不藏血还可出现血液逸出脉外,导致眼出血。

（3）肝主筋,其华在爪

筋即筋膜,是一种联络关节、肌肉,专司运动的组织。肝之所以能主筋膜,主要由于筋膜有赖于肝血的滋养。肝血充盛,筋膜得到濡养而维持正常的运动,再者中医理论认为,肝肾同源,肝藏血充盈还可充养肾。正如《素问·五藏生成篇》所描述的:"肝受血而能视,足受血而能步,掌受血而能握,指受血而能摄"。眼睛得到血的滋养,它就能看得清东西,若肝血不足,血不养筋,肝血不足以充养肾精,则可出现视物模糊、手足震颤、肢体麻木等临床症状。

爪为筋之余,肝之合筋也,其荣爪也。肝血的盛衰不仅影响筋膜的功能,还可影响爪甲的枯荣。

（4）开窍于目

人们常说眼睛是心灵的窗户,《审视瑶函》说:"目者心之使也,心者神之舍也",其意即指眼睛作为五官之一,其神态是整个人体精神状态的反映,也是体现人体神韵的关键。眼部功能虽与五脏六腑均有联系,但与肝的关系最为密切,因为肝开窍于目。《素问·金匮真言论》在论述五脏应四时,同气相求,各有所归时说:"东方青色,入通于肝,开窍于目,藏精于肝。"指出了目为肝与外界相通的窍道。所以,肝所受藏的精微物质,也能源源不断地输送至眼,使眼受到滋养,从而维持其视觉功能。

肝之所以开窍于目,主要与肝经之脉直连于目系有关。《灵枢·经脉》指出足厥阴肝经连目系。通观十二经脉,唯有肝经是本经直接上连于目系的。肝经在目与肝之间起着沟通、联络,并为之运行气血的作用,从而保证了目与肝在物质和功能上的密切联系。虽五脏六腑之精气皆上注于目,但因目为肝之窍,肝主藏血,因而目功能的发挥尤以肝血的濡养为重。《审视瑶函》则进一步阐述说:"肝中升运于目,轻清之血,乃滋目经络之血也。"

3. 脾的生理功能及其与眼的关系

（1）主运化,升清

脾主运化,是指脾有主管消化饮食和运输水谷精微的功能。饮食入胃,经过胃与脾的共同作用,将食物变成人体需要的精微物质,其中的水谷精微还须通过脾的运输布散才能输送到全身,以营养五脏六腑、四肢百骸,以及皮毛、筋肉等组织器官。因此,所谓"脾主运化"实质上是指脾对营养物质的消化、吸收、运输的全过程。

李东垣《兰室秘藏》在《黄帝内经》的基础上又作了进一步的阐述,说:"夫五脏六腑之精气,皆禀受于脾,上贯于目。脾者诸阴之首也,目者血脉之宗也,故脾虚则五脏之精气皆失所司,不能归明于目矣。"这就突出了眼赖脾之精气供养的关系。

中医学认为脾主运化功能的正常发挥,主要依赖于脾气的作用,脾气的功能特点是上升,即"脾气主升"。脾之所以能将水谷精微上输于肺,再通过心肺作用而化生气血以营养全身,与脾有"升清"的功能分不开。所谓"升清"即指精微物质的上升与输布,一旦脾气不升,精微物质不能上输,则出现视物模糊,头晕目眩,便溏泄泻,甚或内脏下垂等症状。

脾气上升,目窍通利。脾主升清,能将精微物质升运于目,此即《素问·阴阳应象大论》所谓:"清阳出上窍"。目得清阳之气的温养则视物清明。

（2）主统血

统,指统摄、控制。血养目窍,脉为血之府,诸脉皆属于目,目得血而能视。中医学认为,血能运行于脉中,不至于溢出脉管之外,除了脉管本身的约束之外,还有赖于脾气的统摄。脾气充盛,不仅关系到气血的化生,还关系到血液的运行。脾气健旺,统血正常,则血行正道,反之,则血溢脉外而出现眼出血、便血、崩漏、紫斑等。

（3）主肌肉四肢

脾主肌肉,睑能开合。脾主运化水谷之精以生养肌肉,胞睑肌肉受脾之精气营养,则轻劲有力,开合自如。《素问·痿论》指出:"脾主身之肌肉"。脾具有运化功能,将水谷精微输送到全身肌肉中去,为之营养,使其发达丰满,臻于健壮,四肢也同样。只有脾气健运,肌肉才能丰满而富有弹性,四肢才能轻劲有力。因此,脾气健运,气血旺盛,是胞睑开合正常的先决条件。

（4）开窍于口,其华在唇

《素问·阴阳应象大论》说:"脾主口……在窍为口",《灵枢·五阅五使》说:"口唇者,脾之官也",说明脾与口的关系最为密切。口,指口腔,这里蕴含食欲、口味等与脾之运化功能有关之意。脾气健运,食欲旺盛,口味正常,所谓"脾气通于口,脾和则口能知五谷矣"。脾之合肉也,其荣在唇。脾的精气之所以能反映于口唇这个部位,是和它主肌肉、气通于口分不开的。唇为肌肉组织,脾能健运,则气血充沛,口唇红润光泽,故称之为"其华在唇"。脾的病变也常反映于口唇,影响食欲、口味及口唇的美观。

4. 肺的生理功能及其与眼的关系

（1）主气,司呼吸

肺主气,包括两个方面,一是主呼吸之气,一是主一身之气。肺主呼吸之气,是说肺有司呼吸的作用,是体内外气体交换的场所。人体通过肺,吸入自然界的清气,呼出体内的浊气,吐故纳新,使体内的气体不断得到交换,所谓"天气通于肺"。

肺主一身之气,是由于肺与宗气的生成密切相关。宗气是水谷之精气与肺吸入之清气在胸中结合而成,宗气上出喉咙司呼吸,又通过心脉而布散全身以温煦四肢百骸,维持它们正常生理功能活动。从这个角度说肺起到了主持一身之气的作用。

肺为气主,气和目明。张介宾《类经》说:"肺主气,气调则营卫藏腑无所不治。"由于肺朝百脉,主一身之气,气能推动血行,气血并行全身,则目亦得其温煦濡养;肺气调和,气血流畅,脏腑功能正常,则五脏六腑精阳之气皆能源源不断地输注入目,故目视精明。若肺气不足,以致目失温养,则昏暗不明,此即《灵枢·决气》所谓:"气脱者,目不明"。

（2）主宣发,外合皮毛

宣发,为布散之意。所谓肺主宣发,主要是指通过肺的布散使卫气和津液输布全身,以温润肌腠皮肤。《素问·经脉别论》说:"食气入胃,浊气归心,淫精于脉,脉气流经,经气归于肺,肺朝百脉,输精于皮毛",《灵枢·决气》有"上焦开发,宣五谷味,熏肤,充身,泽毛,若雾露之溉"之论,说明皮毛是由肺输布的卫气与津液所温养,所以《素问·阴阳应象大论》有"肺生皮毛"之说。

肺气宣降,眼络通畅。肺气宣发,能使气血和津液敷布全身;肺气肃降,又能使水液下输膀胱。肺之宣降正常,则血脉通利,目得卫气和津液的温煦濡养,卫外有权,目亦不病。

（3）主肃降,通调水道

肃降指清肃下降之意,肺主肃降是指肺气具有向下通降和保持呼吸道洁净的作用。肺居上焦,其气以清肃下降为顺,若肺失清肃,气不得降,既可出现胸闷、咳嗽、喘息等肺气上逆的病变,还对水液代谢产生一定的影响,因其肃降功能不仅关系到清气浊气的出入,还可使上焦的水液不断地下输于膀胱。肺失肃降,不能使水液下输膀胱,则会发生痰饮、小便不利、尿少、水肿等病变。故有"肺主行水""肺为水之上源"的说法。

宣发与肃降在生理上是相辅相成的两个方面,没有正常的宣发就没有很好的肃降,没有很好的肃降也必然会影响正常的宣发。肺气的宣发和肃降,是肺的其他生理功能得以正常发挥的前提。肺气的宣降正常,则气道通畅,呼吸自如,气血津液布散于头面、周身,目得滋养,目润视明;肺的宣发和肃降发生障碍,就会引起"肺气不宣""肺失肃降"等病理变化,影响到肺的各种生理功能而出现咳嗽、喘促、胸闷、目干涩等症状。

（4）开窍于鼻

《素问·阴阳应象大论》说:"肺主鼻……在窍为鼻",指出了肺与鼻的关系。鼻是呼吸气出入的通道,与肺直接相通,所以称鼻为肺窍。鼻的通利有助于肺司呼吸,鼻窍的通畅以及司嗅觉的功能又依赖于肺气的通调,故《灵枢·脉度》说:"肺气通于鼻,肺和则鼻能知臭香矣"。

5. 肾的生理功能及其与目的关系

（1）藏精,主生长发育与生殖

精是构成人体的基本物质,也是人体各种机能活动的物质基础。肾藏精,是指肾对精气有闭藏作用。《素问·六节藏象论》指出:"肾者主蛰,封藏之本,精之处也。"肾所藏之精,就其来源而言,有先后天之分。先天之精禀受于父母,与生俱来,后天之精来源于饮食物,由脾胃所化生,即水谷之精。虽然先天之精与后天之精的生成来源不同,但都归藏于肾。两者相互依存,相互为用,即先天之精有赖于后天之精的不断充养才能充分发挥其生理效应,后天之精的化生又依赖于先天之精的资助。两者相辅相成在肾中密切结合而组成肾中精气。

《素问·上古天真论》指出:"女子七岁,肾气盛,齿更,发长;二七而天癸至,任脉通,太冲脉盛,月事以时下,故有子;三七,肾气平均,故真牙生而长极;四七,筋骨坚,发长极,身体盛壮;五七,阳明脉衰,面始焦,发始堕;六七,三阳脉衰于上,面皆焦,发始白;七七,任脉虚,太冲脉衰少,天癸竭,地道不通,故形坏而无子也。丈夫八岁,肾气实,发长,齿更;二八,肾气盛,天癸至,精气溢泻,阴阳和,故能有子;三八,肾气平均,筋骨劲强,故真牙生而长极;四八,筋骨隆盛,肌肉满壮;五八,肾气衰,发堕齿枯;六八,阳气衰竭于上,面焦,发鬓颁白;七八,肝气衰,筋不能动,天癸竭,精少,肾藏衰,形体皆极;八八,则齿发去。"明确指出了肾中精气的主要生理功能是促进机体的生长、发育和逐步具备生殖力。人体生长壮老的自然规律与肾中精气的盛衰密切相关。

肾精充足,目视精明。人体之精乃生命活动的基本物质。眼之能视,有赖于五脏六腑精气的濡养。《素问·上古天真论》说:"肾者主水,受五藏六府之精而藏之"。故眼的视觉是否正常,与肾所受藏脏腑的精气充足与否关系密切。

（2）主水

肾主水是指它在调节体内水液平衡方面起着极为重要的作用。《兰台轨范》说:"肾者水脏,主津液。"肾对体内水液的潴留、分布与排泄,主要靠肾的气化作用。肾的气化正常,则开合有度,开则代谢的水液得以排出,合则机体需要的水液能在体内潴留。

《灵枢·五癃津液别》说:"五藏六府之津液,尽上渗于目。"津液在目化为泪,则为目外润泽之水;化为神水,则为眼内充养之液。这些水液的分布和调节,就与肾主水的功能有密切关系。

正常情况下,水液受纳于胃,经脾的传输、肺的敷布,通过三焦,清者运行于脏腑,浊者化为汗、尿排出体外,以维持体内水液代谢的相对平衡。

(3)主纳气

肾主纳气是指肾具有摄纳肺吸入之气而调节呼吸的功能。呼吸虽为肺所主,但吸入之气,必须下吸于肾,由肾为之摄纳,才能气道通畅,呼吸均匀,清气方能被人体所利用,这便称之为肾主纳气。如果肾虚吸入之气不能归纳于肾,就会出现动则气急、呼吸表浅,甚至呼吸困难的病变,还会导致人体浊气不得而出,清气不得而入,影响人体的吐故纳新。

(4)主骨生髓,其华在发

肾藏精,精生髓,髓充骨,并上注于脑。骨赖髓养,肾精充足,髓海有源,则骨骼得到髓的充分滋养而坚固有力;脑赖髓充,髓海充足,则思维敏捷,记忆强健,故说肾主骨生髓。实质是肾藏精功能的延伸。

肾生脑髓,目系属脑。《黄帝内经》说:"肾主藏精。"精能生髓,脑为髓海,目系上属于脑。肾精充沛,髓海丰满,则思维灵活,目光敏锐。《医林改错》的认识则有所发展,指出:"精汁之清者,化而为髓,由脊骨上行入脑,名曰脑髓……两目即脑汁所生,两目系如线,长于脑,所见之物归于脑。"明确地将眼之视觉归结于肾精所生之脑,而且还通过肾,阐明了眼与脑的关系。

(5)开窍于耳及二阴

《素问·阴阳应象大论》指出:"肾主耳……在窍为耳。"明确指出肾与耳的关系。耳的听觉功能,依赖于肾之精气的充养。肾精充足,听觉才能灵敏,肾气通于耳,"肾和则耳能闻五音矣"。肾精不足,耳鸣、听力减退,老年人耳聋失聪多从补肾入手的道理亦在于此。

二阴指前后二阴。前阴外生殖器,有排尿生殖功能,尿液的排泄虽在膀胱,但有赖于肾的气化,生殖已述于肾藏精之中。后阴肛门,大便排泄也要受肾的气化作用。肾阴虚大便秘结,肾气不固,久泄滑脱,凡此种种,均可影响人体健康。

(二) 六腑的生理功能及其与眼的关系

六腑即胆、胃、小肠、大肠、膀胱、三焦的总称,它们多数的生理功能是与五脏协调配合,共同完成人体气血津液的化生、输布及人体糟粕的传送,但其生理特点有别于五脏,即五脏是以藏精、气、血、津液为主,而六腑则以传化物为主,六腑与五脏一阴一阳,一表一里,共同维护人体健康的生理状态。

1. 胆的生理功能及其与眼的关系

胆与肝相表里,胆附于肝,内藏胆汁。其主要生理功能是贮存和排泄胆汁。胆腑中空,可贮存胆汁。但胆汁并非胆本身所产生。胆汁来源于肝,是肝之余气溢入于胆,积聚成精,乃为胆汁。

胆汁于眼,十分重要。如《灵枢·天年》说:"五十岁,肝气始衰,肝叶始薄,胆汁始减,目始不明。"在前人论述的基础上,《审视瑶函》又说:"神膏者,目内包涵之膏液……此膏由胆中渗润精汁,升发于上,积而成者,方能涵养瞳神。此膏一衰,则瞳神有损。"由上可知,胆汁减则神膏衰,瞳神遂失养护。

2. 胃的生理功能及其与眼的关系

（1）主受纳和腐熟水谷

受纳,指接受和容纳,腐熟指饮食物经过胃的初步消化而成食糜,故称胃为"仓廪之官"。饮食由口而入,进入胃中,先由胃进行初步的消化,为脾进一步的消化作准备。如果没有胃的受纳腐熟,脾就无物可运,无物可化。反之,脾的运化也是适应胃继续受纳的需要,使胃能够进一步地受纳水谷。故胃与脾,脏腑相合,表里相关,胃强则脾运,脾运则胃强,共同完成饮食物的消化吸收功能,故有脾胃共为后天之本之说。

脾胃脏腑相合,互为表里,两者常被合称为"后天之本"。所以,李杲《脾胃论》说:"九窍者,五脏主之,五脏皆得胃气乃能通利。"并指出:"胃气一虚,耳、目、口、鼻俱为之病。"由此可见胃气于眼之重要。

（2）主通降,以降为和

胃气的运动特点是"降",胃与小肠之间的道路畅通——即"通",是维持"降"的前提和基础,故胃的功能正常,也简称为"胃主通降"。胃的通降是继续受纳的前提,也是脾气升的基础,没有胃降,就没有脾升,脾不能升,胃也不能继续降。《素问·阴阳应象大论》说:"浊阴出下窍"。脾胃为机体升降出入之枢纽,脾主升清,胃主降浊。两者升降正常,出入有序,则浊阴从下窍而出,不致上犯清窍。

3. 小肠的生理功能及其与眼的关系

（1）主受盛化物

受盛,是接受、以器盛物的意思;化物,具有变化、消化、化生之意。受盛化物是指小肠具有接受胃初步消化的食物,并使之在小肠内有相当时间的停留,通过其化物功能对饮食物作进一步消化吸收,使水谷化为精微。因此小肠的功能也归属于脾主运化的范围之内。如果小肠受盛化物的功能出现障碍,同样会出现气血化源不足之象而影响人体健康。

《素问·灵兰秘典论》说:"小肠者,受盛之官,化物出焉。"水谷由胃腐熟后,传入小肠,并经小肠进一步消化,分清别浊。清者,包括津液和水谷之精气,由脾转输全身,从而使目受到滋养。

（2）主分清别浊

分清,指小肠对食物中的精华部分进行吸收,再经脾的升清散精的作用,上输于心肺,输布全身;别浊,指将食物残渣传送至大肠,将剩余的水分经肾脏的气化作用渗入膀胱,形成尿液,排出体外,故小肠有病,除影响消化功能外,还会出现大小便异常。

4. 大肠的生理功能及其与眼的关系

大肠的主要生理功能是传导糟粕,所以也称其为"传导之官"。《黄帝内经》概括为传导和变化,传导指将食物残渣不断地向外传送引导,变化指在传导过程中,吸收水分,使粪便成形。肺与大肠脏腑相合,互为表里。大肠功能失常,一是出现便秘,二是腹泻。小肠浊物下注大肠,化为粪便,有赖肺气肃降,以推送其排出体外。若大肠积热,腑气不通,影响肺失肃降,则可导致眼病。

5. 膀胱的生理功能及其与眼的关系

膀胱的主要生理功能是贮尿和排尿,也称其为"州都之官"。肾与膀胱脏腑相合,互为表里。在人体水液代谢的过程中,膀胱主要有贮藏尿液,化气行水,排泄尿液的功能。贮尿依赖于肾的固摄作用,排尿依赖于肾的气化作用。

若气虚不固,可致遗尿、尿失禁;水液潴留,可致水湿上泛于目。膀胱属足太阳经,太阳主一身之表,易遭外邪侵袭,亦常引起目病,故《银海指南》有"故凡治目,不可不细究膀胱"之说。

6. 三焦的生理功能及其与眼的关系

三焦是一个具有多种含义的腑,它不是指某一具体形态的器官,而是对人体某些部位组织器官等生理功能病理变化的概括。所谓"藏府之外,躯体之内,包罗诸藏,一腔之大府也"。历代对三焦的认识主要有两种观点,一种认为三焦是元气和水液运行通道的概括:三焦是元气运行的通道,元气在下根于肾,通过三焦而输布周身;三焦是水液运行的通道,水液由口摄入,经脾运化,上至肺,肺通调水道,下降于肾而气化之,分别清浊,不断循环上下,就是以三焦作为水液代谢的重要通道的。另一种认为三焦是对部分内脏及其部分功能的概括:上焦概括了心肺宣发、输布精气的功能,故说"上焦如雾",形容心肺将精气如雾露般弥漫输布至全身;中焦概括了脾胃肝胆消化吸收的功能,故说"中焦如沤",形容脾胃等器官对饮食物进行消化吸收的功能特点;下焦概括了肾与膀胱生成和排泄小便的功能,故说"下焦如渎",形容肾与膀胱将尿液不断地向下疏通、向外排泄的状态。

三焦为孤府,主通行元气和水液运行,故上输入目之精气津液都通过三焦。若三焦功能失常,致水谷精微之消化、吸收和输布、排泄紊乱或发生障碍,则目失濡养;若三焦水道不利,致水液潴留,水邪上犯于目,则可引起眼部病变。《证治准绳·七窍门》指出:目内所涵神水,是"由三焦而发源"。所以,三焦功能失常,可致神水失调而发生目病。

(三) 整体观念与五轮学说

1. 整体观念

整体就是统一性和完整性。中医学非常重视人体本身的统一性、完整性及其与自然界的相互关系。整体观念是中国古代唯物论和辩证思想在中医学中的体现,它贯穿于中医学的生理、病理、诊法、辨证和治疗等各个方面。

(1) 人体是一个有机的整体,构成人体的各个组成部分之间在结构上不可分割,人体以五脏为核心,在功能上相互协调、互为补充,在病理上则相互影响。

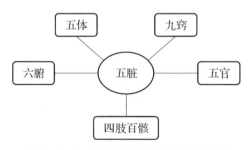

图 1-2-2　人体是以五脏为核心的整体

人体以五脏为中心,通过经络系统,把六腑、五体、五官、九窍、四肢百骸等全身组织器官联系成有机的整体,并通过精、气、血、津液的作用,完成机体统一的机能活动。

表 1-2-1　人体脏腑的组成

五脏	五腑	五体	五官	五华
肝	胆	筋	目	爪
心	小肠	脉	舌	面
脾	胃	肉	口	毛
肺	大肠	皮	鼻	唇
肾	膀胱	骨	耳	发

（2）人体与自然界有着密切的关系，也是密不可分的，自然界的变化随时影响着人体。人类在能动地适应自然和改造自然的过程中维持着机体的正常生命活动。这种机体自身整体性和内外环境统一性的思想即整体观念。

表 1-2-2　人体与自然界的整体性

自然界							五行	人体								
五音	五味	五化	五色	五气	五方	五季		五脏	五腑	五官	五体	五志	五华	变动	五神	五液
角	酸	生	青	风	东	春	木	肝	胆	目	筋	怒	爪	握	魂	泪
徵	苦	长	赤	暑	南	夏	火	心	小肠	舌	脉	喜	面	忧	神	汗
宫	甘	化	黄	湿	中	长夏	土	脾	胃	口	肉	思	唇	哕	意	涎
商	辛	收	白	燥	西	秋	金	肺	大肠	鼻	皮	悲	毛	咳	魄	涕
羽	咸	藏	黑	寒	北	冬	水	肾	膀胱	耳	骨	恐	发	栗	志	唾

（3）有诸内，必形于外内，指脏腑等内在的病理本质；外，指因疾病而表现出的症状、体征。在致病因素的作用下，人体脏腑气血的病理改变和病机变化必将在体表有所反映，这一用于中医诊断的原理，也是整体观念的体现和应用。

2.五轮学说

五轮学说为中医眼科重要理论之一，五轮学说将眼从外向内分为 5 个部分，分别与人体五脏相对应，用来说明眼的解剖、生理、病理，指导眼病的诊断和治疗。

五轮学说源于《黄帝内经》的眼与脏腑相关的理论，已是历代眼科医家的共识。《灵枢·大惑论》说："五脏六腑之精气，皆上注于目而为之精。精之窠为眼，骨之精为瞳子，筋之精为黑眼，血之精为络，其窠气之精为白眼，肌肉之精为约束。"已指出了瞳子、黑眼、白眼等眼的部位，并大体说明了眼的各主要部位与脏腑的关系。后世医家在此论述的基础上，逐渐形成和完善了五轮学说，成为眼科指导辨证论治的一种重要理论。

五轮的名词。最初见于唐代的《刘皓眼论准的歌》。而现存医籍中，以《太平圣惠方》对五轮理论的记载为早。而南宋《仁斋直指方》，对五轮的定位和脏腑分居最明确，被沿用至今。

轮，比喻眼珠圆转运动似车轮之意。中医眼科将眼部由外向内分为胞睑、两眦、白睛、黑睛、瞳神五个部分，分别归属于脾、心、肺、肝、肾五脏，命名为肉轮、血轮、气轮、风轮、水轮，总称为五轮。

（1）五轮与五脏的对应关系

1）肉轮部位指上下胞睑，分属于脾，脾主肌肉，故称肉轮。脾与胃相表里，故胞睑的生

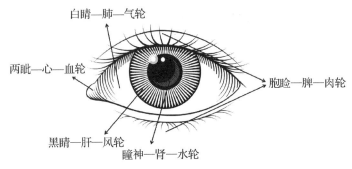

白睛—肺—气轮

两眦—心—血轮

胞睑—脾—肉轮

黑睛—肝—风轮

瞳神—肾—水轮

图 1-2-3　五轮与五脏的对应关系

理病理与脾胃有关。

2）血轮部位指内外两眦及眦部血络，内应于心，心主血，故称血轮。心与小肠相表里，故两眦的生理病理与心、小肠有关。而大眦处上下眼睑间各有一细小孔窍，称之为泪堂，参与泪液的排泄。泪为肝之液，泪堂通肺脏，故泪器疾病与肝、肺、心有关。

3）气轮部位指白睛，包括表层的球结膜及里层的巩膜，质地较坚韧而色白，故分属于肺，肺主气，称之为气轮。肺与大肠相表里，故白睛的生理病理与肺、大肠有关。

4）风轮部位指黑睛，即角膜，由肝所主，肝主风，故称风轮。肝与胆相表里，所以黑睛的生理病理与肝胆有关。虽说黑睛指角膜，但临床上黄仁的病变亦与肝胆有关。

5）水轮部位是指瞳神，内应于肾，肾主水，故称水轮。肾与膀胱相表里，故认为瞳神的生理病理与肾、膀胱有关。瞳神有狭义和广义之分，狭义的瞳神是指瞳孔；广义的瞳神是指视网膜、视神经、葡萄膜及其眼内组织。而五轮学说的瞳神是指广义的瞳神。中医眼科讲瞳神由肾所主，其义有二，一是瞳神极为重要，为先天之气所生，后天之气所成，乃阴阳之妙用，水火之精华，是视觉发生的中心，而视觉的产生有赖精气，肾主藏精；二是瞳神内水液丰富，瞳神有待水液涵养，而肾主水，故谓水轮。如《医贯》说："血养水，水养膏，膏护瞳神。"充分体现了水护瞳神的功能。

（2）古人认为上述轮脏隶属关系中，轮属标，脏属本。轮之有病，多由脏腑功能失调所致。在临床上，运用五轮理论，通过观察各轮外显症状，去推断相应脏腑内蕴病变的方法，即眼科独特的五轮辨证。它实际上是一种从眼局部进行脏腑辨证的方法。鉴于五轮学说对临床辨证确具一定指导意义，故由宋至今，眼科医家运用比较普遍。

二、经络与视觉

经络学说，是研究人体经络系统的内容、循行分布规律、生理功能及其临床应用的一种基础理论，它与阴阳五行、脏象、气血津液、病因病机等学说，共同组成了祖国医学的理论体系，它对于阐明人体的生命活动、病理变化，指导临床各科的诊断和治疗，均具有重要意义，尤其在针灸、按摩等方面，更具有独特的指导意义。

（一）经络的基本概念

经络是经脉和络脉的总称，是人体结构的重要组成部分，是具有联络组织器官，沟通表里上下，通行气血阴阳，感应与传导、调节机能活动等生理功能的结构系统。经，有路径的意思；络，有网络的意思。经脉和络脉，既有区别又有联系。《医学入门》说："经者，径也；经之支脉旁出者为络。"《素问》说:"脉之直行者为经。"张介兵形象地比喻为"经即大地之江河,络犹原野之百川也。"

(二) 经络系统的组成

经络系统由经脉和络脉两大部分组成。经脉分正经和奇经两大类,为经络系统的主要组成部分。此外,还有十二经别、十二经筋和十二皮部,是十二经脉的附属部分。络脉有别络、浮络、孙络之分。

1. 经脉

(1) 正经

正经有十二,即手三阴经、手三阳经、足三阴经、足三阳经,合称十二经脉。正经是气血运行的主要通道。它们的起止、循行部位和交接顺序以及在人体的分布、走向都有一定规律,并同体内脏腑有直接的络属关系。

(2) 奇经

奇经有八,即督、任、冲、带、阴跷、阳跷、阴维、阳维,合称奇经八脉。奇经八脉不同于十二经脉,人的气血常行于十二经脉,当十二经脉气血有余时,则流注于奇经八脉,蓄以备用。

(3) 正经的附属部分

十二经别:从十二经脉分出的经脉,具有一定的循行特点。它区别于十二经脉,但仍属于正经的范围。其名称与十二经脉基本相同,分手足三阴、三阳。如手太阴之正——手太阴肺经的经别名称;足阳明之正——足阳明胃经的经别名称。

十二经筋:指十二经脉连属于筋肉系统的部分。名称与十二经脉基本相同,分手足三阴、三阳。如手太阴之筋、足阳明之筋。

十二皮部:全身皮肤按十二经脉在体表的循行分布来划分的部位。与十二经脉在体表的循行部位是一致的。

2. 络脉

络脉包括别络、浮络、孙络三个部分。

(1) 别络

别络是十四经脉小的分支,它是络脉中较大的部分,共有十五条。其中十二经脉和督、任二脉各有一别络,再加上脾之大络,合为十五别络。别,有本经别走邻经之意。别络的名称是以分支处的穴位定名,如手太阴肺经的别络——列缺,足厥阴肝经的别络——蠡沟。

(2) 浮络

浮络是循行于人体浅表部位的络脉。因其浮而常见,故称为浮络。

(3) 孙络

孙络又叫孙脉,是络脉中最细小的部分。

(三) 经络的生理功能

1. 联络组织器官,沟通表里上下

人体的五脏六腑、四肢百骸、皮肉脉筋骨等组织器官,虽各有不同的生理功能,但又共同进行着有机的整体活动,使机体内外、上下保持着协调统一,构成一个有机的整体。这种有机的配合与相互联系,主要依靠经络系统的沟通、联络作用实现的。

2. 通行气血阴阳

通行气血阴阳，是指经络是气血阴阳循行的通路。人体的各个组织器官，不仅由气血阴阳等基本物质所构成，而且还需依赖气血阴阳的濡养温煦，才能维持其正常的生理活动。气血阴阳能运行到全身，发挥其营养组织器官的作用，这与经络的沟通和传注是分不开的，即经络能通行气血阴阳。如气在人体的升降出入运动、血液能循环于全身、肾阴肾阳与各脏腑阴阳的相通，以及津液输布全身等，都属于经络的此种生理功能范畴。

3. 传导经气

经络有联络组织器官，沟通表里上下的生理功能，犹如机体的信息传导网，具有传递各种信息的作用。这种信息的传递作用可归纳为两种情况：一是由外而内，二是由内而外。当人体的外部受到某种刺激后，这种刺激就会通过经络传导至体内有关脏腑，使该脏腑的功能发生变化。如针刺治疗中的"得气"现象，就是这一功能的表现之一。反之，脏腑受到某种刺激而功能发生变化时，也可通过经络的传导而反应于体表。如肝阴不足的时候，会出现眼干涩的症状。

4. 调节机能活动

经络在沟通、传导功能的基础上，通过经气的作用，还能调节机能活动，使人体复杂的生理功能互相协调，保持相对的平衡状态。当人体发生疾病时，机体的正常平衡状态遭到破坏，这时可用点穴、针灸等治法刺激经气的调节作用，促使人体机能恢复到正常的平衡状态。可见经络具有调节机能活动的作用，这也是经络、穴位可以实现标本兼治的理论基础。针灸治病的主要机制，就在于激发经络的调节作用，使病理状态下的不平衡，恢复到生理状态下的相对平衡。

（四）眼与经络的关系

经络运行全身气血，在人体起着沟通表里上下、联络脏腑器官的作用。《灵枢·口问》说："目者，宗脉之所聚也。"《灵枢·邪气藏府病形》说："十二经脉，三百六十五络，其血气皆上于面而走空窍，其精阳气上走于目而为晴。"这都说明了眼与脏腑之间，依靠经络连接贯通，保持着有机的联系。经络不断地输送气血，维持了眼的视觉功能。

1. 眼与十二经脉的关系

十二经脉，十二经脉是经络系统的主体，具有表里经脉相合，与相应脏腑络属的主要特征。包括手三阴经(手太阴肺经、手厥阴心包经、手少阴心经)、手三阳经(手阳明大肠经、手少阳三焦经、手太阳小肠经)、足三阳经(足阳明胃经、足少阳胆经、足太阳膀胱经)、足三阴经(足太阴脾经、足厥阴肝经、足少阴肾经)，也称为"正经"。

（1）十二经脉的命名原则

内为阴，外为阳；脏为阴，腑为阳；上为手，下为足。

十二经脉通过手足阴阳表里经的连接而逐经相传，构成了一个周而复始、如环无端的传注系统。气血通过经脉即可内至脏腑，外达肌表，营运全身。

（2）十二经脉的体表分布规律

十二经脉在体表左右对称地分布于头面、躯干和四肢，纵贯全身。六阴经分布于四肢内侧和胸腹，六阳经分布于是四肢外侧和头面、躯干。

（3）十二经脉的流注次序

从手太阴肺经开始，依次传至手阳明大肠经、足阳明胃经、足太阴脾经、手少阴心经、手太阳小肠经、足太阳膀胱经、足少阴肾经、手厥阴心包经、手少阳三焦经、足少阳胆经、足厥阴肝经,再回到手太阴肺经。

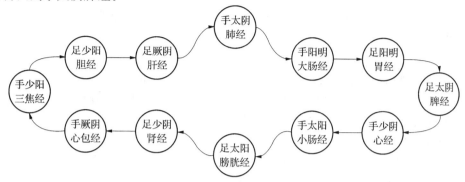

图 1-2-4 十二经脉的流注次序

（4）十二经脉的走向和交接规律

手之三阴经从胸走手,在手指末端交手三阳经;手之三阳经从手走头,在头面部交足三阳经;足之三阳经从头走足,在足趾末端交足三阴经;足之三阴经从足走腹,在胸腹腔交手三阴经。

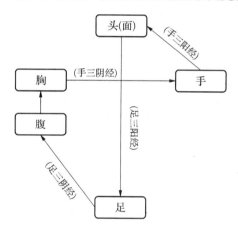

图 1-2-5 十二经脉的走向和交接规律

2. 巡行于头面部与眼相关联的经脉

（1）手阳明大肠经

其支脉,上行头面,左右相交于人中之后,上挟鼻孔,循禾髎,终于眼下鼻旁之迎香穴,与足阳明胃经相接。

（2）足阳明胃经

本经起于鼻旁之迎香穴,上行而左右相交于鼻根部,过内眦部睛明穴,与旁侧之足太阳经交会以后循鼻外侧下行,经承泣、四白、巨髎,入上齿中。

（3）手少阴心经

其支脉,从心系上挟咽,系目系。其别出之大络名通里,亦属于目系。此外,尚有本经别出而行的正经(手少阴之正)上出于面,与手太阳经的支脉会合于目内眦之睛明穴。

（4）手太阳小肠经

有一支脉循颈上颊,抵颧髎,上至目锐眦,过瞳子髎,转入耳中。另一支脉,从颊部别出,上走眼眶之下,抵于鼻旁,至目内眦睛明穴,与足太阳经相接。

（5）足太阳膀胱经

本经起于目内眦之睛明穴,上额循攒竹,过神庭、通天,斜行交督脉于颠顶百会穴。其直行者,从颠入脑,连属目系。

（6）手少阳三焦经

有一支脉从胸上项,沿耳后经翳风上行,出耳上角,至角孙,过阳白、睛明,再屈曲下行至面颊,直达眼眶之下。另一支脉,从耳后翳风穴入耳中,经耳门出走耳前,与前脉相交于颊部,至目锐眦与足少阳经交会于瞳子髎,再到丝竹空。

（7）足少阳胆经

本经起于目锐眦之瞳子髎,由听会过上关,上抵额角之颔厌,下行耳后,经风池至颈。其一支脉,从耳后入耳中,出耳前,再行至目锐眦瞳子髎之后。另一支脉,又从瞳子髎下走大迎,会合手少阳经,到达眼眶之下。此外,由本经别出之正经（足少阳之正）,亦上行头面,系目系,并与足少阳经会合于目锐眦。

（8）足厥阴肝经

本经沿喉咙之后,上入颃颡,行大迎、地仓、四白、阳白之外,直接与目系相连,再上出前额,行临泣之里,与督脉相会于巅顶之百会。

足三阳经之本经均起于眼或眼附近,手三阳经皆有1～2条支脉终止于眼或眼周围。以本经或支脉,或别出之正经系连于目系者,有足厥阴肝经、手少阴心经及足之三阳经。

经脉是人体气血运行的通道,眼周围分布着八条正经,源源不断地输送气血,保证了眼与脏腑在物质上和功能上的密切联系,如果经脉失调,就会引起眼部病症。如《灵枢·经脉》说:手阳明大肠经、手少阴心经、手太阳小肠经和手厥阴心包经等发病,均可引起目黄;足太阳膀胱经发病,可致目似脱;足少阴肾经发病,可致目𥉂𥉂如无所见;手少阳三焦经及足少阳胆经发病,皆可致目锐眦痛。又如,《医宗金鉴·眼科心法要诀》说:"外邪乘虚而入,入项属太阳,入面属阳明,入颊属少阳,各随其经之系,上头入脑中,而为患于目焉。"这是从病理方面反映了眼与十二经脉的关系。

（五）眼与腧穴的关系

1. 腧穴的概念

腧穴是人体脏腑经络之气输注在体表的部位,也是疾病的反应点,同时亦是针灸和其他疗法施术的部位。俗称"穴位"。腧与"输"通,或从简作"俞",有转输、输注的含义;穴,即孔隙。所以,腧穴的本义即是指人体脏腑经络之气转输或输注于体表的肌肉腠理和骨节交会的特定的孔隙。分为经穴、经外奇穴和阿是穴三类。

腧穴是人体脏腑经络气血输注出入的特殊部位。《黄帝内经》又称之为"节""会""气穴""气府"等;《针灸甲乙经》中则称之为"孔穴";《太平圣惠方》则称之为"穴道";《铜人腧穴针灸图经》通称为"腧穴";《神灸经纶》则称之为"穴位"。腧穴并不是孤立于体表的点,而是与深部组织器官有着密切联系、互相输通的特殊部位。"输通"是双向的,从内通向外,反应病痛;从外通向内,接受刺激,防治疾病。从这个意义上说,腧穴是疾病的反应点和治疗的刺激点。

2. 腧穴的分类

分布于人体的腧穴很多,大体可分为3类。

（1）经穴

十二经脉与任脉、督脉的腧穴称"十四经穴"，简称"经穴"，是全身腧穴的主要部分。经穴的数目：清代李学川《针灸逢源》记载361穴，一直沿用至今。其中，双穴共309穴，分布于十二经脉；单穴52穴，分布于任脉和督脉。

（2）奇穴

十四经穴以外，而临床逐渐发现有奇效的穴位；或一个穴名有几个刺激点而无从归经的穴位，称"经外奇穴"，简称"奇穴"。

（3）阿是穴

"以痛为腧"，以痛点为穴位，又称压痛点。它既无具体的名称，又无固定的位置，是以压痛点或其他反应点作为腧穴用以治疗。

表 1-2-3　三类腧穴的特点

分类	定经	定位	定名	主治作用
经穴	有归经 分布在十四经中	有固定位置	有专用穴名	① 局部作用 ② 循经治本经本脏腑器官病
奇穴	无归经	有固定位置	有专用穴名	① 主要对某病有特效 ② 局部作用
阿是穴	无归经	无固定位置	无专用穴名	治局部病变

3. 腧穴的诊断作用

腧穴有沟通表里的作用，内在脏腑气血的病理变化可以反映于体表腧穴，相应的腧穴会显出压痛、酸楚、麻木、结节、肿胀、变色、丘疹、凹陷等反应。因此，利用腧穴的这些病理反应可以帮助诊断疾病。

4. 腧穴的治疗作用

（1）近治作用

腧穴具有治疗其所在部位局部及邻近组织、器官病症的作用。这是一切腧穴主治作用所具有的共同和最基本的特点。如睛明穴位于目内眦角稍上方，属于眼周穴位，可以治疗目赤肿痛、目眩、近视等目疾。

（2）远治作用

腧穴具有治疗其远隔部位的脏腑、组织器官病症的作用。如位于小腿外侧的足三里，是足阳明胃经上的穴位，可以循经调节胃肠功能，治疗胃痛、呕吐、消化不良等疾病。

（3）特殊作用

某些腧穴具有双向的良性调节作用和相对的特异治疗作用。如中脘穴对脾胃功能具有双向调节作用，既能改善功能低下，又能抑制功能亢进；至阴穴可矫正胎位，治疗胎位不正。

5. 腧穴的定位

人体腧穴各有自己的位置。腧穴定位的准确与否，可直接影响治疗效果。现代临床常用的腧穴定位与取穴法有骨度折量法、体表标志法和手指比量法。

（1）骨度折量法

是将人体的各个部位分成若干等分折量取穴的方法，每一等份作为1寸，又叫"分寸折量法"。

（2）体表标志法

是以人体各种体表解剖标志作为取穴的依据。如两眉之间取印堂穴,两乳之间的中点取膻中穴等。

（3）手指比量法

是最常用的取穴方法,以手指的宽度为标准,作为取穴的尺寸。如中指中节两端横纹头之间为1寸,称中指同身寸(图1-2-6)。拇指指关节的横度为1寸,称拇指同身寸(图1-2-7)。

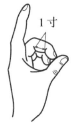

图1-2-6 中指同身寸　　图1-2-7 拇指同身寸

（4）横指同身寸法

将食指、中指、无名指和小指并拢,以中指第二节横纹处为准,四指的横度为3寸,称一夫法。

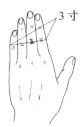

图1-2-8 横指同身寸

6. 视觉健康的常用经穴

眼是人体头面部最醒目的器官,头面部与经脉之间有着极其密切的联系,其中主干或分支直接循行于头面部的经脉就有十条之多,眼周主要穴位就有十个,故头面部穴位对视觉健康尤为重要。

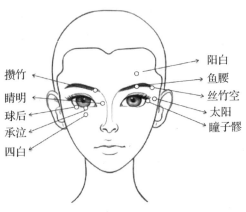

图1-2-9 眼周常用穴位

（1）头面侧部

头面侧部主要分布着手太阳小肠经、手阳明大肠经、手少阳三焦经、足少阳胆经四条经脉。

1）手太阳小肠经

经脉循行：起于小指尺侧端的少泽穴，沿上肢外侧后缘，经肩胛、颈侧、面颊。缺盆分支沿颈部上行至面颊，至目外眦后，转入耳中（听宫穴）。

主要穴位：

听宫：

【定位】耳屏前，下颌骨髁状突的后缘，张口呈凹陷处。

【主治】耳鸣，耳聋，流脓，齿痛，下颌脱臼，口眼㖞斜，面痛，头痛。

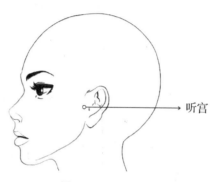

图 1-2-10 听宫

颧髎：

【定位】目外眦直下，颧骨下缘凹陷中，平鼻翼下缘。

【主治】口眼歪斜、眼睑𥆧动、目黄、齿痛。

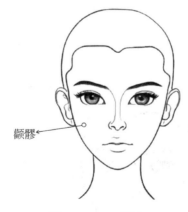

图 1-2-11 颧髎

2）手阳明大肠经

经脉循行：起于食指桡侧末端的商阳穴，经手背行于上肢伸侧前缘，上肩、至肩关节前缘，向后到第七颈椎棘突下的大椎穴，再向前下行，入锁骨上窝缺盆穴，进入胸腔络肺，向下通过膈肌下行，属大肠。其分支，从锁骨上窝上行，经颈部至面颊，入下齿中，回出挟口两旁，左右交叉于人中，至对侧鼻翼旁迎香穴，交于足阳明胃经。

主要穴位：

迎香：

【定位】鼻翼外缘中点处，鼻唇沟中。

【主治】鼻塞，鼻衄，目赤肿痛，口眼歪斜，面痛，唇肿，面痒。

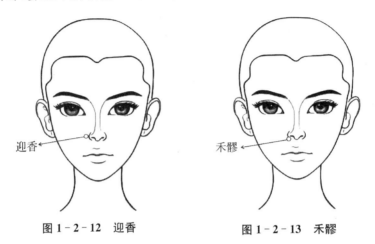

| 图 1-2-12 迎香 | 图 1-2-13 禾髎 |

禾髎：

【定位】头侧部，当鬓发后缘，平耳郭根之前方，颞浅动脉的后缘。

【主治】鼻衄，鼻塞，耳鸣，牙关拘急，颔肿。

3）手少阳三焦经

经脉循行：起于无名指尺侧端的关冲穴，沿上肢外侧的正中，经颈外侧、耳后、颞部，止于眉梢的丝竹空穴，交于足少阳胆经。

主要穴位：

丝竹空：

【定位】眉梢处凹陷中。

【主治】头痛，目眩，目赤痛，目翳，眼睑瞤动，视物不明，风牵偏视等。

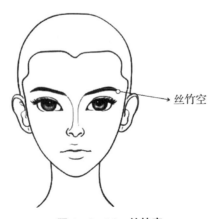

图 1-2-14 丝竹空

耳门：

【定位】在面部，当耳屏上切迹前，下颌骨髁状突后缘，张口有凹陷处。

【主治】耳鸣，耳聋，聤耳，齿痛，颌肿，眩晕等。

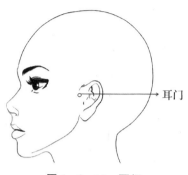

图 1-2-15　耳门

翳风：

【定位】位于颈部，耳垂后方，乳突下端前方凹陷中耳。

【主治】口眼歪斜、牙关紧闭、齿痛、颊肿、耳鸣、耳聋等头面五官疾患。

4）足少阳胆经

经脉循行：起于目外眦的瞳子髎穴，经耳后及颈部、胸肋、腰侧，行于下肢外侧，止于第四趾外侧端的足窍阴穴。

主要穴位：

瞳子髎：

【定位】目外眦旁 0.5 寸，当眶骨外缘凹陷中。

【主治】头痛，目赤肿痛，怕光羞明，迎风流泪，远视不明，目翳，青盲。

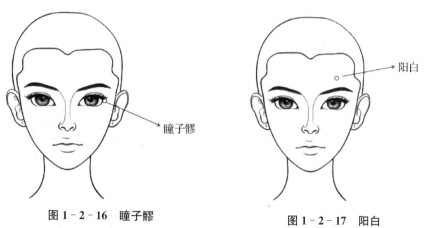

图 1-2-16　瞳子髎　　　　　　　　　图 1-2-17　阳白

阳白：

【定位】目正视，瞳孔直上，眉上 1 寸。

【主治】目赤肿痛、眼睑下垂、夜盲、口眼歪斜，头痛等。

听会：

【定位】在耳屏间切迹前方，下颌骨髁状突后缘，张口有孔。

【主治】耳鸣,耳聋,齿痛,口眼㖞斜,下颌关节炎等。

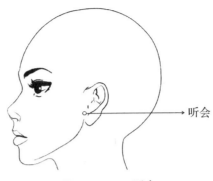

图 1-2-18 听会

风池:

【定位】颈后枕骨下,与乳突下缘相平,胸锁乳突肌与斜方肌上端之间的凹陷处。

【主治】头痛,目赤肿痛,迎风流泪,夜盲症,电光性眼炎,视神经萎缩等。

(2)头面正中部

头面正中部主要分布着足阳明胃经、足太阳膀胱经、任脉、督脉。

1)足阳明胃经

经脉循行:起于目下承泣穴,沿口腮后下方出下颌,经面颊,上行耳前,到达前额发际处。另支下行,经额前外侧,沿乳头向下挟脐旁直抵下肢前缘,沿胫骨前外侧至足背,止于第二足趾外侧端厉兑穴。

主要穴位:

承泣:

【定位】目正视,瞳孔直下,当眶下缘与眼球之间。

【主治】近视,远视,目赤肿痛,迎风流泪,夜盲,色盲,口眼歪斜,及急、慢性结膜炎,白内障,青光眼,斜视,眼肌痉挛,视神经萎缩等。

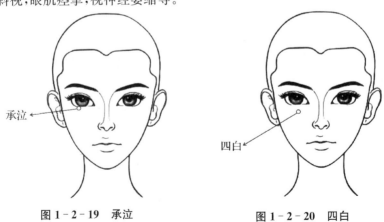

图 1-2-19 承泣   图 1-2-20 四白

四白:

【定位】目正视,瞳孔直下,当眶下孔凹陷中。

【主治】近视,夜盲,目赤痛痒,青光眼,结膜瘙痒,角膜白斑,角膜炎,目翳,眼睑瞤动,口眼歪斜等。

巨髎：

【定位】位于人体的面部，瞳孔直下，平鼻翼下缘处，当鼻唇沟外侧。

【主治】口眼㖞斜，眼睑瞤动，鼻衄，齿痛，唇颊肿等。

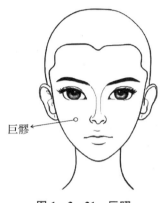

图 1 - 2 - 21　巨髎

头维：

【定位】在头侧部，当额角发际上 0.5 寸，头正中线旁开 4.5 寸。

【主治】头痛，目眩，目痛，迎风流泪，眼睑瞤动等。

2）足太阳膀胱经

经脉循行：起于目内眦的睛明穴，向上到达额部，左右交会于头顶（百会穴）。它的分支从顶部分出，沿枕部、颈后、脊柱两侧下行至膝部，从臀部直达下肢，止于足小趾外侧的至阴穴。

主要穴位：

睛明：

【定位】目内眦旁开 0.1 寸，稍上方凹陷处。

【主治】目赤肿痛，迎风流泪，近视，色盲，夜盲，急、慢性结膜炎，泪囊炎，角膜炎，电光性眼炎，视神经炎等。

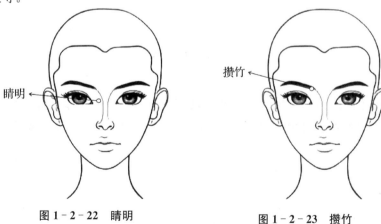

图 1 - 2 - 22　睛明　　　　　　　　　　图 1 - 2 - 23　攒竹

攒竹：

【定位】在面部，当眉头凹陷中，眶上切迹处。

【主治】目视不明,目赤肿痛,眼睑瞤动,迎风流泪,视疲劳,近视,目眩,急、慢性结膜炎,眼睑下垂,头痛等。

眉冲:

【定位】在头部,当攒竹直上入发际0.5寸,神庭与曲差连线之间。

【主治】头痛,目赤,鼻塞,眩晕,癫痫等。

承光:

【定位】在头部,当前发际正中直上2.5寸,旁开1.5寸。

【主治】头痛,目眩,鼻塞,目翳等。

玉枕:

【定位】位于后发际正中直上2.5寸,旁开1.3寸,约平枕外粗隆上缘的凹陷处。

【主治】头颈痛,目痛,鼻塞等。

3)任脉

经脉循行:起于小腹内,下出会阴部,沿腹内向上经过关元等穴,到达咽喉部,再上行环绕口唇,经过面部,上至眼眶下(承泣穴)。

主要穴位:

承浆:

【定位】在面部,当颏唇沟的正中凹陷处。

【主治】口眼歪斜,面肿,齿痛,齿衄,龈肿,流涎,口舌生疮等。

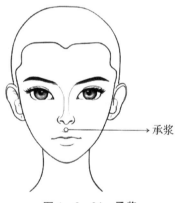

图 1-2-24 承浆

4)督脉

经脉循行:起于小腹内,下出于会阴部,向后行于脊柱内,沿人体后背上行,经项后部至风府穴,沿头部正中线,上行至颠顶百会穴,经前额下行鼻柱至鼻尖的素髎穴,过人中,至上齿正中的龈交穴。

主要穴位:

人中(水沟):

【定位】在鼻下唇上,鼻唇沟正中上$\frac{1}{3}$处。

【主治】昏迷,牙关紧闭,口眼歪斜,面肿等。

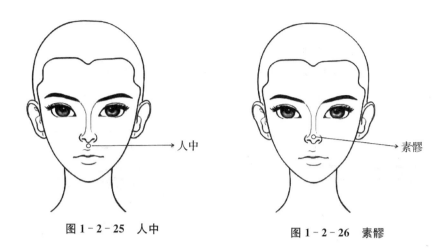

图 1-2-25 人中   图 1-2-26 素髎

素髎:

【定位】当鼻尖的正中央。

【主治】鼻塞,鼻衄,鼻流清涕,鼻渊,酒渣鼻,新生儿窒息。

上星:

【定位】在头部,当前发际正中直上 1 寸。

【主治】头痛,眩晕,目赤肿痛,迎风流泪,面赤肿,鼻渊,鼻衄等。

百会:

【定位】位于头正中线上,后发际直上 7 寸,或当两耳尖连线与头正中线的交点处。

【主治】头痛,目眩,鼻塞,耳鸣,中风,失语,脱肛,阴挺,久泻久痢等。

(3) 经外奇穴

经外奇穴是指既有一定的穴位名称,又有明确的位置,但尚未列入十四经系统(十二经脉和任、督脉合称十四经系统)的腧穴。这些腧穴对某些疾病的治疗和保健有特殊作用。

主要穴位:

印堂:

【定位】在额部,当两眉头连线的中点。

【主治】头痛,眩晕,鼻炎,鼻渊,鼻衄,目赤肿痛,小儿惊风,失眠,面神经麻痹等。

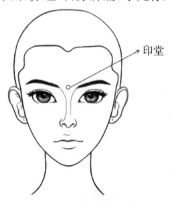

图 1-2-27 印堂

鱼腰:

【定位】在额部,瞳孔直上,眉毛中点。

【主治】目赤肿痛,眼睑𥄂动,眼睑下垂,目翳,近视,急性结膜炎。

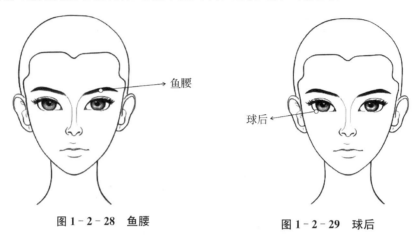

图1-2-28 鱼腰　　　　　　　　　图1-2-29 球后

球后:

【定位】当眶下缘外$\frac{1}{4}$与内$\frac{3}{4}$交界处。

【主治】近视,夜盲,青盲,斜视,视神经萎缩,视网膜色素变性,青光眼,早期白内障等。

太阳:

【定位】当眉梢与目外眦之间向后约1寸的凹陷中。

【主治】头痛,牙疼,目赤肿痛,面瘫等。

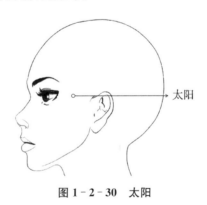

图1-2-30 太阳

翳明:

【定位】在翳风穴后1寸,当乳突下缘。

【主治】近视,远视,雀盲,早期白内障。

(4)肢体部位的穴位

合谷:

【定位】在手背,第1、2掌骨间,当第二掌骨桡侧的中点处。

【主治】发热,头痛,目赤肿痛,鼻衄,咽喉肿痛,齿痛,面肿,口眼㖞斜,痛经,经闭等。

曲池：

【定位】肘横纹外侧端，屈肘，当尺泽与肱骨外上髁连线中点。

【主治】发热，咽喉肿痛、齿痛、目赤肿痛，腹痛吐泻、瘾疹、湿疹、瘰疬等。

养老：

【定位】以手掌面向胸，当尺骨茎突桡侧骨缝凹陷中。

【主治】目视不明、视力减退、眼球充血。

青灵：

【定位】在臂内侧，当极泉与少海的连线上，肘横纹上3寸，肱二头肌的内侧沟中。

【主治】目黄，胁痛，腋下肿痛，肩臂不举等。

神门：

【定位】腕掌侧横纹尺侧端，尺侧腕屈肌腱的桡侧凹陷中。

【主治】心痛，心烦，失眠，健忘，心悸，怔忡，胸胁痛等。

少冲：

【定位】小指末节桡侧，指甲角侧上方0.1寸。

【主治】心悸，心痛，胸胁痛，癫狂，热病，昏迷，喉咙疼痛等。

少泽：

【定位】在小指末节尺侧，指甲根角侧上方0.1寸。

【主治】热证，头痛，目翳，咽喉肿痛等。

足三里：

【定位】小腿外侧，犊鼻穴下3寸，当胫骨前嵴外侧一横指处。

【主治】胃痛，呕吐，呃逆，腹胀，腹痛，肠鸣，消化不良，泄泻，便秘，痢疾，头晕等。

光明：

【定位】小腿外侧，当外踝尖上5寸，腓骨前缘。

【主治】目痛，夜盲，颊肿，视神经萎缩，视物不明。

三阴交：

【定位】小腿内侧，当足内踝尖上3寸。

【主治】两目无神，视物模糊。

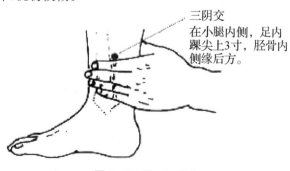

三阴交
在小腿内侧，足内踝尖上3寸，胫骨内侧缘后方。

图1-2-31 三阴交

昆仑：

【定位】足部外踝后方，外踝尖与跟腱之间凹陷处。

【主治】头痛，目眩，项强，鼻衄，腰痛，脚跟肿痛等。

照海：

【定位】位于踝区，内踝尖下1寸，内踝下缘边际凹陷中。

【主治】五官热性病症，妇科病症，小便频数，便秘，咽喉干痛，失眠等。

三、中医眼科辨证

(一) 五轮辨证

五轮辨证就是运用五轮理论，通过观察各轮所显现的症状，去推断相应脏腑内蕴病变的方法，是眼科独特的辨证方法。临床运用五轮辨证时，还应当与八纲、病因、脏腑等辨证方法合参。《审视瑶函·五轮不可忽论》载："夫目之有轮，各应乎脏，脏有所病，必现于轮……大约轮标也，脏本也，轮之有证，由脏之不乎所致。"

1. 肉轮辨证

(1) 辨胞睑肿胀

1) 胞睑肿胀，按之虚软，肤色光亮，不红不痛不痒，多为脾肾阳虚，水气上泛。

2) 胞睑红肿，呈弥漫性肿胀，触之灼热，压痛明显，多为外感风热，热毒壅盛。

3) 胞睑局限性红赤肿胀，如涂丹砂，触之质硬，表皮光亮紧张，为火毒郁于肌肤。

4) 胞睑边缘局限性红肿，触之有硬结、压痛，为邪毒外袭所致。

5) 胞睑局限性肿胀，不红不痛，触之有豆状硬核，为痰湿结聚而成。

6) 胞睑青紫肿胀，有外伤史，为络破血溢，瘀血内停。

(2) 辨睑肤糜烂

1) 胞睑皮肤出现水疱、脓疱、糜烂渗水，为脾胃湿热上蒸；若因局部使用药物引起者，为药物过敏。

2) 胞睑边缘红赤糜烂，痛痒并作，为风、湿、热三邪互结所致；若睑缘皮肤时时作痒，附有鳞屑样物，为血虚风燥。

(3) 辨睑位异常

1) 上睑下垂，无力提举，多属虚证，常由脾胃气虚所致，或因风邪中络引起。

2) 胞睑内翻，睫毛倒入，多为椒疮后遗症，内急外弛而成。

3) 胞睑外翻，多为局部瘢痕牵拉，或因风邪入络所致。

(4) 辨胞睑睏动

1) 胞睑频频掣动，多为血虚有风。

2) 上下胞睑频频眨动，多为阴津不足；若是小儿患者，多为脾虚肝旺。

3) 频频眨目或骤然紧闭不开，数小时后自然缓解，多为情志不舒，肝失条达引起。

(5) 辨睑内颗粒

1) 睑内颗粒累累，形小色红而坚，多为热重于湿兼有气滞血瘀；形大色黄而软，多为湿重于热。

2) 睑内红色颗粒，排列如铺卵石样，奇痒难忍，为风、湿、热三邪互结。

3) 睑内黄白色结石，为津液受灼，痰湿凝聚。

2. 血轮辨证

(1) 内眦红肿，触之有硬结，疼痛拒按，为心火上炎或热毒结聚所致；内眦不红不肿，指压泪窍出脓,为心经积热。

(2) 眦角皮肤红赤糜烂,为心火兼夹湿邪;若干裂出血,多为心阴不足。

(3) 两眦赤脉粗大刺痛,为心经实火;赤脉细小、淡红、稀疏、干涩不舒,为心经虚火上炎。

3. 气轮辨证

(1) 辨白睛红赤

1) 白睛表层红赤,颜色鲜红,为外感风热或肺经实火;赤脉粗大迂曲而暗红,为热郁血滞。

2) 白睛表层赤脉纵横,时轻时重,为热郁脉络或阴虚火旺所致。

3) 白睛表层下呈现片状出血,色如胭脂,为肺热伤络或肝肾阴亏所致,亦有外方引起者。

(2) 辨白睛肿胀

1) 白睛表层红赤浮肿,眵泪俱多,骤然发生,多为外感风热;若紫暗浮肿,眵少泪多,舌淡苔薄白,为外感风寒所致。

2) 白睛表层水肿,透明发亮,伴眼睑水肿,多为脾肾阳虚,水湿上泛。

3) 白睛表层红赤肿胀,甚至脱于睑裂之外,眼珠突起,多为热毒壅滞。

(3) 辨白睛结节

1) 白睛表层有泡性结节,周围赤脉环绕,涩疼畏光,多为肺经燥热所致;结节周围脉络淡红,且病久不愈,或反复发作,则多为肺阴不足,虚火上炎所致。

2) 白睛里层有紫红色结节,周围发红,触痛明显,多为肺热炽盛所致。

(4) 辨白睛变青

1) 白睛局限性青蓝,呈隆起状,高低不平,多因肺肝热毒所致。

2) 白睛青蓝一片,不红不痛,表面光滑,乃先天而成。

(5) 辨其他病症

1) 白睛枯涩,失去光泽,多为阴津不足,津液耗损所致。

2) 白睛污浊稍红,痒极难忍,为肺脾湿热而成。

4. 风轮辨证

(1) 辨黑睛翳障

1) 黑睛初生星翳,多为外感风邪;翳大浮嫩或有溃陷,多为肝火炽盛。

2) 黑睛混浊,翳漫黑睛,或兼有血丝伸入,多为肝胆湿热,兼有瘀滞。

3) 黑睛翳久不敛,或时隐时现,多为肝阴不足,或气血不足。

(2) 辨黑睛赤脉

1) 黑睛浅层赤脉排列密集如赤膜状,逐渐包满整个黑睛,甚至表面堆积如肉状,多为肺肝热盛,热郁脉络,瘀热互结所致。

2) 黑睛深层出现赤脉,排列如梳,且深层呈现舌形混浊,多为肝胆热毒蕴结,气血瘀滞而成。

3) 黑睛出现灰白色颗粒,赤脉成束追随,直达黑睛浅层,多为肝经积热或虚中夹实。

(3) 辨黑睛形状改变

1) 黑睛形状大小异常,或比正常大,或比正常小,多为先天异常所致。

2）黑睛广泛突起，或局部突起，多为肝气过亢，气机壅塞所致。

5. 水轮辨证

（1）辨瞳神大小

1）瞳神散大，色呈淡绿，眼胀欲脱，眼硬如石，头痛呕吐，多为肝胆风火上扰所致。

2）瞳神散大，眼胀眼痛，时有呕吐，病势缓和，多为阴虚阳亢或气滞血瘀引起。

3）瞳神散大不收，或瞳神歪斜不正，又有明显外伤史，为黄仁受伤所致。

4）瞳神紧小，甚至小如针孔，神水混浊，黑睛后壁沉着物多，或黄液上冲，抱轮红赤，多为肝胆实热所致。

5）瞳神紧小，干缺不圆，抱轮红赤，反复发作，经久不愈，多为阴虚火旺所致。

（2）辨瞳神气色改变

1）瞳神内色呈淡黄，瞳神散大，不辨明暗，此为绿风内障后期。

2）瞳神紧缩不开，内结黄白色翳障，如金花之状，此为瞳神干缺后遗而成。

3）瞳神展缩自如，内结白色圆翳，不红不痛，视力渐降，多为年老肝肾不足、晶珠失养所致。

4）瞳神变红，视力骤减，红光满目（多为视网膜出血、玻璃体积血），多属血热妄行，或气火上逆所致；反复出血者多为阴虚火旺引起。

5）瞳神内变黄，白睛混赤，眼珠变软，多为火毒之邪困于睛中；若瞳神内变黄，状如猫眼，眼珠变硬，多系眼内有恶瘤。

（3）辨眼"内障"

属中医"内障"包括眼后段病变。辨眼后段改变，就是将通过检眼镜等检查仪器所见到的眼后段病理性改变，结合中医理论进行辨证的一种方法。眼后段涉及的脏腑经络极为广泛，正如《审视瑶函·目为至宝论》中所指出瞳神"内有大络者五，乃心、肝、脾、肺、肾，各主一络。中络者六，膀胱、大小肠、三焦、胆、包络，各主一络。外有旁枝细络，莫知其数，皆悬贯于脑，下达脏腑，通乎血气往来以滋于目，故凡病发，则目中有形色，丝络一一显见而可验，方知何脏何腑之受病。"所以其辨证较复杂。

眼后段病变常见体征有瘀血、充血、出血、缺血、水肿、渗出、机化、色素沉着和萎缩等，多由炎症、血液循环障碍和组织变性等引起。由炎症所致者，表现多为组织的充血、水肿及渗出；由血液循环障碍所致者，表现为组织的瘀血、出血与缺血；若组织营养障碍，则多表现为组织的萎缩、变性或坏死。炎症、出血反复发作，可使组织增生、机化。由组织变性所致者，可出现色素沉着及萎缩。各组织病理性改变的辨证如下：

1）辨玻璃体改变。① 玻璃体内出现尘埃状混浊，眼内有炎性病变或病史，多为湿热蕴蒸，或为肝胆热毒煎灼。② 玻璃体内出现片状、条状混浊，眼内有出血性病变或病史或外伤史，多为火热上攻，脉络出血，或为气滞血瘀。③ 玻璃体内出现丝状、棉絮状或网状混浊，眼底有高度近视等退行性病变，多为肝肾不足，或气血虚弱。

2）辨视盘改变。① 视盘充血隆起，颜色鲜红，边缘模糊，多为肝胆实火，或肝气郁结、郁久化火，或兼气滞血瘀所致。② 视盘轻度充血，或无明显异常而视力骤降，眼球转动时有痛感，多为肝失条达、气滞血瘀所致。③ 视盘颜色淡白或苍白，生理凹陷扩大加深，多为脾气虚弱，或肝血不足，或素体禀赋不足、肝肾两亏等，致目系失养而成；若兼视盘边界模糊，则为气滞血瘀;若视盘色淡,边界不清,周围血管伴有白线者,多为虚实夹杂。④ 视盘血管屈膝,偏向鼻侧,杯盘比增大,或有动脉搏动,多为痰湿内阻或气血瘀滞所致。⑤ 视盘水肿、高起,若颜色暗红者,多为气血瘀滞、血瘀水停,或为痰湿郁遏、气机不利;若颜色淡红者,多属肾阳不足、命门火衰、水湿蕴积所致。

3) 辨视网膜改变。① 视网膜出血:早期视网膜出血颜色鲜红,呈火焰状者;或位于视网膜深层,呈圆点状出血者;或出血量多,积满玻璃体者,可因心肝火盛。灼伤目中脉络,迫血妄行;或阴虚阳亢,肝失藏血;或脾虚气弱,气不摄血;或瘀血未去,新血妄行;或眼受外伤,脉络破损等因素引起。视网膜出血颜色暗红,多为肝郁气结,气滞血瘀,脉络不利,血溢脉外而成;若出血日久,有机化膜者,为气滞血瘀、痰湿郁积。② 视网膜反复出血,新旧血液夹杂,或有新生血管,则多为阴虚火炎,煎灼脉络;或脾虚气弱,统血失权;或虚中夹瘀,正虚邪留。③ 视网膜水肿:视网膜局限性水肿常位于黄斑部,可因肝热、脾虚有湿或阴虚火旺所致;亦可因脉络瘀滞,血瘀水停而成水肿。视网膜弥漫性水肿多因脾肾阳虚,水湿上泛所致。外伤后的视网膜水肿则为气滞血瘀所致。④ 视网膜渗出:视网膜出现新鲜渗出物,多为肝胆湿热,或阴虚火旺所致。视网膜有陈旧性渗出物,则多为痰湿郁积,或肝肾不足兼有气滞血瘀所致。⑤ 视网膜萎缩与机化:视网膜出现萎缩,多为肝肾不足,或气血虚弱。视衣失养所致;视网膜出现机化物,多因气血瘀滞兼夹痰湿而成。⑥ 视网膜色素沉着:视网膜色素色黑,多属肾阴虚损或命门火衰;视网膜色素黄黑相兼,状如椒盐,则多属脾肾阳虚,痰湿上泛所致。

4) 辨视网膜血管改变。① 血管扩张:视网膜血管粗大,扩张扭曲,或呈串珠状。常伴有渗出物,多为肝郁气滞,气血瘀阻;或心肝火盛,血分有热而致瘀。微动脉瘤形成则色泽暗红,多为肝肾阴亏,虚火上炎而致瘀;或因气血不足,无力疏通,血行瘀滞而血管扩张所致。② 血管细小:视网膜血管细小,伴有视盘颜色变淡等眼底退行性改变,多为气血不足,虚中夹瘀;视网膜动脉变细,甚至呈白线条状,多为肝郁气滞,气血瘀阻;视网膜血管痉挛,动脉变细,反光增强,或动、静脉交叉处有压迹,或黄斑部有螺旋状小血管,多为肝肾阴虚,肝阳上亢。③ 血管阻塞:视网膜血管阻塞多为气滞血瘀,或气虚血瘀,或痰湿阻络所致;亦可因肝气上逆、气血郁闭,或肝火上炎、火灼脉道而成。

5) 辨黄斑区改变。① 黄斑水肿与渗出:黄斑水肿渗出多为肝气犯脾,水湿停聚所致;水肿消退,遗留渗出物,多为气血瘀滞;若新旧渗出物混杂,多为阴虚火旺;若渗出物较为陈旧,多为肝肾不足;若黄斑水肿经久不消,多属脾肾阳虚,气化不利,水湿停滞。② 黄斑出血:多为思虑过度,劳伤心脾,脾不统血,或热郁脉络,或阴虚火旺所致;或为外伤引起。③ 黄斑色素沉着或黄斑囊样变性:多为肝肾不足;或脾肾阳虚,痰湿上泛所致。

五轮辨证对临床有一定指导意义,但有其局限性,如白睛发黄,病位虽在气轮,但其因多不在肺,而是脾胃湿热交蒸肝胆,胆汁外溢所致;流泪一症,病位虽在内眦,病因病机多与肝、肾、肺经相关。故临证时不可拘泥于五轮,应从整体观念出发,四诊合参,才能得出正确的辨证结论。

(二)辨眼科常见症状与体征

1. 辨视觉

(1)视物不清,伴白睛红赤或翳膜遮睛,属外感风热或肝胆火炽。

(2)视力骤降,伴目赤胀痛、瞳神散大者,多为头风痰火。

（3）眼外观端好而自觉视物渐昏者，多为气血不足，肝肾两亏，阴虚火旺或肝郁气滞。

（4）自觉眼前黑花飞舞，云雾移睛者，多为浊气上泛，阴虚火旺或肝肾不足。

（5）若动作稍过则坐起生花，多属精亏血少。

（6）目无赤痛而视力骤降者，多为血热妄行，气不摄血，气滞血瘀；或肝火上扰，肝气上逆。

（7）内障日久。视力渐降而至失明者，多属肝肾不足或气血两亏。

（8）入夜视物不见伴视野缩小者，多属肝肾精亏或脾肾阳虚。

（9）能近怯远者，为阳气不足或久视伤睛；能远怯近者，多为阴精亏损。

（10）目妄见。视物变色，视正反斜等，多为肝郁血滞，或虚火上炎，或脾虚湿聚。

（11）视一为二，多为风邪入络，或精血亏耗。

2. 辨目痛

（1）外障眼病引起的目痛常为涩痛、修痛、灼痛、刺痛，多属阳证。

（2）内障眼病引起的目痛常为酸痛、胀痛、牵拽痛、眼珠深部疼痛，多属阴证。

（3）暴痛属实，久痛属虚；持续疼痛属实，时发时止者属虚；痛而拒按属实，痛而喜按属虚；肿痛属实，不肿微痛属虚。

（4）赤痛难忍为火邪实，隐隐作痛为精气虚；痛而喜冷属热，痛而喜温属寒。

（5）午夜至午前作痛为阳盛，午后至午夜作痛为阴盛。

（6）痛连巅顶后项，属太阳经受邪；痛连题颞，为少阳经受邪；痛连前额鼻齿，为阳明经受邪。

（7）眼内灼痛，为热郁血分；眼珠刺痛，为火毒壅盛，气血瘀滞；眼珠深部疼痛，多为肝郁气滞或肝火上炎。

3. 辨目痒目涩

（1）目痒而赤，迎风加重者，多为外感风热；痒痛并作，红赤肿甚者，为风热邪毒炽盛；睑弦赤烂，瘙痒不已，多为脾胃湿热蕴积；目痒难忍，痒如虫行，为风湿热三邪蕴结；痒涩不舒，时作时止，多为血虚生风。

（2）目干涩，多为津液耗损或精血亏少所致；目干涩，伴目痒赤痛，羞明流泪，多为外感风热所致。

4. 辨羞明

（1）羞明而伴赤肿痒痛流泪，多为风热或肝火所致；羞明而伴干涩不适、无红肿者，多为阴亏血少，风邪未尽；羞明较轻，红赤不显，多为阴虚火炎。

（2）羞明既无眼部红赤疼痛，又无赤脉翳膜，只是眼睑常欲垂闭，多为脾气不足或阳虚气陷。

5. 辨眵泪

（1）目眵属外障眼病的常见症状，多属热。眵多硬结为肺经实热；眵稀不结为肺经虚热；眵多黄稠似脓为热毒炽盛；目眵胶黏多为湿热。

（2）迎风流泪或热泪如汤多为外感风热，责之肝肺；冷泪长流或目昏流泪，多为肝肾不足，或排泪窍道阻塞所致；眼干涩昏花而泪少者，多为阴精亏耗，有碍泪液生成，或为椒疮等后遗症。

四、中医四诊与视觉

中医诊法是指诊察疾病的方法,包括望、闻、问、切四个方面的内容,简称四诊。眼科诊法,即四诊方法在诊察眼病时的具体运用,尤其重视望诊与问诊。中医临床就是通过四诊收集的资料来分析判断疾病的内在机制,并以此为依据来选择相应的治疗方法。

人体是一个有机的整体,内脏的病变,可以从五官四肢体表等方面反映出来,局部的病变也可以影响全身。医者运用视觉观察病人全身和局部的情况,称为望诊;凭听觉和嗅觉以辨别病人的声响和气味的变化,称为闻诊;询问病人或陪诊者,了解疾病发生和发展的过程、目前症状及与疾病有关的各方面情况,称为问诊;切按病人脉搏和触按病人的脘腹、手足及其他部位,称为切诊。

眼科问诊主要是询问与眼病有关的病史及自觉症状,它包括眼部与全身的临床症状。望诊的重点是望眼部,切诊亦以眼部触诊为主。结合现代科学仪器进行眼部检查,属于望诊与切诊在眼科的发展。望、闻、问、切四种诊法,各有其特定的作用,不能相互取代,欲对疾病作出全面正确的判断,必须将四诊有机地结合起来,即所谓"四诊合参"。

(一) 望诊

目为肝之窍,心之使。五脏六腑之精气皆上注于目,故目与五脏六腑皆有联系。古代医家将目之不同部位分属五脏,概括为"五轮"学说,即瞳神属肾,称为"水轮";黑睛属肝,称为"风轮";两眦血络属心,称为"血轮";白睛属肺,称为"气轮";眼睑属脾,称为"肉轮"(图1-2-3)。认为目不同部位的变化体现了相应脏腑的病变,对疾病的诊断有着重要的指导意义。通常对目的观察重点放在神、色、形、态几个方面:

目神:是望目的重要内容。望目光是否明亮传神,可了解精神状态、内脏气血。目光神采内含,视物清晰,明亮清爽,转动灵活,提示有神、精血充足或病浅易治;双目无神,主虚,不外精血亏虚和阳气虚弱两端,因目得精血濡养方能有泪滋润,精彩内含,视物清晰;得阳气温养方能光彩清爽,明明朗朗。

目色:指上下眼睑皮肤及白睛的色泽。目眦赤为心火;目眦淡白,目睛无神是血亏之象;白睛赤为肺火;白睛色淡红者多为虚热;色淡黄者为脾虚泄泻或内有积滞之象;全目肿赤为肝火或肝经风热;眼胞晦暗者,常属肾亏;眼胞带有青晕者,多因劳伤肝肾或因睡眠不足;下胞青色,多脾胃有寒。目眶黑为脾肾虚损、水湿为患;白睛青蓝是肝风或虫积。

目形:胞睑肿胀者多由脾虚水停;上睑肿胀属脾虚者,其势缓而松软无力;属风水者,其势肿胀皮薄透明;下睑肿胀属脾虚不运,水湿内停者,可见眼袋宽大郁胀;中老年肾气虚损者,可见下睑虚肿。眼球突起而喘,为肺胀;眼突而颈肿则为瘿肿。

目态:羞明流泪者,多为暴风寒热天行赤眼。眼睑下垂,先天者多双眼同病,由遗传或发育不全引起;后天者多单眼发病,多因中气亏虚,升举无力所致。眼睑频跳,不能自主控制,若偶发,不属异常;若频跳,伴目干涩时痒,视物昏花者,多由久视或失血过多,致肝血不足,血虚生风;如眼睑频跳,眨眼无力,倦怠乏力者,多由饮食、劳倦、思虑伤脾,脾虚不能制约胞睑。

(二) 闻诊

闻诊包括听声音和嗅气味两个方面。听声音,主要是听患者语音、呼吸、咳嗽、呃逆、嗳气等声音的变化;嗅气味,主要是嗅患者的口气、汗气、分泌物与排泄物等气味的异常,以此为辨别疾病的虚实寒热提供依据。

(三) 问诊

问诊是医者通过对病人或陪诊者进行有目的、有步骤的询问,了解疾病的发生、发展、治疗经过、现在症状及与疾病有关的情况,从而为辨病与辨证提供诊断依据的一种诊法,是医者接触病人、认识疾病的开始,也是诊断疾病的首要方法。

问诊,能使医者收集病人的有关资料,如主诉、自觉症状、体征、既往的健康情况、家族史等,有利于对病症的病因、病位、病性等作出判断,是其他三诊及特殊检查所无法取代的。对某些病症的早期,病人仅有轻微的感觉异常,而缺乏客观的体征,此时望闻切诊及实验室特殊检查可能均无阳性所见,问诊则可提供早期诊断的线索。对疑难复杂病例,难于确诊,只有通过反复、细致的问诊,才能全面地掌握病情,获得线索,作出诊断。有些特殊病例,或讳疾忌医,或有意隐瞒病情,或故意伪造病情者,问诊可去伪存真,找出其真正病因。通过问诊,还可密切医患关系,帮助病人树立战胜疾病的信心。

问诊时,医者首先要抓住病人的主要病痛,即围绕主诉进行问诊,要边听边问,边问边辨,问辨结合,努力做到目的明确、重点突出、全面准确。医者态度要和蔼可亲,富有同情心和责任感。

问诊在眼科四诊中占有重要的位置,必须按辨证要求,有目的有次序地进行。首先应问有关眼病的病史,如发病时间、起病情况及治疗经过等;其次要问眼部的自觉症状,如目痛、眵泪、羞明及视觉情况等;再问全身的自觉症状,如头痛、饮食、二便、妇女经带胎产情况等。

1. 问病史

(1) 发病的时间与情况

问发病时间,单眼或双眼,初发或复发,是否有季节性,起病急骤或缓慢,病情发展快或慢。主要症状的性质以目痛眵泪为主,或以视觉变化为主,有何伴随症状。由此可以初步辨别其为外障或内障,是新感或旧病等。

(2) 能引起发病的各种因素

有无烈日暴晒或迎风疾走,有无工作紧张、过用目力或熬夜,有无情志波动;有否饮食不节及小儿喂养不当;有无发热及眼部外伤史、手术史;是否被虫咬过或点过什么眼药及戴过什么眼镜等。对目赤眵多者,要问是否接触过红眼病患者。目的是了解发病的原因,是属外感六淫、内伤七情、劳倦饮食及外伤中的何种因素。如怀疑属遗传性眼病,则要问亲属的健康情况,是否有类似眼病。

(3) 治疗经过

问是否经过治疗,曾用过什么药物,效果如何,目前是否还在继续使用等等。详细了解以往治疗情况,可以作为今后用药的参考。

2. 问眼部自觉症状

眼部自觉症状是眼科辨证论治的重要依据,也是问诊的重点内容之一。

(1) 目痛

询问眼痛的性质、部位、时间及有关兼症。疼痛的性质是剧痛、胀痛刺痛、抽痛,或是灼痛、涩痛、隐痛;疼痛发生是否有诱因,与精神因素有何关系;是眼前部痛、眼后部痛或眼珠转动时痛,是白昼痛甚或夜痛难忍,是隐隐胀痛或胀痛如突,目痛持续不减或寸作时止,或阅读后痛,痛时喜按或拒按,目痛是否伴有躁闷不安、恶寒肢冷或恶心呕吐,是否伴有头痛、眉棱骨痛。由此可初步了解是外障眼病,还是绿风内障,或其他内障眼病;其证属虚或属实。

（2）目痒

询问眼痒的程度,是一般作痒还是痒极难忍;发作是否与季节有关;是否遇暖加重,遇冷减轻;是否迎风痒极,无风则减;是痒如虫行或微痒不舒,或痛痒兼作;是起病即痒或病减时痒;目痒与饮食、睡眠是否有关。问此可以了解是否具有时复的特点,目痒属风、属火,还是属血虚。

（3）目眵

问有否目眵,属骤起或常有;量多量少,眵多粘睫或仅限于眦头;是稠而黏结或稀而不结,或呈丝状;色黄或色白,如脓或似浆。由此可以了解虚实,以及是否兼夹湿邪等。

（4）目泪

泪有冷热之分,是热泪如汤或冷泪长流;迎风泪出或无时泪下;胀痛泪下或目昏流泪。若情绪激动亦无眼泪溢出,问其是否伴有眼干、口干。了解这些,可初步考察属外感眼病的症状之一,还是因肝虚不能敛泪或不能生泪所致。

（5）视力

询问视力是否有下降,是外观端好而突然视力下降,或是逐渐目昏;是看远模糊,或是看近不清,还是视远近皆昏蒙,或注视后才感不清;是白昼如常而入幕目暗,还是与此相反。结合是否伴黑睛生翳,是否戴过眼镜等情况,可了解此病属于外障或内障、近视或远视及是否为高风内障等,亦可作为辨虚、实证之参考。

（6）目妄见

问眼前有无暗影似蚊蝇飞舞,如烟雾缭绕,或如黑幕降落,阻挡视线;是否眼前正中某一方位有固定暗影;有无视一为二、视物变形、视物变色等情况。可结合肉眼检查,四诊合参,测知病在何位,在气或在血。

（7）羞明

询问羞明的程度及兼症,是目赤多眵而羞明,或是无赤痛而羞明;如果眼部正常而有羞明,应询问发生的诱因。

3. 问全身症状

（1）头痛

头痛原因甚多,眼病也常伴有头痛,必须仔细询问头痛的时间、部位与性质及诱因。是暴痛或久痛,是持续不减或时作时止;头痛部位是在额部、颞部、头顶或后部,是满头痛或偏头痛;是痛如锥刺、痛如裹或痛如劈,是胀痛或掣痛;是否伴有恶心呕吐等。

通常由眼病引起的头痛是先有眼痛,病情加剧时放射至头部,或者是在用眼时才引起头痛。

（2）口干、口渴与口味

问是否口渴欲饮,喜冷饮或热饮,或渴不喜饮,或夜间口干;是否兼有口苦、口腻等。借以了解其证属热、属湿,还是阴虚血少。

（3）食欲与二便

问食欲是否正常,食量有无增减,有无食后饱闷或嘈杂易饥。小便是否黄少或清长,大便干结或溏泻。由此可以了解脾胃的虚实,及是否有心经实热、阳明腑实、肾阳不足等。

（4）妇女经带胎产情况

问月经提前或延后,量多或量少,有否经前胸胀或经来腹痛。白带量多或量少,是否黏稠腥臭。分娩时是否出血过多。通过这些可以了解有无气滞血瘀。

（5）睡眠情况

是难以入寐,易惊易醒,或神倦多寐,可供辨别阴阳气血之盛衰。

（四）切诊

切诊,包括脉诊与按诊两部分,是医者运用指端的触觉,在病者的一定部位进行触、摸、按、压,以了解病情的方法。眼科触诊如触按胞睑有无肿块、硬结及压痛,肿块的软硬及是否与皮肤粘连;用两手食指触按眼珠的软硬,以估计眼压情况。按压内眦睛明穴处应注意有无脓液或黏液从泪窍溢出。

切脉是中医诊病的重要方法之一,外障眼病之脉多见浮、数、滑、实等,内障眼病之脉多见沉、细、虚、弦等。

1. 正常脉象

正常脉象又称平脉,其基本形象是:三部有脉,沉取不绝;一息四至五至（相当于70～80次/分）;不浮不沉,不大不小,从容和缓,柔和有力,节律一致。即有胃、有神、有根。有胃以从容、和缓、不浮不沉、不快不慢为主要特点,反映脾胃旺盛和气血充盈。有神以应指柔和有力、节律整齐为主要特点,反映心气健旺,血脉充盈。有根以尺脉有力、沉取不绝为特点,反映肾气足,生机不息。总之,平脉反映了机体气血旺盛,脏腑功能健旺,阴阳平衡,是健康的标志。

2. 常见病脉与主病

疾病反映于脉象的变化,称为病脉。疾病的性质不同,表现出的脉象也不同,故可将脉象作为诊断疾病的重要依据之一。虽然脉象种类较多,但总离不开位、数、形、势四个方面的相兼和变化。现代看来,脉象是从脉位的深浅、脉率（至数）的快慢、脉力的强弱、脉律（节律）的整齐与否、脉形的粗细长短、脉势的大小以及气血的充盈度、脉动的流利度、血管的紧张度等方面来表现的。

常见病脉:

浮脉:

【脉象】轻按即得,重按稍弱。

【主病】表证。浮而有力为表实,浮而无力为表虚。

沉脉:

【脉象】轻按不显,重按始得。

【主病】里证。有力为里实,无力为里虚。

数脉:

【脉象】脉搏频率快,一息五至以上,每分钟逾90次。

【主病】热证。有力为实热，无力为虚热。

虚脉：

【脉象】三部脉轻取、重按均无力。

【主病】虚证。多为气血两虚。

实脉：

【脉象】三部脉轻取、重按均有力。

【主病】实证。

细脉：

【脉象】脉细如线，应指明显。

【主病】诸虚劳损，又主湿证。

弦脉：

【脉象】弦是脉气紧张的表现。端直以长，如按琴弦。

【主病】肝胆病，痛证，痰饮。

第二章
视觉异常

第一节　眼轴异常

一、近视

（一）定义

近视（myopia）是指眼调节静止时，远处来的平行光线在视网膜感光层前聚焦。这可能是由于眼球前后径（眼轴）过长所致，亦可能是眼屈光系统屈光力太强之故，总之近视眼其眼球总屈光力较正视眼强，视网膜上为一经聚焦后再分散所形成的模糊斑，故所见远方物体亦为"朦像"。产生这种光学情况的眼称为近视眼。

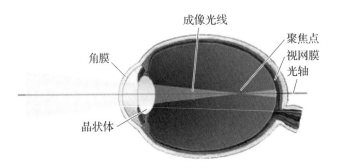

图 2-1-1　近视眼在眼调节静止下的屈光成像

（二）症状

1. 单纯性近视

轻度近视者因视近清晰，平时生活、学习及工作多能适应，并不感到有所限制。仅当有视远需要，或当与正常视力者比较，或当体格检查时，方被察觉。一般主诉视力模糊或直接诉说"近视"，如看不清黑板，分不明路标等。除视远不清外，基本无其他症状，仅在较高度者偶有飞蚊症。如并发有散光或屈光参差，可能易有眼疲劳症状。为了减少弥散光圈所形成的朦胧像，不少近视者通过缩小睑裂，增加景深来提高视力，故可表现为习惯性眯眼。检查时主要表现为远视力低于正常，降低程度与屈光度相关，即屈光度愈高，视力愈差。近视力正常或下降。通过合适的光学矫正，可获得良好的矫正远视力。眼底正常，也可能呈豹纹状眼底。无弧形斑或仅有较窄的颞侧弧形斑，一般不会超过 $\frac{1}{2}$ 视盘直径。眼轴延长较轻。

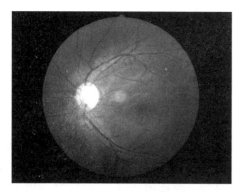
图2-1-2 正常眼底

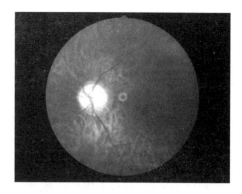
图2-1-3 近视眼的豹纹状眼底

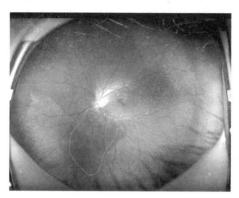
图2-1-4 超广角下拍摄到的豹纹状眼底

哪些人有"豹纹"? 豹纹状眼底多见于老年人及高度近视眼患者。是高度近视的典型眼底症状。高度近视一般指600度以上近视,度数越高眼轴越被拉长,造成眼睛的视网膜被拉薄,视网膜下的血管就变得可透见,使眼底看起来如豹纹状。打个比方来说,气球被吹大以后,气球厚度变薄,内部物体的暴露也会越清楚,眼球也是如此。高度近视者眼轴变长,使视网膜厚度变薄,就像一层薄纱,可以透见后面比较粗大的脉络膜大血管,所以看起来就像一层豹皮。

2. 病理性近视

除明显的视远不清外,还常有飞蚊症,这是由于玻璃体液化、混浊所形成的细微漂浮物投影在视网膜上,而引起眼前黑影飘动现象。飞蚊症通常不影响视力,但有些患者对此十分敏感,常为此而烦恼不安。如黑影突然增多,或固定于一处,并有闪光感等其他异常感觉,伴视力明显下降,视野缺损,则应立即作进一步检查。

(1) 视力

除远视力明显低于正常外,近视力与矫正视力亦可低于正常。

(2) 其他视功能

病理性近视眼往往有脉络膜萎缩、后巩膜葡萄肿、漆裂纹等眼底病变。根据眼底改变的有无与轻重,视野表现可有周边视野缩小、环形暗点、中心暗点或旁中心暗点。近视眼光觉敏感性多见降低,暗适应功能亦可能异常,甚至表现不同程度的夜盲。可有不同程度的蓝色觉及黄色觉异常。当有黄斑变性时,红色觉亦可障碍。视网膜电图(ERG)可有b波降低及潜时延长,眼底变化严重者b波可降低至消失。ERG变化显示锥细胞损害发生较早,然后累及杆细胞。多焦视网膜电流图呈现视网膜锥体细胞功能下降。

（3）眼轴

通过 A 超或使用 IOL-Master 等仪器可确定眼轴长度。病理性近视眼有明显的眼轴延长，与屈光度密切相关，眼轴每延长 1 mm，相应增加约−3D 的近视。

（4）眼底征象

病理性近视眼最多见的临床表现是眼底改变。

1）玻璃体病变：近视眼有特征性的玻璃体变化。由于眼轴延长，玻璃体腔增大，促使玻璃体发生液化、混浊及后脱离等。胶状玻璃体液化，使正常网架结构破坏，原有薄纱样的纤维支架组织已不完整，时有条块状或膜状混浊漂浮物。眼球运动时，漂浮物飘动更为明显，因而导致眼前似有蚊蝇飞动的感觉。随着眼轴不断伸长，玻璃体与视网膜之间可出现空隙。空隙为液体填充，从而形成玻璃体后脱离。病理性近视眼在液化腔后常留下很薄的后皮质层，可称为玻璃体劈裂，后皮质层与后部视网膜仍有粘连。玻璃体脱离与劈裂，加上变性和收缩的玻璃体对视网膜的牵引，易引发视网膜脱离。

2）豹纹状眼底：豹纹状眼底(leopard fundus)是近视眼的一大特征。由于眼球向后伸长，色素上皮层变薄，色素减淡，暴露出下面的脉络膜，橘红色的血管与深色背景构成豹纹状眼底。

3）视盘：病理性近视眼的视神经轴多斜向视盘颞侧，偏斜进入球内。近视眼的视盘较大，呈椭圆形，色泽较淡。视盘的鼻侧，由于巩膜延伸的牵扯，视网膜组织向后极处移动。视盘鼻侧的视网膜被扯到视盘上，掩盖鼻侧的视盘时称为鼻侧牵引。病理性近视眼筛状板的位置较偏前，因此发生青光眼时视盘杯状凹陷不明显，这是病理性近视者青光眼漏诊的原因之一。

4）弧形斑(conus)：是近视眼特征性表现之一。由于眼球向后伸长，视盘周围的脉络膜受到牵引，从视盘旁脱开，暴露出相应处巩膜，而形成特有的白色弧形斑。如脉络膜尚未脱开，仅有色素上皮层脱开，则呈现豹纹状弧形斑。弧形斑随屈光度的加深而增大，多位于颞侧（约占 80％）。若眼轴继续向后延长，则可扩展到视盘四周，成为环形弧形斑。大小不一，大者可超过一个视盘径，延及黄斑区，并与后极部萎缩区连成一片。

5）后巩膜葡萄肿：病理性近视眼眼球自赤道部向后过度延伸，后极部巩膜明显变薄，在眼内压的作用下，发生巩膜局限性膨出，而形成大小不等的后巩膜葡萄肿(posterior scleral staphyloma)。其发生与屈光度、眼轴和患者年龄明显相关。葡萄肿的范围通常包括视盘、黄斑及其邻近区，少数仅累及视盘周围。眼底检查可见后极部出现异常的后凹，经过葡萄肿边缘的视网膜血管呈屈膝状走行。葡萄肿区内视网膜脉络膜变薄、萎缩，透光性强，色素游离。B 超检查可以清晰地显示后葡萄肿的形态与位置。

6）漆裂样纹病变(lacquer crack lesion)：是 Bruch 膜的破裂纹。表现为眼底不规则的黄白色条纹，如同旧漆器上的裂纹。主要见于眼球后极部及黄斑区，数量（2～10 条）不等，平均长约为视盘直径的 80％。漆裂样纹病变细小、不规则，有时呈断续的浅黄色线条或粒点状，有时呈分支状，位于视网膜最深部。其底部常有中等或大的脉络膜血管横跨而过。血管造影早期可透见荧光，晚期可见漆裂纹处组织着色，并有较强荧光，但无渗漏。漆裂样纹病变很少直接损害视功能，但可造成下面脉络膜毛细管破裂与视网膜出血，这种出血通常较少，吸收后视力能恢复。

7）富克斯斑(Fuchs spot)：亦为病理近视眼特征性表现，是由于黄斑区出血后视网膜色素上皮细胞局部增殖所造成，检查可见黄斑区轻微隆起的圆形棕黑色斑。位于中心凹或其附近，$\frac{1}{3}\sim\frac{3}{4}$ 视盘大小。可引起视物变形、视力下降及中心暗点。

8）黄斑部视网膜劈裂：在病理性近视眼可见黄斑部特征性的视网膜劈裂，主要由两个方向相反的力作用于视网膜所致。一个力是视网膜前膜及玻璃体与黄斑粘连收缩造成的向内牵拉的力；另一个是巩膜延伸造成的向外牵拉的力。两个力作用于视网膜，将视网膜层间劈裂为内外两层，造成视网膜劈裂。症状为近期内视力明显下降，视物变形，或视近物困难。眼底检查：后极部轻度视网膜脱离及黄斑区呈水肿状。OCT 检查可见黄斑区视网膜外丛状层裂开，劈裂为内外两层，伴黄斑中心凹不同程度脱离，进一步发展可引起黄斑全层裂孔和后极部视网膜脱离。

9）黄斑出血：病理性近视眼常见黄斑出血，好发年龄为 20～30 岁及 60 岁以上。屈光度多>−8.0D。出血日久或反复出血者，可引起增殖性变化及色素病变，预后较差，严重影响视功能。黄斑出血可分为两种：① 单纯性黄斑出血。多见，约占出血患者的 62%，发病年龄较轻。出血范围可达 0.25～1 个视盘大小。多居色素上皮层下，出血多时可达视网膜深层，为眼球向后极伸长对脉络膜毛细血管过度牵引所致。通常吸收需要 2～3 个月，不留痕迹。少数因色素上皮萎缩而留下点、线状缺损。② 血管新生型黄斑出血。由脉络膜新生血管引起，约占出血患者的 32%。据统计，病理性近视眼者中约 5%～10% 有脉络膜新生血管，多见于中年的极高度近视眼，女性多见。脉络膜新生血管可通过 Bruch 膜破裂处侵入视网膜下，多集中在黄斑中心凹及周围，形成视网膜下新生血管网，并可发生浅而局限的视网膜脱离，导致中心视力下降与视物变形。新生血管很容易破裂，导致黄斑出血及萎缩变性。出血范围约为 $\frac{1}{2}\sim\frac{2}{3}$ 视盘大小，伴有黄白色渗出斑及灰白色结构。出血通常在 1～15 个月后吸收（平均 7.6 月）。文献报道有脉络膜新生血管者在 5 年后 90% 的视力已低于 0.1，10 年后 96% 低于 0.158 7。因此，脉络膜新生血管是造成病理性近视眼视力严重减退的重要原因。

10）黄斑变性：病理近视眼并发黄斑变性多见于 60 岁以后。由于营养黄斑的脉络膜毛细血管层消失，或因黄斑区发生脉络膜血管闭塞，引起黄斑区神经上皮细胞的萎缩而终致变性，或是脉络膜新生血管及出血的后果。表现为白色的萎缩病灶与簇状色素堆积。有明显视力下降与中心盲点。

11）周边视网膜脉络膜病变：病理性近视眼除黄斑区外，眼底病变的另一好发部位为周边部，发生率高，一般报道为≥50%，甚至高达 70%，亦可见于中、低度近视眼；病变范围多数较大，至少累及 1～2 个象限，可同时存在多种病变。由于早期不直接影响中心视力，不易被发现，周边视网膜脉络膜病变亦有很大危害性，可明显影响周边视野，变性还常导致视网膜裂孔和脱离。

（三）病因

1. 遗传因素

（1）单纯性近视有明显家族聚集现象。双亲均为近视者，子代近视眼发生率明显高于双亲仅一人为近视者；后者又远高于双亲均无近视者。说明遗传是近视发生的重要原因之一。不同种族的近视发生率有很大差异，黄种人发生率最高，白种人次之，棕种人较白种人稍低，黑种人最低。即使在同一环境条件下，不同种族的近视发生率仍有明显差异，表明遗传因素是种族差异的主要原因。

（2）病理性近视的发生通常与遗传有关,其遗传方式也比较复杂。

遗传方式主要为单基因遗传,具有遗传异质性,有常染色体隐性遗传、常染色体显性遗传、性连锁隐性遗传等各种遗传方式。

1）常染色体隐性遗传:根据我国较大规模的家系调查和流行病学研究,病理性近视眼最常见的遗传方式为常染色体隐性遗传。根据为:

① 家系分析:根据我国七大组病理性近视眼共 507 个家系的调查分析,双亲均为病理性近视眼者,子代接近全部发病(93%);病理性近视眼患者的双亲均未发病(即均为杂合子),其同代矫正发病率为 22.3%(Lentz 矫正法);如双亲之一发病(另一方应为杂合子),同代发病率为 45.6%,基本符合常染色体隐性遗传规律。

② 流行病学调查:李镜海等对山东某地区作了病理性近视眼的流行病学调查,发现各种表型通婚时子代发病率与常染色体隐性遗传假设的预期值相符。

③ 聚集分析研究:褚仁远等对 62 个病理性近视眼家系作了聚集分析研究,指出病理性近视眼属于单基因遗传,符合常染色体隐性遗传规律,基因频率为 14.7%。有少数散发,也不能排除常染色体显性遗传的存在。

2）常染色体显性遗传:病理性近视眼中有些家系有多代连续的垂直传代,每代多个个体的子代发病率均接近半数,为常染色体显性遗传的可能性较大。由于常染色体隐性遗传型的病理性近视眼基因频率较高(10%~15%),人群中杂合子频率约 18%~24%,意味着患者与表型正常者通婚时,每 4~5 次婚姻中即有一次会遇上杂合子,造成子代发病(假显性现象)。因此,不能见到垂直传代即认为是常染色体显性遗传。

3）性连锁隐性遗传:有极少数病理性近视眼家系仅男性发病,且有女性携带者传代等现象,较可能为性连锁隐性遗传。

2. 环境因素

早期流行病学调查发现单纯性近视发生率与近距离工作量有关。大量近距离工作会导致近视的发生和发展。

（1）"为对焦而生长"的理论

人眼的实际调节反应通常小于调节刺激,具有一定量的调节滞后,使得像聚焦在视网膜后,造成远视性离焦,从而在视网膜上成一个模糊斑。视网膜为了减少模糊斑的大小,会朝着像聚焦的位置生长,于是眼轴逐渐延长,形成了轴性近视(多数近视在儿童期和年轻成人期发生,主要是玻璃体腔延长而导致眼轴延长),这一理论通过一些动物实验得到了证实。

（2）近距离工作

连续近距离工作一段时间后会发生短暂的低度近视(平均 $-0.5D$,持续 1~2 分钟),这种现象是由于调节张力所致,称为近距离工作诱导的短暂性近视(nearwork-induced transient myopia,NITM)。对眼轴长度精密测量发现调节时睫状体、前端脉络膜及巩膜向内牵拉,巩膜后段被迫延伸,能引起暂时性眼轴延长($50\sim100~\mu m$),且看近时双眼会聚,内直肌的收缩压力也可能导致眼球后壁扩张,后极部巩膜伸展日久后可能损害巩膜弹性,造成永久性眼轴延长。

（3）较少的户外活动

一些研究结果显示户外活动时间与近视发生率显著相关,而近距离工作时间却与其并无显著相关,而与户外暴露的时长直接相关。其中原因可能是户外空旷眼睛受到的调节刺激小,也有可能是户外为全光谱光照,室内为 RGB 光谱,户外运动产生的多巴胺作为视网膜上光调节释放的神经递质,有可能对近视进展起到一定的延缓作用,具体机制尚未完全明确。

(4) 视觉环境因素

一些影响眼睛调节的视觉环境因素可能与近视的患病率有关。

阅读环境的照度不足、太亮、光源闪烁等都会影响儿童和青少年的视觉发育。阅读视标的大小、繁简度、对比度、颜色等都会影响到眼睛的视觉质量。

此外,营养、生活习惯等其他因素是否与近视发生有关,还有待更多的研究证据来支持。

3. 多因子因素

单纯性近视眼的发生与遗传和环境均有关系,并认为用多因子遗传解释近视眼的发生比较合理。即遗传为内因,环境为外因。两者相加超过一定的阈值即会发病。因此,每个个体发生近视眼与否,都是遗传和环境因素共同作用的结果,遗传易感性是由多对基因决定的,每对基因只起到较小的作用。

(四) 分类

关于近视的分类法很多,这里就其中主要者分述如下。

1. 按照近视眼的屈光度分类

(1) 低度近视眼(−3.00D 及以内的近视)。

(2) 中度近视眼(−3.25D∼−6.00D 的近视)。

(3) 高度近视眼(−6.25D 及以上的近视)。

一般而言,近视眼终止于低中度者多为单纯性近视眼,超高度近视眼多为病理性近视眼,而−6.00D 以上、−9.00D 以下的高度近视眼在我国可能包括了较轻度的病理性近视眼与较重的由遗传及环境因素共同决定的单纯性近视眼。根据屈光度的分类法,界线清晰,易于掌握,因此,应用更为广泛。

2. 按照解剖及屈光成分分类

根据屈光要素改变分类:眼的屈光要素包括眼轴长度、角膜曲率、晶状体曲率及各屈光介质的折射率,各个要素的改变均可引起近视。

(1) 轴性近视(axial myopia)

由于眼轴延长所致,主要见于原发性近视眼及部分继发性近视眼。

(2) 曲率性近视(curvature myopia)

指由于角膜或晶状体的曲率半径缩短导致屈光力增加所致。主要见于角膜疾病(先天性小角膜、圆锥角膜等)和晶状体疾病(小球状晶状体、圆锥状晶状体等)。

(3) 屈光指数性近视(index myopia)

指由于眼屈光介质的折射率增加导致的近视眼,最常见的是年老后晶状体核硬化及发展至核性白内障引起晶状体屈光力增加所造成的近视眼。

3. 按照是否有动态屈光成分(调节作用)参与分类

(1) 假性近视

是指由于调节痉挛,正视眼或远视眼表现为一时性的近视现象。用阿托品等药物散瞳后检查,近视消失呈现为正视或远视。

假性近视眼有时由于持续性调节痉挛,近视也可以达到较高的程度,但这一类型均为可逆的,因此,一般认为该类情况往往是近视发生、发展的初级阶段。特别是对于青少年,由于眼睛的调节能力较强,初次验光配镜时一般会采取散瞳的方式查看他们真实的屈光度数,从而判断是否存在假性近视,防止由于假性近视导致的验光不准确。

(2)真性近视

指用阿托品等药物散瞳后检查,近视程度未降低或降低的度数<0.50D。真性近视眼即为通常所说的近视眼。

(3)混合性近视

指用阿托品等药物散瞳后检查,近视屈光程度降低,且降低的度数>0.50D,但是未恢复为正视。

4. 按照病程进展和病理变化分类

根据近视病因分类,可分为原发性(指近视并非由已知的眼病或全身性疾病所致)与继发性(指近视继发于已知的眼病或全身性疾病)两大类。原发性近视眼通常又可分为病理性与单纯性两大类。

(1)单纯性近视(simple myopia)

多起自儿童及青少年期,进行至一定程度后会保持相对稳定,最终近视屈光在-6.00D以下,矫正视力正常,眼底一般正常,至多有窄弧形斑及豹纹眼底,眼轴延长。发病原因与遗传及环境因素(长时间近距离用眼及缺少户外活动等)均有关,属于多因子遗传。

(2)病理性近视(pathologic myopia)

多起自儿童期,持续地进行性加深,发展快,至成年后稳定或继续进展;最终近视屈光度多在-6.00D以上;眼轴明显延长;有后巩膜葡萄肿和明显眼底变性,包括环形及大弧形斑、漆裂纹、黄斑区视网膜劈裂、黄斑出血、Fuchs斑及脉络膜视网膜变性;可发生视网膜脱离、青光眼、白内障等并发症。视功能明显受损,矫正视力可低于正常。视野、对比敏感度等功能多出现异常。病因主要与遗传有关,如前文所述,已发现有常染色体显性、隐性与性连锁隐性等多种单基因遗传方式。

以往在白种人为主的国家,通常用-6.00D作为病理性近视眼的分类标准,发生率一般为总人口1%左右。但近年黄种人为主体的国家(中国、日本、新加坡)近视眼与高度近视眼的发生率急剧上升,-6.00D以上的高度近视眼发生率估计可达总人口的5%~10%,其中很多人并不属于病理性近视,其高度近视发生主要与过度近距离工作有关。出现这么多的高度近视眼,很难仅用遗传因素来解释,其中一部分可能为遗传与环境共同决定的多因子遗传(通常为-6.00D~9.00D)。此类患者日后是否会发生眼底病理变化,而成为病理性近视眼,还有待长期的随访研究。故病理性近视眼的病因应改为:"病理性近视眼可有两类,即基本由遗传决定的单基因遗传者,与由遗传和环境因素共同决定的近视眼中屈光度最高的一部分患者"。至于-9.00D以上的超高度近视,则可能仍以单基因遗传为主。Vongphanit等人的流行病学研究结果显示,从低度近视到-9.00D以上高度近视,研究对象的眼底病变患病率从1%增加至50%以上。早期研究结果亦显示即使是低度近视眼,其发生视网膜脱离的相对频度也明显较正视眼高3%。可见近视性眼底病变并不只局限于高度近视患者,当然高度近视眼出现眼底病变的概率远高于中、低度近视者。

5. 其他类型近视

人眼在多种内外因素作用下,常可引起远视力下降、近视力正常及屈光为近视的现象。或为一时性,或为永久性,多数近视屈光不正度数不高,主要类型有:

(1) 外伤性近视(traumatic myopia)

眼外伤(主要是钝伤)可诱发近视,一般历时约 1~2 周,多在一个月内恢复,个别持续 1~2 年,甚有永久性者。屈光度多小于 −6.00D。可能由于睫状体水肿、调节痉挛、晶状体悬韧带断裂、前脱位或角膜曲率增加等所致。

(2) 中毒性近视

有毒物质,如有机磷农药等急、慢性中毒,可引起一种近视化反应,称为中毒性近视。

(3) 药物性近视

多种药物,如磺胺类、利尿剂、四环素、ACTH 及避孕药等可诱发近视。局部用药如毛果芸香碱等引起调节痉挛,亦可表现近视。

(4) 夜间近视(night myopia)

人眼在光线减弱时,处于暗适应情况下,由于调节刺激缺乏或降低,所出现的一种近视状态,这是一种向暗焦点靠拢的调节现象,可能与像差、晶状体位移及瞳孔散大等有关。

(五) 临床检查和诊断

近视眼的主要症状为远视力降低而近视力仍正常,可以通过以下检查来明确是否近视以及近视的严重程度。

1. 远、近视力检查

远视力降低是近视眼主要的,也常是唯一的症状。远视力是一个连续的数量性状,一般以 5.0/1.0(对数/小数视力)为正常标准。但实际上有些人眼的正常远视力高于 1.0,达到 1.5~2.0 的也不在少数。这些眼即使有 −0.25D 或 −0.50D 的近视,也仍有 1.0 及以上的视力。由于近视眼的远点就在眼前一定距离,并可使用调节进行代偿,因此,可能表现出近视力正常或优于远视力。远视、散光等情况亦会影响视力。因此,仅以视力检查诊断近视,并不全面。验光才是诊断近视的重要方法。

2. 验光诊断

近视眼的验光包括测定未用睫状肌麻痹药的屈光状态与使用睫状肌麻痹药后的屈光状态。

青少年儿童即使主观上不使用调节,但可能存在调节张力,使用睫状肌麻痹剂可迫使调节放松。因此完整的屈光检查常包括两者。

小瞳验光在临床上是指不用睫状肌麻痹药时验光的结果。对于青少年或儿童,应让受检者放松调节,并将负球镜值降至能维持最佳远视力时的最低值。

睫状肌麻痹验光在临床上常被称为扩瞳验光,但实际上瞳孔扩大只是睫状肌麻痹剂的一个副作用,因此扩瞳验光的名称,不如睫状肌麻痹验光准确。睫状肌麻痹剂的种类、浓度和时间,都会影响其效果。目前常用方法为:

(1) 硫酸环戊酮眼药液(1%)滴 3 次(每次间隔 5 分钟),半小时后验光。

(2) 阿托品眼膏(0.5%~1%),一天两次,连续三日,其作用比硫酸环戊酮更强。

验光方法包括主观验光、客观验光(检影法,电脑验光仪)等。

3.其他检查

包括角膜曲率、眼轴长度测定等。更完整的检查还包括调节功能、集合功能、隐斜等测定。

病理性近视眼易有多种严重并发症,如合并青光眼、视网膜脱离等。应提高警惕,全面仔细检查,并应用各种有针对性的特殊检查方法,以求确诊。

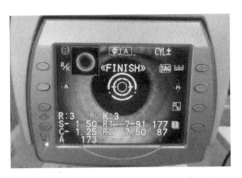

图 2-1-5　电脑验光仪测量时角膜反光环

二、远视

(一) 定义

远视(hyperopia)是指眼调节静止时,远处来的平行光线经过眼屈光系统的屈折,在视网膜感光细胞层后聚焦。这可能是由于眼球前后径(眼轴)过短所致,亦可能是眼屈光系屈光力太小之故,总之其眼球总屈光力较眼轴长度不足,产生这种光学情况的眼称为远视眼。

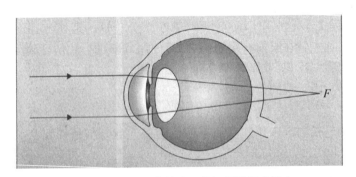

图 2-1-6　眼调节静止下的远视眼屈光状态

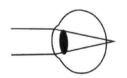
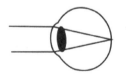
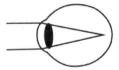

远视 hyperopia　　　　正视 emmetropia　　　　近视 myopia
(聚焦点于视网膜后)　(聚焦点在视网膜上)　(聚焦点于视网膜前)

图 2-1-7　眼调节静止下的屈光不正

（二）症状

1. 视力变化

中低度远视患者通常可以通过自身的调节使外界平行光焦点前移至视网膜上，从而获得清晰的远距离视力；中高度患者即使动用调节，仍需要通过正镜片矫正来看清近处甚至中远处物体。远视患者视近时则需付出比视远时更大的调节量或接受更大度数的正镜片矫正。因此，调节放松且未矫正的中高度远视眼远、近都看不清。"远视"并不是简单意义上的看远处清晰、看近处模糊，而是因为患者在看远时所需要付出的调节量较小，主观感觉上较看近时更舒适所致。

年轻人若轻度或中度偏低的远视，一般不会出现视远模糊。随年龄增长，其调节力逐渐下降，当下降到无法代偿看清远距离视物所需的调节量时，他们才表现出视远处模糊。根据患者调节能力的不同，远视在不同程度上影响其远视力和近视力，但一般典型表现为近视力的下降。远视的儿童还可能表现为相关的阅读能力下降、学习效率低，学习成绩差以及视觉认知技巧发展的延缓。

2. 视疲劳

由于远视眼无论视远还是视近都必须动用调节作用，因此除了年龄小的轻度远视眼之外，都可能会产生视疲劳。特别是随着年龄的增长，更容易产生视疲劳。

（1）在近距离工作时间稍长时产生视疲劳

有些患者会出现视力模糊不清，眼球沉重，有压迫感或酸胀感，或眼部疼痛，或不同程度的头痛。眼部容易引起结膜充血和流泪。头痛的部位大多在额部或眶上部，有时引起肩背部不适、偏头痛或恶心呕吐等症状，这些症状是由于动用调节作用而引起的，又常称为调节性视疲劳。此种视疲劳的特点是，如闭目休息暂停用眼，或戴上合适的凸透镜之后，症状即可消失或明显减轻，如果继续进行阅读等视近工作，还会出现同样的视疲劳现象。因此，出现这种情况，必须进行休息，使睫状肌充分放松，再继续工作。

（2）由于远视眼的调节近点与集合近点不能很好地匹配也会带来视疲劳

在视近时为了保持两眼所看物体既清晰，又不复视，调节与集合的两组肌肉（包括神经部分）经常处于既互相协调又不停竞争的状态，这很像看显微镜时要不停地旋转微调旋钮一样。这种为了维持肌力之间的平衡所进行的功能性细微调节，使视觉系统时时处于紧张状态而得不到休息，故易引起视觉紧张和视觉疲劳。

3. 全身症状

远视眼可能引起全身症状，特别是神经系统的变化。因此，以神经衰弱或自主神经功能紊乱等全身症状到眼科就诊者，眼科医生应鉴别其屈光状态，如发现其有远视性屈光不正，应建议去验光与配镜中心进行屈光检查。

4. 调节和集合联动失调

当远视眼注视远处视标时，两眼视线平行，不需要集合，但是动用了调节；当远视眼注视近处视标时，调节与集合功能都需要动用，但是调节常大于集合，造成调节与集合联动关系的失调，轻者可成为隐性内斜视，重者即为显性内斜视。

例如，一位 5.00D 的远视患者，当注视远处视标时，两眼视线平行，没有动用集合，但是为了看清楚远处的视标,他必须动用 5.00D 的调节力矫正其远视。现让他阅读 40 cm 处视标,他为了看得清楚,必须再动用 2.50D 的调节力,即此时他共动用了 7.50D 的调节力,而只用了 2.5 m 角的集合,这样调节和集合的分离,使他基本无法双眼单视。此时,患者若按调节来确定自己的集合力,就会将注视点集合到眼前 13.33 cm 处,但视标在 40 cm 处,不能看清楚,如果按集合力来确定调节,因为只用 5.00D 来代替 7.50D 的调节力,也很难看清楚视标。因此,这样的患者视近时只好放弃双眼单视,用一只眼注视,另一只眼便转向内侧成为内斜视。

5. 外部和眼底的变化

较高度数的远视常呈现眼球小、外观眼球轻度凹陷状。眼睛前房浅,瞳孔较小。

远视眼由于经常处于调节紧张状态,会出现结膜充血,有时引起慢性结膜炎、睑腺炎及睑缘炎。

中度和高度的远视眼常有不同程度的眼底变化。较常见到的是假性视神经炎,严重时呈假性视盘水肿。在临床中要注意假性与真性的区别。假性视神经炎的典型特征是:视盘呈暗红色,边界不清楚,生理凹陷轻或者消失,视乳头形状不整齐,视盘周围视网膜可见特殊的绢丝样反光。动脉可表现如血管硬化样,静脉迂曲扩张,或伴有异常血管分支。

在与真性视神经炎进行区分时,注意假性视网膜静脉充血,荧光素眼底血管造影时无渗漏、视网膜出血或渗出等。

(三) 病因

从根本上说,远视的原因无非是由于眼球的眼轴相对较短或者眼球屈光力不足所致。

1. 生理性的原因

人在刚出生时眼的前后径较短,故很多婴幼儿表现为一种生理性的远视。眼轴随发育逐渐增长,到成年后会成为正视或接近正视。

2. 病理性的原因

(1) 影响眼轴长度:眼内肿瘤、眼眶肿块、球后新生物、球壁水肿和视网膜脱离等。

(2) 影响眼球屈光力:扁平角膜、糖尿病和无晶状体眼等。

(四) 分类

关于远视的分类法很多,这里就其中主要者分述如下。

1. 按照远视眼的屈光度分类

(1) 低度远视眼:+3.00D 及以内的远视。

(2) 中度远视眼:+3.25D～+5.00D 的远视。

(3) 高度远视眼:+5.25D 以上的远视。

一般而言,这种分法若不结合患者调节能力的情况,则所提供的临床意义不大。

2. 按照解剖及屈光成分分类

根据屈光要素改变分类:眼的屈光要素包括眼轴长度、角膜曲率、晶状体曲率及各屈光介质的折射率,各个要素的改变均可引起远视。

(1) 轴性远视(axial hypermetropia)

指由于眼轴相对缩短所造成的远视。可以是生理性的,也可以是病理性的。

1）生理性眼轴缩短：刚出生的婴儿眼轴平均长度为 16 mm，而正常成人的眼轴平均长度为 24 mm，从眼轴长短来看，婴幼儿几乎都为远视眼，但这种远视是生理性的。随着年龄的增长，眼轴逐渐变长，至成人发展为正视或接近于正视。

2）病理性眼轴缩短：如眼肿瘤或眼眶炎性肿块等，可使眼球后极部内陷并使之变平；球后新生物和球壁组织水肿均可使视网膜的黄斑区向前移；更严重的，由视网膜脱离所引起的移位，甚至可使视网膜前移触及晶状体的后面。

（2）屈光性远视（refractive hypermetropia）

指眼球各屈光成分的变化导致屈光力下降所造成的远视。

1）指数性远视（index hypermetropia）指的是一个或多个屈光介质成分的屈光指数（折射率）发生了变化所造成的远视。

2）曲率性远视（curvature hypermetropia）指的是一个或多个屈光成分表面的曲率半径增大，从而造成眼球屈光力的下降。

另外，解剖因素所造成的远视还应该包括屈光成分的缺如，如无晶状体眼。

3. 按照是否有动态屈光成分（调节作用）参与分类

由于远视与调节二者联系紧密，调节状态对于远视患者相当重要。远视根据调节的状态可以划分为：

（1）隐性远视（latent hypermetropia）

是指在无睫状肌麻痹验光过程（以下统称常规验光）中不会发现的远视，这部分远视为调节所掩盖。睫状肌麻痹剂可以暴露这部分远视。

（2）显性远视（manifest hypermetropia）

是指在常规验光过程中可以表现出来的远视。显性远视就等于常规验光过程中矫正至正视状态的最大正镜的度数。

（3）全远视（total hypermetropia）

是指总的远视量，即显性远视与隐性远视的总和，是睫状肌完全麻痹状态下所能接受的最大正镜的度数。

（4）绝对远视（absolute hypermetropia）

是指调节所无法代偿的远视，即超出调节幅度范围的远视，只能通过镜片矫正。绝对性远视等于常规验光过程中矫正至正视状态的最小正镜的度数。

（5）功能性远视（functional hypermetropia）

又称随意性远视，是指由自身调节所掩盖的远视，但在常规验光过程中可以被发现的远视，即显性远视与绝对性远视之差值。

表 2-1-1 调节分类的各类远视之间的关系

全远视			公式
显性远视		隐性远视	全远视＝显性远视＋隐性远视
绝对性远视	功能性远视		功能性远视＝显性远视－绝对性远视

现举例说明：一远视眼视力 0.4，用＋1.75D 镜片矫正后视力可达 1.0，将镜片度数增

至十4.25D,视力仍保持1.0。散瞳验光用十5.25D镜片,视力仍为1.0。

在此例中,隐性远视为十1.00D,显性远视为十4.25D,全远视为十5.25D,绝对性远视为十1.75D,随意性远视为十2.50D。

随着年龄的增长或者调节力下降,隐性远视、功能性远视会慢慢降低,一个低度的远视患者,年轻的时候常常视远视近均无问题,但是到了一定年龄显性远视度数加大,呈现出远视临床症状。

4. 按临床有无意义分类

(1) 临床不需要处理的远视

小于6周岁的婴幼儿和儿童,符合其生理特点的,不会导致产生屈光不正性弱视或者屈光参差性弱视的远视,只要定期复查视力和屈光不正状态即可。对于6岁以上、40岁以下远视患者,只要远视度数不高,调节能力足够,没有任何不舒服症状,不需要处理。

(2) 临床需要处理的远视

小于6周岁的婴幼儿和儿童,远视程度较高,可能导致产生屈光不正性弱视或者屈光参差性弱视的远视,应尽早处理,同时积极治疗弱视。对于6岁以上、40岁以下远视患者,有临床症状,并且远视矫正能够改善症状者,需要处理。大于40岁者,往往伴随有老视的症状,需要远视矫正和老视近附加眼镜。伴有老视的远视患者可以考虑双光镜或渐变多焦点眼镜。

(五) 临床检查和诊断

1. 远视的临床检查

根据远视眼的临床症状,通过裸眼远、近视力检查,客观验光,主觉验光检查(同近视检查)进行诊断,对于非青光眼患者第一次检查或者对于儿童、青少年一定要进行睫状肌麻痹验光(眼压正常),暴露其隐性远视度数。

2. 远视的鉴别诊断

(1) 与近视的鉴别

青少年轻度远视,由于读书、写字等近距离工作过多,有时引起睫状肌异常紧张收缩而痉挛导致假性近视的发生。此时远视力下降,用凹透镜能提高视力,用凸透镜反而使视力下降,故临床上有将远视误为近视,而配以近视眼镜者。但此时由于误戴凹透镜加深了调节痉挛,出现更明显的视疲劳。因此,检查时要注意患者的视力(远、近)和屈光状态是否多变及检影情况等,如有怀疑应检查近点距离,用雾视放松调节或用阿托品充分麻痹睫状肌,解除痉挛后,假性近视便可消除而恢复远视原貌。

(2) 与老视的鉴别

远视和老视是两种不同屈光状态,但由于都用凸透镜矫正,远视力又可能都比较好,两者往往被混淆。远视是一种屈光不正,戴凸透镜后既可看清远方,也能看清近处。老视是由于人眼到了一定年龄之后调节力出现生理性的下降,对近方目标看不清,戴上凸透镜后虽能看清近处目标(书、报),但不能同时用此镜看清远方物体,这和远视者戴镜的情况不同。当然远视患者到了一定年龄,也会出现老视症状,也需要老视近附加的矫正。同时相对于近视和正视者,远视患者会更早出现老视症状,并且由于远视本身需要使用凸透镜进行矫正,故而在近用的时候,眼镜度数会比较高,镜片中心会更加厚。

（3）与正视的鉴别

调节力较强的轻度或中度远视眼，可借调节作用自行矫正其远视，对远、近目标均能看清，外观上和正视者无异，故也称此为假性正视眼。为了鉴别远视和正视，除睫状肌麻痹验光和检影验光易辨外，应用 MPMVA 原则的主觉验光不仅可以判断是否远视，还可以精确测量远视的度数。

第二节　眼位异常

一、斜视

（一）定义

斜视是指一眼注视时，另一眼偏离平行的异常眼位。斜视是与视觉发育、解剖发育、双眼视觉功能和眼球运动功能密切相关的疾病，患病率约为 3%，斜视的表现是多种多样的，如根据融合功能的状态分为隐性斜视和显性斜视。根据斜视的方向可以分为内斜视、外斜视、垂直性斜视、旋转性斜视。

（二）症状

斜视主要症状是眼位偏斜及异常双眼视觉。根据类型不同，相应的症状也有所区别，还会伴有视疲劳、眼痛、头痛、眼部干涩感等。也可合并出现视觉抑制、异常视网膜对应、弱视、混淆视等症状。斜视患者一般会伴有屈光度异常，并导致视力下降。远、近视力及矫正视力检查对于斜视的诊断也具有必要性。

（三）病因

1. 屈光不正引起的斜视

远视眼的病人长期从事近距离工作的人以及初期老视眼的病人，因为需要加强调节，就会产生过量辐辏，从而导致内斜视。近视眼的病人，由于不需要或很少需要调节，就会产生辐辏不足，可能导致外斜。

2. 感觉障碍引起的斜视

由于先天和后天的某些原因，如角膜混浊、先天白内障、玻璃体混浊、黄斑发育异常、屈光参差过大等，造成视网膜成像不清，视功能低下，双眼无法建立融合反射以保持眼位平衡，从而导致斜视。

3. 遗传因素造成的斜视

同一家族，在眼的解剖生理上具有相似特征，由于解剖异常导致的斜视可能以多基因遗传方式传给子代。

（四）分类

通常按眼位偏斜的方向、眼位偏斜能否被融合机制控制、偏斜的眼别、斜视与调节的关系、发病年龄和各诊断眼位斜视度是否相等进行分类，具体分类如下：

1. 按眼位偏斜的方向

(1) 内斜视

指双眼视轴有向内倾斜,是最常见的斜视类型,尤其在儿童中更常见,病因可为神经原性、解剖因素、机械因素、屈光异常、遗传因素等。其中,调节因素是内斜视的最常见原因。

(2) 外斜视

指显性或隐性双眼视轴向外分离,由于融合功能的差异,表现为外隐斜视、间歇性外斜视及显性外斜视。外斜视的确切发病原因和发病机制尚未完全清楚,目前多认为眼眶解剖和机械因素与外斜视的发生有关,如眼眶的方向、大小、形状、瞳距、眼眶组织的形态和物理性质等。此外,异常神经支配导致集合(convergence)与散开(divergence)功能之间的平衡失调、遗传因素均与外斜视的发生有关。

根据外斜视发生、发展的规律,临床通常将外斜视的发病过程分为四期:第一期:视远外隐斜视,视近正位。该期属于正常范围,此阶段病人并无任何症状。第二期:视远出现间歇性外斜视,视近时正位或外隐斜视。病人多在精神不集中、疲劳、视远时出现间歇性外斜视。由于此阶段尚未形成抑制性暗点,病人多有复视。临床可见病人在阳光下喜眯一眼以避免复视和视混淆的干扰。第三期:视远外斜视,视近时出现外隐斜视或间歇性外斜视。由于视远时呈恒定性外斜视,病人通过抑制性暗点避免复视和视混淆。鉴于外斜视已影响看远的双眼视功能,此时应尽早处理以维持病人视近的正常双眼视功能、恢复视远的双眼视功能。第四期:视近或视远均出现外斜视。由于抑制性暗点牢固建立,此期应尽快手术处理,以挽救病人的双眼视功能。

(3) 垂直斜视

眼外肌垂直运动肌肉异常导致双眼协调运动时高低不一致。常根据高位眼诊断。垂直斜视根据发病原理可分为先天性和后天获得性,前者可以是解剖异常(眼外肌附着点异常、肌肉缺如等)或神经肌肉麻痹;后者可以是由于闭合性颅脑外伤、眼眶壁骨折、眼眶肿瘤、脑干病变以及全身病变等。垂直斜视几乎都是非共同性的斜视,其检查、诊断、治疗较水平斜视复杂。

(4) 旋转斜视

旋转斜视是一眼或两眼围绕其前后轴向颞侧或鼻侧旋转倾斜的眼球旋转运动异常。旋转斜视可单独发生,也可合并其他类型斜视。纯旋转斜视甚少,临床上多与上斜视、下斜视并存,这是由于垂直肌功能过强或减弱而引起的。上斜肌功能过强出现内旋转斜视,下斜肌功能过强可出现外旋转斜视,下斜肌功能减弱出现在内旋转斜视,上斜肌功能减弱发生外旋转斜视。

(5) 混合性斜视

即眼球偏斜含有两种或多种成分。

2. 按眼位偏斜能否被融合机制控制

(1) 隐斜视

又称隐斜,隐斜是一种潜在性眼位偏斜,但能在融合反射控制下保持双眼单视,以强制两眼球保持在正位而不显出偏斜,一旦大脑融合作用遭到阻断(如一眼被遮盖时)或失去控制,眼位偏斜就会表现出来。因此,隐斜视与显斜视之间只是程度上而不是性质上的区别。

（2）间歇性斜视

是指患者一眼、两眼眼位向一侧眼角偏斜的疾病。该病是一种过渡状态,介于隐斜视与显性斜视之间。在后天性斜视患者中较为常见,有独特的症状和特点。

（3）恒定性斜视

通常是相对于间歇性斜视而言,这种斜视不能被双眼融合机制控制,所以无论何时何地检查,斜视度数都非常的明显和固定,这种情况可以由间歇性斜视发展而来,也可继发于眼部其他疾病。

3. 按偏斜的眼别

（1）单眼性斜视

指一只眼睛出现固定的偏斜,是眼科非常常见的疾病。通常是由于这只眼睛视力较差,从而患者总是用另一只视力好的眼睛看东西,这只视力差的眼睛逐渐出现了偏斜,外斜多发,以废用性外斜视最为常见。治疗上可以通过手术矫正斜视,从而改善外观,但是如果这只眼睛视力过差的话,术后复发的可能性也会比较大。

（2）交替性斜视

临床上有些斜视儿童,双眼视力均好,这是由于双眼可以交替注视,虽有眼斜,但并不影响双眼的视力发育,临床上称为交替性斜视,它不是由于眼的调节异常引起,是非调节性斜视,发病原因是大脑对眼的外展与集合运动控制不平衡或眼外肌发育不平衡引起。

交替性斜视是因为患者在看不同距离的物像时,发生斜视的眼睛不同,哪只眼睛不适应这个距离,哪只眼睛就会发生偏斜。而一般的斜视患者只是某一只眼睛的持久性偏斜,这是它们的不同之处。因为人的视觉中枢有融像功能,既把两眼接收到的图像融合成一个图像,从而产生双眼单视的感受。而融像功能也有它的极限,当两眼接收到的图像不一致或清晰度、大小等超过了一定的限度的时候,视觉中枢就会自动抑制其中一眼所接收到的图像,这就是所谓的单眼单视。被抑制图像的那只眼就等于在休息,不付出任何的劳动,就会自然而然地发生偏斜,根据每个人的不同,有的人是单眼内斜,有的人是单眼外斜,并且斜视的程度也有所不同。引起此类斜视的原因有很多。想要恢复双眼单视也是很不容易的。当然第一步就是要使两眼接收的图像一致,这对屈光参差患者来说是相当不容易的事,需要付出很大的努力与适应力。另外这还与每个人的融像功能有关,视力矫正到位后还需要接受训练来慢慢培养双眼单视的习惯。

4. 按斜视与调节的关系

（1）调节性内斜视

指调节的生理机制正常,但相关的集合（双眼各朝鼻侧运动）反应过度,同时相对融像性发散不足而引发的眼科疾病。

屈光调节性内斜视的治疗首先需要矫正屈光不正,充分麻痹睫状肌的情况下检影验光,全矫配镜,最大程度地放松调节和减少调节性集合。2～3月随访,随访过程中注视眼位变化及视力变化情况,适当调整眼镜度数。一次减少眼镜度数以+0.50D～+1.00D为好,以保持眼位正位或者保留无视觉疲劳的内隐斜为宜。如果长期配戴全矫眼镜,影响患者的调节功能,继发集合不足,则可出现患者由正位或者内隐斜变为外隐斜,甚至戴镜状态下的间歇性外斜视。若有造成弱视,需要治疗弱视,根据患者的年龄及视力情况,适当地选择遮盖时间。联合红光刺激及近距离精细目力训练。偏心注视患者可增加光刷及后像治疗等辅助治疗。弱视治疗期间应定期随访,密切关注双眼视力变化情况,适时调整治疗方案,以免发生健眼的遮盖性弱视。也可进行正位视训练,正位视训练步骤包括脱抑制训练和增强训练。当双眼视力已提高至最佳视力水平,接下来就是定期检查患者的屈光状态和眼位,并且继续戴镜。可以通过正位视训练帮助建立双眼单视功能,其目的是当内斜明显的时候克服单眼抑制、获得双眼视物复视的认知状态、通过增加融合范围,有利于患者控制正位继而摘掉眼镜;提高双眼裸眼视力。选择患者进行正位视训练时,应满足以下条件:远视度数≤+3.00D,散光≤+1.00DC,有较好的依从性和合作性,不戴镜时斜视度≤25$^\triangle$,正位视训练成功的可能性较大。

（2）部分调节性内斜视

指充分麻痹睫状肌或者配戴全矫眼镜后,原有内斜量减少但仍残留一部分内斜视者称为部分调节性内斜视。其治疗方式:① 矫正屈光不正,睫状肌麻痹下全矫配镜,适时随访。随访过程中根据眼位和视力变化情况调整配镜处方。可采用直接加棱镜或者移心的方式矫正残余的斜视量,以更早地获得双眼视,有利于双眼视的恢复。对不适合斜视手术或者术前等待期的患者尤为合适。② 进行弱视的治疗。③ 手术治疗:除此之外还可以选择手术进行眼位的矫正,戴镜半年后内斜视不能完全矫正,且弱视眼视力达到正常水平,可考虑手术矫正非调节部分内斜视。调节部分继续戴镜。半年复诊,注意眼位和屈光度数变化情况,调整配镜处方。

（3）非调节性内斜视这类高 AC/A 性内斜视可单独列出,不属于非调节性内斜视

其也是内斜视的常见类型,约占内斜视的$\frac{1}{3}$,与调节因素无关,戴远视眼镜斜视度无改善。根据临床特征常分为基本型内斜视、集合过强型内斜视和散开不足型内斜视。

基本型内斜视是一种非调节性共同性内斜视,多在出生 6 个月以后发病,远、近斜视度相等,与远视性屈光不正无明显相关性,AC/A 比值正常,也称作后天性内斜视。临床症状一般发病时的斜视度通常比婴儿型内斜视小,以后呈逐渐增加趋势,可达 30$^\triangle$～70$^\triangle$;病人可以通过外展融合张力控制过度的集合张力,使眼位正位或斜视不显,当受到一些外来因素干扰时斜视方表现出来,如外伤、惊吓、生病、注意力不集中等;可能会存在中枢神经系统方面的异常,如颅内肿瘤等。积极治疗弱视,并尽早手术,因为多在出生 6 个月以后发病,因此,在发病前至少 6 个月的时间里存在正常双眼视觉,故其恢复正常双眼视觉的预后好于婴儿型内斜视。

集合过强型内斜视为屈光状态完全矫正情况下,看近内斜视角度大于看远内斜视角度,且 AC/A 正常。患儿常在 2～3 岁时出现内斜视,也有少数在生后早期即发病。临床特征为视远时正位或内隐斜或小角度内斜视,视近时内斜视角度增大,视近内斜角度通常为 20$^\triangle$～40$^\triangle$,测量 AC/A 时需应用梯度法,测量透镜诱导的与调节相关的斜视角度差别来计算AC/A比值。AC/A 可为正常,或较正常值略低,显然该类型的内斜视是由于集合因素过强而与调节无关。若用隐斜法测量 AC/A,因是通过比较看远与看近斜视角度差别来计算AC/A 比值,则很可能会误诊为高 AC/A 的内斜视,给病人配戴双光镜,但双光镜或缩瞳剂治疗对这类病人无效。治疗方式需考虑双眼内直肌的减弱术或联合内直肌的后固定术。

散开不足型内斜视临床比较少见,病因不明,可能与近视有关,认为病人以视近物为主,

外展融合不足,久之外直肌功能减弱所致。内斜视以看远明显,看近可正位或小角度内斜视,但水平或垂直各方向注视时斜视度不变,双眼视力多相等。以手术治疗为主,可行双眼外直肌加强术,对视远内斜视角度<10$^\triangle$者还可考虑给予基底向外的三棱镜,以获得舒适的双眼单视功能为目的。

5. 按发病年龄

(1) 先天性内斜视

是发病在出生 6 个月以内的显性非调节性内斜视,临床上的治疗包括:

1) 矫正屈光不正:使用睫状肌麻痹剂后检影验光,全矫配镜。戴镜 1 月后复诊,注意戴镜和不戴镜状态下的眼位的变化情况。

2) 弱视治疗:越早治疗,效果越好。当单眼恒定性斜视时易导致弱视,需采取健眼散瞳及遮盖治疗。应根据孩子年龄选择合适遮盖时间,以预防出现遮盖性弱视,宜选择部分时间遮盖,一定要定期复查,年龄越小复查频率越大。注意眼底注视性质检查,中心注视的患儿可以光栅、高低敏感度、精细目力训练等训练,视力提高到 0.5 左右需要加入视功能训练。偏心注视患儿需结合光刷以及后像治疗,以纠正偏中心注视,传统遮盖疗效不理想,可以考虑反转遮盖,等转成中心注视,可以采用中心注视的治疗方法。

3) 手术矫正眼位:若患儿可以交替注视或者交叉注视,说明双眼视力相近,可考虑 2 岁以前尽早手术矫正眼位,以获得更好的双眼视功能。若患儿有斜视性弱视,为获得更好的双眼视功能和远期手术效果,需经过弱视治疗,待双眼视力相近,再进行手术。

(2) 获得性斜视

一般 6 月龄以后发生的斜视属于获得性斜视。

6. 按各诊断眼位斜视度是否相等

(1) 共同性斜视

其主要特征是眼球运动无限制,斜视角不因注视方向的改变而发生变化。非共同性斜视可分为限制因素及麻痹因素等。由于粘连、嵌顿等机械性限制引起的限制性斜视。

(2) 非共同性斜视

主要有麻痹性斜视(paralytic strabismus)和限制性斜视(restrictive strabismus)两种类型,其中最常见的非共同性斜视是麻痹性斜视。麻痹性斜视是由于先天性或后天性因素,支配眼球运动的神经核、神经或肌肉本身发生病变所引起的单条或多条眼外肌完全或部分性麻痹所致的眼位偏斜,其偏斜角度因不同注视方向、距离及注视眼而有所不同,同时伴有不同程度的眼球运动障碍。共同性和非共同性斜视两者可根据病史和牵拉试验来鉴别。

(五) 临床检查

1. 视力检查

语言前期婴幼儿使用固视与追随,遮盖反应,注视表现,10$^\triangle$垂直分离棱镜,优先注视,视觉诱发电位(visual evoked potential,VEP)等进行检查。语言期儿童可选用相对应的视力表测试视力。

2. 屈光检查

药物麻痹睫状肌后的屈光检查可以获得准确的屈光度数。

3. 融合功能和立体视检查。

4. 感觉融像异常检查

（1）抑制检查：Worth 四点灯、Bagolini 线状镜、同视机检查、三棱镜检查。

（2）异常视网膜对应：当斜视角为 $40^{\triangle} \sim 50^{\triangle}$ 时较少产生异常视网膜对应，多发生抑制，相反微小斜视角的却容易引起异常视网膜对应及弱视。自觉斜视角不等于他觉斜视角，异常角大于 $3° \sim 5°$。

5. 斜视角测量

（1）角膜映光法。

（2）三棱镜加角膜映光法（Krimsky test）：患者注视一个点光源，三棱镜置于斜视眼前，尖端指向眼位偏斜的方向，逐渐增加度数至角膜反光点位于瞳孔中央，所需三棱镜度数即为眼位偏斜度。

（3）遮盖试验，包括单侧遮盖和交替遮盖。

（4）马氏杆检查和格雷夫（Von Graefe）法。

6. 眼球运动检查

（1）单眼运动检查：遮盖一眼，另一眼 8 个诊断眼位的眼球运动情况。单眼运动正常的标志为：内转时瞳孔内缘到达上下泪小点连线，外转时角膜外缘到达外眦角，上转时角膜下缘到达内外眦连线，下转时角膜上缘到达内外眦连线。

（2）双眼运动检查和双眼同向运动：双眼异向运动检查包括集合近点检查、AC/A 比率。

（3）娃娃头试验：鉴别外转运动限制真伪的方法，当患儿注视眼前某一视标，将其头快速转向斜视眼偏斜方向，如无外直肌麻痹，则内斜眼可出现快速的矫正性外转动作。

（4）牵拉试验：主要用于鉴别眼球运动障碍源于神经肌肉麻痹还是来自机械性限制。分主动和被动牵拉两种试验。

（5）Parks 三步法：用于在垂直斜视中鉴别原发麻痹肌为上斜肌还是另一眼的上直肌。

（六）临床诊断

询问病史详细询问患者的年龄、准确的发病时间、发病原因或诱因、斜视发展情况、做过何种治疗、有无家族史等。眼外观检查注意患者眼位偏斜的方向和程度，睑裂是否等大，颜面是否对称，有无代偿性头位。

视力检查及屈光检查详细检查患者的远、近视力及矫正视力。对于高度近视和散光者以及青少年患者，必须扩瞳后进行屈光检查，遮盖试验对斜视进行定性检查。

检查眼球的运动观察 6 个主要运动方向，以确定每条眼肌的功能有无异常；斜视角检查；临床上常用的定量测量斜视角的方法有角膜映光法、同视机检查法、三棱镜配合遮盖法等。此外，还有斜视计测量斜视角法、马氏杆加三棱镜检查法、视野计测量法等。

二、弱视

（一）定义

弱视（amblyopia）是在视觉发育期，由于单眼斜视、屈光参差、高度屈光不正以及形觉剥夺等异常视觉经验引起的单眼或双眼最佳矫正视力低下或双眼视力相差 2 行以上者，均列为弱视。

这种视力低下不能直接归因于眼部结构的异常。病人视觉中枢的功能发育存在缺陷。弱视眼对比敏感度和调节功能可能也存在缺陷。单眼弱视病人的对侧眼常常也存在细微的缺陷。

最佳矫正视力低下,应该考虑年龄因素,儿童的视力处于发育期,正常视力参考值下限:3~5 岁≥0.5,6 岁以上≥0.7。

(二) 症状

1. 视力低下

视力低下是弱视最主要的临床特征。这里所指的视力是最佳矫正视力,还应该特别指出年龄段不同,最佳矫正视力也存在差别。

弱视病人两只眼的视力存在差别,注视能力也存在差别。如果病人的眼球运动基本正常,注视能力的优劣就能够直接反映两只眼视力的差异。

2. 拥挤现象

弱视眼对单个视标的识别能力比较高,对排列成行的视标,辨别能力比较差,这种现象叫做拥挤现象。每一行只有一个字母者,称为单字母视力表,每一行有多个字母者,如 5 个字母,这种视力表称为行视力表。

在检查弱视眼的时候,应该选用行视力表进行检查。如 LogMAR 视力表,选用这种视力表检查视力,特别是重度弱视或中度弱视,检查结果比较接近病人的真实情况。使用其他类型的视力表或是单字母视力,检查到的视力可能偏高。在弱视治疗过程中,选用行视力表,才能准确地反映病人的视力变化。LogMAR 视力表是一种对数视力表,每行视标的数目相同,用于弱视病人的视力检查是适合的。

3. 旁中心注视

部分弱视病人弱视眼中心凹注视能力逐渐丧失,形成旁中心注视。

4. 立体视觉降低

立体视觉建立在双眼融合功能基础上,任何一只眼的视力降低,立体视觉都会受到不同程度的影响。斜视性弱视病人的一只眼出现抑制,立体视觉发育会受到严重影响;屈光参差性弱视病人的立体视觉也会受到不同程度的影响;屈光不正性弱视病人的立体视觉受到的影响比较小。

5. 对比敏感度降低

弱视眼的对比敏感度下降,特别是高空间频率一端,表现得更为突出。视力表只是检测高对比度情况下视觉系统的分辨能力,对比敏感度检查法是检测视觉系统对不同亮度、不同对比度、不同空间频率情况下的分辨能力,这种检查方法更容易显示弱视眼的知觉缺陷。

6. 调节功能异常

弱视眼的调节功能异常包括调节幅度降低、调节潜伏时间延长、调节性集合异常等。

(三) 病因

形觉剥夺和双眼之间的异常交互作用是弱视的两大病因。其中双眼形觉剥夺性弱视的主要病因是形觉剥夺;斜视性弱视和屈光参差性弱视的病因,不仅包括形觉剥夺,而且也包括了双眼之间的异常交互作用。在敏感期内,把弱视产生的两个病因都解除之后,弱视眼的视力才能不断发育,逐步提高,最终恢复正常。

(四) 分类

1. 斜视性弱视

斜视是弱视发病最常见的病因之一。最常见的是儿童恒定性、非交替性单眼斜视(典型的是内斜视),斜视眼传入的视觉冲动被大脑中枢主动抑制,使黄斑功能长期被抑制而形成的弱视,称为斜视性弱视。

双眼的视轴不能同时指向一个目标,两眼视网膜的对应点上的物像不同,甚至毫不相干。这种非融合性视觉信息输入到视觉皮层之后,导致竞争性抑制。在视觉皮层,注视眼逐渐占据优势,非注视眼的视觉输入到达视觉皮层之后,引起的反应逐渐降低。经过长期被抑制,斜视眼出现弱视;即使是交替性斜视,两只眼的注视优势不同,非优势眼也可能产生弱视。

斜视病人也可能伴有屈光参差,屈光不正度数比较大的一只眼往往是斜视眼,斜视眼产生弱视。两只眼的视力之差往往≥2行。

2. 屈光不正性弱视

屈光不正性弱视多发生于未配戴屈光不正矫正眼镜的高度屈光不正病人。屈光不正主要为双眼高度远视或散光,且双眼最佳矫正视力相等或接近。远视性屈光度数≥5.00DS、散光度数≥2.00DC,可增加产生弱视的危险性,一般在配戴屈光不正矫正眼镜3～6个月后确诊。

婴幼儿期,尚未矫正的屈光不正,其度数达到一定程度之后,就能引起弱视,这类弱视称为屈光不正性弱视。两只眼屈光不正的度数基本相同。在一个方向上,视网膜上的物像模糊,幼年的时候,没有及时矫正,也能够导致视觉发育异常,引起子午线性弱视。在临床上最多见的是复性远视散光和混合散光导致的弱视。这类弱视的发病机制是视网膜上物像模糊。临床经验指出,散光对视觉发育的影响和同等度数的远视或近视相比,前者出现弱视的概率高,弱视的程度也比较深。

3. 屈光参差性弱视

屈光参差性弱视为单眼性、屈光度数较高眼形成的弱视。在视觉发育期内,两只眼屈光不正的度数不等,屈光参差的度数达到一定程度,一只眼的视网膜上物像模糊,往往导致弱视。例如,远视性屈光参差,患儿注视目标的时候,调节性神经冲动是按照屈光不正度数比较小的一只眼的需求发出的。这样远视度数较高的一眼视网膜上的物像模糊。这类弱视形成的原因有两个:一个是来自视网膜上的物像模糊,另一个与斜视性弱视的病因一样,在视皮层水平竞争的过程中,竞争性抑制出现,物像清晰的眼逐渐变成优势眼,物像模糊的一只眼竞争失利,最终沦为弱视眼。

两只眼屈光参差的大小不同,弱视的发病率不同,弱视的程度也不同。屈光参差度数越大,弱视患病率越高,弱视的程度越重。

先天性上睑下垂、眼睑血管瘤、角膜形状不规则、晶状体半脱位和先天性青光眼等情况可引起散光或散光性屈光参差,形成散光性弱视或散光参差性弱视。

4. 形觉剥夺性弱视

在婴幼儿期,先天性的或是后天发病比较早的屈光间质混浊或瞳孔被遮挡,引起视觉发育异常称为形觉剥夺性弱视。

先天性高密度的白内障、角膜混浊以及视轴周围的屈光间质的混浊、先天性上睑下垂完全遮挡瞳孔、未经矫正的无晶状体眼等都是弱视发病的原因。视网膜不能形成清晰物像或根本不能形成物像。一般地说,这类病人的视觉损害非常严重,治疗效果不理想。

形觉剥夺性弱视的严重程度与下列因素有关:形觉剥夺的程度、形觉剥夺发生的年龄、持续时间的长短以及单眼或是双眼形觉剥夺。

形觉剥夺的程度越重,弱视也越重。如果是高密度先天性白内障,混浊位于晶状体的中央部,直径>3 mm,往往导致重度弱视。

形觉剥夺发生的年龄越小,弱视发病的可能性越大,弱视的程度越深。临床研究显示,在3岁前婴幼儿发生形觉剥夺,后果比较严重。6岁之后发生的白内障,对视力发育的影响比较小。

剥夺持续的时间越长,弱视的程度越重。先天性高密度白内障,出生后3个月之内行白内障摘除术,视力恢复比较满意;2岁之后手术,视力恢复的效果很差。反过来也说明剥夺持续的时间越长,弱视程度越深,特别是单眼弱视病人,视力恢复越困难,甚至很难恢复。

斜视性弱视病人也可能伴有屈光参差,特别是内斜视病人常伴有远视性屈光参差。这类弱视,国外有的学者称为混合性弱视,也就是屈光参差和斜视两个病因混合形成的弱视。

此外,弱视发病的其他危险因素包括妊娠期应用某些药物或患风疹、新生儿早产、低体重、缺氧史、发育迟缓、先天性青光眼等。虽然弱视是一种发育性眼病,不涉及遗传的问题,但是弱视的发病原因具有遗传倾向,如斜视、先天性白内障、高度远视和高度近视等都具有遗传倾向。

5. 按照弱视的程度分类

按照最佳矫正视力的高低,一般把各种弱视划分为轻中度、重度两个不同的级别。

(1)轻中度弱视

最佳矫正视力为0.2～0.8。

(2)重度弱视

最佳矫正视力<0.1。

对弱视程度的区分有利于选择合适的治疗方法和合适的随访间隔,比较准确地选择合适的遮盖或压抑的强度,比较准确地估计弱视疗程和预后,在弱视治疗随访过程中,有利于观察治疗效果,及时调整治疗方案,以期获得最佳的治疗效果。

(五)临床检查

弱视诊断前应进行眼科全面检查,比如视力、眼位、眼球运动、注视性质、外眼和眼前节检查、睫状肌麻痹之后验光、眼底检查、双眼视觉或立体视觉检查。只有进行全面检查,才能进行弱视的诊断和鉴别诊断。弱视诊断不仅包括视力低下,还要有弱视产生的危险因素,比如,高度屈光不正、斜视(特别是内斜视)屈光间质混浊等。

1. 视力

弱视的诊断不仅包括最佳矫正视力低下,还要注意产生弱视的病因,比如高度屈光不正、屈光参差,屈光间质混浊等。

弱视诊断的视力标准:最佳矫正视力低于正常,或是两只眼的视力相差两行以上。一般情况下,最佳矫正视力<0.8可诊断弱视,但是学龄前儿童处于视觉发育期,视力发育尚未达到成人的水平。美国眼科临床指南中指出3岁以下最佳矫正视力低于0.4和4岁以下视力低于0.5为弱视。根据我国以人群为基础的流行病学研究,我国3～5岁儿童正常视力参考值下限为0.5,6～7岁为0.7。

在诊断弱视的时候,视力是一个最重要的指标,但并非唯一的指标。除视力低下之外,肯定伴随弱视的发病原因(如斜视)以及危险因素。只有发现弱视发病的相关原因,把视力和病因结合起来,才能做出弱视的诊断。弱视的诊断是一个排除性诊断,所以对视网膜和视路结构的检查非常重要。

2. 屈光不正度数

屈光不正和屈光参差是弱视发病的重要因素。屈光不正或屈光参差达到一定程度,就能导致弱视。屈光不正是弱视诊断的重要体征之一,所以在诊断屈光不正性弱视和屈光参差性弱视的时候,一定要有屈光度的指标。

3. 眼位

斜视性弱视的诊断依据之中,斜视是一个关键的诊断依据。病人伴有斜视,或是婴幼儿期曾经存在过斜视,而且优势眼注视,非优势眼一直处于偏斜位,或是曾经长期处于偏斜状态。

这里说的斜视主要指的是内斜视,无论斜视的度数大小,只要是婴幼儿期出现的恒定性内斜视,而且总是某一只眼偏斜,这只偏斜眼会产生弱视。在外斜视发病初期,往往存在间歇性正位期,引起斜视性弱视的概率比较低;垂直斜视往往是非共同性斜视,在各个诊断眼位上,斜视度不等,有的诊断眼位上视轴也可能平行,通过代偿头位,病人两只眼的视力也可能得到良好的发育,弱视的发病率也比较低。

4. 注视行为和注视性质

如果病人存在斜视,两只眼能够自由交替注视,说明两只眼的视力相同或相近。如果总是一只眼注视,另一只眼处于斜视状态,斜视眼可能存在弱视。

如果儿童不会用语言表达视力,必须观察儿童的注视能力,借以估计弱视眼视力的高低。注视能力正常的标志有以下三个:第一个是角膜映光点位于角膜的中央。在遮盖对侧眼,这只眼注视点光源,角膜映光点应该位于角膜的中央(location of the cornea light reflex,简称C),或者说位于瞳孔的中央。两只眼注视点光源的时候,两只眼的角膜映光点应该是对称的。第二个是单眼注视必须稳定(steadiness of fixation,简称S),视标慢慢地运动,注视眼能够慢慢地稳定地追随点光源。第三个是两只眼都能够保持正位,稳定注视目标。如果是斜视病人,遮盖任何一只眼,另一只眼都能够稳定注视目标。在打开遮盖的时候,原来的非遮盖眼都能够保持正位、稳定地注视目标(maintenance alignment,简称M),这种检查方法称为CSM检查法。经过检查病人符合上述三个标准,两只眼可能不存在弱视。如果一只眼试图注视点光源的时候,角膜映光点不能位于角膜的中央,眼球出现震颤样运动,这只眼肯定是非中心的(UC),不稳定的(US),也不能维持注视的(UM)。这只眼的视力常常是异常的。对于没有斜视的儿童,也可以在一只眼前放置一块 $10^{\triangle} \sim 15^{\triangle}$ 三棱镜,诱发垂直斜视。再重复上述试验。

旁中心注视是弱视眼一个重要的临床特征。所以,在诊断弱视的时候,一定要注意注视性质是否存在异常。注视性质异常对弱视的诊断具有重要的价值。

5. 眼底

注意视盘的大小、边界清晰度、颜色和杯盘比等。也要注意周边视网膜的结构和黄斑中心凹是否存在异常。在确定弱视的诊断之前,必须排除涉及视盘、视神经及视网膜的任何器质性病变。

6. 其他特征

如双眼眼底红光反射不同,色觉、对比敏感度、双眼视觉、立体视觉、调节功能以及各项电生理检查指标,都可能存在异常。

7. 病史

注意询问病史,应该特别注意病人是否存在弱视发病的危险因素。家族中是否有弱视和斜视病人,特别是直系家属,更应该关注。

(六) 临床诊断

1. 诊断依据

同时具有以下几点即可诊断为弱视:

(1) 最佳矫正视力低于正常视力参考值下限:3～5 岁≥0.5,6 岁以上≥0.7,或两只眼的视力之差明显。

(2) 伴有斜视、屈光不正、屈光参差或形觉剥夺四项之一。

(3) 排除眼底疾病、视路或颅内疾病、眼外伤及其他眼部器质性病变。

2. 鉴别诊断

(1) 病理性近视

病理性近视指的是脉络膜毛细血管-玻璃膜-视网膜色素上皮复合体变性(choriocapillario-Bruch membrane-retinal pigment epithelium complex,CBRC)。这类病人近视的度数往往很高,最佳矫正视力低下,有家族史,而且随年龄增长,眼轴不断延长,近视度数快速加深,弱视治疗无效,最佳矫正视力也可能逐渐降低。

(2) 视神经及视网膜病变

无论是先天性视神经或视网膜发育异常或是其他原因引起的视神经萎缩,都是视力减低最常见的病因。仅仅依靠眼底所见,即视盘颜色,诊断视神经萎缩可能存在困难。为排除是否同时伴有弱视,应考虑病人是否存在弱视发病的危险因素,如高度远视、散光等。

(3) 其他眼病伴有弱视

一些患者表现出视力下降,同时伴随其他眼部疾病,例如先天性青光眼。在患者眼压升高的情况下,角膜可能呈现混浊。当眼压降低时,患者也可能经历弱视的发生。在这一敏感时期内,通过规范和及时的治疗,有可能在一定程度上促进视力的恢复。因此,对于这些情况,及早发现并采取适当的医疗干预显得尤为关键。

第三节 功能异常

一、散光

(一) 散光的定义

规则散光是由于眼球在不同子午线上屈光力不同,在相互垂直的两个子午线方向上有最大及最小的屈光力(最小曲率子午线的曲率以正弦函数的规律逐渐变到最大曲率子午线曲率),在视网膜前成两条相互垂直的焦线,称为前后焦线。经垂直定律可知,经垂直子午线成一水平焦线,经水平子午线成一垂直焦线。两焦线间的间隙,称为施图姆间距或散光间距(Sturm interval)。整个光束的各形态像一圆锥,称为施图姆圆锥(Sturm conoid)。前后焦线间为一系列大小不等的椭圆形光学切面,其中最小的光学切面为一圆形,称为最小弥散圆(circle of least confusion)。当最小弥散圆位于视网膜上时,未矫正的散光眼视力最佳。

(二) 症状

散光眼主要临床表现为视物模糊、视疲劳与代偿头位。

1. 视物模糊

散光眼由于眼的屈光系统屈光面的各经线屈光力不同,如前述 Sturm 光锥,形成前、后两焦线和形状各异、大小不同的弥散斑,在视网膜上呈现朦胧扭曲的物像,导致远和近视力均不清晰。只有在两焦线间的最小弥散圆落在视网膜上时视力比较好,变形亦最小。视物模糊是散光眼最常见的症状,其程度与散光性质、散光量以及轴位等有关。属于生理范围的散光通常对远或近视力无明显影响。高度散光与斜轴散光,由于常伴所谓的经线性弱视(meridional amblyopia),视力减退明显,并难以获得较好的矫正视力。单纯散光通常视力减退较轻,复合散光可致视力严重减退。

2. 视疲劳

是散光眼常出现的症状,表现为眼痛、流泪、重影、视力不稳定、近距离工作不能持久、头痛等视疲劳症状。散光眼无论看远与看近均朦胧不清,对于视网膜上的模糊图像需要不断进行精细调节,故散光眼,特别是远视散光眼患者,容易发生调节性视疲劳。

3. 代偿头位

双眼有高度不对称散光者,往往采取倾斜头位,使视力略有提高。高度散光者看远处目标时常常眯眼,达到针孔和裂隙作用,以提高视力。

(三) 病因

散光的来源有角膜和晶状体曲率不对称、各屈光成分于视轴上的不对称排列、屈光指数的改变以及眼轴长度变化等等。低度的散光可能来源于不同解剖因素,高度的散光则主要来源于角膜曲率的异常。

1. 曲率原因

可能影响眼球各屈光成分曲率的因素就必然会影响到眼球的屈光状态,而当这种变化在眼球各子午线方向不等时,就会产生散光。可以分为生理性原因或病理性原因。生理性原因:儿童一般表现为顺规散光,但角膜微量的顺规散光通常会被晶状体逆规散光所平衡。随着年龄的增长,由于眼睑的压力,顺规散光量逐渐增加,至老年时,眼睑松弛,逐渐变为逆规散光;病理性原因:凡是可以影响到角膜曲率的病变,都有可能诱发散光,如:圆锥角膜、翼状胬肉。

2. 眼球各屈光成分偏斜

晶状体位置偏斜可引起散光(9°的倾斜大约产生 0.50D 的散光)。晶状体脱位多半合并偏斜,大都引起散光;视网膜的倾斜,如高度近视形成的后巩膜葡萄肿如果其顶点不和中央凹相一致,使物像偏斜于后巩膜葡萄肿处,可引起高度近视散光。视网膜脱离后手术填压也可造成视网膜倾斜,引起散光。

3. 屈光指数的改变

白内障或糖尿病患者的晶状体通常在不同部位发生不规则的屈光指数的变化,从而引起散光。

4. 轴长变化

一般发生于手术、外伤之后,其可能性较小。

(四) 分类

散光的分类可以根据下面几个方面:

1. 按照散光的规则程度分类

(1) 规则散光(regular astigmatism)

最大屈光力与最小屈光力的子午线相差 90 度。

(2) 不规则散光(irregular astigmatism)

最大屈光力与最小屈光力的子午线相差不等于 90 度。通常是继发性的改变所致,如翼状胬肉、角膜瘢痕、圆锥角膜、虹膜粘连、角膜钝挫伤、晶状体悬韧带的缺损、晶状体脱位或者白内障手术术后等。

2. 按照眼球屈光成分分类

(1) 角膜前表面散光

散光最常见源于角膜的前表面,因为角膜前表面的屈光力最高,角膜前表面曲率的变化将对整个眼球屈光力产生较大的影响。来自眼睑或是一些病变(如:睑板腺囊肿、肿瘤、翼状胬肉等)的额外压力或牵引力可以造成角膜前表面的散光。角膜前表面的散光可根据散光分布区域分为角膜中央散光和角膜边到边散光,了解角膜散光的分布类型,对接触镜验配非常重要。

(2) 角膜后表面散光

通常认为角膜后表面产生的散光很小,对视力的影响很微小,而且角膜后表面的曲率测量有困难,一般忽略不计。

(3) 晶状体散光

散光还可能来源于晶状体的前后表面,但其量也很小,而且方向一般与角膜散光的方向相反。

(4) 其他

如黄斑本身不是正好位于视轴上的,其位置稍偏颞下,这本身就会产生微量的斜轴散光。

3. 顺规、逆规和斜轴散光的分类

（1）顺规散光（with-the-rule astigmatism，WTR）

指角膜高屈光力子午线位于垂直位（±30°），即60°～120°。用负柱镜处方表达时其轴向位于水平位（±30°），即0°～30°或150°～180°。

（2）逆规散光（against-the-rule astigmatism，ATR）

指角膜高屈光力子午线位于水平位（±30°），即30°～150°。用负柱镜处方表达时其轴向位于垂直位（±30），即60°～120°。

（3）斜轴散光（oblique astigmatism）

指角膜高屈光力子午线位于30°～60°或是120°～150°。用负柱镜处方表达时其轴向位于与子午线方向垂直的120°～150°或是30°～60°。

4. 按照屈光状态分类

（1）单纯近视散光（simple myopic astigmatism，SMA）

一个子午线像位于视网膜上，另一个子午线像位于视网膜前。

（2）单纯远视散光（simple hyperopic astigmatism，SHA）

一个子午线像位于视网膜上，另一个子午线像位于视网膜后。

（3）复性近视散光（compound myopic astigmatism，CMA）

两个子午线像都位于视网膜前。

（4）复性远视散光（compound hyperopic astigmatism，CHA）

两个子午线像都位于视网膜后。

（5）混合散光（mixed astigmatism，Am）

一个子午线像位于视网膜前，另一个子午线像位于视网膜后。

（五）临床检查

1. 主观检查

（1）融合性交叉圆柱镜（JCC）验散光法

融合性交叉圆柱镜校正散光轴向和散光度有重要的作用，既可达到最佳视力又有最舒适的视觉效果。JCC利用了柱镜可以矢量相加的原理，可通过综合验光仪上的交叉圆柱镜或独立式手持JCC，来精确散光度数和轴向。被检者在最佳球镜矫正后，矫正视力未达到正常或要求的视力，在4个轴向上分别做JCC屈光度数检测：180°、45°、90°和145°。如果在4个测试轴上都拒绝接受柱镜，那么该被检者无散光。如果有一个方向上接受柱镜，表明此方向上有未矫正完全的散光。

（2）散光表粗验散光法

散光表看起来有点像时钟或像发散的太阳光，如图2-3-1所示。嘱已经雾视的被检者注视散光表，并报告哪一组线条最清晰、最黑。

为了理解散光表，我们以一个有1.00D未矫正的顺规散光患者为例，聚焦在视网膜前是水平线，为模糊像。则该被检者会报告3点钟和9点钟线较其他线模糊，或与之垂直子午线（6点和12点线）特别清楚或黑。按散光表原则和规律，可采用清楚线的钟点数（本例为6

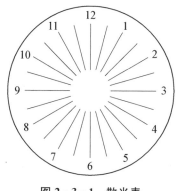

图 2‑3‑1　散光表

点钟)乘 30,即该被检眼的负柱镜轴位,该规律亦称"30 度原则"。

(3) 裂隙片验散光法

小裂隙片是镜片箱里的一种特殊镜片,它包括一组 15 mm 长裂隙的盘,裂隙的宽度有 1 mm、3 mm 和 5 mm,小裂隙验光实际上是通过分离每条子午线来获得矫正度数,也是临床上在缺乏必要设施的前提下,检查规则及不规则散光的一种方法。不规则散光可能继发于圆锥角膜、翼状胬肉、角膜外伤或缝合等。

小裂隙的基本原理与针孔片相似,但是小裂隙可以确定每条子午线的度数,规则散光量为两条主子午线的度数的差值。小裂隙验光是用试镜架和试戴镜片或者排镜进行的。遮盖一眼,在原验光基础上,加+1.00D 到+1.50D 球镜雾视镜,将 1 mm 宽的裂隙放于雾视镜前,当患者注视远距视力表时检查者转动裂隙直到找到最佳视力,该位置裂隙与矫正负柱镜的轴是平行的。将裂隙放在这个位置,在裂隙前放置镜片,去雾视以获得 MPMVA,试镜架上所有镜片总和即是该轴向的屈光不正度数。去除试镜架上所有附加镜片并将裂隙转动至视力最差的位置(若是规则散光,此方向是与第一子午线呈 90 度),再次去雾视以获得 MPMVA,在这一子午线上去雾视直到获得最佳视力,试镜架上所有镜片总和即是该轴向的屈光不正度数。

2. 客观检查

(1) 角膜散光检查

1) 角膜曲率:角膜曲率计可以测量眼角膜曲率,它是利用测量 Purkinje 像(角膜前表面反射像)高度的原理测出前表面的曲率半径 r,再考虑到角膜后表面的抵消作用,将角膜基质折射率 n 折合为 1.3375,根据公式 $F=(n-1)/r$ 测算而得。测量时分别测定两个正交子午线的曲率。由于 Purkinje 像是近轴光所形成的,故本曲率计测量的前表面角膜曲率也是近轴的,一般是指瞳孔中轴 3 mm 直径的光学区。

2) 角膜地形图:计算机辅助的角膜地形图以其能够精确地分析整个角膜表面的形态和曲率变化为特点,使系统、客观、精确地分析角膜性状成为可能。根据原理不同分为基于 Placido 盘的角膜地形图仪、裂隙扫描原理、Scheimpflug 断层摄影原理。

基于 placido 盘的角膜地形图仪是将 16～34 个同心圆环均匀地投射到从中心到周边的角膜表面上,中心环直径可小至 0.4 mm,圆环可覆盖整个角膜,计算机获取分析同心圆的影像而获得所需的数据,其数据受泪膜稳定、眼睑、睫毛等因素的影响,且不能测量角膜后表面的曲率。环像较密的子午线表示曲率较陡,密度较疏的子午线表示曲率较平。

Scheimpflug 原理为当镜头平面的延长线和被摄对象平面及胶片平面的延长线在某点相交时,则整个被摄对象平面记录在胶片平面的影像是清晰的。应用此原理,通过旋转摄像,获得眼前节多重图像,产生眼前节三维立体图,计算角膜、前房的各种测量值并以彩色图形显示结果,还具有三维立体动态重现功能。其优点为不受泪膜、眼睑影响,可测量角膜后表面数据,操作重复性高。

计算机可提供多种角膜地形的信息,主要有:

① 模拟角膜曲率 Sim-K 值是角膜镜影像第 6、7、8 环的平均最大屈光力读数、轴位及其相垂直轴位的平均屈光度。

② 角膜表面规则指数(surface regular index,SRI)是角膜表面规则性的指标,正常值 0.2～0.3。数值越靠近 0,表示表面越规则。

③ 角膜表面不对称指数(surface asymmetry index,SAI)是角膜表面对称性的指标,SAI 值越小,对称性越高。

④ 角膜表面形状系数(shape factor,SF)是沿着最平坦子午线角膜变陡或变平的程度,是用来测定角膜整体非球面性的指标,由偏心率(e)派生而来($SF=e^2$),在一定程度上反映了角膜从中央到周边变平的趋势。非球面性指数(Q value),为 SF 的负值,一般为 -0.1 至 -0.6。$-1<Q<0$ 角膜呈长椭圆形(prolate),$Q=0$ 角膜为圆形,$Q>0$ 角膜呈扁椭圆形(oblate)。目前 Q 值是个性化准分子激光屈光手术的一个重要指标。

(2)眼散光的检查

眼散光的客观测量是眼屈光不正测量中的一部分,即所谓的客观验光,临床上最为普遍使用的客观验光为电脑验光仪验光和检影镜检影验光。

1)电脑验光仪:电脑验光是利用计算机自动测量眼远点的技术,属于高科技,在操作上也简单方便,但由于存在器械性调节,其结果常常容易偏向近视方向。但它对散光轴的测量还是比较准确的,尤其是对于用阿托品扩瞳者或成年人验光较准确。

2)检影法:用检影镜作眼屈光不正检查的技术称为检影法,在临床上它是一种颇为准确可靠的技术,因为该技术可使被检眼调节尽可能放松。另外检影法观察影光敏感性较强,对远点的确定比较准确可靠,且检影对散光轴位的确定也很明确,所以在临床上应提倡和推广,尤其是对婴幼儿、儿童屈光不正的检查。

二、老视

(一)定义

随着年龄增长,人眼调节能力(调节幅度)逐渐下降,从而引起患者出现视近困难等症状,以致在近距离工作中,必须在其屈光不正矫正的基础上附加凸透镜才能有清晰的近视力,这种现象称为老视(presbyopia)。老视是一种生理现象,不是病理状态,也不属于屈光不正,它是人们步入中老年后必然出现的视觉问题,人们通常称之为"老花"或"老花眼"。

1. 年龄与调节

老视的实质是人眼调节能力的减退,年龄则是影响调节能力的一个最主要因素。调节(accommodation)是指人眼为了看清不同距离的物体而改变眼的屈光力,从而使物体能清晰地成像于视网膜的能力。基于 Helmholtz 的经典理论,调节的机制为:当人眼看近处物体时,睫状肌的环形丛收缩,使睫状环缩小,悬韧带张力降低,晶状体由于自身弹性而发生形变,主要为晶状体前表面曲率增加,从而使眼的屈光力增强。然而,随着年龄增长,与调节相关的各种眼部结构及其之间的相互作用关系可能会出现一系列改变,造成人眼调节能力下降,从而出现老视。目前,用于解释老视发生发展的机制有很多,但尚无定论。在人生的早期,人眼的调节能力是很强的,调节幅度约为 15.00D～25.00D。随着年龄的增长,调节能力也逐渐下降,调节幅度每年约减少 0.25D～0.40D。这样,40 岁左右,人眼的调节能力就不足以舒适自如地完成近距离工作,于是老视的各种症状就逐渐呈现;50 岁左右,调节能力更低,大部分人都需要进行老视矫治。Hofstetter 通过统计学分析,发现调节幅度与年龄呈线性关系,提出了年龄与老视关系的三条经验公式:

$$最小调节幅度＝15－0.25×年龄(临床上最常应用) \qquad (公式 2-3-1)$$

$$平均调节幅度＝18.5－0.30×年龄 \qquad (公式 2-3-2)$$

$$最大调节幅度＝25－0.40×年龄 \qquad (公式 2-3-3)$$

老视的出现是由于人眼调节不足造成的。当人们视近时所需要付出的调节量小于其调节幅度一半时,则会感觉舒适并能持久注视;当所需要付出的调节量大于调节幅度的一半时,则很可能就会出现各种老视症状。以下将举例说明:

经测量,某人现有的调节幅度为 3.50D,而他习惯的阅读距离是 40 cm,根据上述理论,他并不能清晰、舒适并持久地进行阅读。具体分析如下:当他阅读置于 40 cm 处的书籍时,需要付出 2.50D 的调节量(调节需求等于阅读距离的倒数),若要达到清晰、舒适并持久阅读,他必须至少拥有两倍于该调节需求的调节幅度,即 5.00D,而他此时的调节幅度却只有 3.50D。根据上述理论,若想清晰、舒适并持久阅读,他最多只能付出调节幅度的一半,即 1.75D,因此,阅读所需(2.50D)的额外 0.75D,只能通过给予＋0.75D 阅读附加镜来补偿了。

2. 影响老视发生发展的其他因素

在临床上,会发现这样一种现象,即使处于同一年龄段的人,老视的发生时间有早有晚,这说明老视的发生发展除了与年龄增长所导致的调节幅度下降相关之外,可能还存在着某些其他影响因素。

（1）原有的屈光不正状况

无论是配戴框架眼镜还是接触镜,通常远视眼比近视眼出现老视的时间早,因为远视者为了代偿远视度数,看眼前相同距离物体所需的调节量高于近视者。此外,习惯配戴框架眼镜者与配戴接触镜者,出现老视的时间也有所不同。就近视者来讲,他们配戴框架眼镜后,由于眼镜片与角膜顶点存在 12～15 mm 距离,负透镜的棱镜效应减少了同样阅读距离的调节需求;而当他们配戴接触镜后,由于接触镜配戴在角膜平面,缺少额外的棱镜效应,因此,如果近视者配戴接触镜,其老视症状的出现较框架眼镜者早些。基于相同的原理,远视与近视刚好相反,远视者配戴接触镜较配戴框架眼镜老视症状出现得可能会晚些。

（2）用眼习惯

调节需求直接与工作距离有关,工作距离越近则其调节需求越大。因此,从事近距离精细工作者(习惯于较近的用眼距离)容易出现老视的症状,他们比从事远距离工作的人出现老视要早些。

（3）身高

长手臂的高个子比短手臂的矮个子有更远的工作距离,因此调节需求相对较少而更晚出现老视。

（4）地理位置

由于温度对晶状体的影响,生活在气温较高地区的人们会较早出现老视症状。例如,生活在赤道附近的人们就比较早出现老视症状,而且这些地区人们老视的进展也较其他地区快。

（5）药物使用

服用胰岛素、抗焦虑药、抗抑郁药、抗精神病药、抗组胺药、抗痉挛药和利尿药等药物的患者,由于药物对睫状肌的作用,会较早出现老视。

（6）其他

例如全身健康状况和近距离工作时的照明条件等。

（二）症状

老视初期,人们常感觉将目标放得远一些才能看清楚。在光线不足的环境中,由于瞳孔扩大,景深变短,近距阅读就更模糊。为了看清近物,老视者需努力使用调节,常产生因睫状肌过度收缩和相应的过度集合所致的视疲劳症状。随着年龄的增长,这些现象会逐渐加重。老视的常见临床表现主要包括:

1. 视近困难,阅读距离增加

老视者会逐渐发现在习惯的工作距离进行阅读时小字体看不清楚,为了看清楚他们会不自觉地将头后仰或者把书报拿到更远的地方,即增加阅读距离,减少调节需求来减轻相应症状。

2. 阅读需要更强的照明度

足够的光线既可以增加书本与文字间的对比度,又可使患者瞳孔缩小,景深加大,视力改善。

3. 视近不能持久,容易疲劳

因人眼调节能力减退,患者要在接近双眼调节极限的状态下进行近距离工作,所以不能持久。此外,由于调节与集合之间的联动效应,过度调节将引起过度集合,故看书看报字迹成双,易串行,导致无法阅读,某些患者甚至会出现眼胀、流泪和头痛等视疲劳症状。

（三）病因

目前,老视发生发展相关机制的学说主要可以分为晶状体源性和晶状体外源性两大类。

1. 晶状体源性学说

晶状体源性学说基于晶状体实质会随着年龄增长而逐渐变硬,但其机制仍不明确。通常认为这和晶状体的脱水有关,但是 Fisher 和 Pettet 认为晶状体的含水量并不会随着年龄而改变,而晶状体纤维之间的黏附会增加,后者可能是晶状体硬化的原因。

Fisher 在尸体眼中的研究发现晶状体实质的弹性在 15 岁到 60 岁间增大了 4 倍,说明需要更多力量才能使得晶状体发生同样的形变。与之相反,晶状体囊袋的弹性在 10 岁至 60 岁间却下降了一半。但需要强调的是,Fisher 的研究全部基于对尸体眼晶状体的被动拉伸和形变,来推断正常晶状体的功能。

Beers 和 Heijde 曾建立了一个调节模型,将巩膜、周边和轴向悬韧带以及晶状体囊袋的张力以弹力形式(k)表达,而晶状体的黏性以阻尼来表达(b)。在这个模型基础上,他们计算了晶状体的黏弹比(L-ratio)和晶状体-悬韧带/巩膜弹性比(LZC-ratio)及其与年龄的相关性,发现晶状体的黏弹比随着年龄而增加,而晶状体-悬韧带/巩膜弹性比则没有改变。结合 Wyat 关于晶状体弹性系数的结果,他们估计晶状体的黏性从 15 岁至 55 岁增长了约 20 倍。

（1）Hess-Gullstrand 理论

Hess 和 Gullstrand 是最早提出晶状体源性学说的,提出每单位睫状肌收缩量引起的屈光改变在人的一生中始终是一个常数,即调节幅度与睫状肌实际的收缩量成正比,且该比值(称为 myodiopter)终身不变:

$$A = k \times F \qquad \text{（公式 2-3-4）}$$

其中 A 为调节幅度,F 为睫状肌的实际收缩量,k 为与年龄无关的常数。

这个理论认为晶状体的硬化是造成老视的原因:随着年龄增长,晶状体的最大形变幅度会逐渐降低,使得老视眼的睫状肌无需付出更多收缩量,晶状体即已达到其最大形变的程度。因此,部分睫状肌收缩量将会处于"潜伏"状态,且这个潜伏量随着年龄的增长而增大。Croft 等使用电刺激 EW 核的方式诱导恒河猴产生调节,同时在行虹膜切除的眼中观察睫状突和晶状体的移动。他们先将刺激电流增大到恰好引发猴眼最大调节幅度(利用红外验光仪测量眼球屈光力直至屈光力不变),之后继续增大电流量,发现恒河猴的睫状突还会继续向心性移动,证实了潜伏量的存在。但是他们后续的报道中显示无论年轻猴还是老年猴的睫状肌收缩都存在一定潜伏量。

Hess-Gullstrand 学说的一个重要推论是,若老视眼睫状肌的收缩接近或超过其调节幅度的需求时,悬韧带将会完全松弛。这个推论提示老视眼的晶状体在调节过程中更容易受到重力的作用而下沉。然而,一项对无虹膜恒河猴的研究并没有发现在高刺激状态下老年眼悬韧带的松弛。另外一些学者也发现,当人眼或头位改变时,年轻人的调节幅度受到的影响比老年人更大。

（2）Fincham 理论

针对 Hess-Gullstrand 理论中提及的睫状肌收缩潜伏量,Duane 提出了反对意见:他认为,如果确实存在该潜伏量的话,少量睫状肌麻痹药物的使用不会对调节幅度产生明显影响,尤其是对老年人。但是他的研究结果发现,在使用阿托品药物后,老年人调节幅度的下降要明显大于年轻人。Duane 对此的解释是睫状肌收缩力量的下降是导致老视的原因。而 Fincham 则在其晶状体囊袋重塑理论的基础上,提出晶状体实质的硬度增加,导致需要囊袋付出更多力量来重塑晶状体形态。因此,Fincham 理论的实质仍然是晶状体源性学说,认为调节幅度下降源于晶状体及其囊袋的变化,而调节时需要睫状肌的收缩量也会随着年龄增长而增大。这意味着无论年龄如何,睫状肌总是要付出最大收缩量,才能使调节达到最大幅度。

根据 Fincham 理论,每单位睫状肌收缩量所对应的晶状体形变量应该会随着年龄增长而下降,其下降的速率和幅度与晶状体及其囊袋的弹性相关。Croft 等人对恒河猴的实验支持了这个观点,他们对晶状体赤道部移动量和睫状突移动量的相关性分析表明,两者的比值在老年猴中低于年轻猴。Fincham 理论预测的调节幅度和睫状肌收缩力量公式 2-3-4 中

的 k 是一个随年龄下降的常数，其速率与晶状体及其囊袋弹性变化相关。

（3）几何理论

几何理论将老视归因于晶状体体积和形态随年龄而变化，包括曲率和厚度的增大。同时，悬韧带在晶状体前、后表面附着点的距离增加，这可能是晶状体囊袋随着晶状体体积增大而发生的移行。Koretz 和 Handelman 推测随着晶状体曲率的增大，悬韧带与晶状体表面的角度会降低，即悬韧带和晶状体表面趋向于平行，这可能会使得悬韧带对晶状体形态的效应降低。

2. 晶状体外源性学说

晶状体外源性学说将老视归因于晶状体以外的调节器官功能的下降，包括睫状肌力量的衰退或其他弹性组织如悬韧带或睫状体后端组织的退化。

（1）睫状肌理论

如上所述，Duane 推测睫状肌收缩力量的下降是老视的直接因素。然而，Fisher 的体外实验结果显示睫状肌的收缩力量在 45 岁之后才会开始下降，而且下降幅度很小。Poyer 等研究了离体恒河猴睫状肌在毒蕈碱受体激动剂作用下的收缩，发现其受年龄的影响很小。因此，睫状肌的退化在老视中起到的作用有限。

另一种可能是睫状肌周围的睫状体组织发生结构性变化，如结缔组织对肌肉组织的取代等。然而，这种变化比调节幅度下降要晚得多。而且，Lutjen-Drecoll 等也发现恒河猴睫状肌内外的结缔组织含量很少，不足以对睫状肌造成影响。

近来，Croft 等在恒河猴调节动物模型方面做了大量工作。他们使用电刺激行虹膜切除术后的恒河猴 EW 神经核诱导调节，通过实时录像观察睫状突和晶状体赤道部的移动。在他们一项较早的研究中，可以看出老年猴睫状突和晶状体赤道部的运动幅度呈相同的速率显著下降，提出晶状体形变能力的下降可能是其本身弹性改变的结果，也可能继发于睫状肌收缩幅度的降低。在后续的研究中，他们发现老年猴睫状突的向心性运动相比年轻猴仅下降了约 12%，而晶状体形变的幅度则下降了 57%。而在最近的一篇报道中，他们发现睫状肌向心性运动随着年龄增长而增大。但是，无论睫状肌向心性运动是否发生年龄相关性下降，晶状体形变幅度的下降是显而易见的，这说明睫状肌的向心性运动可能不是老视的制约因素。

（2）悬韧带/睫状体弹性理论

Croft 等的研究结果提示睫状肌运动可能还受到其他因素的影响，最大可能是睫状体后端弹性组织、周边悬韧带或巩膜的弹性改变，与睫状肌的收缩不同，这些组织弹性的年龄相关性变化是较为明确的。Lutjen-Drecoll 等发现，当保持恒河猴老视眼的睫状肌组织时，即睫状肌附着的巩膜突到视神经附近的巩膜管均完整，其对匹罗卡品的刺激反应有所下降，且这种变化的时间进程与调节幅度的下降一致。而当睫状肌后端附着处被切断后，睫状肌对药物的反应则几乎完全恢复。

Bito 和 Miranda 曾提出一个新颖的老视理论，认为老视并不是调节能力的下降，而是人眼调节系统处于无法放松的状态。当人眼处于调节放松时，睫状体后端和巩膜的弹性组织的牵拉会使睫状肌回复至静息状态，扩大的睫状环通过悬韧带再牵拉晶状体，使之处于较为扁平的形态。随着年龄增长，睫状体后端和巩膜弹性的下降，无法将放松的睫状肌牵拉回静息位置，此时晶状体的弹性回缩力量大于睫状体后端和巩膜的弹性力量，使得晶状体和睫状肌始终处于调节状态。这种情况下,人眼因始终处于调节状态,从而表现为调节幅度的下降。同时,晶状体折射率的下降弥补了晶状体变凸变厚造成的屈光力增加,使得全眼屈光状态不会发生明显变化。这个理论也能够解释随着年龄增长,晶状体表面曲率增加的现象。虽然这个理论似乎和所有已知的现象没有矛盾,但是睫状体后端和巩膜的弹性下降尚缺乏证据。

(四) 分类

老视按晶状体功能失调(dysfunctional lens syndrome,DLS)分类:

1 级　老花症状出现,晶状体高阶像差出现。

2 级　老花症状加重,高阶像差加重;对比敏感度下降,光散射加重;早期晶状体混浊(不影响视力和日常生活)。

3 级　晶状体混浊影响日常活动,明显的对比灵敏度降低,明显的光散射。

(五) 临床检查

老视验光的原则,即在远距离主觉验光矫正屈光不正的基础上,结合被检者的工作性质和阅读习惯,进行规范的老视验光。老视验光的目的在于确定老视被检者的近附加度数,所需工具为综合验光仪、测近杆和测近阅读卡等。

1. 试验性阅读附加

选择一种方法:

(1) 根据年龄和屈光不正状况选择。

(2) 融合性交叉圆柱镜(fused cross cylinder,FCC)的测量结果。

(3) "调节幅度的一半原则",即将被检者的习惯阅读距离换算成屈光度,减去调节幅度的一半。

2. 精确阅读附加

(1) 在试验性阅读附加的基础上,作负相对调节(negative relative accommodation,NRA)/正相对调节(positive relative accommodation,PRA)。

(2) 将 NRA 和 PRA 检测结果相加后除以 2。

(3) 将结果加入试验性阅读附加,作为精确阅读附加结果。

3. 确定阅读附加

以上测量在标准阅读距离(40 厘米)进行,此时再根据被检者的身高和阅读习惯距离移动阅读卡,对阅读附加进行相应的补偿调整(±0.25D)。

4. 试戴和处方

试镜架试戴,阅读适应及评价,必要时作一定调整开出处方(包括远距处方,阅读附加和远、近瞳距)。

三、低视力

(一) 定义

"低视力"有两个范畴,即中心视力以及视野,故低视力的定义(1993 年 WHO)为:即使经过治疗和/或标准的屈光矫正后仍有视功能损害,其视力小于 0.3 到光感,或视野半径小于 10°,但其仍能应用或有潜力应用视力去做或准备做各项工作。

(二) 视觉损伤的分级诊断标准

1973 年 WHO 提出了一个可全世界应用的分级标准:1. 以双眼中好眼最佳矫正视力为标准,将视觉损伤分为 5 个等级,分别是 1 级、2 级的低视力以及 3～5 级盲。2. 以视野为标准,视野半径<10°但>5°者为 3 级盲,视野半径<5°者为 4 级盲。

2003 年 9 月在日内瓦 WHO 总部召开的"制定视力丧失和视功能特征标准"的专家咨询会议上制定了"新的视觉损伤分类标准"。新的标准采用日常生活远视力(presenting distance visual acuity)标准,生活视力即一个人在日常生活状态下所测远视力。如受检者未配戴远用矫正眼镜,则检查裸眼视力;受检者配戴远用矫正眼镜,并经常戴,则检查戴镜后视力;受检者配戴远用矫正眼镜,但不经常戴,则检查裸眼视力。

我国视觉损伤分级诊断标准:我国于 1987 年制定了我国的视觉损伤分级诊断标准,视力标准仍然采用双眼中较好眼的最佳矫正视力,将视觉损伤分为一、二级盲,以及一、二级低视力。

(三) 临床检查

1. 眼科常规检查

首先进行病史询问,了解患者的眼部以及全身疾病状态,然后开始评估患者的眼部健康以及视觉功能,包括眼科入门检查,如视力检查、眼位及眼球运动检查、瞳孔检查、裂隙灯眼前节检查、眼底检查,以及相关辅助检查等。系统而全面的眼科常规检查是低视力患者诊断评估的第一步,既明确低视力病因,又对患者的眼健康状态以及视觉功能做到初步了解。

2. 低视力检查

低视力检查,即患者的残余视觉功能再评估,建立于常规检查基础之上,是整个诊断评估的重点,使得视觉康复计划拟订有的放矢。低视力患者的视觉功能通常严重受损,在检查内容或方法上有不同于普通检查的特殊之处。视觉功能的康复是低视力患者康复计划的主要内容,故残余视觉功能的再评估尤为重要,将从视力检查以及视野检查两方面入手。

3. 视力检查

对低视力患者,视力检查结果是选择助视器等康复计划设计的重要依据。为了获得准确的视力检查结果,需要由受过规范培训、专门的技术人员、护士、甚至医生进行检查。WHO 最新的视觉损伤定义强调"生活视力"的意义,前来就诊的患者在日常生活中所呈现出来的视力状态更能反映出患者的真实视功能。所以低视力患者的视力检查,需注意记录患者在日常生活中是否配戴矫正眼镜,若戴镜,则检查戴镜视力,若未戴镜,则检查裸眼视力。

(1) 远视力检查

由于低视力患者视力受损严重,常规视力表,如 Snellen 视力表、标准对数视力表和 LogMAR(最小视角分辨率的对数)视力表等,对低视力患者存在一些不足,如大视标数目太少,检查不精确,且存在记忆嫌疑。国际上广泛用于低视力患者检查的视力表之一是 Baily-Lovie 的 LogMAR 视力表,其原理同我国国家标准对数视力表(缪天荣设计)。几何级数设计、视标增率恒定、每行均有 5 个视标,满足低视力患者视力检查需要变距使用以及足够多的大视标数量的要求。早期糖尿病视网膜病变治疗研究(early treatment diabetic retinopathy study,ETDRS)(图2-3-2)视力表是由Ferris等在Bailey-Lovie视力表的基础上发展出来的,同样可以变距使用、拥有足够多的大视标数量,在4m测量时每个字母对应一0.02 LogMAR视力,每行5个字母表示一0.1 LogMAR视力,可测试距离为4m、2m、1m、0.5m,常用测试距离为4m、2m、1m。ETDRS视力表检查结果精确,可重复性好,对正常视力和低视力具有相同的精确度,即使对指数视力,都能通过变换ETDRS表测试距离对其进行量化,精确度优于Snellen视力表、标准对数视力表等。在使用ETDRS视力表检查视力时应遵循以下程序:1)每行中所读字母数=4个时,则进行下一行的检查,否则终止。2)4m正确读出的字母数≥4或2m检查所读字母数≥20时,不用变换距离。3)如果4m正确读出的字母数<4或2m检查正确读出的字母数<20时,需要变换到1m测试距离并加上+0.75D或+0.50D球镜以满足距离变化或调节的需要。4)4m变换到1m处检查时,只需检查前6行30个字母,2m变换到1m处检查时,只需检查前3行15个字母。

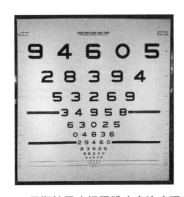

图2-3-2 早期糖尿病视网膜病变治疗研究视力表

近年来众多学者在上述视力表基础上设计出了更多低视力专用视力表。如我国吴淑英等设计了适合我国的低视力专用视力表,如汉字、阿拉伯数字和儿童图形视力表等。对于学龄前儿童和智力低下的儿童,还可以使用灯塔图形视力表和孙葆忱等设计的儿童图形视力表。

(2)近视力检查

由于许多低视力患者有近距离工作的需求,如儿童低视力患者阅读课本、老年低视力患者阅读报刊及杂志等,因此准确了解近视力情况对于指导近视觉康复非常重要。例如,使用汉字阅读视力表,不仅可了解患者阅读能力,而且可预测患者近用助视器的放大倍数。某患者验配助视器之前用近用汉字阅读表检查,只能看清或读出字体大小为48点特号字,而患者要求能看清12点小四号字体的印刷品,因此,预测该患者所需助视器的放大倍数为48/12=4倍。为了使其更顺利地阅读,常需要在预测基础上增加1~2倍,即该患者实际需要的近用助视器放大倍数为5或6倍。检查近视力常用的视力表有LogMAR近视力表(原理同LogMAR远视力表,检查距离40 cm)、近用汉字阅读表、国际标准近视力表等。近用汉字阅读视力表是专为中国人群设计的两对比度汉字近视力表,具有两个主要特征:1)汉字作为视标,符合人眼分辨率检测的基本原理,在设计表达上与其他视力表相通,可以互换分析。2)利用汉字出现频率、汉字空间频率及心理物理学的分析方法确定视标,使得检测获得的汉字视力等同为真实辨认汉字的能力。

在我国低视力门诊为患者验配近用助视器的工作中,最常用且实用的近视力表是近用汉字阅读表。该视力表标准检查距离为 40 cm，也可选用 25 cm 为检查距离。近视力表共有两张，均由正反两面组成，其中一张正面是以少笔画数汉字作为视标的两对比度汉字近视力表(图 2-3-3 a)，另一张正面是以中笔画数汉字作为视标的两对比度汉字近视力表(图 2-3-3 b)。少笔画汉字视标适用于低学龄儿童，中笔画汉字视标适用于青少年和成人。以上 2 种视力表均设有 100% 和 10% 高、低两种对比度。汉字视力表高对比度部分可以用于各种人群近视力测定与视力障碍的筛查。低对比度部分可用于初步筛查早期白内障、青光眼等眼病。同一种对比度视标中设置了两个版本的小视标用于视力的重复测量，避免记忆效应。

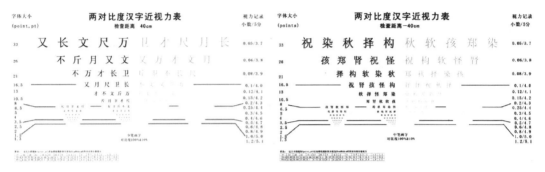

a. 少笔画数汉字视力表　　　　　　　　　　b. 中笔画数汉字视力表

图 2-3-3　两对比度汉字近视力表

（3）屈光状态以及矫正视力检查

低视力患者的视觉康复，都建立在屈光矫正基础之上，故在生活远、近视力检查完成之后，需要进行细致的屈光状态检查，以判断患者的生活视力是否仍有提高空间。眼科医生和视光师在给低视力患者诊疗时，常常容易对配戴着眼镜的患者产生一种错觉，觉得患者的屈光矫正状态可能已经得到矫正，因此只单纯给予患者相关眼病的治疗，而忽略了患者的屈光状态可能并没有得到完全矫正的状况。我们在临床实践中发现某些疾病常伴有明显屈光不正，如白化病、双眼弱视、核性白内障、先天性白内障术后以及圆锥角膜等，单纯未矫正屈光不正也是导致视觉损伤的重要原因之一。

屈光状态检查，可以根据患者的眼部以及全身状况，选择合适的验光方法。和普通检查相似，首先进行客观验光，获得验光基础，然后进行主观验光，获得患者的屈光力大小以及最佳矫正视力，必要时候进行睫状肌麻痹验光，需要指出的是，助视器的检查和使用需要在睫状肌麻痹恢复之后再进行。

低视力患者验光可能较普通患者复杂一些，患者常伴有复杂的眼部疾病、如高度近视、屈光间质混浊、眼球固定、眼球震颤、斜视、高度散光等，这些情况都将增加验光难度。婴儿、文盲、聋哑人、智力障碍者等无法配合患者的比例也相对较高，验光结果准确性受到一定影响。故在验光方式选择上，需综合考虑，选择合适的验光方式，角膜曲率计、自动电脑验光仪、检影验光法，都是临床常用的客观验光方法，也可多种方式同时使用，比如对高度近视者视网膜检眼镜验光红色反光不清晰的患者、重度白内障患者，自动电脑验光法无法检测，可以借助角膜曲率计测量角膜表面曲率差别所造成的散光和屈光力，结合检影验光，综合判断患者的屈光状态。

主觉验光是在客观验光的基础上，对客观验光结果进行精细调整的验光方法。插片验光、综合验光仪主觉验光是两种常用的主觉验光方法。综合验光仪适用于能和检查者合作的被检查者,低视力患者由于视力比较差,反应速度慢,采用综合验光仪的主觉验光法效果欠佳,也可选择直接插片验光。另外,当低视力患者由于屈光介质混浊、紊乱等原因无法准确获得初始验光度数,可以选择 JND 法,即最小可觉察差异法,本质上属插片验光法。

1) 寻找最佳校正球镜度:需要患者紧密配合,所选择的初始透镜屈光度应尽可能小(趋向平光),但能诱导出清晰和模糊间的明显改变,称作最小可觉察差异(just noticeable difference,JND)。为了计算 JND,需要将所测得的裸眼远视力转换成 20 英尺 Snellen 视力的表达形式,通过分母乘 0.01 来计算 JND。计算得 JND 后,遮盖左眼,嘱患者看最佳视力的上一行,开始试镜架插片验光,每次变化度数为 1 个 JND 值,当添加镜片度数出现反转时,变化度数改为 $\frac{1}{2}$ 个 JND 值,并再次检查视力,开始第二轮 JND 判断。

举例:患者裸眼远视力为 0.05,转换为 Snellen 视力后为 20/400,则 JND＝400×0.01＝4.00D(即±2.0D)。首先遮盖左眼,在右眼前比较＋2.00D 和－2.00D,选择－2.00D 清晰,在试镜架前插入－4.00D,继续比较＋2.00D 和－2.00D,仍－2.00D 清晰,调整试镜架度数为－8.00D,继续比较,选择＋2.00D 清晰,调整试镜架度数为－6.0D,再次检查视力,为 0.2(Snellen 视力:20/100),则 JND＝100×0.01＝1.00D(即±0.50D),继续第二轮插片验光判断。在右眼前比较＋0.50D 和－0.50D,选择－0.50D 清晰,在试镜架前插入－7.00D,继续比较,选择＋0.50D 清晰,调整试镜架度数为－6.50D,继续比较,选择同样清晰,停止比较,最佳球镜度为－6.50D。

2) 确定最佳柱镜:用 Jackson 交叉圆柱镜(Jackson cross cylinder,JCC)确定散光的轴向和散光量。JCC 透镜有不同的度数,所选择 JCC 透镜的度数取决于球镜全矫后的视力,见表 2-3-1,JCC 原理和方法同综合验光仪方法,此处不赘述。

表 2-3-1　JCC 透镜度数选择

视力	JCC 透镜度数
20/50 或更好	±0.25D
20/60～20/100	±0.50D
20/125～20/160	±0.75D
20/200 或更差	±1.00D

除上述检查视力方法外,尚有利用激光相干特性设计的激光干涉条纹法检查视网膜视力以及视动性眼震法、视觉诱发电位等方法。视网膜视力不受屈光状态的影响,多用于预测白内障术后可能获得的视力情况,对高度近视或远视者有较准确的检测性。视动性眼震法检查常常用于无法言语的婴幼儿。

(4) 对比敏感度视力检查

人们在日常生活中的周围环境中的目标,通常是高低各种不同对比,100％黑白对比的"视力"并不能完全代表日常生活环境中的视功能状态,对低视力患者的视觉康复更强调功能视力,故对比敏感度检查尤为重要,早在 1991 年即有研究证明,使用助视器后的黄斑变性患者的对比敏感度峰值明显提高,说明除视力外,对比敏感度检查也可指导助视器的验配,另外,对比敏感度视力更接近现实生活,可以用于了解和评估患者的近阅读能力。

视觉对比敏感度(contrast sensitivity function,CSF)是在明亮对比变化下,人的视觉系统对不同空间频率的正弦光栅视标的识别能力。它是一种形觉功能的定量检查,不同于视力表检查所反应的形觉功能。被测物不仅要有空间频率的变化,还要有对比度的变化。对比敏感度由黑色条栅与白色间隔的亮度来决定。以空间频率为横轴,它的对比敏感度函数为纵轴,绘制出对比敏感度函数曲线,又称调制传递函数曲线(modulation transfer function,MTF)。正常人此曲线为一倒"U"形,或山形。该曲线可以较完整地反映视功能。

美国生产的 VCTS6000 或 VCTS6500 对比敏感度测试卡或激光对比敏感度测试仪、日本产的 Takaci-CGT-1000 型自动旋光对比敏感度检测仪等,常用于 CSF 检查。对低视力患者,由于视力受损,患者常常难以分辨高空间频率视标,故具有单一空间频率的 Mars 对比敏感度检查表(图 2 - 3 - 4)也很常用,Mars 视力表有字母式和数字式两种,检查距离为 50 cm。检查时随机抽取 1 张对比敏感度视力表,按照好眼、差眼、双眼的顺序检查。让受检者按顺序从前往后依次读出视标,积极鼓励患者读出或指出他能看清的最淡的一个,允许患者转动眼位、头位,甚至体位获得最好视力,要注意保持检查距离不变。当连续两个视标不能辨认时,停止该眼检查。每一个视标的对比敏感度值为 0.04,则被检者的对比敏感度值为读对的视标总数乘 0.04,如其前有读错的视标,也须记得扣除。

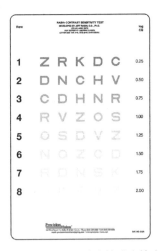

图 2 - 3 - 4　Mars 对比敏感度检查表

(5) 眩光评估

和对比敏感度密切相关的另一影响视力的指标即是眩光,失能眩光已成为视功能检查的一项重要内容,它主要评价眼内出现散射光时对视功能的影响。眼内如出现散射光附加在视网膜影像上会使视网膜像的对比度下降,导致视功能降低,称为失能眩光。例如,夜间汽车大灯产生耀眼的亮光、光滑书面等均可使人看不清目标。若散射光线导致视觉不适,但不影响分辨力或视力时,称为不适眩光,它可以引起头痛、眼部疲劳、烧灼感、流泪、斜视等。

眩光的评估常常通过患者的主观反应,也可在检查对比敏感度的同时检查眩光状态下的对比敏感度,来了解该患者在眩光状态下的视觉功能,通过眩光评估,可了解低视力患者的视功能、人工晶状体的光学质量和眼前后段疾病等,对低视力患者的视觉康复有着重要的指导意义和实用价值。

4. 视野检查

视力代表黄斑中心凹视觉敏锐度,视野(visual field)则代表低视力者的周边视力,注视点 30°以内的范围称为中心视野,30°以外的范围为周边视野。

视野是视功能的一个重要方面,世界卫生组织规定视野半径小于 10°者,即使中心视力正常也属于盲。晚期青光眼、视网膜色素变性、视杆细胞发育不良的患者,可能中心视力较好,但往往残存视野半径小于 10°,也属于盲的范畴。对于低视力患者,视野的检查结果是他们接受教育、工作定向和活动训练的一个重要指标。

视野检查方法众多,如对比视野检查、平面视野计检查、弧形视野检查、Amsler 方格检查、Goldmann 视野检查、自动视野检查以及微视野计检查等。对低视力患者,对比视野检查、Amsler 方格、微视野计检查尤为常用。

(1) 对比法

对比法是以检查者的视野与被检查者的视野进行比较的一种简便方法,前提是检查者的视野需正常,不需要任何设备,简便易行,但所获得的结果较粗略、无法记录。只能发现较大的周边视野缺损。适用于儿童、智力低下者和卧床行为不便、视力较差的受检查者或大量体检时。

(2) Amsler 方格表

Amsler 方格表是一种检查中心 10°范围的视野,特别是对黄斑疾病的检查具有重要意义,且检查方法简便易行,不仅可了解患者的中央视野范围,尚可了解患者有无视物变形、扭曲、缺失,对黄斑疾病诊断尤为重要。

(3) 微视野检查黄斑微视野计

微视野检查黄斑微视野计是精细检测黄斑区视网膜功能的新技术。目前临床上用于黄斑微视野检查的仪器有两种:共焦激光扫描检眼镜(scanning laser ophthalmoscope,SLO),以及 Microperimeter (MP)-1 微视野计。这两种黄斑微视野计可对眼底实时成像监视,并追踪和补偿眼球运动,使刺激光标可以精确地投射到视网膜特定的位置,从而对低视力、固视不良的黄斑疾病患眼进行精确的、与眼底解剖结构对应的黄斑区视野检测成为可能,将眼底形态学检查与视网膜功能检查成功地结合在了一起。

SLO 可同时将波长为 632.8 nm 的氦氖激光以及 780 nm 的半导体红外激光投射到眼底后极部 33°×21°的区域,氦氖激光用以产生背景光以及刺激视标光束,而红外激光则用以眼底共焦扫描成像。这使得刺激光束可以在眼底实时成像的监视下精确地投射到眼底的特定位置。配合相应的编程软件,可对中心视野的静态光敏感度阈值以及动态视野进行检测,还可检测注视点的位置以及稳定性。

MP-1 并非共焦激光扫描成像,它的红外眼底摄像仪可对眼底 45°区域实时成像,而刺激光标则以 LCD 液晶屏显示。相对于 SLO,MP-1 最大的优点在于可以自动追踪并补偿眼球运动造成的眼底位置偏移(这一过程在 SLO 中需手动进行),使光标可以准确地投射到预定位置,其配套软件可实现自动静态阈值微视野、自动动态微视野、注视功能以及阅读能力检测。

(四) 其他视功能检查

除视力、视野检查外,尚有更多其他的视功能评价方法,比如色觉检查、暗适应检查、立体视觉检查等,因对低视力患者残存的视觉功能来说,视力和视野的评估最为重要,且一些复杂视功能检查无法配合完成,比如立体视,故未展开讲述。

第四节 感觉异常

一、干眼

(一) 定义

干眼是指任何原因引起的泪液质和量异常或动力学异常导致的泪膜稳定性下降,及伴有眼部不适,导致眼表组织病变为特征的多种疾病的总称。

干眼包括干眼症及干眼病,干眼症又称角膜干燥症,是泪液分泌不足、蒸发过多或泪液中的成分异常导致眼部不适以及视功能障碍,是一种常见的眼科疾病。干眼症只要休息或短暂用人工泪液则可恢复正常,无干眼的各种体征,尤其没有眼表损害,也并无引起干眼的局部及全身性原因。有症状又有体征者则称为干眼病,合并全身免疫性疾病者则为干燥综合征。

干眼可以单独存在,也可以联合其他情况,是引起患者眼部刺激症状而导致患者到眼科就诊的一个常见原因。尽管干眼的症状常常可以通过治疗得以缓解,但是这种疾病常常是不能治愈的,这让患者和医师感到很棘手。干眼可以是视觉受损的原因,并可以影响角膜、白内障和屈光手术的结果。

中医称干眼为"白涩症",病名首见于《审视瑶函》,该书记载:"不肿不赤,爽快不得,沙涩昏蒙,名曰白涩。"《诸病源候论》中所称"目涩候"。其病因病机包括:

1. 暴风客热或天行赤眼治疗不彻底,余热未消,隐伏肺脾之络所致。

2. 肺阴不足,目失濡润。

3. 饮食不节或嗜烟酒或偏好辛辣品,致使脾胃蕴积湿热,气机不畅,目窍失养。

4. 肝将不足,阴血亏损,自失濡养。

应用人工泪液联合中药内服及中药熏洗疗效较好。

(二) 症状

表现为眼干涩、异物感、烧灼感、痒、畏光、眼红、视物模糊、视力波动、易视疲劳以及不能耐受有烟尘的环境等。

根据症状的严重程度分:

1. 轻度

患者有轻度的主观症状,有时患者并未察觉,仅在裂隙灯显微镜下可查见眼表的轻度损伤。

2. 中度

患者有中重度的主观症状,同时裂隙灯显微镜下可查见眼表的损伤,经过治疗患者的眼表损害可恢复正常。

3. 重度

患者有中重度的主观症状,同时裂隙灯显微镜下可查见眼表的损伤,但治疗后患者的眼表损害不可完全恢复正常。

使用任何眼药可引起干眼症状,特别是经常滴用(如每日超过 4 次)时,可能会妨碍泪膜的正常维持,引起干眼症状。干眼引起的症状可因使用药物而加重,如利尿剂、抗组胺药物、抗胆碱能药物、抗抑郁药,以及全身应用视黄醛(如异维 A 酸)。环境因素也对干眼产生影响,如湿度降低,风、气流,以及使用空调等,可加重干眼患者的眼部不适。此外,外源性刺激物或过敏原,尽管没有被认为是干眼的病因,但可以加重症状。

(三) 病因

1. 脂质层异常

脂质缺乏容易使水样层蒸发,导致泪膜不稳定。临床上睑板腺功能障碍(meibomian gland dysfunction,MGD)常导致泪膜脂质层异常,是蒸发过强型干眼的常见病因。

2. 水样层异常

泪腺或副泪腺分泌障碍,水样层过薄或不能形成。多见于中老年女性病人,常伴有眼部及全身疾病,如先天性无泪症、干燥综合征和类风湿关节炎等;部分药物的应用也可使泪液分泌减少,如阿托品、氯丙嗪和地西泮等。

3. 黏液层异常

通常由于结膜杯状细胞异常,引起黏蛋白分泌不足,不能形成有效的泪膜-上皮界面,导致泪膜过早破裂。可见于沙眼、维生素 A 缺乏症、Stevens-Johnson 综合征和结膜瘢痕等疾病。

4. 眼睑异常

眼睑异常可导致泪液动力学改变而造成干眼症,如眼睑缺损、睑球粘连、暴露性角膜炎及第Ⅶ对脑神经麻痹等疾病。

5. 角膜上皮病变

角膜上皮微绒毛的存在对吸附黏蛋白形成黏液层起着关键作用。因此,角膜上皮病变可导致泪膜异常。

6. 瞬目减少

长时间注视屏幕,使瞬目动作明显减少,导致泪膜破坏和角膜表面干燥,对角膜上皮产生损害。近年来临床常见的"视频终端综合征"是导致干眼的原因之一。

(四) 分类

根据 2020 年中国干眼专家共识,专家们制定了 3 种分类方法。

1. 按发病原因和危险因素分类

干眼由多因素导致,在病情进展过程中可能另有因素加入,部分患者发病很难用一种病因完全解释。在临床工作中,找到始动因素或最主要因素,会给临床治疗提供方向或在治疗中抓住主要矛盾。

(1) 全身因素性

很多全身性疾病,尤其免疫系统疾病及内分泌系统失衡会导致干眼,如 Sjögren 综合征、Stevens-Johnson 综合征、移植物抗宿主病、各种结缔组织和胶原血管病、严重的肝功能异常、甲状腺功能异常、糖尿病及痛风,更年期后的女性较为普遍,其他如维生素 A 缺乏、雄激素缺乏等疾病也易导致干眼。

(2) 眼局部因素性

包括局部感染及免疫相关疾病,如感染性结膜炎,过敏性结膜炎,角膜上皮基底膜下神经纤维丛密度异常,泪腺、睑板腺、眼表上皮细胞杯状细胞及角膜神经功能异常,螨虫性睑缘炎、睑缘结构异常等;各种原因引起的泪液动力学异常,如眼睑皮肤及结膜松弛症、泪阜部增生、眼睑痉挛、眼型痤疮等。

（3）环境因素性

环境因素包括空气污染、光污染、射线、高海拔、低湿度及强风力等。

（4）生活方式相关因素性

如长时间操作视频终端、户外活动少、长时间近距离平面固视、睡眠不足、使用空调、吸烟、长期配戴角膜接触镜、眼部化妆及长时间驾驶等。

（5）手术相关因素性

包括各种手术导致泪腺、副泪腺、睑板腺、眼表上皮细胞、角膜上皮基底膜下神经纤维丛损伤及缺失;各种手术引起泪液动力学异常,如眼表面光滑程度改变或曲率变化、泪道管径扩大、泪小点位置异常、睑缘缺损等。激光角膜屈光手术、白内障摘除手术等导致干眼的发生率较高,大部分患者于术后 3～6 个月恢复,但少数患者可以持续较长时间。

（6）药物相关因素性

包括全身及局部用药。全身用药,如更年期补充激素,服用抗抑郁、抗组胺、抗胆碱能、抗精神病药物以及异维甲酸药物、利尿剂、避孕药物、全身化疗药物等;局部用药,如眼部使用消毒剂、抗病毒药物、抗青光眼药物及含防腐剂滴眼液、眼膏等。

（7）其他因素性

除了以上因素,还有其他因素,如焦虑、抑郁等情绪也会导致干眼。

2. 根据体征的严重程度分类

轻度:裂隙灯显微镜下检查无明显眼表损伤体征（角膜荧光素染色点＜5 个）,泪膜破裂时间（breakup time of tear film,BUT）在 2 s 及以上。

中度:裂隙灯显微镜下检查角膜损伤范围不超过 2 个象限和（或）角膜荧光素染色点≥5 个且＜30 个,BUT 在 2 s 及以上。

重度:裂隙灯显微镜检查角膜损伤范围 2 个象限及以上和（或）角膜荧光素染色点≥30 个,BUT＜2 s。角膜荧光素染色点融合成粗点、片状或伴有丝状物。

3. 按照泪液主要成分或功能异常分类

眼表泪膜主要由脂质层、水液层及黏蛋白层组成,通过泪液动力学（包括眨眼等）将泪液分布在眼表,并最后排出眼部。

（1）水液缺乏型干眼（aqueous tear deficiency）

因水液性泪液生成不足和（或）质的异常而引起,如 Sjögren 综合征和许多全身疾病引发的干眼。

（2）脂质异常型干眼（lipid deficiency）

由于脂质层的质或量出现异常而引起,如睑板腺功能障碍、睑缘炎及各种引起泪液蒸发增加等因素造成的干眼。

（3）黏蛋白异常型干眼（mucin deficiency）

由于各种因素造成眼表上皮细胞（尤其杯状细胞）受损而引起。目前相关研究采用结膜印迹细胞检查法以及进行蕨样试验可了解黏蛋白缺乏,但临床尚无直接检测黏蛋白缺乏的方法,丽丝胺绿和虎红染色可间接提示缺乏黏蛋白覆盖的区域。临床眼表药物的毒性损伤、化学性眼外伤、热烧伤及角膜缘功能障碍、长期配戴接触镜等造成的干眼一般属于此种类型。

（4）泪液动力学异常型干眼（abnormal tear deficiency）

因泪液的动力学异常引起，包括瞬目异常（如瞬目频率降低、不完全瞬目等）、泪液排出异常、结膜松弛及眼睑异常等导致的干眼。部分视频终端综合征及各种原因导致的神经麻痹性或暴露性眼睑闭合不全也属于这一类型干眼。

（5）混合型干眼（mixed dry eye）

临床最常见的干眼类型，为以上两种或两种以上原因所引起的干眼。以上分类仅是相对而言。临床部分干眼如视频终端综合征，既存在蒸发增加因素，可属于脂质异常型干眼，又存在瞬目频率下降及不完全瞬目因素，可属于泪液动力学异常型干眼，后期部分患者还可合并睑板腺功能障碍，严重的视频终端综合征则为混合型干眼。

（五）临床检查

1. 询问病史

包括患者全身和眼部疾病史、手术史、全身及眼部药物治疗史、角膜接触镜配戴情况，以及患者的生活工作情况、加重因素及诱因等。

2. 询问症状

干眼常见症状有眼部干涩感、烧灼感、异物感、针刺感、眼痒、畏光、眼红、视物模糊、视力波动等。需要询问患者有哪些症状及症状的严重程度、症状出现及持续时间，同时询问起病过程、症状发生或加重诱因和缓解条件以及全身与局部伴随症状等。

3. 中国干眼问卷表

中国干眼问卷量表

干眼是一种多因素相关的慢性炎症性进展性的疾病，与平时的生活习惯息息相关，请您按实际情况认真填写，谢谢配合！

（1）一般信息

姓名	性别	年龄	联系方式	居住地（现居城市）

（2）有关病例（在选项上打"√"）

题目	0分	1分	2分	3分	4分
您已配戴隐形眼镜多长时间，或已进行角膜屈光手术多长时间	无	1年以内/半年	2年以内/1年	5年以内/2年	5年以上/2年以上
您平均每天用眼药水的次数和时间	无	4次/日及以下，3个月以下	4次/日及以下，3个月以上	>4次/日，3个月以下	>4次/日，3个月以上
您晚上睡眠质量如何	睡眠很好	偶尔失眠或熬夜	经常失眠或熬夜	大部分时间睡眠质量差	每天失眠质量都很差

题目	0分	1分	2分	3分	4分
您以下部位是否觉得干燥： a. 鼻子 b. 嘴巴 c. 喉咙 d. 皮肤 e. 生殖器	无	1种	2种	3种	4种及以上
您的眼睛在如下环境中是否敏感： a. 干燥环境 b. 油烟环境 c. 空气污染环境 d. 粉尘环境 e. 空调/暖气环境	无	1种	2种	3种	4种及以上
您是否长期服用以下药品： a. 抗过敏药 b. 利尿药 c. 降压药 d. 安眠药 e. 精神病类用药 f. 避孕药 e. 更年期治疗药物	无	1种	2种	3种	4种及以上

（3）过去一周眼部症状

题目	没有	偶尔	一半时间	大部分时间	全部时间
眼部异物感	0	1	2	3	4
眼睛痛	0	1	2	3	4
眼睛畏光	0	1	2	3	4
晨起睫毛上有分泌物	0	1	2	3	4
睁眼困难	0	1	2	3	4
视力波动	0	1	2	3	4

中国干眼问卷量表≥7分作为诊断干眼条件之一。

4. 眼表疾病指数量表（OSDI）

眼表疾病指数量表（OSDI）

姓名	性别	年龄	联系方式	居住地（现居城市）

（1）在过去的一周内，你是否有以下不舒服的感觉？（请在相应数字后面打"√"）

	总是	大部分时间	一半时间	偶尔	从不
眼睛畏光	4	3	2	1	0
感觉眼睛像进了沙子一样	4	3	2	1	0

	总是	大部分时间	一半时间	偶尔	从不
眼睛疼痛或酸胀	4	3	2	1	0
看东西模糊	4	3	2	1	0
视力变差	4	3	2	1	0

（2）在过去一周内，有没有因为眼睛不舒服的问题困扰你做以下活动？（请在相应数字后面打"√"）

	总是	大部分时间	一半时间	偶尔	从不	其他
阅读	4	3	2	1	0	过去一周没有阅读过
晚上开车	4	3	2	1	0	过去一周没有在晚上开过车
使用电脑	4	3	2	1	0	过去一周没用过电脑
看电视	4	3	2	1	0	过去一周没看过电视

（3）在过去的一周内，你的眼睛有没有在以下环境中感到不适？（请在相应数字后面打"√"）

	总是	大部分时间	一半时间	偶尔	从不	其他
在迎风/刮风的环境中	4	3	2	1	0	过去一周没遇到过刮风的环境
在相对干燥的地点或环境	4	3	2	1	0	过去一周没在干燥的地方待过
在开空调的地方	4	3	2	1	0	过去一周没在开空调的地方待过

OSDI检查结果分数≥13分作为诊断干眼条件之一。

5. **泪液分泌试验**（Schirmer tear test）

分为 Schirmer Ⅰ 和 Schirmer Ⅱ 试验。较常采用的为不使用表面麻醉时进行的 Schirmer Ⅰ 试验，检测的是反射性泪液分泌情况。使用表面麻醉时检测的则是基础泪液分泌情况，Schirmer Ⅱ 试验应在安静和暗光环境下进行。

Schirmer Ⅰ 试验检查：患者正坐位，直视前方，检查者将试纸条，一端在 5 mm 处折叠，轻拉被检者的下睑，将试纸折叠部分插入下睑结膜囊外侧或内侧 $\frac{1}{3}$ 处，其余部分下垂于眼睑皮肤表面，被检者正常瞬目，计时 5 min 后取出试纸，查看试纸被泪液渗湿的长度。

Schirmer Ⅱ 试验检查：方法与 Schirmer Ⅰ 试验相似，不同之处是将滤纸放入结膜囊内后，再将一棉棒插入同侧鼻腔刺激鼻黏膜。若 5 分钟后滤纸湿长小于 15 mm，表示反射性泪液分泌功能不足。该试验相对敏感，操作简便，但可重复性差，不能仅凭一次测量结果就确诊或排除干眼症，需多次反复测量，结果一致时方更具有诊断参考价值。

6. **泪膜破裂时间**（breakup time of tear film，BUT）

评价泪膜的稳定性。目前，临床医生主要检测泪膜破裂时间的方法有两种：荧光素染色泪膜破裂时间（fluorescein breakup time，FBUT）和非接触式泪膜破裂时间（noninvasive breakup time，NIBUT）。

荧光素染色泪膜破裂时间是目前临床最常用的方法,需在常温、温度适宜、避光室内环境下进行。标准检查方法:用荧光素试纸进行角膜荧光素染色,使用裂隙灯滤光式投照法进行观察。嘱被检者瞬目数次,使荧光素钠均匀分布在角膜上,呈现鲜绿色。嘱被检者睁眼直视前方不再眨眼,检查者开始计时直到角膜上出现第一个黑色干燥斑,测量三次取平均值。

非接触式泪膜破裂时间:基于 Placido 环投射原理,结合自动分析软件,检测泪膜随时间破裂的位点和时间。

7. 丽丝胺绿染色

丽丝胺绿是一种具有像虎红一样的染色效果,且使患者无不适感的染料,较虎红具有较好的耐受性,在评估干眼时非常有效。丽丝胺绿不染色健康的角膜上皮细胞,只染细胞膜损伤的细胞,并不抑制病毒再生,对人体组织无毒性和较好的耐受性,使得其在诊断眼表疾病中比虎红更有优势。其敏感度高于荧光素染色,1%丽丝胺绿染料滴眼后睑裂区角结膜点染色 4 点以上,结膜呈底向角膜缘的倒三角染色,点状或片状着色为阳性。

8. 辅助检查

辅助检查主要包括泪膜镜检查、角膜地形图检查、共聚焦显微镜检查、泪液乳铁蛋白含量测定、泪液渗透压测定、印迹细胞学检查、睑板腺成像检查、前节 OCT 检查、泪液清除率试验、泪液蕨样变试验及血清学检查等。

(1)泪膜镜或泪膜干涉成像仪通过观察泪膜干涉图像,可对连续眨眼过程中泪膜厚度、泪膜分布情况进行动态记录,并对泪膜的稳定性进行分级评价,还可了解泪膜的脂质层分布。

(2)角膜地形图检查了解泪膜分布的规则性。干眼患者角膜地形图角膜表面规则指数 SRI 和表面不对称指数 SAI 增高。泪膜像差分析可帮助分析泪膜动力学特性和解释泪膜稳定性与像差及视觉质量的关系。

(3)共聚焦显微镜检查利用共聚焦显微镜无创和高分辨率的特点可对干眼患者的角结膜组织在细胞水平进行活体形态学的观察和研究,连续观察包括角结膜上皮、基质层和内皮层等,揭示干眼的病理变化,对于干眼有一定诊断意义。

(4)泪液乳铁蛋白含量测定泪液中乳铁蛋白值随病程进展而持续下降,可反映泪液分泌功能,能帮助诊断干眼及观察病情变化。

(5)印迹细胞学检查干眼患者可出现眼表面损害的征象,如结膜杯状细胞密度降低、核浆比增大、鳞状上皮化生、角膜上皮结膜化等。

(6)睑板腺成像检查通过红外线睑板腺观察仪可透视睑板腺的形态,观察睑板腺有无缺失,是观察睑板腺形态学改变的客观检查方法。

(7)其他包括泪液清除率试验、泪液蕨样变试验、泪腺或口唇黏膜活检、泪液溶菌酶测定、前节 OCT 检查和血清学检查等。

9. 干眼临床检查顺序

病史询问→症状询问→裂隙灯显微镜检查→BUT→荧光素染色→泪液分泌试验→睑板腺形态和功能检查→其他所需辅助检查。

(六)临床诊断

根据 2020 年我国干眼专家共识对于干眼的诊断主要有病史询问、症状评估、裂隙灯显微镜检查、泪膜稳定性评估及其他辅助诊断帮助进行病因学诊断和判断严重程度。

1. 干眼诊断标准

(1) 患者主诉有眼部干涩感、异物感、烧灼感、疲劳感、不适感、眼红、视力波动等主观症状之一,中国干眼问卷量表≥7分或眼表疾病指数(ocular surface disease index,OSDI)≥13分;同时,患者FBUT≤5 s或NIBUT<10 s或Schirmer I试验(无麻醉)≤5 mm/5 min,可诊断干眼。

(2) 患者有干眼相关症状,中国干眼问卷量表≥7分或OSDI≥13分;同时,患者FBUT>5 s且≤10 s或NIBUT为10～12 s,Schirmer I试验(无麻醉)>5 mm/5 min且≤10 mm/5 min,则须采用荧光素钠染色法检查角结膜,染色阳性(≥5个点)可诊断干眼。

2. 根据体征的严重程度给干眼分类

(1) 轻度:裂隙灯显微镜下检查无明显眼表损伤体征(角膜荧光素染色点<5个),泪膜破裂时间(BUT)在2 s及以上。

(2) 中度:裂隙灯显微镜下检查角膜损伤范围不超过2个象限和(或)角膜荧光素染色点≥5个且<30个,BUT在2 s及以上。

(3) 重度:裂隙灯显微镜检查角膜损伤范围2个象限及以上和(或)角膜荧光染色点≥30个,BUT<2 s。角膜荧光素染色点融合成粗点、片状或伴有丝状物。

3. 我国国家中医药管理局发布的中医诊断标准

(1) 症状为眼干涩、异物感、视力疲劳,可伴有口鼻干燥等。

(2) 泪液分泌量测定Schirmer I低于10 mm/5 min。

(3) 泪膜破裂时间小于10秒。

(4) 角膜荧光素钠染色后可见上皮散在点状着色。

二、视疲劳

(一) 定义

视疲劳(asthenopia),又称眼疲劳(eye fatigue),是指个人在执行视觉任务时,为保持长时间注意力所经历的、以眼部不适为基础的一系列不良症状。

视疲劳有狭义(仅涉及眼部不适)和广义(包括相关的全身性疲劳)之分。由于视疲劳产生原因错综复杂,视疲劳绝非独立的眼部问题,而是归属于身心疾病,所以一般被称作视疲劳综合征。此外其相近或子概念还有视频终端综合征(VDT syndrome),干眼综合征(dry eye syndrome),数字眼疲劳(digital eyestrain),计算机视觉综合征(computer vision syndrome)等,这些更强调电子屏幕使用场景的视疲劳症状。视疲劳以病人主观症状为主,眼或者全身因素与精神心理因素相互交织,它并非独立的眼病。

(二) 症状

视疲劳在临床上主要表现为一系列非特异性症状,如在视觉障碍方面表现为近距离工作或阅读不能持久,可出现暂时性视物模糊或重影;在眼部不适方面表现为眼胀、眼痛、眼干、眼烧灼感、流泪、眼痒、眼异物感及眼眶疼痛;甚至还常常伴有全身性症状,如易疲劳、头痛、头晕,记忆力减退,严重时甚至恶心、呕吐,并出现焦虑、烦躁以及其他神经官能症的症状。有屈光不正、间歇性斜视、调节不足和集合不足的人群,也会存在视疲劳,看近会比看远视疲劳症状明显,因为看近需要更多的调节和集合。

(三) 病因

1. 中医方面

古医籍中虽未明确提出"视疲劳"这一病名,但对本病的认识较早,根据患者长时间使用目力后出现酸胀、疼痛、干涩、瘙痒、烧灼感、异物感及眼眶疼痛、流泪等症状,并基于"肝开窍于目"的理论,早在唐代便将本病归属于"肝劳"范畴。如孙思邈《千金要方·七窍病上》中提出:"其读书、博弈等过度患目者,名曰肝劳。"并首次明确提出十九种导致目疾的因素,如"极目远视、数看日月、夜视星火、夜读细书、月下看书、抄写多年、雕镂细作、博弈不体、久处烟火、泣泪过多"等。中医学认为,"目为肝之窍","肝受血而能视",若过用目力,肝血耗伤,目窍失养则不耐久视、眼胀、眼痛、眼睑重坠、干涩不适及头晕头痛等,因此谓之"肝劳"。而《素问》说:"久视损神,故伤血。"《审视瑶函·卷之一·内外之障论》进一步阐述了心与眼疲劳的发病关系,即"心藏乎神,运光于目,凡读书作字,与夫妇女描刺,匠作雕銮,凡此皆以目不转睛而视,又必留心内营。心主火,内营不息,则心火动。心火一动,则眼珠隐隐作痛,诸疾之所由起也。"还提到肝劳与肾的关系:"夫肾属于水,水能克火,若肾无亏,则水能上升,可以制火。水上升,火下降,是为水火既济,故虽神劳,元气充足,亦无大害。惟肾水亏弱之人,恐难以调治。若再加以劳神,水不上升,此目之所以终见损也。"《景岳全书》说:"眼目一证……既无红肿,又无热痛,而但或昏或涩,或眩运,或无光,或年及中衰,或酒色过度,以致羞明黑暗,瞪视无力,珠痛如抠等证,则无非水之不足也。"由上可知,古代医家当时已经认识到本病的发生主要在于用眼不当,过用目力,持续近距离用眼,其病因主要与肝、心、肾密切相关。现代医家继承前人之所长,结合现代临床实践,认为视疲劳的发生与肝肾阴虚、脾胃虚弱、气滞血瘀有关,主要诱发因素是过用目力、劳心伤神。廖品正认为本病多因久视劳心伤神、耗伤气血,或劳瞻竭视、肝肾精血亏虚、目窍失养所致。此外,气血亏虚或肝肾不足者更易引发本病。

2. 西医方面

现代医学认为,视疲劳的病因病理主要可归纳为眼部因素、环境因素、精神(心理)因素及全身性因素等。

(1) 眼部因素

1) 调节、辐辏(集合)功能障碍。人眼的调节与辐辏功能具有联动性,舒适的用眼区域为人眼辐辏范围的中 $\frac{1}{3}$ 区,近距离用眼需要保留正相对辐辏的储备量,当辐辏能力不足时,双眼则会动用正性融合储备来代偿辐辏能力以维持双眼单视。当双眼融合储备能力不足,过量视近则会导致视疲劳的发生。

2) 屈光不正未矫正。视疲劳的主要诱发因素之一是屈光不正。如近视、远视和散光,会动用过量的调节使睫状肌处于持续紧张状态,同时会伴随过度集合,引起调节性视疲劳。近视眼由于视近反射三联动失衡,不能保证调节与集合协调,所以容易导致发生视疲劳。若眯眼视物则更易引发本病,因眯眼时会增加眼睑肌的工作负荷,导致眼睑肌的紧张和疲劳,继而加重视疲劳症状。若两眼视网膜上的成像大小不一,上传视觉中枢后必然会引起双眼的融像困难,另外对外界物体的错误定位,会导致网膜视物变形,形成严重的视觉干扰进而导致视疲劳的产生。屈光参差、晶状体和屈光手术在很大程度上会导致视像不等。轻度屈光不正相比中高度屈光不正更易引发视疲劳,因中高度屈光不正经努力仍无法获得清晰视力后会自动放弃调节。

3)肌源性因素。因眼肌疲劳造成的视疲劳原因包括,光线原因:若光线过强,则会刺激瞳孔剧烈收缩,导致虹膜括约肌疲劳,视疲劳发生;若光线过弱,视网膜的照度不够,物体的对比度不足,双眼则会调动视近反射三联动的瞳孔收缩来提高视觉,但会增加睫状肌的工作负荷,引起视疲劳。斜视或隐斜视:人的静息眼位在朝上的颞侧,只要睁眼就会动用内直肌。若长时间睡眠不足就会频繁地动用内直肌;如果眼位不正或有较大的隐斜视,更多的眼外肌力量被动用,则更易引发视疲劳。

4)眼镜配戴不适。若镜片光学中心与患者瞳距有偏差,产生的棱镜效应超过人眼所能耐受的范围,双眼屈光度矫正不平衡,与实际度数或散光轴向有差异等均可引发视疲劳。

5)干眼症。眼表泪膜参与了屈光视觉,干眼症状与视疲劳症状交织在一起,视疲劳可显著增加干眼症状。研究发现长期使用视屏显示终端(visual display terminal,VDT)可影响操作者的泪膜稳定性和眼表功能。

6)眼科手术后。主要包括角膜手术、外直肌后徙术和内直肌截除术等术式。

7)某些眼病。如睑板腺功能障碍、睑缘炎、结膜炎或上睑下垂等,在影响视觉功能时可能会引起视疲劳症状。

(2)环境因素

采光照明、长时间近距离用眼、工作物与阅读字体大小、背景对比和稳定性、VDT工作环境等均可导致调节紧张,产生视疲劳。研究发现,工作和生活环境差往往会导致精神不适和视疲劳。荧屏的操作环境如照明、温度、屏幕亮度、对比度、画面闪烁跳动、屏幕反光、文字大小、文字排版、射线及人眼与VDT屏幕的相对位置等都是引发视疲劳的重要因素。VDT工作者的视线需长时间频繁在屏幕、键盘以及文稿之间交替移动,眼调节、辐辏等视觉功能在两个固定距离之间来回波动,眼球运动频繁,处于持续紧张状态,累积到一定程度将发生视疲劳。其发病机制是VDT亮光的眩目、显示屏的闪烁跳动、密集的文字、行距过窄或文字亮度过强产生"互渗"现象;荧光波长对调节功能以及彩色显示屏的彩色像差对眼聚焦的影响等。此外,使用VDT工作时,长时间注视显示屏,瞬目次数减少,不利于睑板腺的分泌,会增加泪液蒸发,且使用者多处于空调环境中,这又促进了泪液的蒸发,加重眼部干涩不适,促进视疲劳的发生。研究表明荧屏作业时间的长短、睡眠质量与视疲劳的发生率显著相关,且每日荧屏暴露时间超过6 h后该病发生率更高。通过研究双眼眼动参数与VDT视疲劳发生的相关性,发现VDT视疲劳患者较正常人群具有较低的调节幅度、较远的集合近点、较低的调节性集合与调节比值、较高的负相对调节、较低的正相对调节和具有更高的近距离外隐斜,而这些因素可能是导致VDT视疲劳发生的重要因素。

(3)精神(心理)因素

焦虑、紧张、更年期、社会和同事的认可支持、性格特征、精神(心理)压力等都是影响视疲劳的相关因素。研究表明部分在办公室工作人员的精神状态与视疲劳的发生关系,结果发现性格外向、精神状态好、压力较小及社会认同感强的人群患本病的风险较小。

(4)全身性因素

许多全身性疾病可造成视疲劳,如更年期综合征、干燥综合征早期、过度睡眠不足、贫血、糖尿病、硬皮病、高血压病、甲状腺功能亢进症等。

（四）分类

将因眼睛引起的头痛分为因眼病和非眼病所造成的头痛,非眼病所造成的头痛往往会伴随着所谓的眼睛疲劳、眼部不适、眼睛紧绷及困倦等感觉和症状。本节讨论非眼病所致视疲劳的分类

1. 调节性眼睛疲劳

调节性眼睛可见于过矫正的近视,未矫正的远视、散光、老花等,当未矫正或过矫正的度数与完全矫正度数相差较少时,患者眼部会努力克服这种情况,因此,更容易引起眼睛疲劳。如果这样的屈光异常没有得到正确的矫正,在进行长时间持续性的工作或需要注视远方小目标物体时,睫状肌会因疲劳产生痉挛,造成视物模糊,随着频度的增加,会感觉到头痛。此外,某些患者为了使物体看得清晰,会将眼睛眯起变细或将脸紧绷,而这样则会并发面部肌肉的疲劳及疼痛。因此,应尽量避免会引起眼睛疲劳的工作及长时间阅读,即使在阅读时也尽量避免精神过度集中。

2. 眼肌性眼睛疲劳

眼肌性眼睛疲劳可见于辐辏不全、上下斜位、散开能力不足等。此种原因的眼睛疲劳常常表现为眼睛被拉紧的感觉、文字模糊、复视等症状,在身体及精神疲劳时会显著起来,头痛多由后头部到颈部肌肉引起,有时会伴随着想吐、眩晕、精神不安、身体极度衰弱等症状。

3. 因照明引起的眼睛疲劳

耀眼的光线、过度与不足的照度、照明的闪烁等都会引起睫状体及瞳孔括约肌的收缩或痉挛,有时会并发激烈的头痛;同时,有些人为了避免以上有害照明情况而将脸紧绷时,则会诱发脸部肌肉的疲劳及疼痛。

4. 不等像视所造成的眼睛疲劳

不等像视可分为戴眼镜引起及非戴眼镜引起。但先天性的不同视、像的大小差异显著时,产生单眼的压抑,而引起眼睛疲劳的现象较少见。而像差比较少的时候,引起眼睛疲劳及头痛的情况相比较多。不等像视所造成的眼睛疲劳常产生以下症状:融像不全,立体视力低下、目眩、晕车等,在不等像视屈光异常用眼镜矫正的时候会产生视标倾斜及歪曲等。

5. 其他的眼睛疲劳

睡眠不足、运动不足、缺氧、饮食不正常、偏食、过量的咖啡、红茶、酒精等,会引起眼睛疲劳及头痛。

（五）临床检查

1. 眼部检查

主要检查眼前节、泪膜和眼部疾病这 3 个方面:使用裂隙灯检查患者的眼前节,确定是否有慢性炎症、睑板腺功能障碍(MGD)、睑缘炎、睑板腺囊肿或睑腺炎等疾病;通过 Schirmer 试验、泪膜破裂时间(BUT)、泪膜质量检查 3 种检查方式之一对患者进行泪液检查;最后用检眼镜及眼压的测量判断是否存在青光眼等其他眼部疾病。

2. 视力检查

患者的视力不佳也是出现视疲劳的常见原因之一,我们需要对患者进行全套的视力评估,包括远、近视,裸眼视力及矫正视力,对比敏感度(CSV)检查。目前用于检测视力的视力表是在高对比度下眼的分辨能力,而实际生活中存在着不同对比度的情况,高对比度的视力

表不能反映出不同对比度情况下的视觉分辨能力，所以需要测量患者在不同对比度下的视力情况，以发现患者视疲劳的原因。

3. 主客观屈光检查

屈光检查是临床最常用的排除视疲劳的方法，包括客观检查和主观检查。客观检查是通过检影或电脑验光仪进行客观验光，结合旧镜度数为主观检查做好铺垫工作。主观检查分为单眼的屈光检查和双眼平衡测试两个步骤。单眼屈光检查按照雾视、第一次红绿视标检查、交叉圆柱镜检查、第二次红绿视标检查、最佳视力最大正镜化检查的顺序进行检查。准确的屈光检查在视疲劳诊断和处理中有非常重要的作用，在必要的时候还要进行睫状肌麻痹。

4. 双眼视功能检查

其检查有融合、立体视、调节和集合。调节检查包括：负相对调节（NRA）、调节反应（BCC/FCC）、正相对调节（PRA）、调节幅度（AMP）、调节灵活度。集合检查包括：远距眼位，正、负融像范围，近距眼位，近融像范围，AC/A，集合近点和集合灵活度。

（六）临床诊断

按照患者症状、检查结果和成因可以把视疲劳分成以下几种类型：眼病、VDT综合征、屈光不正、双眼视异常、环境因素。

1. 眼病

常见引起视疲劳的眼部疾病有干眼、青光眼、眼部的慢性炎症等。

2. VDT综合征

由于长时间使用VDT操作而影响眼睛和身心健康所产生的一组疾病称为VDT综合征，别名也叫技术紧张性眼病。眼部表现长时间注视屏幕伴随眼干涩、视酸累、异物感、视物模糊等。

3. 屈光不正

（1）近视、远视、散光未矫正或矫正不当均会引起视疲劳，屈光参差由于调节集合功能无法协调，也是临床上常见的视疲劳产生原因。特别是高度屈光参差者。

（2）准分子激光矫正屈光不正术后，由于看远看近的影像大小、调节、集合、镜片的变化也通常引起患者有累的主述，需要适应或者视觉训练来解决。

4. 双眼视异常

Worth四点灯或立体视功能异常，即双眼的同时视、融合或立体视功能障碍，会导致视疲劳。易造成视疲劳的其他双眼视异常包括：集合不足、集合过度、基本型内隐斜、基本型外隐斜、调节不足、调节过度、调节灵活度不良、调节不能持久。

5. 环境因素

由于患者所处的光照强度问题造成的视疲劳也经常能见到，过亮或过暗的工作环境都能引起视疲劳症状，合理的光照强度和灯光颜色对视疲劳减缓有很重要作用。患者的工作性质如果需要长时间地注视近距离物体也极易造成视疲劳。随着光污染和近距离工作负荷的增加，环境因素越来越被我们所重视。

第三章
光学矫正技术

几乎所有人都会有戴眼镜的经历。他们或许是由于近视,或许是由于老视,或许是出于保健或者美观的目的等其他原因。不管是哪种情况,都是与光学分不开的。眼镜作为一种常用的光学器具,既具有商品的特性,又具有医疗的作用,它可以用来矫正眼球的屈光不正、保护眼睛的健康和改善视觉功能。本章就来重点讲解不同类型透镜对视觉的光学矫正功能。

第一节　透镜矫正技术

一、单焦点透镜矫正技术

(一) 定义

由前后两个折射面组成的透明介质称为透镜,这两个折射面至少有一个是弯曲面。根据透镜弯曲面分为球面、柱面、环曲面或非球面。透镜根据焦点个数分为单焦点透镜和多焦点透镜。

单焦点透镜具有单一屈光度,外界平行光线通过单焦点透镜形成单一的焦点和焦线。单焦点镜常见的镜片形式有球面透镜、柱面透镜、球柱面透镜和环曲面透镜。

1. 球面透镜(spherical lens)

指前后两个表面均为球面,或一面为球面,另一面为平面(平面可以看作为半径无穷大的球面)的透镜,简称球镜。球面透镜根据透镜的性质可以分为凸透镜(正透镜)和凹透镜(负透镜)两大类(图 3 - 1 - 1)。

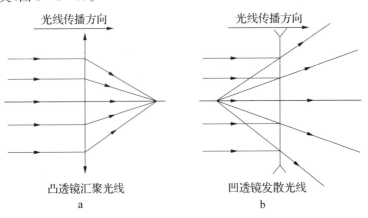

图 3 - 1 - 1　凸、凹透镜性质

（1）凸透镜

中央厚、周边薄的球面透镜,对光线有汇聚作用(图3-1-1a)。根据凸透镜的前后两面的形状可以分为以下几种类型(图3-1-2):

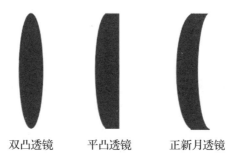

双凸透镜　　　平凸透镜　　　正新月透镜

图3-1-2　凸透镜的镜片形式

1)凸透镜前后两个面均为凸面,称为双凸透镜。若前后两个凸面的曲率相等,则为等双凸透镜(对称性双凸透镜);若前后两个凸面的曲率不相等,则为不等双凸透镜(非对称性双凸透镜)。

2)凸透镜的两个面中一面是凸面,另一面是平面,称为平凸透镜。

3)凸透镜的两个面由一个凸面和一个凹面组成,称为凹凸透镜,或称为新月形凸透镜(正新月形透镜)。若透镜前后表面的曲率变化较小为浅新月形透镜;若透镜前后表面的曲率变化较大为深新月形透镜。

（2）凹透镜

中央薄、周边厚的球面透镜,对光线有发散的作用(图3-1-1b)。根据凹透镜的前后两面的形状可以分为以下几种类型(图3-1-3):

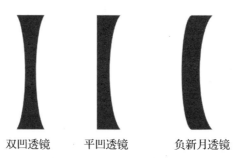

双凹透镜　　　平凹透镜　　　负新月透镜

图3-1-3　凹透镜的镜片形式

1)凹透镜前后两个面均为凹面,称为双凹透镜。若前后两个凹面的曲率相等,则为等双凹透镜(对称性双凹透镜);若前后两个凹面的曲率不相等,则为不等双凹透镜(非对称性双凹透镜)。

2)凹透镜的两个面中一面是凹面,另一面是平面,称为平凹透镜。

3)凹透镜的两个面由一个凸面和一个凹面组成,称为凸凹透镜,或称为新月形凹透镜(负新月形透镜)。若透镜前后表面的曲率变化较小为浅新月形透镜;若透镜前后表面的曲率变化较大为深新月形透镜。

2. 柱面透镜(cylindrical lens)

一面是柱面,另一面是平面的透镜。柱面透镜分类:正柱面透镜和负柱面透镜(图3-

1-4)。特点:一条主子午线有屈光力,与之垂直的另一条主子午线无任何屈光力,平行光通过柱面透镜后汇聚到焦点,焦点集合成一直线称为焦线,焦线与轴平行。

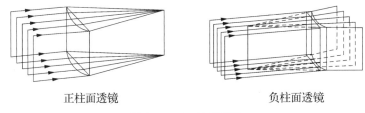

正柱面透镜　　　　　　　　　　负柱面透镜

图 3-1-4　柱面透镜

柱镜的表达形式:-1.00DC×180 为负柱镜,其中-1.00DC 代表柱镜屈光力大小,180代表轴的方向在水平位置,用十字处方表示为图 3-1-5a;+2.75DC×90 为正柱镜,表示为图 3-1-5b。

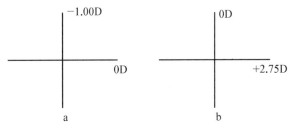

图 3-1-5　十字处方表示柱镜

以图 3-1-5a 表示为例,柱镜沿轴方向没有曲率,故在该方向上没有屈光力,为 0D。与轴垂直的方向曲率最大,因此最大曲率方向其屈光力也最大,为-1.00D,即该柱镜的屈光力-1.00DC,记录为-1.00DC×180。

3. 球柱面透镜和环曲面透镜

透镜的一面为球面,另一面为柱面,两面之和构成的透镜为球柱面透镜(spherocylindrical lens)。或透镜的一面为球面,另一面为环曲面,构成的透镜为环曲面透镜(toric lens)。

(1) 球柱面透镜

球柱镜指两个主子午线的屈光力不等且均不等于零的透镜,它相当于两个柱面透镜正交组合或一个球面透镜与一个柱面透镜的组合。如图 3-1-6,+5.00DS/-2.00DC×180的十字处方表示球柱联合。

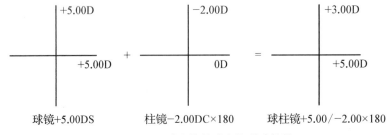

球镜+5.00DS　　　　　柱镜-2.00DC×180　　　　球柱镜+5.00/-2.00×180

图 3-1-6　球+柱镜联合构成球柱镜

（2）环曲面透镜

透镜的两个表面一面是环曲面，另一面是球面，称为环曲面透镜。与球柱面透镜相比，环曲面透镜在外观和成像质量上都优于球柱面透镜。因此，在实际运用中矫正散光的镜片都是环曲面透镜。将环曲面制作在透镜的外表面称为外环曲面透镜（外散镜片）；将环曲面制作在透镜的内表面称为内环曲面透镜（内散镜片），在消像差及提高成像质量等方面都优于外环曲面透镜，并且外观比外环曲面镜片美观。

（二）原理

1. 单焦点透镜原理

透镜各子午线上曲折光线的能力相等，由于透镜各方向上的曲率半径均相等，所以透镜各子午线上屈折光线的能力均相等，透镜的屈光力数值是单一的。

球面透镜屈光力：根据球面透镜的特点，各个方向上对光线的聚散能力均相等，通常用屈光力来表示，单位为"D"。记录球面透镜时需要保留小数点后两位，单位为 DS，例：+3.00DS，−1.75DS 等。

（1）球面透镜各子午线上曲折光线的能力相等，屈光力在数值上等于透镜焦距的倒数。

$$F = \frac{1}{f'} \qquad\qquad （公式 3-1-1）$$

例 3-1　凸透镜的焦距为 33 cm，其屈光力？

分析：将数值 $f' = 33$ cm $= 0.33$ m 代入公式 3-1-1 中，得到屈光力 $F = +3.00$DS，使用十字处方表示为图 3-1-7。

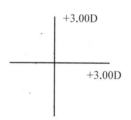

图 3-1-7　十字处方表示正球镜

各个方向上的屈光力大小均为 +3.00D，该凸球面透镜的屈光力为 +3.00DS。

例 3-2　凹透镜的焦距为 25 cm，其屈光力？

分析：将数值 $f' = -25$ cm $= -0.25$ m 代入公式 3-1-1 中，得到屈光力 $F = -4.00$DS，使用十字处方表示为图 3-1-8。

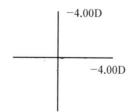

图 3-1-8　十字处方表示负球镜

各个方向上的屈光力大小均为−4.00D,该凹球面透镜的屈光力为−4.00DS。

(2) 球镜的面屈光力:光束从一种介质通过单球面界面进入另一种介质,光束的聚散度将发生改变,球面使光束聚散度改变的程度称为此球面的面屈光力。

$$F=\frac{n_2-n_1}{r}$$ (公式3-1-2)

例3-3 空气和玻璃之间的界面为一凸球面(图3-1-9),空气的折射率为1,玻璃的折射率为1.53,球面的曲率半径为20 cm,光线从光疏介质进入光密介质中,此时界面的屈光力是多少?

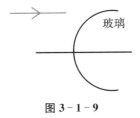

玻璃

图3-1-9

分析:根据图3-1-9可知,$n_1=1$,$n_2=1.53$,$r=20$ cm$=0.20$ m,光疏介质为空气,光密介质为玻璃。

代入公式3-1-2中,得到 $F=(1.53-1)/0.20=+2.65$DS,该界面的屈光力为+2.65DS。

例3-4 光线从水进入球面玻璃,水的折射率为1.33,球面玻璃的折射率为1.53,界面曲率半径为−10 cm,则界面的屈光力为多少?

分析:根据题意可知,$n_1=1.33$,$n_2=1.53$,$r=-10$ cm$=-0.10$ m。

代入公式3-1-2中,得到 $F=(1.53-1.33)/(-0.10)=-2.00$DS,该界面的屈光力为−2.00DS。

(3) 薄透镜屈光力:通常眼用透镜的中心很薄(尤其是凹透镜),若中心厚度相对于其前、后球面半径而言,其数值可忽略时,则透镜的屈光力的大小由前后两个表面的屈光力构成。前表面用 F_1 表示,后表面用 F_2 表示。

$$F_1=\frac{n_2-n_1}{r_1}$$

$$F_2=\frac{n_1-n_2}{r_2}$$

透镜的总屈光力为前后表面之和,即 F_1+F_2:

$$F=F_1+F_2=(n_2-n_1)\left(\frac{1}{r_1}-\frac{1}{r_2}\right)$$ (公式3-1-3)

该薄透镜若恰好位于空气中时,空气的折射率 n_1 为1,设透镜的折射率 n_2 为 n,可以得到透镜的屈光力

$$F = (n-1)\left(\frac{1}{r_1} - \frac{1}{r_2}\right) \qquad \text{（公式 3-1-4）}$$

例 3-5　一块凸新月形薄透镜（图 3-1-10），折射率为 1.5，前、后表面曲率半径分别为 5 cm 和 12.5 cm，透镜的屈光力为多少？

分析：根据题意可知，$n=1.5$，$r_1 = +5\text{ cm} = +0.05\text{ m}$，$r_2 = +12.5\text{ cm} = +0.125\text{ m}$。

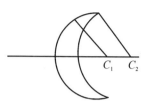

图 3-1-10　凸新月形薄透镜

代入公式 3-1-4 中，得到 $F = (1.5-1)\left(\dfrac{1}{0.05} - \dfrac{1}{0.125}\right) = +6.00\text{DS}$，该薄透镜的屈光力为 +6.00DS。

例 3-6　一双凹形薄透镜，折射率为 1.6，前、后表面曲率半径分别为 20 cm 和 12 cm，透镜的屈光力为多少？

分析：根据题意可知，$n=1.6$，$r_1 = -20\text{ cm} = -0.20\text{ m}$，$r_2 = +12\text{ cm} = +0.12\text{ m}$。

代入公式 3-1-4 中，得到 $F = (1.6-1)\left(\dfrac{1}{-0.20} - \dfrac{1}{0.12}\right) = -8.00\text{DS}$，该薄透镜的屈光力为 -8.00DS。

（4）**透镜的有效镜度**：当无穷远处的平行光经过薄透镜后，出射光线会在像方焦点发生汇聚，若将透镜向左（或向右）移动，其焦点也随之向左（或向右）移动，符合共轭关系。若将薄透镜的位置移动一段距离，而让焦点位置不发生改变，可以通过改变薄透镜的屈光度来满足条件，此时透镜的度数为有效镜度。

验光师在验配眼镜时，需要了解有效镜度对戴镜的效果的影响。因为透镜在矫正屈光不正时，要求外界远处的光线经过眼镜和眼屈光系统后，出射光线应在视网膜上聚焦，眼镜离眼睛的距离是可变的，因而我们需考虑镜片的有效镜度。

2. 柱面透镜的原理

正柱面透镜：一子午线屈光力为 0D，与之垂直的子午线有最大正屈光力，矫正单纯的远视性散光。例 +3.00DC×90（图 3-1-11）。

负柱面透镜：一子午线屈光力为 0D，与之垂直的子午线有最大负屈光力，矫正单纯的近视性散光。例 -4.50DC×180（图 3-1-12）。

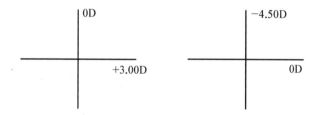

图 3-1-11　+3.00DC×90　　图 3-1-12　-4.50DC×180

3. 球柱面透镜和环曲面透镜

规则性散光眼的屈光系统相当于由两个柱镜的组合而成的球柱面透镜，即最大与最小屈光力数值都不等于零。故一束光线经过球柱镜后形成互相垂直的两条焦线，这两条焦线不在同一平面，两个主子午线的屈光力差值即散光值。

图 3-1-13 中散光眼在竖直方向有最大屈光力,水平方向有最小屈光力,当平行光进入后,由于垂直方向屈光力最强,所以光线受这个方向屈光力的作用后,光汇聚于"F'_1"。由于水平方向屈光力最弱,故水平方向的光线在"F'_1"会看到一条水平线,为前焦线;在"F'_2"可见到一竖直线,后焦线。

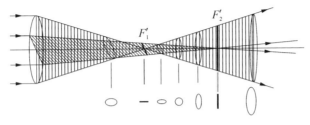

图 3-1-13 施特姆光锥

在使用球柱面透镜或环曲面透镜矫正散光时,矫正方法与柱面透镜一致,只需要针对两条子午线的屈光状态分别进行矫正。

(三) 方法

当眼睛不动用调节时,平行光进入眼睛后使像恰好成在视网膜上,此状态眼为正视眼。若像不能够成在视网膜上则此时为屈光不正眼。屈光不正包括:近视、远视和散光。

1. 近视矫正

在不使用调节时,眼屈光系统的像方焦点,在视网膜前聚焦,出射光线在视网膜前成像。视网膜的共轭点(远点)在眼前有限距离。近视矫正时是使矫正透镜的像方焦点与被矫正眼的远点一致。负透镜对光线具有发散作用,平行光在通过负透镜时进行发散,再进入眼睛,使光线可以恰好聚焦在视网膜上。

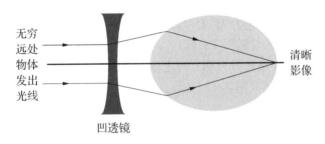

图 3-1-14 负透镜矫正

此时屈光不正眼戴上适当的度数的眼镜后成为有正视眼的视觉状态(不使用调节时,平行入射使出射光线可以在视网膜上成像),以此实现矫正屈光不正(近视)的目的。在一般的情况下,可以近似地认为,眼睛的屈光不正度和眼睛远点屈光力大致相等,即远点屈光力=1/远点距离,其中"远点距离"的单位为"m"。若精确分析则需要考虑镜眼距(眼镜与眼睛之间的距离)。

2. 远视矫正

在不使用调节,光线通过眼睛屈光系统后的像方焦点在视网膜后,平行光在视网膜后聚焦。视网膜共轭点(远点)在眼后有限距离(虚物)。远视眼的远点在眼后的有限距离,若通过光学方法使其远点一致，即可矫正远视。正透镜对光线有汇聚作用，可以将平行光在通过正透镜后进行汇聚，再进入眼睛，使光线可以恰好聚焦在视网膜上。

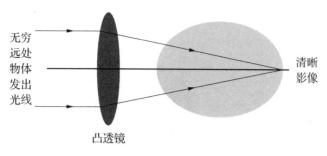

图 3－1－15　正透镜矫正

3. 散光矫正

（1）单纯性散光的矫正

单纯性散光为光线进入眼睛后形成前后两条焦线，并且有一条焦线恰好落在视网膜上，另一条焦线在视网膜前后聚焦。以单纯性近视散光（顺规）－1.50DC×180 为例进行矫正：光线进入眼睛形成的两条焦线，一条位于视网膜上（后焦线）无需矫正，另一条相垂直的方向由于眼睛的屈光能力比较强使焦线在视网膜前聚焦（前焦线），则需要使用－1.50DC×180 的透镜矫正使光线发散至视网膜上。

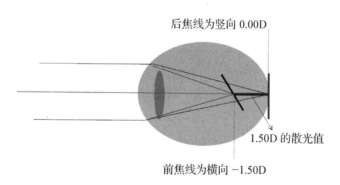

图 3－1－16　单纯性近视散光－1.50DC×180

矫正方法：只需要矫正视网膜之前聚焦的焦线（前焦线），在水平方向上放置负的柱面透镜，可以使光线发散在视网膜上聚焦。

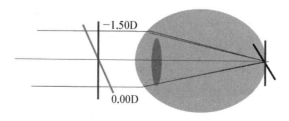

图 3－1－17　单纯性近视散光－1.50DC×180 透镜矫正

（2）复性散光的矫正

在散光眼形成的前后两条焦线中,均位于视网膜之前的为复性近视散光,两条焦线均位于视网膜之后的为复性远视散光。以复性近视散光－3.00DS/－1.50DC×90 为例。

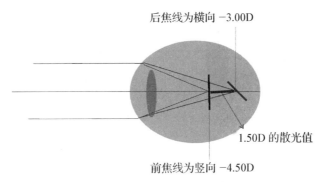

后焦线为横向 －3.00D

1.50D 的散光值

前焦线为竖向 －4.50D

图 3－1－18 复性近视散光－3.00DS/－1.50DC×90

矫正方法:分别矫正两个方向上的屈光不正度数,最终处方以球镜联合柱镜的形式,且球柱保持同号,即复性近视散光为负球/负柱,复性远视散光为正球/正柱,以上要求可通过处方转换得到。

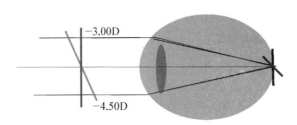

－3.00D

－4.50D

图 3－1－19 复性近视散光－3.00DS/－1.50DC×90 的透镜矫正

（3）混合散光的矫正

在散光眼形成的前后两条焦线中,一条焦线在视网膜前聚焦,另一条焦线在视网膜之后聚焦。以＋1.50DS/－3.00DC×180 的混合散光为例。

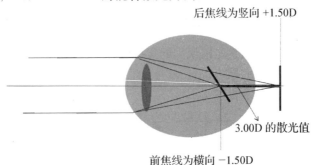

后焦线为竖向 ＋1.50D

3.00D 的散光值

前焦线为横向 －1.50D

图 3－1－20 混合散光＋1.50DS/－3.00DC×180

矫正方法:根据前后焦线的位置来确定透镜,最终处方以球镜联合负柱镜的形式进行矫正。

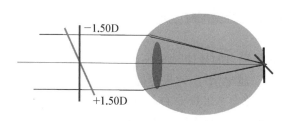

图 3-1-21 混合散光＋1.50DS/－3.00DC×180 的透镜矫正

（四）眼保健的应用

1. 儿童健康用眼要早发现,早治疗。若在为儿童检测视力时主诉有眯眼、皱眉、歪头等情况时,验光师需要考虑早期近视弱视或散光等前期症状,并嘱咐儿童或家长定期做眼部监测、眼健康检查。

2. 日常工作学习出现眼部问题时可通过下面的方法缓解和改善。

（1）改变生活方式。注意用眼时间,近距离工作、看电脑、看电视、看书或做作业 30～40 分钟后,必须远眺(蓝天白云)10 分钟,让眼睛充分放松;正确书写姿势、阅读姿势及合适的照明环境。

（2）合理膳食。多吃富含维生素 A 的胡萝卜、西兰花,富含 DHA 的鱼类,富含 B 族维生素的坚果和富含维生素 C 的新鲜蔬菜和水果。

（3）正确的眼保健操。眼保健操可以缓解眼部疲劳,促进眼部周围的血液循环,可以保护视力。

3. 验配标准眼镜。一副合格标准的眼镜不仅可以矫正屈光不正,还可以减轻视疲劳、延缓屈光不正的加深。

（五）适应证与禁忌证

1. 球性屈光不正

（1）适应证

双眼屈光不正度数相差不大,眼部检查后无眼部疾病,无全身性疾病影响的大多数人群均可配戴球性镜片对近视和远视进行矫正,并且矫正效果良好。

（2）禁忌证

1）屈光参差:双眼屈光不正度数存在一定的差异,使双眼视网膜上的物像大小不等、清晰度不同。参差较大者会出现融像困难,影响正常视物,表现为头晕、眼胀、视地面不平,严重者伴有恶心等,以致无法接受。

2）物像不等:双眼像的大小和形状存在差异,视觉系统无法将双眼不同的像融合为单一像,不能形成理想的双眼视觉。常见症状有眼疲劳、头痛、畏光、眼花和神经过敏。镜片的形式也会对眼镜放大率有影响,一副眼镜尽管镜度相同,若其形式或厚度不同,戴用后其视网膜像也会大小不等,从而使戴镜者出现眼胀、头晕、视疲劳,甚至复视等症状。

2. 非球性屈光不正

（1）适应证

1）一般规则性散光患者,包括单纯性近视散光、单纯性远视散光、复性近视散光、复性远视散光和混合散光。双眼散光差异较小者均可使用。

2）中老年散光患者，在进行验配时应充分考虑到适应能力，以舒适为主，可以对处方进行调整，适当欠矫。

3）儿童散光患者，矫正视力的最佳时间在6岁之前，因0～6岁是孩子的眼睛发育期，发现儿童散光需要及时治疗。越早治疗，效果越好。若儿童散光在2.00D以上，可能会引起弱视，需配戴眼镜矫治。若度数为2.00D左右，一般孩子3岁左右需戴眼镜，则要考虑儿童的配合程度。若度数为3.00D～4.00D，需要尽快治疗，2.5岁可以考虑戴眼镜。

（2）禁忌证

1）先天发育或外伤引起的角膜表面的不规则散光，先天性或眼部手术后所造成的高度散光。

2）眼部疾病或眼部术后，如老年性的眼睑松弛、翼状胬肉、眼外伤术后等，框架矫正效果不理想，需根据患者眼部情况调整验配。

3）高度散光，高度散光会严重影响视觉质量，视物模糊，通过不断地调节想看清物体，容易造成视觉疲劳。若眼球未发育完全时长期处于高度散光状态，将无法接收到清晰的物像刺激，极易造成弱视。

4）双眼散光度数或轴位差异较大。

二、多焦点透镜矫正技术

（一）定义

一个透镜具有两个或两个以上的屈光度称为多焦点透镜。多焦点镜常见的镜片形式有：双光镜、三光镜和渐进多焦点镜。

1. 双光镜

在同一个镜片上制作出两个不同屈光力的区域镜片为双光镜（bifocal lens）。根据形状分类：圆顶双光镜、平顶双光镜、弧顶双光镜、一线双光镜（E形双光镜）。根据制作方式分类：胶合双光镜、熔合双光镜（无形双光镜）、整体双光镜。

2. 三光镜

也称三焦点镜片（trifocal lens），在同一个镜片上有三个不同的焦点。三光镜的分类：圆顶三光镜、平顶三光镜、一线三光镜。

3. 渐进多焦点镜

渐进多焦点镜片（progressive addition lens，PAL）在同一个镜片上具有多个不同的焦点。

（二）原理

1. 双光镜

镜片上半部分作视远矫正的部分，称为视远区，又称远用区。镜片下半部分作视近的区域称为阅读区、视近区或近用区（图3-1-22）。

双光镜片外形不美观（有明显的子片分界线），但视野范围广，价格易接受。

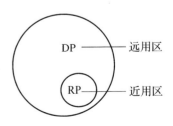

图3-1-22 双光镜构成

2. 三光镜

在远距离、特定中距离和近距离使用(图3-1-23)。外观不美观有明显的子片分界线，视物时会有像跳现象产生，但视野宽阔，成本低容易接受。

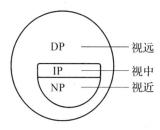

图 3-1-23　三光镜构成

3. 渐进多焦点

渐进多焦点镜从远距离到近距离的可以连续使用。由于调节力不足，多个不同区域视物需要的屈光度不同，所以镜片具有多个矫正区域。渐进多焦点镜片分四个区域：视远区、视近区、渐变区、周边区(图3-1-24)。

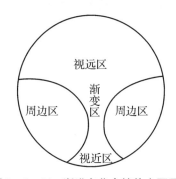

图 3-1-24　渐进多焦点镜片主要区域

(三) 方法

1. 双光镜和三光镜的矫正方法

使用近用区域时，在远用度(完全矫正值)的基础上附加一定的"正"镜度，用F_A表示，数值上应为近用度与远用度的差值，即近用附加度数(near addition, ADD)，$F_A = F_N$(近用度)$-F$(远用度)或$F_N = F_A + F$。戴双光镜的人通过主片视物，当其在通过向下看的过程中，当视线通过子片分界线时，由于突然增加了一个底朝下的棱镜，所看的物体的像会向上跳动一个位置，产生像跳。三光镜在矫正的过程中，增加了一个特定中间区域的矫正，让使用者拥有了远、中、近三个区域。

2. 渐进多焦点镜的矫正方法

渐进多焦点镜在设计的过程中考虑到配戴双光镜或三光镜的使用者视远与视近时出现的像跳和戴镜舒适度低的问题，将两个区域中增加渐进区域，使远用和近用度数之间进行连续变换，视觉自然过渡，无像跳产生，提高使用者的配戴舒适程度。

渐进多焦点镜片在矫正时不同于双光镜和三光镜的近用附加度的变化，在远用区域下方逐渐增加正度数,直至到达所需近附加度满足近用使用。

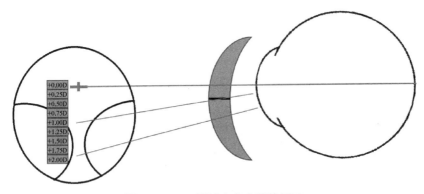

图 3-1-25　渐进多焦点镜的矫正

（四）眼保健的应用

1. 随着年龄增长,因眼肌的调节能力不足,又需要不同距离清晰视觉的老视人群。

2. 用于青少年减缓视疲劳,控制近视发展速度。

3. 用于近距离工作较多的成年人群的防疲劳眼镜,减少视近带来的视疲劳。

（五）适应证与禁忌证

1. 适应证

（1）多焦点眼镜的理想配戴人群多是需要做近距离工作又期望镜片美观的人。

（2）被多副单光眼镜交替更换所困扰的老视患者。

（3）喜欢接受新事物的人。

1）年龄在 45 岁以上,工作及生活中有远用、近用、中距离用眼要求的患者,如教师、医生等。

2）青少年:远视力正常,可作为预防近视;近视患者,每年近视增加速度较快,可延缓和控制近视发展。

3）屈光不正状态:单光≤±6.00DS,散光≤±2.00DC,垂直屈光参差≤±2.00DS。

4）非屈光调节性内斜视(高 AC/A)或调节性集合过强性内斜视。

5）调节不足,持续性调节疲劳,会聚过度,单纯内隐斜需要正附加透镜缓解视疲劳。

2. 禁忌证

（1）两眼屈光参差＞±2.00DS,散光＞±2.00DC 的患者。由于两眼屈光参差大,双眼会形成不能忍受的棱镜效应。阅读时,两眼向内转,而且下端向鼻侧旋转,导致近用散光轴和远用散光轴略有不同,散光度太大,就会影响近用散光的矫正。

（2）要求中距离、近距离有较大视场的患者,如驾驶员、图书管理员、会计等。

（3）远视力正常,从不戴眼镜,希望一副眼镜能任意看清远、中、近距离的物体。

（4）需要向上视近的人群(向下视远)。因为多焦点镜片的设计是上部视远下部视近,所以对一些需要向上视近的特殊职业工作者,如图书管理员、仪表记录员、飞行员,向下需要远视力的工作者,如高空作业的建筑工人,不适宜戴。

（5）敏感人群。对于镜度、镜架的变化非常敏感的人群。

（6）不能随意移动头位的人。因一些疾患不便移动头位,如:颈椎病、脊椎病、肩关节炎等。

第二节 棱镜矫正技术

一、定义

（一）棱镜的定义

光线通过棱镜折射后,出射光线距棱镜 100 cm(即 1 m)处偏离入射光线方向 1 cm,棱镜屈光力为 $1^\triangle$(图 3-2-1)。棱镜度有时也可表述为 cm/m,即 1 cm/m＝$1^\triangle$。棱镜的单位还有度和厘弧度,在镜片光学矫正中常使用棱镜度。

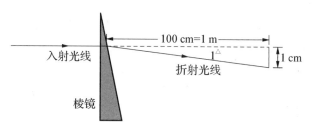

图 3-2-1 棱镜度的表示

（二）棱镜效应

平行光线进入透镜后,使光线的方向发生偏折,越靠近光心偏折越小,在光心处无偏折。透镜是由多个棱镜度不同的棱镜组合构成。

（三）球面透镜

正球镜,相当于由底相对的大小不等的三棱镜围绕光轴旋转组成;负球镜,相当于由顶相对的大小不等的三棱镜围绕光轴旋转组成(图 3-2-2)。

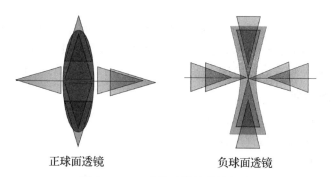

正球面透镜　　　　负球面透镜

图 3-2-2 球面透镜的棱镜构成

(四)柱面透镜

正柱面透镜是由底相对的大小不同的三棱镜沿其轴向单向排列所组成;负柱面透镜是由顶相对的大小不同的三棱镜沿其轴向单向排列所组成(图3-2-3)。

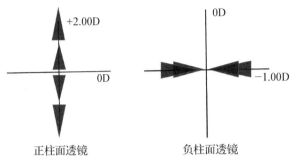

图 3 - 2 - 3　柱面透镜的棱镜构成

(五)贴膜三棱镜

一种可以贴在镜片上的棱镜,可以随意贴在眼镜片的任何位置,也可以给多种棱镜度。棱镜度适用范围从 $0.5^{\triangle} \sim 35^{\triangle}$ 。

二、原理

(一)棱镜的光学特点

入射光线通过三棱镜后出射光线偏向基底方向;人眼通过三棱镜视物,物像偏向棱镜顶尖方向;光线通过棱镜后只有光线的传播方向发生偏移而聚散度没有改变。

Prentice 规则:透镜上任意一点产生的棱镜效果,离轴光线通过镜片某点所产生的棱镜效果。

$$P = FC \qquad\qquad (公式 3 - 2 - 1)$$

P 是棱镜度数(单位: $^{\triangle}$)。 C 是在球镜中光线入射点离镜片光心的距离(单位:cm),在柱镜中光线入射点至柱镜轴的垂直距离(单位:cm)。 F 是镜片的度数(单位:D)。

(二)棱镜度大小

眼睛通过镜片的光学中心视物,棱镜效果为零,但是若眼睛视轴离开镜片的光学中心,将产生棱镜效果,而且随着该点离光心越远,棱镜效果越大。柱面镜的轴方向上没有屈光力,故无棱镜效果;在与轴垂直的方向上有屈光力,所以有屈光力的方向有棱镜效果存在。

(三)棱镜底的朝向

球镜:沿入射点与光心的连线,正球镜指向光心,负球镜背离光心。柱镜:沿入射点与柱镜的连线,正柱指向轴,负柱指背离轴。

(四)棱镜的色散

当白色的光通过镜片时,在偏离光心的位置产生棱镜效应,光线被发散呈不同波长的单色光(白光穿透同种介质时不同单色光偏折能力不相同),远离光心的位置现象比较明显,通常在镜片边缘会产生彩色光斑。当色散较大时会影响视物的清晰程度。

（五）贴膜三棱镜

棱镜度数和两个折射面的夹角及此棱镜折射率有密切关系，与棱镜的厚度无关，度数越大，面直径越小。贴膜三棱镜是由一排缩小的传统棱镜整齐排列，平铺在一张薄塑料板上，构成的一张薄膜。类似马氏杆镜片，但马氏杆镜片上一排排的是圆柱体，而贴膜三棱镜的是三角体。

三、方法

通过对棱镜光学性质的研究，利用透镜的特点我们在临床上将棱镜应用于视光检查、视力的矫正等方面。

（一）视标的分离（检查工具）

在验光中，进行双眼平衡检测时的棱镜分离，主要通过的方法是使用棱镜将双眼的融像打破，检查双眼视力是否达到相同的视觉效果。检查方法如下：

1. 左右分别进行验光后，辅助镜片置于打开状态。

2. 出示蜂窝视标或单行最佳视力上一行视标。

3. 将旋转棱镜转置眼前，右眼放置 $3^\triangle$BD，左眼放置 $3^\triangle$BU 的棱镜，通过窥孔右眼能够看到上面的视标，左眼能够看到下面的视标，被检者双眼同时通过放置棱镜的窥孔分别看到上、下两个视标。

4. 让被检者比较上、下两个视标的清晰度。

若上面的视标较清晰，则右眼加＋0.25D(或减－0.25D)球镜；

若下面的视标较清晰，则左眼加＋0.25D(或减－0.25D)球镜。

5. 重复上面的动作，直至上下两个视标清晰度相同为止。

（二）斜视、斜位的检查

斜视、斜位检查常用的方法有 Von Graefe 法、Maddox(马氏杆)法和偏振十字视标。主要是通过利用棱镜对光线发生偏折，使视网膜上的像位置改变，发现视网膜像的对应是否异常。具体的检测方法如下：

1. Von Graefe 法

（1）水平向隐性斜视检测

1）双眼远用视力全矫。

2）放置远用视标最佳矫正视力上一行单行视标。

3）右眼前放置辅助镜 $6^\triangle$BU，左眼前放置旋转式棱镜，0 位处于垂直方向，同时将棱镜度游标向内旋动 $12^\triangle$。

4）确认被检者双眼能够同时看到右下和左上两行已分离的视标。

5）调整左眼外置旋转棱镜的棱镜度大小，使被检者能够看到左上方单行视标向右移动直至与下方单行视标垂直方向上对齐，此时棱镜游标所指向的棱镜度位置度数即为被检眼水平向隐性斜视的量值，底向外为隐性内斜视，底向内为隐性外斜视。

6）眼前 40 cm 处放置单行近视力检测视标，检查双眼近距离水平向隐性斜视，检查方法同上。

（2）垂直向隐性斜视检测

1）左眼放置内置辅镜 $10^{\triangle}$BI，右眼前放置外置旋转棱镜，0 位处于水平方向，将棱镜度游标向上旋动 $6^{\triangle}$。

2）确认被检者双眼能够同时看到右下和左上两行已分离的视标。

3）调整右眼外置旋转棱镜的棱镜度大小，使被检者能够看到右下方单列视标向上移直至与左上方单列视标水平方向对齐，此时棱镜游标所指向的棱镜度位置度数即为被检眼垂直向隐性斜视的量值。底向下为右上隐性斜视，底向上为左上隐性斜视。

4）眼前 40 cm 处放置近视力表中单列视标，检查双眼近距离垂直向隐性斜视，检查方法同上。

2. Maddox（马氏杆）法

（1）双眼远用视力全矫。

（2）右眼放置内置辅镜中的 RMH（水平红色马氏杆透镜），左眼呈打开状态，左眼前放置外置旋转棱镜，0 位调整到垂直方向。

（3）出示白色点状检查视标。

（4）确认被检者双眼看到的视标，询问被检者是否右眼看到纵向红色线条，左眼看到白色点状视标。

（5）用遮盖板遮盖右眼视孔 3～5 秒。

（6）移去遮眼板，询问被检者红色竖直线条与白色点状视标是否重合，若二者重合则可以诊断为水平方向眼位正常；假如点与线的状态是分离状，则诊断为水平方向有隐性斜视存在。看到的红色纵向线条在右，白色点视标在左为同侧性复视（内隐斜）。看到的红色纵向线条在左，白色点视标在右为交叉性复视（外隐斜）。内外调整左侧视孔前的旋转棱镜的手轮直到点线重合，记录调整后旋转棱镜的底向和量值，为被检眼水平向隐斜量的大小。

（7）右眼前放置内置辅镜 RMV（垂直红色马氏杆透镜），左眼前放置外置旋转棱镜，0 位在水平方向。

（8）确认被检者双眼看到的视标，询问被检者是否右眼看到横向的红色线条，左眼到白色点状视标。

（9）询问被检者看到的红线与白点是否重合，若二者重合则诊断为垂直方向眼位正常；若二者不重合则诊断为垂直方向上有隐性斜视。红线在下为右上隐斜，红线在上为左上隐斜，调整左眼前的旋转棱镜的手轮，直至点线重合，记录旋转棱镜的底向和量值为被检眼垂直向的隐性斜量大小。

3. 偏振十字视标

（1）双眼远用视力全矫。

（2）右眼前放置内置辅镜 P（135°偏振滤镜），此时只能看到中心断离的纵线视标；左眼放置内置辅镜 P（45°偏振滤镜），此时只能看到中心断离的横线视标。

（3）出示偏振十字视标。

（4）确认被检者双眼注视视标，询问被检者双眼看到的十字视标上下左右是否对称，若对称则诊断为双眼眼位正常；若垂直线条与水平线条的交叉点不在十字视标的中心，则诊断该被检者有隐性斜视存在。

(5)若垂直线条向左或右偏移,将外置的旋转棱镜放于左眼前,0位调整到垂直方向,旋转棱镜大小直至十字线条中心对齐,记录旋转棱镜的底方向和量值,为被检眼水平方向隐斜量大小。

(6)若水平线条在上下方向有偏移,将外置旋转棱镜放置在左眼前,0位调整到水平方向,旋转棱镜大小十字线条中心对齐,记录旋转棱镜的底方向和量值,为被检眼垂直向隐斜量大小。

(7)若垂直方向线条向左或右偏移的同时还伴有水平线条向上或下偏移,将旋转棱镜放置于双侧视孔前,右眼0位调整到水平方向,左眼0位调整到垂直方向,调整双眼旋转棱镜直至水平和垂直线条移动到中心对齐的位置,记录旋转棱镜的底方向和量值,为被检眼水平向隐斜视量合并垂直向的隐斜视量。

(8)若垂直或水平方向上的线条颜色较暗淡,则诊断为右眼或左眼黄斑抑制。

(三)抑制与异常视网膜对应检查

$4^{\triangle}BO$试验,是一种检查微小内斜视的快速、有效的简易方法,用来判断黄斑中心凹有无抑制存在。操作方法如下:

1. 让检查者注视33 cm处的点光源,将$4^{\triangle}BO$棱镜迅速放于一眼前,检查者观察双眼运动情况。

2. 正常情况下,当三棱镜置于一侧眼前时该眼轻度内转,对侧眼同时轻度外转,而后以同样幅度内转。

3. 若对侧眼有第一个同向运动而无第二个融合运动,说明对侧眼有黄斑中心凹抑制性暗点存在。

4. 若放置棱镜后双眼均不动,说明同侧眼有抑制性。

5. 把三棱镜放在另一眼前,重复检查一次。

(四)测量融像范围

让患者注视视标,首先是基底向外不断增加三棱镜,直到患者出现复视,然后是基底向内增加三棱镜,直到患者再次出现复视,这一范围为融像范围。

四、眼保健的应用

(一)棱镜的眼科应用

改变光线的方向,使成像位置发生变化(图3-2-4),从而解决视网膜像对应问题,从而形成双眼视。在眼镜配戴过程中,较小的棱镜量可以通过镜片移心或用贴膜三棱镜,让顾客有更好的视觉,或是训练视觉。棱镜眼镜的使用不能直接消除斜视,力争在斜视位上获得或维持最佳的双眼单视功能。

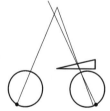

图3-2-4 光线通过棱镜的偏折

(二)双眼视异常测量工具

常用以眼视光双眼视功能检查中斜视性质的判断或斜视量的确定,以及异常视网膜对应、融像范围检测等工具。

（三）斜视矫正

减弱和消除第一眼位的斜视（包括斜视术后或欠矫）、复视，增加正前方注视的舒适感，减轻视疲劳；减弱或消除斜视引起的代偿头位。具体用法：首先检查和矫正屈光不正，再用三棱镜加遮盖法检查斜视度，开处方时将斜视度的三棱镜度附加在屈光矫正眼镜上。斜视矫正方向的规则，三棱镜的底指向斜视相反方向（复视像的方向），尖指向斜视方向。外斜视—BI，内斜视—BO（图3-2-5）。

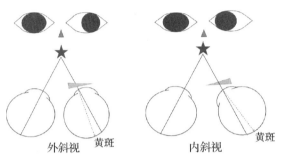

外斜视　黄斑　　　　　内斜视　黄斑

图3-2-5　斜视的矫正

（四）非斜视双眼视觉功能异常

对于非斜视性双眼视觉异常，一般处理原则是先采用视觉训练，若视觉训练未能达到效果，或者不适宜视觉训练者，才可以使用棱镜。常使用的视觉训练有：调节训练（Borck线、翻转拍和推进训练）及融像训练（Brewster立体镜、斜隔板实体镜、Wheatstone立体镜、裂隙尺、立体图和融像卡等）。

当斜视者出现以下情况时使用棱镜矫正效果较好：

1. 水平缓解棱镜。

对于水平隐斜量比较大的或出现间歇性斜视者，使用棱镜可以减少融像聚散的需求。根据具体问题用Sheard法则、Percival法则、1∶1法则等计算所需要使用的棱镜量。

例如外隐斜者选用基底向内的棱镜处方进行矫正。集合功能不足或集合麻痹患者视近困难时，可以配置底朝内的三棱镜。

2. 垂直缓解棱镜。

3. 棱镜作为视觉训练的起始。

4. 训练失败或无效后使用棱镜。

例如，低龄儿童无法合作，高龄老人无法或者不愿意进行视觉训练等，棱镜都是较好的选择。

（五）眼球震颤

矫正眼球震颤的代偿头位和眼外肌手术后为佳，三棱镜只可以矫正轻度及中度的异常头位，尤其针对先天性特发性眼球震颤可以有以下三棱镜矫正方法：

1. 三棱镜加强集合法，在患眼双眼屈光矫正眼镜基础上分别附加$7^{\triangle}$BO左右的三棱镜，具体三棱镜度数由试验决定，加强融合性集合，利用集合来抑制眼球震颤和提高视力。

2. 存在快相慢相的眼球震颤，配戴尖端指向慢相方向的三棱镜，抑制眼球震颤和提高视力。

3. 存在中间带的眼球震颤，双眼前均配戴尖端指向中间带方向的三棱镜，使中间带移向正前方，减轻或矫正代偿头位。该方法常用于术前评估手术效果。

五、适应证与禁忌证

（一）适应证

1. 棱镜量较小

当验光处方中含有较小的棱镜量时,可以通过所配眼镜进行光学中心的移心来制作出相应的棱镜量,以达到矫正目的。若配戴者所需的棱镜量较大则无法通过镜片的移心来满足,则需要通过使用专用棱镜眼镜或贴膜三棱镜来进行矫治。

2. 贴膜三棱镜适应证

（1）共同性显性内斜视

继发性显性内斜视、试戴镜后存在小角度调节性显性内斜视、术后残留性显性内斜视。方法:三棱镜的方向为基底向外(BO);三棱镜度数一般是矫正到无显斜(遮盖去遮盖不动)。当两眼视力相同,左右眼使用贴膜三棱镜各贴一半的棱镜度,如顾客有一眼弱视,就只贴健眼。

（2）共同性显性外斜视

儿童外斜视一般要加强集合训练,如 Brock 线;并不主张配戴三棱镜,当在保守治疗后,确实无效,又要维持或建立双眼单视功能,才配戴三棱镜。如显性外斜视很大时,建议手术,但身体或其他原因不能做手术,也可以用贴膜三棱镜。方法:贴膜三棱镜的方向为基底向内(BI),而三棱镜度数一般是矫正到无显斜(遮盖去遮盖不动)。当两眼视力相同,左右眼各贴一半的棱镜度。如顾客有一眼弱视,就只贴健眼。

（3）间歇性内、外斜视

情况方法与共同性斜视大致相同,在眼的选择上有区别。方法:常出现斜视的眼睛,使用贴膜三棱镜。

（4）先天性上斜肌麻痹性斜视

包括:垂直性斜视度数小,有代偿头位,或是术后残留上斜视,可以使用贴膜三棱镜矫正。贴膜三棱镜基底的方向为上斜视时,基底向下;下斜视时,基底向上。三棱镜一般度数为矫正到无显斜,也就是遮盖去遮盖不动。方法:两眼分别试戴,看何眼更舒适、头位消失更彻底来确定。

（5）旋转性斜视

建议用双马氏杆检查,矫正到平行双线,尽量矫正到无头位代偿为止。贴膜三棱镜基底的取向与检查时放置棱镜的角度一样,记录方法与"TABO"散光轴位取向相同。而三棱镜度数一般是矫正到平行线为止。方法:有旋转性斜视的眼睛。

（6）头位补偿症,斜着头看物体

贴膜三棱镜的基底与静止方向相反,尖指向中间带,使中间带从侧方移向正前方。贴膜三棱镜同时在双眼前放置镜片,度数相等或相近,中和至头位消失或有明显好转,不能有出现斜视。方法:放置双眼。

（7）眼球震颤症

包括:无明显斜视、左右眼球震颤者,术后复发者。贴膜三棱镜基底的取向为:双眼基底均向外,诱发集合,减轻眼球震颤。贴膜三棱镜同时在双眼前放置镜片,度数相等或相近,三棱镜度一般加到眼球震颤明显好转,视力提高,但不能出现斜视。方法:放置双眼。

（8）成人视力疲劳

包括各种各样的水平性隐斜视、垂直性隐斜视、旋转性隐斜视。贴膜三棱镜是可贴在全部镜片上，也可以贴在原镜片的任何一个局部（上方或下方），以控制看远或看近的隐斜视。贴膜三棱镜基底的方向是根据隐斜视类型确定。贴膜三棱镜的度数是宜小不宜大。矫正三棱镜度数一般是水平隐斜视度数的 $\frac{1}{3} \sim \frac{1}{2}$。垂直隐斜视全矫正或减 $0.5^{\triangle} \sim 1^{\triangle}$（建议全矫正）。方法：可放置双眼。

（二）禁忌证

1. 在验光处方中有较大斜视量需要通过手术来纠正。
2. 眼肌调节或集合功能异常配戴棱镜眼镜视物困难，难以适应。
3. 双眼弱视，需要先治疗弱视使双眼的视力提高再考虑矫正斜视。

第三节　接触镜矫正技术

一、定义

贴附于角膜或眼球前表面其他组织，起到屈光矫正和其他特定眼部疾病矫治作用的镜片，称为接触镜。接触镜属于医疗器械，与框架眼镜、屈光手术并列成为当今临床屈光矫正的三大成熟方法。接触镜距离角膜较近，同时产生镜片和角膜之间的泪液镜，在视觉功能方面具有独特、无法替代的优点和创新之处。

二、原理

（一）接触镜屈光矫正光学原理

1. 接触镜的屈光力

接触镜由高分子聚合材料制作，具有良好的光学性能和生物相容性，配戴到角膜上后，与泪膜、角膜、房水、晶状体和玻璃体重新组合形成一个新的光学系统。

配戴接触镜后，改变了角膜的屈光结构，形成新的透镜组合，主要包括 6 个光学界面：接触镜前表面、接触镜后表面、泪液前表面、泪液后表面、角膜前表面、角膜后表面。其中，折射率分别为：镜片材料（1.37～1.45）、泪液（1.336）、角膜（1.376）、房水（1.336）。因此，配戴接触镜后新的组合镜片系统计算方法如下：

$$D = D_{接触镜} + D_{泪液镜} + D_{角膜} \qquad （公式 3-3-1）$$

由于接触镜镜片较薄，我们可以将其视为薄透镜，不考虑镜片厚度对镜片屈光度的影响。屈光度计算方法如下：

$$D = D_{前表面} + D_{后表面} \qquad （公式 3-3-2）$$

而镜片前表面和后表面屈光力计算公式为：

$$D = \frac{n-1}{r} \qquad\qquad （公式 3-3-3）$$

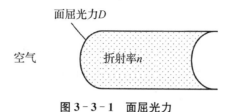

图 3-3-1 面屈光力

薄透镜的屈光力计算公式为：

$$D = \frac{n-1}{r_{前}} + \frac{1-n}{r_{后}} \qquad\qquad （公式 3-3-4）$$

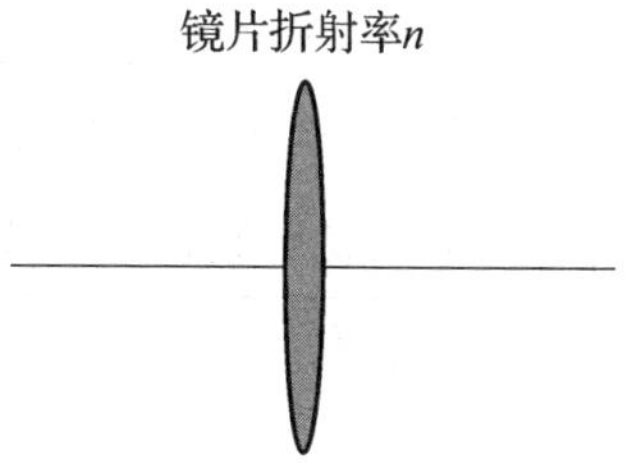

图 3-3-2 薄透镜

如果接触镜镜片材料成型性较好，例如硬镜，那么在镜片后表面和角膜前表面之间会形成一个泪液透镜。一般情况下，由于常规软镜的顺应性较好，镜片极薄，其与角膜之间形成的泪液镜可以忽略不计。

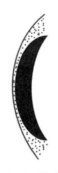

图 3-3-3 泪液透镜

当泪液镜的前、后表面不同，可以通过计算每一面屈光力，使用公式 3-3-4 进行泪液镜总量计算。

例 3-7 硬镜的基弧（后表面曲率）为 8.0 mm，该角膜曲率度数为 7.8 mm，泪液折射率为 1.336，求泪液镜的度数。

$$D_{前} = \frac{n-1}{r_{前}} = \frac{1.336-1}{0.008} = +42.00\mathrm{D}$$

$$D_{后} = \frac{1-n}{r_{后}} = \frac{1-1.336}{0.0078} = -43.00D$$

$$D = D_{前} + D_{后} = -1.00D$$

2. 接触镜矫正散光

泪液透镜。泪液透镜可在一定程度上矫正角膜散光,散光眼的角膜为球柱面形,当镜片覆盖角膜时,中间会填充泪液,重新形成新的镜片组合,呈现凸球面透镜状态,减少散光的影响。

环曲面接触镜。环曲面利用附加于镜片表面的圆柱透镜来矫正眼睛各子午线的屈光参差。根据环曲设计位置不同,可以分为前表面环曲面、后表面环曲面和前后双环曲面的镜片。

实际应用中,泪液镜矫正散光原理依赖于镜片和配戴眼散光的特点。一般硬镜矫正散光优于软镜,软镜中,厚镜片矫正散光优于薄镜片,低含水量镜片矫正散光优于高含水量镜片,在设计工艺方面,切削工艺矫正散光优于铸膜工艺,旋转工艺最差。

下表是不同类型镜片在散光矫正方面的对比及适用范围。

表 3-3-1　不同类型镜片在散光矫正方面的对比

	球性软镜	球性硬镜	环曲面软镜	环曲面硬镜
泪液镜作用	弱	强	弱	强
矫正散光方式	基本不矫正散光,用等效球镜代替	泪液镜矫正角膜散光为主	镜片环曲面矫正散光为主	泪液镜矫正角膜散光＋环曲面镜片矫正剩余散光
矫正和适用范围	散光≤1.00D 且球/散比例≥3/1,角膜散光≥1.00D,且球/散比例≥4/1	以角膜散光为主,且<3.00D	散光>0.75D 且散光<3.00D 的总散光	角膜散光>3.00D 或残余眼内散光的硬镜配戴者
应用领域	常见病人,低中度散光患者	圆锥角膜、角膜外伤、屈光手术、先天性白内障术后等、高度屈光不正、屈光参差	部分中高度散光患者,无法接受硬镜的软镜患者	圆锥角膜、角膜外伤、屈光手术、先天性白内障术后等、高度屈光不正

(二) 接触镜镜片其他特殊设计及原理

双焦和多焦点:老视镜有同时视和切换视不同设计用于矫正老视。

彩色美容镜片:不同颜色和图案获得日常眼部美容,遮盖角膜白斑等不同的美容功效。

抗紫外线:将苯并三唑紫外线吸收单体与镜片材质结合,提供抗紫外线功能,阻挡紫外线进入眼内。

控制近视进展:反转设计的角膜塑形镜通过在角膜表面重新塑形,将角膜中央区压平坦,获得白天较好裸眼视力的同时,因周边形成离焦环等原理,控制近视的进展速度。另外,周边离焦软镜通过在镜片周边区正附加设计,可以在视网膜周边区形成近视性离焦环,从而达到近视控制的目的。

圆锥角膜:根据圆锥形状不同,在镜片内表面有不同设计,使镜片与角膜之间形成良好的泪液填充,达到稳定配适和清晰视力的目的。

巩膜镜:大直径硬性透气性接触镜,用于日间配戴。与常规硬性透气性接触镜(RGP)相比,巩膜镜着落在巩膜上,在镜片后表面与角膜前表面之间形成一个液态穹隆,不接触角膜表面及角巩膜缘,保护角膜组织,矫正角膜不规则散光,用于圆锥角膜等视力矫正,具有稳定性好及配戴舒适等优点。

治疗:绷带片,用于角膜手术、外伤后遮盖角膜。缓释片,让接触镜吸收药液,配戴接触镜后药物缓慢释放到结膜囊内。

三、方法

(一)验配方法

接触镜验配是一个严格而科学的医疗过程,为了确保有效管理接触镜配戴者,需要一个系统的验配过程,此过程主要包括以下步骤:

1. 病史

通过询问配戴者病史了解配戴者的需求,全面了解健康情况并进行针对性检查,也有助于镜片和配戴方式的选择。主要询问内容包括:配戴接触镜的目的和配戴时间;眼部疾病、外伤、手术和用药病史;全身疾病、用药和过敏病史;接触镜配戴史如曾经配戴的接触镜类型、护理方式以及曾经发生的问题。

2. 视力检查和验光

通过验光可以了解配戴者的屈光不正度数及最佳矫正视力,有助于确定就诊者是否适合配戴接触镜,帮助选择合理的接触镜类型,确定接触镜的度数,以及及时跟踪患者的屈光状态变化。验光包括客观验光和主觉验光,前者主要为电脑验光和检影验光,后者主要是综合验光仪和插片验光。验光结束后,注意等效球镜的换算和镜眼距离的换算。

等效球镜换算方法:

$$SE = 球镜 + \frac{1}{2} 柱镜 \qquad (公式 3-3-5)$$

镜眼距离换算方法:屈光度数低于±4.00D,可以不进行镜眼距离换算;超过度数范围,可以根据以下公式进行镜眼距离换算。

$$F_{接触镜} = \frac{F_{框架}}{1 - dF_{框架}} \qquad (公式 3-3-6)$$

3. 视功能检查

主要包括调节幅度、集合近点、瞳孔检查、角膜映光点检查、眼外肌运动、遮盖试验、色觉、立体视和视野。

4. 眼部配戴参数测量

主要包括角膜曲率和角膜地形图检查,角膜和瞳孔直径检查,睑裂高度和眼睑张力。

5. 裂隙灯显微镜检查

主要检查外眼和眼前节健康,泪膜质量,接触镜配戴评估,鉴别接触镜配戴相关的问题,监控角膜的完整性,检查接触镜表面质量。裂隙灯检查方法,主要包括弥散照明法、直接和间接照明法、后照法、镜面反射法和巩膜反射法等。

6. 泪膜评价

泪液可以通过泪膜破裂时间、Schirmer 试验,以及泪膜镜等其他设备进行泪膜质量评估。

7. 配戴者情况总结和接触镜选择

根据患者的病史、验光结果、视功能、配戴参数和眼部检查结果,以及患者要求和个人特征进行综合分析,选择合适的接触镜类型。主要考虑:是否适合配戴接触镜,接触镜选择软性还是硬性,是否需要环曲面设计,接触镜配戴方式和更换方法等。

8. 试戴评价和处方确定

试戴评估主要包括配适评估和戴镜验光,前者根据试戴者情况选择合适的试戴片,配戴 5~10 分钟后,在裂隙灯下评估镜片的中心定位、覆盖度、移动度和舒适度,如镜片为环曲面设计还会评估散光轴位旋转方向和量。而戴镜验光主要了解患者的戴镜视力,以及确定接触镜所需的屈光力处方。

9. 配发流程

主要包括镜片发放、护理系统选择和配戴者教育,具体内容包括核实接触镜参数,戴镜评估和配适评估,指导配戴者正确摘戴接触镜,指导镜片护理和保养,指导配戴者了解适应期的症状,告知接触镜复查时间和要求。

(二)接触镜分类及应用范围

接触镜一般可以分为软镜和硬镜两大类。软镜根据材料不同,可分为水凝胶镜片和硅水凝胶镜片;根据使用周期不同可分为日抛型、频繁更换型、传统型镜片;按功能分为光学镜片、美容镜片、治疗镜片、老视镜片、离焦近视防控镜片等。硬镜主要分为 RGP 镜片、角膜塑形镜、巩膜镜。另有软硬组合镜(hybrid lens),其中央区为硬镜材料,裙边为硅水凝胶软镜材料。

下图为不同镜片类型和应用范围的介绍:

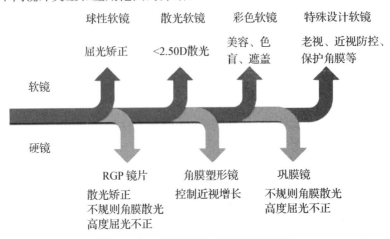

图 3-3-4 不同镜片类型和应用范围

四、眼保健的运用

(一) 屈光矫正

接触镜作为三大屈光矫正方法之一,屈光度应用范围广泛,用于矫正常见的近视、远视和散光患者。与框架眼镜相比,接触镜放大率较小,看到物像与真实物像接近,尤其适合高度屈光不正患者和屈光参差患者。随着接触镜材料及设计等发展,不同类型镜片几乎涵盖全年龄段配戴者。

因接触镜与角膜之间可形成泪液填充,对不规则角膜等特殊患者,接触镜配戴具有独特、不可替代、获得良好视力矫正效果的优点。

(二) 促进角膜愈合和保护眼表

镜片覆盖角膜,阻隔角膜与眼睑之间的摩擦,减少疼痛,如治疗大泡性角膜炎、丝状角膜炎、角膜上皮反复糜烂。覆盖外露的角膜缝线,减少眼睑的刺激而减轻疼痛,常见于治疗角膜伤口修补术后、角膜移植术后。覆盖角膜,增加角膜上皮角膜瓣的稳定性,防止移位,如近视激光术后治疗性镜片。减少角膜表面的泪液蒸发,如治疗干眼的镜片。镜片吸收某些药物局部用药,起到贮存和药物缓释作用,如药物缓释作用的镜片。

(三) 近视防控

1. 角膜塑形镜

经过国内外大量的研究证实,角膜塑形镜能有效控制青少年近视的发展。与框架眼镜相比,角膜塑形镜能延缓 $32\%\sim63\%$ 的眼轴增长,从而延缓近视的进展。但眼轴增长的控制作用存在个体差异,可能与近视的多病因相关。研究发现,屈光度越高,年龄越大,瞳孔越大,角膜屈光力改变越大,角膜塑形镜基弧区越小,眼轴增长越慢。

角膜塑形镜控制近视进展的效果相对明确,但其主要机制尚在验证中。近十几年,许多研究认为周边屈光对近视进展起到重要作用,周边屈光指的是黄斑中心凹8度以外区域的屈光状态,当眼周边屈光状态相对中心凹是远视性离焦时,刺激眼轴补偿性增长,反之如周边为近视性离焦则阻止眼轴的增长。角膜塑形镜通过镜片的逆几何设计使角膜中央区变平坦(图3-3-5),旁周边陡峭,从而周边视网膜呈现相对近视离焦,使得角膜塑形镜在矫正中心屈光不正的同时也改变了周边屈光,对近视的进展起到一定的干预作用,另外角膜塑形镜使患者矫正到轻度远视状态,可以提高睫状肌调节功能的多项指标从而更好地控制近视,也可能与改变角膜像差、角膜生物力学和脉络膜厚度等因素有关。

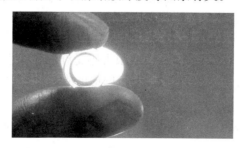

图3-3-5 角膜塑形镜的逆几何设计

2. 周边离焦软镜

基于上述的周边离焦控制近视增长的理论,许多周边离焦设计的软镜应运而生,镜片周边以同心圆或非球面设计附加正镜,软镜配戴后增加眼视网膜周边近视性离焦量,从而起到减缓近视增长的效果。据研究,离焦软镜的近视控制效果从30%~50%不等,总体近视控制效果不及角膜塑形镜。

表 3 - 3 - 2   不同离焦设计控制近视的软镜设计

作者 (年份)	Aller (2008)	Aller (2016)	Anstica (2011)	Lam (2014)	Walline (2013)	Samkaridurg (2011)	Paune (2015)	Cheng (2016)
镜片 设计	双光软镜	双光软镜	双焦软镜	离焦软镜	多焦点 软镜	周边渐变软镜	周边渐变软镜	正球差镜片
近附加	不明	不明	+2.00	+2.50	+2.00	+1.00(2 mm) 到+2.00 (镜片边缘)	+2.00(2 mm) 到+6.00 (镜片边缘)	无近附加
光学区 设计	同心圆	同心圆	同心圆	同心圆	非球面	非球面	非球面	不明
近视 防控的 原理	内隐斜近视 附加	视网膜 离焦+ 内隐斜近视 附加	视网膜 周边离焦	视网膜 周边离焦	视网膜 周边离焦	视网膜 周边离焦	视网膜 周边离焦	视网膜离焦、 像差和调节

(四) 美容、瞳孔重塑和弱视治疗

美容性接触镜通常是彩色(染色)镜片,一种是不透明彩色镜片,完全改变眼部虹膜颜色,彩色区是同心环形,蓝、绿等,外表上仿制虹膜纹理,主要用于普通人群化妆使用,也可以用于先天性或手术性虹膜缺损患者,减少进入眼内的光线。另一种是不透明镜片,瞳孔区的大小根据患者角膜瘢痕部位和大小做调整,如患者无视力,瞳孔区也可以完全黑色,可用于无法手术的白内障患者。亦可应用于治疗弱视遮盖健眼,有利于弱视眼的训练和康复。

(五) 色盲

视网膜中心凹区域的视锥细胞负责色觉能力,视锥细胞有红、绿、蓝三种感光色素,每一种感光色素各吸收不同波长的光线而产生色觉,色觉异常按照程度可分为色盲和色弱,最常见的是红绿色盲。

色盲接触镜根据色谱原理设计,提高红绿色盲及色弱病人辨认能力的彩色接触镜,并不能治疗色盲。一般选择非优势眼配戴色盲接触镜,通过光谱的拮抗作用,色盲镜片中的红颜色与可见光中相应的光谱单色叠加,配戴色盲镜片的眼只能看到红色光,完全看不到绿色光,而另一眼通过对比可辨认绿色光,从而双眼可感受红色和绿色不同灰度,经过中枢神经系统整合,在一定程度上分辨红色和绿色,但与色觉正常的人在红绿感受上还是不同的。

(六) 老视矫正

随着年龄的增加,晶状体调节能力下降,从而出现近距离工作困难的情况,称为老视。在老视矫正方面,主要包括:

1. 远用接触镜联合近用框架眼镜:远距离接触镜矫正,近距离框架眼镜矫正,具有立体

视好,验配成功率高的优点,其缺点对患者来说需要验配两种矫正方式。

2. 近用接触镜联合远用框架眼镜:近距离接触镜矫正,远距离框架眼镜矫正。

3. 单眼视接触镜矫正老视:优势眼配戴远用度数的接触镜,非优势眼配戴近用度数的接触镜。采用这种方式验配简单,方便美观经济,但是会有降低立体视、中距离模糊的缺点。

4. 多焦点接触镜:多焦点接触镜指的是同一个镜片上同时具有视远和视近区或视中距离区。根据设计原理不同,可以分为同时视和交替视的多焦点接触镜。而同时视镜片又可以分为同心圆型、非球面型和衍射型(详见图 3-3-6)。

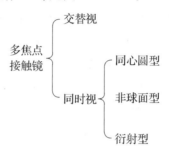

图 3-3-6　多焦点接触镜的设计类型

交替视接触镜的优点:远近均视物清晰,可采用较松弛配适,利于泪液循环。其缺点:设计和配适技术高。

同心圆接触镜分为中心部远用或近用度数设计。其优点:不受接触镜转动的影响,不需要稳定设计,适用于瞳孔大的配戴者。其缺点:需要良好的中心定位,一般采用较紧的配适状态。大脑中枢系统需要对物像进行选择,对比度降低,可有虚影、晕环等,需要时间逐渐适应。

非球面型接触镜的设计是从镜片的中央到边缘,屈光度逐渐变化,中央区可以是视远区,也可以是视近区,大脑需要“选择”清晰物像。其优点:不受视轴移动伴随的接触镜移动的影响,存在中间距离的焦点,无像跳现象,各距离视力清晰,感觉舒适,方便,外观自然。其缺点:需要良好的中央定位,必须采用较紧配适,清晰像和模糊像同时存在,大脑需要进行选择,有虚影、光晕现象。

衍射型接触镜的设计是在接触镜后表面制成同心圆状沟,利用光的干涉和衍射现象获得远近视力效果。其优点:容易验配,舒适度高,对中心定位无需过高要求,无需视线移动。其缺点:入射光线约有 20% 为高次衍射光,近用、远用仅占 40%,成像较暗,视近时需要适度照明,暗处对比敏感度下降,可有色差、虚影等。

(七) 其他治疗

1. 眼球震颤

不少临床和研究发现,戴接触镜后可以改善眼球震颤,可能与接触镜较好的屈光矫正效果、增加调节和集合、与眼睑接触抑制了动眼神经等机制有关。

2. 屈光参差

理论上轴性屈光参差患者使用框架眼镜应更好,但是这个假说的条件是双眼视网膜感受器在每个眼的空间相同,但是实际上每个眼的视网膜面积并不相等。实际上,无论是轴性还是屈光性屈光参差患者,配戴接触镜后其视网膜物像放大率变化均较小,配戴接触镜可以为儿童和婴幼儿提供更好的双眼视觉效果。屈光参差采用接触镜矫正的优势:与框架眼镜相比,配戴接触镜其视网膜物像放大率较小;对于高度角膜性散光眼,用接触镜引起两条主子午线上的视网膜物像不等概率较小;远视眼配戴接触镜引起的调节少,集合功能与正视眼相同;无视野限制,不存在环形盲区和环形复视现象,也没有棱镜效应,像差较小,避免视网膜物像的畸变。

3. 圆锥角膜

圆锥角膜是一种非炎症性角膜膨胀,表现为角膜进行性变薄和变形,顶端凸起呈圆锥形,导致角膜不规则散光,引起不同程度的视功能障碍。在圆锥角膜的早期,可以使用一般软性接触镜矫正视力。在中晚期,不规则散光增加后,可以使用硬性接触镜(RGP)矫正,也有特别为圆锥角膜设计的软镜和 RGP;也有软硬组合型接触镜(piggy-back),使用软性接触镜与角膜接触镜作为基底,在此基础上再配戴 RGP,一方面增加镜片配戴的舒适度,另外可增加 RGP 的稳定性,达到更好的视力矫正效果。另一种软硬结合镜片(hybrid lens),则是中央区为 RGP 镜片,周边裙边是硅水凝胶镜片,可提高患者的配戴舒适度和良好的视觉效果。另外巩膜镜(scleral lens)采用高透氧的硬镜材料组成大直径镜片,其支撑点位于巩膜上,不直接接触角膜,对于严重的圆锥角膜、RGP 配戴不理想者,可以通过配戴此种镜片获得良好的舒适度和视觉效果(图 3-3-7)。

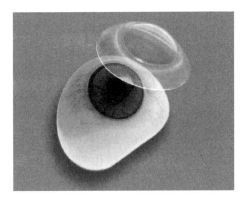

图 3-3-7 巩膜镜(scleral lens)

五、适应证和禁忌证

(一) 球性和散光软性接触镜

1. 适应证

矫正屈光不正:适应几乎所有的屈光不正,作为三种屈光矫正方式之一,接触镜在屈光矫正领域占有重要地位,包括高度屈光不正、散光和屈光参差。散光软镜适用于散光等于或大于 0.75D,且散光小于 3.00D 的患者。

美观:外观表现自然,成为爱美人士的理想选择,有些特殊设计的彩色镜片,矫正视力的同时,可以兼具眼部美容效果。

职业和特殊场合需要:有些特殊职业因工作需要,必须选择接触镜,比如空姐、演员、运动员等。有些配戴者因特殊场合需要,比如拍摄婚纱照等其他重要场合,可以使用抛弃型软镜间歇配戴。

运动:进行体育运动,尤其是剧烈运动时,配戴接触镜具有安全、舒适、视野大、良好的立体视和深度觉等优势。

适应年龄:配戴软镜没有年龄的严格限制,取决于适应证的把握和配戴者的需要,例如先天性白内障患者、6 个月龄患儿也可以配戴高透氧软镜作为视觉康复使用。

适用角膜曲率:角膜曲率一般在 41.00D～46.00D 范围都可以配戴,但也可以量身定制特殊曲率,最终根据实际配戴评估情况作为是否适用的标准。

2. 禁忌证

眼部炎症或感染性疾病:睑腺炎、睑缘炎、急性结膜炎、慢性泪囊炎和沙眼等疾病。

眼部损伤和异常:如角膜损伤、中重度倒睫、眼睑闭合不全和独眼。

干眼:中重度干眼患者不建议使用接触镜,因接触镜使用会加重部分干眼程度,使配戴接触镜的感染损伤风险增加。

全身性疾病:糖尿病、全身系统型免疫疾病,如慢性关节炎、类风湿、强直性脊柱炎等。皮肤病:如脂溢性皮炎、银屑病等。精神和心理疾病:如抑郁症等。过敏:灰尘、螨虫、花粉等常年过敏体质患者。短期过敏患者可以使用接触镜,也可以使用日抛型镜片减少过敏源。

妊娠:妊娠期不是绝对的禁忌证,可以通过监测随访,考虑缩短配戴时间,日抛型镜片等方式配戴。

职业环境:有些职业环境如高风沙、高污染、酸碱性环境的工作者,建议不要配戴。

卫生不佳或依从性差:卫生不良和依从性差患者会增加并发症的风险,可以考虑使用日抛型镜片,并注意监测。

(二)硬性透气性接触镜(RGP)

1. 适应证

有较主动的配戴动机:喜欢更健康、沉淀物产生少、光学质量好的镜片。

中度到高度屈光不正:戴镜视力佳,适合直接从框架眼镜到硬镜转变的患者。

角膜散光患者:更好矫正角膜散光,散光超过 3.00D 考虑环曲面镜片。

圆锥角膜患者和不规则角膜:硬镜在角膜之间形成泪液镜,可填充不规则角膜,达到良好的矫正效果。如圆锥角膜、激光术后角膜、外伤等不规则角膜患者。

2. 禁忌证

上述提及的软镜禁忌证同样适用于 RGP 硬镜。

多风沙、高污染环境不适合 RGP 配戴者。

经常从事剧烈运动者,会导致硬镜从眼内掉出,也不适合配戴 RGP。

从事警察、消防员等特殊职业者,不建议配戴 RGP。

眼睛高度敏感者,适应硬镜较为困难,不建议配戴 RGP。

(三)角膜塑形镜(OK 镜)

1. 适应证

8 岁以上,进行性近视儿童。

球镜度数-0.75D~-6.00D 的近视患者。

角膜曲率在 40.00D~46.00D 之间。

正常范围的瞳孔直径和眼压。

无角结膜疾病,无其他眼疾或配戴硬镜的禁忌证。

常参加娱乐体育活动,需要良好白天裸眼视力的近视配戴者。

有经济能力承担治疗期间的费用。

2. 禁忌证

配戴者预期值不现实。

球镜度太低,散光高,角膜不规则,有明显晶体散光。

角膜太陡(≥46.00D)或太平(≤39.00D)。

角膜为球形(e≤0.1),或角膜 e 值与屈光不正度数不匹配。

大瞳孔直径,可能会引起眩光问题。

眼部禁忌证,如中重度干眼、泪囊炎、眼部眼睑闭合不全、眼球震颤和青光眼。

全身禁忌证,如急性鼻窦炎、严重糖尿病和关节炎等免疫系统疾病,精神疾病。

对试戴片反应很差的配戴者。

年龄小于 8 岁或个人卫生不良配戴者。

第四节　滤镜防护技术

一、镜片防护技术

通过镜片镀膜工艺、镜片材质、染色等特殊工艺,实现镜片对眼睛有害光线、电磁辐射等的防护作用,这一系列的技术称为镜片防护技术。

二、辐射导致眼部组织损伤的原理

人类的日常活动离不开光线,通常眼睛所能感受到的光线为光谱中波长为 390～780 nm 的部分,我们称之为可见光(visible light,VIS)。对于可见光,眼睛屈光介质的通透率大约为 90%。这部分光线只是太阳发射的电磁辐射波谱中的一小部分,并受到地球大气吸收和散射的影响。对眼睛产生影响的电磁波谱主要集中在可见光及其附近波段。通常习惯认为波长在 10～400 nm 的部分称为紫外线(ultraviolet ray,UV),波长为 760 nm～1 mm 的部分称为红外线(infrared ray,IR)。根据波长分类:紫外线(UV)又分为:UVA,波长 320～400 nm;UVB,波长 280～320 nm;UVC,波长 100～280 nm。红外线(IR)又分为:IRA,波长 760～1 400 nm;IRB,波长 1 400～3 000 nm;IRC,波长 3 000 nm～1 mm。

(一) 热效应

长期暴露在波长较长的辐射源环境下,局部组织因分子运动率增加,温度升高而产生热效应。波长较长的辐射光子能量较低,通常不会对眼组织造成损伤,但在高强度的低能量的长波辐射环境下,如一些高温职业环境(高炉作业等)中,红外线(IR)会对眼睛造成伤害。

(二) 光化学效应

短波长的辐射对于眼睛的损害,特别是晶体和视网膜的损害更加明显。波长较短的辐射光子能量较高,可能会使局部组织化学键断裂而破坏分子结构,从而导致局部眼组织的损伤。一般对于眼组织而言,短波长的 UV 辐射危害比长波长的 IR 辐射危害更大。

（三）Draper 定律

辐射在被眼组织吸收时对眼睛产生损害,只有被吸收的那一部分入射能量才能产生改变或影响。如果辐射能够直接穿透或被反射而没有被组织分子吸收则不会对组织产生影响,这个原理叫做 Draper 定律(Draper's law)。

1. 辐射光线对眼睛的损伤

环境水平的微波和伽马(γ)射线等可以直接穿透眼组织。眼前段组织对短波紫外线(远紫外)和长波红外线(远红外)可全部吸收,长波紫外线(近紫外)可被晶状体吸收。可见光和短波红外线(近红外)辐射能够到达眼底视网膜。800 nm 左右的红外线辐射能够穿透角膜、房水和晶状体到达视网膜。这些被吸收的波段辐射会对眼组织的形态、生理和形态功能产生影响。对人眼具有光化学生物效应的紫外线主要是 UVA 和 UVB 两部分。UVA 大部分被晶状体吸收,仅有少量可穿透屈光介质到达视网膜;UVB 主要被角膜和晶状体所吸收,波长在 295～315 nm 的辐射能够穿透角膜和晶状体到达视网膜。UVB 有很高的光化学效应,过量辐射会在几个小时内引起角膜表面红斑和刺激;如果及时避免持续过量辐射,这种影响则是短暂的,可逆的。UVC 绝大部分被臭氧层所阻断,一般不会对人体造成伤害。

(1) 泪膜和角膜可以吸收几乎 100% 的 UVC,但是,随着波长的增加,穿透性迅速改善。例如,320 nm 的紫外线角膜有 60% 的穿透率。一般认为,波长大于 300 nm 的紫外线可通过绝大多数动物种类的角膜。

(2) 正常年轻人类晶状体可以吸收绝大部分 370 nm 以下的紫外线,随着年龄的增长,人类晶状体的颜色逐渐变黄,开始吸收更多的 UVA,甚至较短波长的可见光。加之大气对紫外线的吸收特性,晶状体吸收的紫外线主要在 290～370 nm 范围内,即 UVA 和 UVB。

(3) 对于成人,仅仅少于 1% 的 320～340 nm 和 2% 的 360 nm 的 UVA 可到达视网膜,这也说明晶状体吸收了到达晶状体的全部 UVB 和大部分 UVA。

2. 红外线对眼睛的损伤

(1) 红外线的概念

红外线是一种热辐射的电磁波,其波长为 760 nm～1 mm。我们地球上自然界的红外线辐射源主要是太阳光,红外线约占太阳光的 60%,可见光及紫外线仅占约 40%。

(2) 分类

根据红外线辐射所能产生的效应,可以分为以下三类:

1) 短波红外线——波长为 760～1 400 nm。

2) 中波红外线——波长为 1 400～3 000 nm。

3) 长波红外线——波长为 3 000～1 mm。

有时将中波和长波红外线统称为远红外线。

(3) 红外线对眼睛的损伤及症状

红外线虽看不见,但有热的感觉,人若暴露于强大剂量红外线作用下,将会受到伤害;其伤害是热的燃烧作用,特别是眼部受到伤害更大。眼睛受到伤害后会形成远红外线白内障和视网膜病。

不同波段的红外线会对眼造成不同的损伤,具体表现在:

1) 远红外线对眼的影响:只能透入组织深度 0.5 cm 左右,但几乎完全被角膜、虹膜、房水和晶状体吸收。角膜、房水、虹膜吸收红外线后转变为热能传导给晶状体,晶状体吸收后被损伤(其原理如同鸡蛋受热变成不透明状类似),其损伤结果叫红外线白内障或热内障。

2)近红外线对眼的影响:可穿透组织到达视网膜,在虹膜被虹膜色素吸收,在视网膜被视网膜色素吸收。可见光及短波红外线经过屈光间质的屈折及聚集后,可产生很强的热能而使视网膜脉络膜烧伤。其症状表现为:最初眩光,相继眼前有黑影飘动,怕光、光幻觉及单色盲或双色盲;24小时后,飘动的黑影收缩,形成一个致密暗点,可持续几周、几个月,甚至永远存在。同时因视网膜水肿以及后来出现的退行性病变,还常出现视物变形现象。

3. 紫外线对眼睛的损伤

(1)紫外线的分类及效应

我们经常能接触的是由太阳光带来的紫外线,在射向地球表面所有光线中约有5%为紫外线,根据波长分为三种:UVC,波长100~280 nm;UVB,波长280~320 nm;UVA,波长320~400 nm。

1)UVC又称短波紫外线,由太阳向地球照射时,可被地球外围大气层的臭氧所吸收。

2)UVB和UVA通过大气层时部分被吸收,部分照射到地面,能使皮肤呈赤斑,易引起角膜炎和皮肤癌。

3)UVA:能使皮肤晒黑,易患白内障。这一段的UV伤害力最强。UVB和UVA统称伤害性UV。

(2)紫外线的辐射光源除阳光外,紫外线还包括各种会反射的情况,如:

1)自然光源:厚云层的阴天反射到地面、雪地、泥沙、水面、玻璃等反射光。

2)人造光源:水银灯、投射灯、摄影灯、复印机、制版机和电子荧幕等。

实际伤害人体的大部分紫外线来自地球表面的反射光。紫外线强度在高山是在平地的200倍;在高山雪地是平地的1 000倍;在海边是在户外的180倍。

4. 紫外线对人眼及人体的伤害

(1)损伤晶状体的紫外线是长波紫外线,即波长大于320 nm的紫外线主要被晶状体吸收掉。

(2)波长为240~320 nm的紫外线可使皮肤产生局部红斑。

(3)波长为280~300 nm的紫外线可使皮肤产生色素沉着。

(4)紫外线对感觉神经不直接刺激,所以虽受到了伤害,还不知道,也无症状,待4~12小时后症状才逐渐出现。

一般症状有:眼部发痒、流泪、畏光、结膜肿胀、暗适应不佳。另外,使眼睛能产生以下病变:白内障、视网膜炎、眼球黄斑变性(即视力减弱)、电光性眼炎、日光性眼炎(雪盲)。紫外线还有一个特性,就是对眼造成的伤害具有累积性,即某一定强度紫外线间歇照射,中间虽有间断,也能产生如同一次大照射产生的相同效果。为什么老年人患白内障人多呢?主要是由于人随年纪增长,眼部摄入紫外线量累积增加而造成。配戴合适的眼镜是预防紫外线对眼睛造成伤害的最有效、最简单的方法。

5. 激光对眼睛的损伤

激光与普通光线不同,是受激光发射的一种光。它的特点是单色性、亮度高、方向性及相干性极好,被广泛应用于医疗和通信等科技领域。

常用激光器产生的波长包括紫外线、可见光及红外线三个波段。眼的屈光介质和视网膜对光的透射和吸收不同,所以不同波长的激光对眼的伤害部位也不一样。一般规律是可见光和近红外波段激光损伤视网膜,对各部位的伤害程度随照射剂量增大加剧。激光射线对眼的作用有多种,但以热效为主。激光可以对人体造成损伤,但还可利用它来治病,如眼科的局限视网膜剥脱可用视网膜激光来进行光凝封闭;准分子手术治疗眼屈光不正,也是采用激光治病一个例子。

6. X 射线对眼睛的损伤

X 射线一般指 0.01～10 nm 波长的射线。X 射线透射机广泛地应用在医疗和工业产品的检查上,眼睛受到 X 射线照射后也会造成伤害,使眼患眼皮炎、结膜炎和白内障。

7. 可见光对人眼的损伤

人眼正常的功能离不开可见光。视觉的形成主要是可见光经眼的屈光系统进入眼内到达视网膜,经感光细胞吸收光线产生光化学反应,再经双极细胞和神经节细胞的信息传递,通过视神经视路的信息转换并传递到视觉中枢形成视觉。角膜、房水、晶状体和玻璃体对大部分可见光辐射是通透的,正常水平的可见光一般并不损害人眼。

强度过高的可见光,可以来源于日光,或来源于人造光源,这类辐射聚焦在视网膜上,使视网膜单位面积接受的辐射量远高于角膜单位面积的辐射能量。可见光的损害机制也包括热效应和光化学损害。热效应的产生大多集中在波长较长的红光及近红外线辐射区域,辐射能量被视网膜感光细胞、视网膜色素上皮细胞和脉络膜吸收。可见光中的长波和短波辐射都能引起光化学反应,其中短波能量较高,如蓝光损害。

可见光导致眼部组织的损伤主要有日光性视网膜病变。日光性视网膜病变,也叫日食盲,是因为直接注视太阳而缺乏必要的眼睛保护所致。眼屈光系统角膜和晶状体的折射作用使视网膜单位面积能量远远高于角膜单位面积能量,高能量的短波可见光(400～500 nm)通过光化学作用破坏感光细胞的外节。因该波段属于蓝光区域,故称这种损害为蓝光损害。波长 440 nm 附近的蓝光是引起视网膜损害的最危险的可见光波段。研究显示:短波蓝紫光段(400～440 nm 波段)对视网膜伤害最大,产生光化学反应,产生大量具有细胞毒性的自由基,破坏细胞正常生长,导致视网膜病变以及黄斑变性等,尤其是 AMD。此外,短波蓝光还会加重泪膜不稳定的干眼症患者的症状,此波段的蓝光称为有害蓝光。研究显示:户外蓝绿光段(445～505 nm 波段)可以抑制近视,且促进青少年眼部发育,此波段的蓝光称为有益蓝光。

在日常生活中,日光中的蓝光并不会引起视网膜损害。主要的蓝光损害来自人造光源,因慢性积累而导致视网膜损害,因此,在这些工作环境中,眼睛对于蓝光损害的防护尤其重要。蓝光和紫外线在很多情况下来自相同的光源,比如:弧光灯(探照灯),具有很高 UV,很高蓝光;太阳灯(275W),具有高 UV,高蓝光;投影灯(350W)具有低 UV,高蓝光;白炽灯(60W)具有低 UV,低蓝光,相对安全。

日光性视网膜病变的主要症状有患眼出现致密的中心小盲区、视力下降、色觉障碍、视物变形等。很多病例发生在直接用肉眼观看日食。长时间注视太阳,除光化学变化外还会由于长波可见光和红外线辐射的吸收导致视网膜色素上皮热损伤。正常人眼的晶状体可以吸收部分紫外辐射,阻断部分蓝光,白内障手术后进行的人工晶状体置换手术,使患者的视网膜光损伤机会大大增加。

三、光学辐射防护

(一) 对紫外线的防护

人类接受的紫外辐射主要来自自然界。臭氧层的不断消耗使得对紫外线的防护显得尤为重要,对紫外线辐射的光学防护主要是采取吸收、偏振、干涉滤光的原理来去除过量的光辐射。

紫外线对眼组织的损伤应受到广泛的重视。人们于户外进行活动或从事焊接等特殊工作时,也应有意识地选择具有紫外线滤过功能的眼镜或接触镜,以保证眼睛的健康。而无晶体患者,应选择可吸收紫外线的人工晶状体,确保视网膜免受损伤。

目前常用的防护措施是具有紫外线吸收作用的框架镜、太阳镜、接触镜、人工晶状体。

(二) 对红外线的防护

对红外线辐射的防护是采用真空环境下镀反射镜式金属膜层。吸收式镜片会将 IR 以热能的形式再次辐射,很容易穿过眼组织到达视网膜。膜层最常用的金属是金、银、铜和铝。膜层厚度与相应的辐射波长相比,要尽可能小,厚度过大会使反射减少。在考虑对红外线的防护时可结合对紫外线等其他辐射的防护。

(三) 可见光的防护

对过量可见光辐射的防护主要是采用太阳镜。对于清晰、舒适的视觉来说,$1\,370\ \text{cd/m}^2$(400 ftL)的亮度是比较理想的。这相当于是在充足阳光照耀下的树荫下面的光强度。

太阳镜以透光率或光学密度来表示,在工业界也有用光影系数(shade number)来表示。光影系数与光学密度的关系为:

$$光影系数 = \frac{7}{3}光学密度 + 1 \qquad (公式\ 3 - 4 - 1)$$

太阳镜光学密度一般要在 1.0 以上。

(四) 对可见光中有害蓝光的防护

蓝光防护指的是对人眼有害的短波高能蓝光,也就是我们常说的有害蓝光进行过滤,使人眼看到的光谱更接近自然光光谱。目前临床常用的防蓝光镜片主要通过镀防蓝光膜层来实现的。防蓝光膜主要通过吸收蓝光或者反射蓝光来实现对蓝光的阻挡作用。通过控制特定波段蓝光的阻隔率,尽可能减少显示设备的色调变化、低色差,并保持一定的亮度。防蓝光膜并不是过滤掉所有的蓝光,从而不会严重影响色彩的视觉效果。

1. 吸收型防蓝光膜

通过蓝光吸收剂来吸收蓝光,从而降低蓝光的透过率,达到滤蓝光效果。

2. 转换型防蓝光膜

通过光致发光材料(如稀土荧光材料、有机小分子发光材料、有机金属配合物发光材料、有机高分子发光材料、量子点材料)使蓝光主波长红移,避开 450 nm 以下有害蓝光。

3. 反射型防蓝光膜

通过在基材表面依次镀制或沉积多层膜,通过多层膜的膜层分界面实现对蓝光的反射,通过设置各膜层的材料、折射率、厚度等参数,多层膜间可以实现对蓝光波段的相干相消,从而减小蓝光的透过率,达到防蓝光的效果。

四、光学辐射防护方法

减少光的辐射主要通过镜片材料的吸收和表面反射实现。

（一）镜片材料的吸收

1. 吸收玻璃

是在生产过程中将染色剂均匀分布到镜片材料中。镜片防辐射性能的改变方法有：镜片中添加有氧化物的吸收式滤光片。通常是通过在镜片中添加金属氧化物实现辐射防护的目的。在玻璃中添加氧化铁可以吸收 95％ 的 UV 和 IR 辐射。添加金属氧化物通常会使镜片产生颜色改变，如加氧化钴呈现蓝色、加氧化铬呈现绿色、加氧化铜呈现青色。在玻璃中加入硅酸和硼酸会增加 UV 透过率。吸收式树脂镜片是在镜片生产过程中或表面加工及割边完成后将有机颜料添加到镜片中。彩色吸收式滤光片可以用来改善视觉功能，滤光片实际上改变的是物体和背景之间的对比度。但是仅凭镜片的颜色或染色来判断其辐射防护功能是不恰当的，例如灰色或中性玻璃片通常可以透过紫外线和红外线，不适宜用作职业 UV 和 IR 防护镜，但是因为其不影响色觉，故可以作为普通太阳镜。

2. 吸收树脂

是指将树脂材料或成镜浸泡到染料中，染料可以渗透到表面下 1 mm。CR39 只能吸收紫外线和可见光，而红外线的吸收会使镜片变形。PC 材料则可以吸收红外线。但树脂滤片的颜色并不能说明其透光特性。

（二）表面反射

1. 反射滤片

在真空环境下高比例的反射，通常在上面再镀一层氟化镁（即减反射膜），以减少过多的后表面反射光进入眼睛。表面镀有反射膜的反射式滤光片。反射型镜片主要于镜片表面镀有一层真空金属膜，既可透过可见光，反射红外线，但对紫外线的吸收能力不是很强。镜片后表面镀一层薄的金属膜，能增加该表面的反射。反射镜片通过将过量的辐射进行反射而进行辐射防护。

2. 梯度染色

即染色的深度在镜片表面呈现连续变化，通常用于树脂镜片。

3. 偏振式滤光片

此种镜片除了吸收过量辐射外，还可以吸收各反射面产生的平面偏振光。反射光线被完全平面偏振，振动面和反射面平行（水平方向），如果过滤偏振镜片的偏振轴设定为垂直方向的话，反射光线就会被吸收。由此，偏振滤光片就能过滤反射的眩光光线，使眼睛看到被非偏振光照射的物体。被偏振片传递的偏振光大约是入射光的 32％。

4. 干涉式滤光片

由多层电绝缘膜组成，使特定波长的光谱通过。通过控制膜层的材料（即控制折射率）可以改变所通过的光线波长。干涉镜对入射角和气温改变比较敏感，改变入射角和温度都会改变滤片干涉，从而改变透过光的波长。

除了偏振镜以外,太阳镜一般都不能消除眩光,也不改变对比度。太阳镜只是把眩光减少到眼睛可以耐受的强度水平。普通太阳镜是以相同比例吸收来自物体及其背景的照射强度的,所以对比度并未改变。特殊用途的太阳镜可以以不同比例吸收物体和背景的光,从而改变对比度。眼镜片透光率要在40%以下才能作为防护用太阳镜。彩色太阳镜可以改变眼睛对颜色的分辨能力,所以夜间驾驶一般不可以配戴太阳镜。两片眼镜片的透光率存在差异会影响深度知觉,太阳镜片表面加工质量不好会造成视觉畸变、头痛、眼疲劳等症状。

五、眼保健的应用

(一) 吸收式滤光镜

1. 遮阳眼镜

又称太阳镜,可见光的透过率约为20%,对紫外线和红外线的吸收较好,用来制造遮阳和雪地工作防护眼镜。

2. 电焊用护目眼镜

电焊产生的紫外线,对眼球短时间照射就会引起眼角膜和结膜组织的损伤,产生的强烈红外线很容易引起晶状体混浊。电焊用护目镜就能很好阻截以上红外线和紫外线,这种镜片外观呈绿色或黄绿色,能全部阻截UV,红外线透过率<5%,可见光通过率为0.1%。

3. 深红色玻璃眼镜

这种镜片吸收波长在600 nm以下波段的全部光线。它可用作医务或工作人员操作X射线透视设备时的护目镜。

4. 激光防护眼镜

这种眼镜有两种形式,即反射式和吸收式。反射式激光防护镜表面采用真空镀膜方法镀一层金属膜,对波长为532 nm、694 nm和1 060 nm等波段的激光的反射率大于99.5%。吸收式激光防护镜对1 060 nm波段的激光能全部吸收。这种镜片必须配以封闭或半封闭式框架。防止激光绕过镜片射入眼内,它可以作为激光操作人员的防护眼镜。

5. 微波防护眼镜

微波是一种波长为1 mm～1 m的电磁波,它也能对人造成伤害,特别是眼睛,若在强的微波作用下,可引起眼疲劳、干涩和头晕,甚至可以导致晶状体混浊、白内障及视网膜损伤等。

6. 憎水眼镜

制造方法是先将镜片进行酸处理,然后用有机硅油等有机化合物溶液浸渍或蒸镀,在镜片表面形成一层憎水膜,然后再进行热处理,以提高憎水性和增强膜的牢固性。这种镜片不能被水浸润,水滴到上面呈球状流掉,不沾水,所以很适合在雨天、水蒸气多的环境中和冬天配戴,以保持眼镜的清晰度。

(二) 反射式滤光镜

原理:在镜片表面若镀上一层折射率比镜片本身折射率低的材料膜层,就会增大光线的反射,减少光线的透过,保护眼睛不受到强光和有害射线的伤害。

吸收式滤光镜,是采用镜片对某些波长光的吸收,以减少射入眼内的强光。但因镜片吸收了某些光线,变成热量放出,特别是红外线,和其他一些波较长的光线,由于产生热量的积累,使人很不舒服,若采用反射滤光镜则能很好地解决这一问题。

（三）振光滤光镜

原理:偏光镜片由七层薄薄的树脂材料压制合成,每一层都具有不同的功效。第四层为偏光过滤层,其原理好像百叶窗,可以过滤掉杂散的反射光线。第三、五层为紫外线过滤层能过滤99.9%的有害紫外线并降低光线强度,与普通太阳镜片功能无异。第二、六层为抗冲击层,使镜片不易破裂;第一、七层经强化处理,使镜片不易磨损。

偏光镜片主要用途是滤除强烈日光从水面、柏油路面、建筑物表面、雪面、汽车表面的反射光,使视线清晰柔顺。对司机、钓鱼爱好者、水上运动者和雪地工作者很适用。

（四）防疲劳眼镜

原理:就是除了能够吸收对眼睛可能造成不适的有害射线外,还可以消除各种眩光等,杜绝了可能引起视力疲劳的各种因素,所以可以防疲劳。

一般光学眼镜片除能矫正视力外,还有吸收 UV 和红外线的能力,但还有不足之处,即不能防疲劳。一般戴上眼镜看书、阅报约两小时就会感到视觉疲劳。

（五）太阳镜知识

1. 太阳镜的功能

（1）光学矫正

太阳镜几乎没有此方面功能,但对于隐形眼镜配戴者,配戴太阳眼镜可以防止或减少隐形镜片水分蒸发,保持隐形眼镜光学性能。

（2）保护功能

主要是防止眼睛被强烈太阳光灼伤,更主要是阻隔紫外线,保护眼睛不被紫外线侵害,前提是这副太阳眼镜镜片必须有紫外线阻隔功能。

（3）装饰用途

很多人选择太阳镜先从款式与颜色考虑,因为太阳镜在夏季成为许多人理想的装饰品。甚至在阳光不是很强烈的时节或者在户内,也有年轻女性将太阳镜戴在头上,或挂于衣间以作装饰用途。

（4）阻挡阳光

骑车人、司机、户外工作者、钓鱼爱好者、户外运动者、水上运动者、冰上运动者等,通过配戴太阳镜,阻挡日光,提高视觉清晰度。

2. 镜片的颜色种类及应用

（1）灰色镜片

灰色镜片对任何色谱均衡吸收,因此观看景物只会变暗但不会有明显色差,展现真实自然感觉。属于中性色系。

（2）茶色镜片

滤除大量蓝光,可以改善视觉对比度和清晰度,在空气污染严重或者多雾情况下配戴效果较好。

（3）绿色镜片

在吸收光线同时,最大限度地增加到达眼睛的绿色光,所以有令人凉爽舒适的感觉,适合眼睛容易疲劳的人使用。

（4）蓝灰色镜片

与灰色镜片相似,同属于中性镜片,但颜色更深,可见光吸收率更高。

（5）水银色镜片

镜片表面采用高密度的镜面镀膜。这样的镜片更多地吸收与反射可见光,适合户外运动人士。

（6）黄色镜片

严格地说,此类镜片不属于太阳镜片,因为其几乎不减少可见光,但在多雾和黄昏时刻,黄色镜片可以提高对比度,提供更准确的视像,所以又称为夜视镜。部分年轻人配戴黄色镜片"太阳镜"作为装饰使用。

（7）浅蓝色、浅粉红色镜片等

同样是装饰性多于实用性的镜片。

3. 镜片的颜色深浅与其功能关系

（1）镜片颜色越深,吸收可见光越多,作为太阳镜阻挡阳光的功能就越突出,一般深色太阳镜片可以吸收 75% 以上的可见光,而一些浅色镜片吸收可见光可能不到 50%。

（2）镜片颜色深浅只影响可见光吸收性能,与抗紫外线能力无关,因为紫外线为不可见光,抗紫外线能力取决于镜片材质,而不是颜色深浅,有的树脂片无色透明,但仍能 100% 抗紫外线。

（3）部分太阳镜为渐进色树脂镜片,及上深下浅,直至接近无色。这样的太阳镜在户外配戴,可以阻挡来自上前方的日光,在户内或在车内,仍可以看近。如果中年女性配戴浅色渐进色太阳镜会有不错的装饰效果。

（六）变色镜片

原理:在镜片原材料中加入卤化银微粒,在日光中的紫外线作用下卤化银分解成卤素离子和银离子从而变色。根据日光中紫外线的强弱不同,变色程度也不同;当紫外线消失后,镜片变回原来颜色。变色镜片是一种颜色随外界光线变化而变化的镜片。在太阳光下这种镜片能快速变成深色,镜片的透光率大大降低,紫外线越强,镜片的颜色就越深,紫外线越弱,镜片的颜色就越浅。当把镜片放回室内,镜片的颜色又能快速褪掉,恢复到原来透明的状态。变色效果与温度成反比,温度越高变色效果越差,温度越低变色效果越好。冬天变色效果往往好于夏天。

目前市场上的变色镜片按材料来分有两大类,一类为比较传统的玻璃变色镜片,另一类为从 20 世纪 90 年代开始推向市场的新型树脂变色镜片。我国及世界上发达国家的市场上流行的主要是树脂变色镜片,而中东、南美、非洲等部分发展中国家玻璃变色镜片仍有一定的市场。从总量上看树脂变色镜片是当今变色镜片的主流,玻璃变色镜片由于质量大、易破碎,正在逐步退出主流市场,但还有一定的应用价值。

树脂变色镜片的主要颜色有灰色及茶色两种,最近市场上流行起了七彩变色镜片,颜色包括黄、橙、红、蓝、绿、紫等色别,用于代替稍前曾在市面上流行的七彩染色镜片。偏光与变色结合在一起的偏光变色镜片以及双色变色镜等新型变色镜片也开始在某些领域里应用。

变色镜片的主要用途:由于变色镜片具有上述许多优良性能,这种镜片成为集多种功能于一身的高科技产品。它的主要用途包括以下几个方面。

1. 视力矫正及遮阳两用镜

当前市场上的变色树脂镜片,光度范围覆盖了近视、老花、散光、渐进多焦点及双光等多种光度和镜片类型,由于它处在透明态时的透光率高,完全可作视力矫正用;同时在太阳光下又可作太阳镜用。因此一镜二用,极为方便,这是目前变色镜片的主要用途。

2. 防护镜

变色镜片还可用于许多特殊的场合。如制作滑雪用镜、野外防风沙、登山、钓鱼、游泳等用途。因为在这些场合往往存在较强的紫外线,需要防护,同时又要保证眼睛有足够的清晰度,这时变色镜片正好能满足这些要求。

3. 时装镜

七彩变色镜及双色变色镜除了用于遮阳以外,还具有很好的美化作用,因此,多用于时装镜。

4. 汽车驾驶镜

汽车驾驶时常有强光干扰,这时如果戴上一副具有偏光及光致变色双重功能的驾驶眼镜就可在各种光线条件下操作自如了。选择变色深度太浅的变色镜片在夏天高温条件下可能达不到遮阳的目的,所以夏天用时建议选变色深度70%以上的变色片。反之,冬天可以选50%以下变色深度的变色镜片。当然全年使用时最好还是选60%以上变色深度的变色镜片。此外,某些特殊设计的变色镜还用于缓解眼睛疾病。

第四章
非光学矫正技术

第一节　药物治疗

药物治疗是指将具有治疗或预防作用的药物用于机体疾病,使疾病好转或痊愈,保持身体健康的方法。

眼科药物治疗中不同给药途径可以影响药物在眼内的分布,进而影响药物疗效。因此应根据眼科疾病的性质和发生部位选择合适的给药途径,其给药方式按照给药途径的不同分为:点眼法、洗眼法、熏洗法、敷眼法、石蜡疗法、冲洗法、浸眼法、眼部注射、穴位注射、口服法等。

一、点眼法

(一) 定义

点眼法是指将滴眼液或眼膏等眼用制剂滴入结膜囊内,是眼科局部外用药物治疗眼病的常用给药方式,常用的药物制剂有眼药水、眼药膏和眼用凝胶三种。

(二) 原理

滴眼液点眼是眼科最常用的方法,它简易、方便、吸收快、作用迅速,不仅眼表疾病用此法治疗,而且许多内眼疾患也可用此法(如缩瞳药、治疗白内障药等)。但滴眼剂作用时间短,药物易流失,生物利用度低,易经鼻泪管吸收引起毒副作用。眼膏,眼用凝胶和许多缓释、控释局部用药新剂型也均属此类给药方法,可不同程度地克服普通滴眼剂的缺点,如接触眼表时间长,作用较持久,不易引发全身毒副作用,但缺点是影响视力,适宜于睡前使用。

(三) 方法

1. 点眼前充分洗手。

2. 注意仔细核对药物,防止将其他外用药滴入眼内。

3. 注意眼药的保质期限和存放注意事项(如避光或需要 4℃冷藏),不可使用变色或出现沉淀物的滴眼剂等。

4. 滴用滴眼剂时,患者取坐位或仰卧位,头略后仰,并嘱患者向上转动眼球。滴药者用食指或棉签轻轻地向下拉开病人下睑,暴露下结膜囊。挤压眼药瓶,瓶口避免与眼睑、睫毛等其他部位接触,将滴眼液滴入结膜囊内,一滴即可。滴眼时避免将药液直接滴于角膜上(黑眼珠)。再轻轻拉开下眼睑,使滴入结膜囊内的药液充盈至整个结膜囊内,同时轻压鼻内眦 2～3 分钟,以免药液经鼻泪管流入鼻腔,经鼻黏膜吸收而出现不良反应。

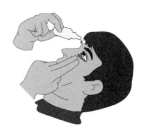

图 4-1-1　点眼法

涂抹眼药膏时,先挤出一点眼药膏,弃之不用。然后将眼药膏或眼用凝胶剂涂在消毒的玻璃棒或棉签的一端,长约 8 毫米。叮嘱患者头稍后仰或平卧,眼向上注视。涂药者用手指拉开下睑,暴露结膜囊下穹隆部。将玻璃棒或棉签上的药膏与睑裂平行,自颞侧将药膏呈条状涂入下穹隆部,接着将上眼睑轻轻提起后下压,使药膏充分置于结膜囊内。闭眼休息片刻,轻轻转动眼球或用棉球在眼睑上轻轻按摩数次,使药膏分布均匀。

5. 先用眼药水,再用眼药膏,因为后者能够阻碍前者的吸收;两种眼药水点眼的时间间隔要不少于 5 分钟;使用两种眼膏(或眼用凝胶)的时间间隔要大于 10 分钟。

6. 为防止眼用药物经鼻腔黏膜吸收而导致全身副作用,可以指压泪囊区,不少于 3 分钟。

(四)眼保健的运用

1. 部分滴眼剂含有维生素 E、维生素 B_6 等营养成分,能够为眼部提供全面的营养,促进新陈代谢,改善眼部微循环,提高眼部细胞的活力。

2. 部分滴眼剂含有减轻充血配方等,可以消除结膜充血,缓解眼部过敏症状。

3. 部分滴眼剂含有硫黄软骨素成分,具有保护角膜并促进上皮细胞组织损伤修复的功能,同时还在角膜表面形成一层保护膜,防止水分散发,有效缓解视疲劳和干眼症状。

4. 部分滴眼剂含有牛磺酸,除有抗菌作用外,在组织内还参与多种生理活动,促进新陈代谢,改善视疲劳。

5. 部分滴眼滴含有与泪液相似的成分,可以充当泪膜,缓解眼表干燥,湿润眼表,用于干眼症的患者。

6. 部分有治疗作用的滴眼剂或眼膏点眼大多用于治疗眼浅表病变,如结膜和角膜等疾患,有些也可用于治疗白内障和青光眼等眼内疾病。

二、洗眼法

(一)定义

本法一般以清水、淡盐水(生理盐水)、药物煎液或专用洗眼液洗眼。

(二)原理

可湿润眼表,清洁眼表包括睫毛及睑缘的异物或分泌物,以减少对眼的损害,并可清除细菌等微生物,避免感染。

(三)方法

1. 将溶液加至洗眼杯(专用洗眼液内附带)内侧标记线处(5 ml)。

2. 脸朝下将洗眼杯扣压在眼睛上。

3. 抬头后仰,使眼睛充分浸泡在洗眼液中,眨眼 3～6 次。

4. 最后舍去溶液,用清水洗净杯子,同法洗另一只眼。

(四)眼保健的运用

1. 洗眼液含天然润滑保湿剂、复合多糖等,利于清除化妆品、异物、粉尘及湿润眼表。

2. 空气污染雾霾的主要成分是空气中的灰尘、硫酸、硝酸等物理颗粒和化学物质。这些物质极易对眼表(包括结膜和角膜)造成刺激,从而导致非感染性结膜炎(化学刺激性结膜

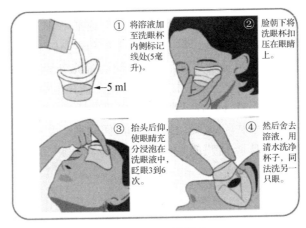

① 将溶液加至洗眼杯内侧标记线处(5毫升)。

② 脸朝下将洗眼杯扣压在眼睛上。

③ 抬头后仰,使眼睛充分浸泡在洗眼液中,眨眼3到6次。

④ 然后舍去溶液,用清水洗净杯子,同法洗另一只眼。

图 4-1-2　洗眼法

炎)、角结膜干燥症,在眼表受损的情况下容易合并感染性结膜炎或角膜炎。在长期的雾霾中,一些微细颗粒和粉尘如果进入泪道,可阻塞泪小管和鼻泪管,导致溢泪。长期暴露在雾霾中,双眼容易干涩、有异物感、刺痒疼痛、双眼流泪等。

3. 游泳池水中含有硫酸铜、次氯酸钠和明矾等化学物质,这些物质易造成眼部的感染,故在游泳后及时进行洗眼,对于眼表的杀菌清洁有一定的作用。

4. 当眼表出现感染、分泌物较多时,可以在滴用眼药之前进行结膜囊冲洗,除去分泌物以确保眼药直接作用于病所,此时需由眼科专业医护人员用注射器吸取清水或生理盐水进行结膜囊冲洗。

5. 部分中药,如桑叶、野菊花、竹叶等煎煮后去渣取汁洗眼,可以清热泻火、舒肝明目,对近视视力减退有一定治疗作用。

三、熏洗法

(一) 定义

熏洗法包括熏法与洗法。熏法是利用中药药液煮沸后的热气蒸腾熏眼部;洗法是将中药煎剂滤清后淋洗患眼,一般多是先熏后洗,合称熏洗法。临床上可根据不同病情选择药物煎成药汁,也可将内服药渣再煎而作熏洗用。

(二) 原理

熏洗法可以利用药液的温热,使眼部气血流畅、疏邪导滞,还可以通过药物直接作用于眼睛局部,以祛邪解毒、疏通经络、调和气血、退红消肿、镇痛止痒收泪等,起到物理温热敷及药物治疗的双重作用。

(三) 方法

1. 熏法

在煎药锅或盛药液的器皿上做一带孔的盖板,孔口大小与眼眶范围大小一致,双眼熏时可开 2 个相同的孔。药物煎成,用盖板覆盖在药锅或盛药的器皿口上,将患眼置于孔口熏之。如属眼睑疾病,闭目即可;如属眼表疾病,则要频频瞬目,使药力达于病所。

2. 洗法

将煎好的滤净药液置一器皿内,用消毒纱布或棉球渍水,不断淋洗眼部;此外可选用适合眼窝缘的玻璃洗眼杯进行眼浴,就是用洗眼杯盛洗眼药液半杯,先俯首,使洗眼杯缘与眼窝缘紧紧靠贴,然后仰首,并张眼瞬目,进行洗涤。

(四)眼保健的运用

这种方法多适用于外眼疾病,也适用于角膜炎,巩膜炎,急、慢性葡萄膜炎等。

(五)注意事项

1. 熏洗法温度不可过高,洗眼液可用手试温度,以不烫手为宜,但如痒甚者温度可稍高,温度也不可过冷以免失去治疗作用。

2. 洗剂必须过滤后用,以免药渣入眼。同时,一切器皿、纱布、棉球及手指必须消毒,每日进行 3 次,每次 15~20 分钟。

3. 对于角膜病患者,要慎用洗法。

4. 眼部有新鲜出血或患有严重感染者,忌用熏洗法。

四、敷眼法

(一)定义

是用温度较高或较低的外敷料或选用具有一定功效的药物,直接敷于眼睑及其附近皮肤上的方法。敷眼法分热敷、冷敷与药物敷 3 种。

(二)原理

热敷能疏通经络、宣通气血,有散瘀、消肿、止痛的功效;冷敷具有散热凉血、止血镇痛之功效;药物敷具有清热凉血、舒筋活络、散瘀定痛、化痰软坚、收敛除湿、祛风止痒等作用。

(三)方法

1. 热敷法

先用凡士林或抗生素眼膏薄涂于眼睑皮肤上面,然后用消毒毛巾或纱布数层,放于沸水内浸湿,取出后拧干,等温度适宜时,置于眼睑上,时时更换以保持温度,或用热水袋或玻璃瓶装热水,外裹毛巾或棉布,置于眼睑上即可。敷料的外面最好覆盖一层干净的厚棉垫,便于患者自己扶持及局部保温。每次热敷 20 分钟左右,其间要根据温度变化更换几次敷料,以保持局部温度的稳定。一般每日热敷 3~4 次。每次热敷完毕,除去敷料后,应迅速擦去皮肤表面的油脂和汗液,盖上眼垫,以免局部骤然受凉,发生感冒。

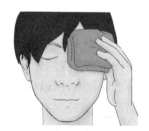

图 4-1-3 敷眼法

2. 冷敷法

眼睑及周围皮肤,应涂一层薄凡士林油膏。如患眼有传染性,应将用过的敷料清洗消毒后才可再用,冷敷可用冷水、井水和冰水,把毛巾浸透后捞出,稍加拧干,即可敷用。也可用冰袋,将冰块砸碎,然后放入水中,融去冰块棱角后,再装入冰袋中,排出袋内空气,扎好袋口,外面套上绒布袋或包上干毛巾。最简单的敷法是把敷布放入人造冰冰桶内,充分浸湿后绞干,然后再放在闭合的眼睑上。每次冷敷时间不宜过长,最好不超过 20 分钟。冷敷料应每 10 分钟更换 1 次。

3. 药物敷法

先将药物研成细粉,根据需要,选用水或茶水、蜜、人乳、姜汁、醋、胆汁、麻油、鸡蛋清、蛋黄油等,将药粉调成糊状,敷于眼睑上,或敷于太阳穴、额部等处。如为新鲜带汁的药物,则洗净后捣烂,用纱布包后敷之,亦有用药物煎剂或盐水作湿热敷者。

(四) 眼保健的运用

热敷适用于眼睑麦粒肿及霰粒肿的早期或外眼病伴有目赤肿痛者,亦可用于眼外伤后的眼睑赤紫肿痛及陈旧的结膜下出血。冷敷多用于急性炎症和出血,如急性结膜炎、外伤后睑部和眶部及结膜下的水肿和出血早期,或者治疗春季卡他性结膜炎等症。药物敷适用于各种外障眼病,尤其以眼睑疾病与外伤用之较多。

(五) 注意事项

1. 热敷时所用敷料应煮沸消毒,用后应立即清洗消毒;注意不可太热,以免烫伤皮肤;脓已形成的局限病灶和新出血的眼病,忌用此法。

2. 冷敷时冰袋不可过冷或重压眼部,可让患者适当掌握;冰袋只可装半满并尽量放出内部空气,以便更好地贴敷于眼上;合并有严重角膜溃疡或角膜浸润者不宜做冷敷,以免影响角膜营养的供应使病情恶化。

3. 敷药如用药粉调成糊状敷眼,则干了就需要再涂,以保持局部湿润为度;敷药如为新鲜药物,则药物必须清洁无变质、无刺激性、无毒性;必须注意防止药物进入眼内,以免损伤眼球。

五、石蜡疗法

(一) 定义

利用加热熔化的石蜡作为温热介质敷于眼部,将热能传导到眼表,达到治疗目的的方法称为石蜡疗法,这是一种很好的眼疾局部热疗法。眼科最常用的是摊蜡饼法。

(二) 原理

石蜡的导热性能低,所以能蕴含大量热能而徐徐放出透到组织深部。它可促进局部新陈代谢和汗腺的分泌功能缓解患部的紧张和疼痛感觉,增加皮肤的松软弹性,使皮下组织及微血管收缩,所以它的消肿、消炎作用较一般热敷法为强,同时持续保温时间也较长,并且热而不烫,渐冷又有收缩加压的作用。此外石蜡可以反复使用。

(三) 方法

1. 将水浴加热熔化的蜡液倾倒在浅方形搪瓷盘内,使其凝成 2.5 cm 厚的蜡饼。然后用清洁小刀切成 7 cm×10 cm 的小块。待石蜡表面温度降到 50℃ 以下即可开始操作。

2. 敷蜡前患者要拭干眼睑皮肤,然后薄涂一层凡士林,再将长方形蜡块放上,最后覆盖一层厚棉垫保温(可由患者自己用手把持并注意温度变化情况)。

3. 石蜡疗法一般 1 次/天,每次 20~30 分钟。最好将蜡敷时间及温度逐渐增加,最初 38℃持续 20~30 分钟,最后可达 45℃持续 1~2 小时。

4. 蜡块温度变冷即可取下,拭去表面污浊和汗液后,收集再用。

（四）眼保健的运用

常用于眼睑或结膜的炎症、水肿,如睑皮炎、结膜炎等。

（五）注意事项

1. 应特别注意热蜡里不能有水滴或蒸汽,敷蜡过程患眼一定要闭好,以免发生烫伤。

2. 颜面部皮肤有化脓性感染、狼疮,以及患有严重结核、梅毒和出血性疾病者不宜做蜡疗。

3. 石蜡多次使用后可出现污浊、杂质,并失去黏性和弹性,可添加新蜡或更换新蜡。

六、冲洗法

在历代有关中医眼科医籍中,均记载有用药汁、盐水、清水等冲洗眼部的方法。现代多采用结膜囊冲洗及泪道冲洗法两种。

（一）结膜囊冲洗法

与上文中洗眼法不同,是用生理盐水或药液直接冲洗眼部结膜囊的方法。

1. 原理及作用

冲洗结膜囊的异物、分泌物及清洁消毒,适用于结膜异物、分泌物多者,以及内、外眼术前消毒;用于眼部化学损伤,消除及中和化学物质。常用的冲洗液有生理盐水、2%～4%硼酸溶液、1%～3%碳酸氢钠溶液、1/8000 升汞液、0.37%依地酸二钠溶液等,或按病情需要而配制冲洗液。

2. 方法

用盛有药液的洗眼壶或吊瓶与胶管相连的装置进行;如患者取坐位,则令头稍向后仰,将受水器紧贴面颊部颧骨突的下方。如取仰卧位,则头稍偏患侧,将受水器紧贴耳前皮肤,并于外耳道塞一棉球,以防冲液流入耳内;操作者左手拇、食指轻轻分开患眼上下眼睑,右手持盛装药液之洗眼壶或吊瓶冲洗头,距眼 2～3 cm,先冲洗眼外及睑缘,再冲洗结膜囊;冲洗时嘱患者睁开眼睛并转动眼球,以扩大冲洗范围;分泌物较多者,内眼术前冲洗或结膜囊有异物时,应翻转上、下眼睑,暴露睑结膜及穹隆部,彻底冲洗;冲洗完毕,用消毒纱布擦干眼周皮肤,然后除去受水器。

3. 注意事项

冲洗时洗眼壶位置应适中,太高易使水液四溅,太低则壶嘴接触睫毛造成污染;受水器应与皮肤紧贴,以免冲洗液外流;冲洗时避免直接冲于角膜上,动作应稳、准、轻,不可压迫眼球,尤其对角膜溃疡更应注意,以免角膜穿孔。角膜溃疡有大量分泌物者,冲洗时,须加用抗生素药液轻轻冲洗;如一传染性眼病患者需冲洗双眼时,应先冲健眼,再冲患眼,并注意勿使污染液溅入健眼;如遇化学烧伤患者时,应反复冲洗结膜囊,直至结膜囊内液体用试纸证实为中性时止;小儿冲洗时,采用卧位,固定头部再冲洗;冬季冲洗时,冲洗液应适当加温,直至与体温相近方可;传染性眼病患者使用过的用具,应严格消毒后再用,操作者亦应双手消毒后再进行另一次操作;对不合作者或需反复冲洗者,可在冲洗前于结膜囊内点 0.5%丁卡因溶液 2～3 次进行表面麻醉,以减少冲洗时的不适。

（二）泪道冲洗法

是用生理盐水或药液注入泪道并观察液体流向的方法,以探测泪道是否通畅及清除泪囊中积存的分泌物。

1. 原理及作用

判断泪道是否通畅、是否狭窄,阻塞部位在何处;清洗泪囊内的积存分泌物,并注入药液以治疗慢性泪囊炎;作为泪囊及内眼术前常规清洁消毒。

2. 方法

用 0.5%～1%丁卡因溶液点眼 2 次,或用蘸有丁卡因溶液的小棉签,夹在内眦上、下泪点之间 2～3 分钟;左手轻拉下睑显露泪小点,如泪小点太小可先用泪点扩张器显露泪小点,右手持装有 5～10 ml 生理盐水的注射器(4.5～6 号泪道冲洗针头),将针头对准下泪小点垂直插入约 1.5 mm 深,再使针头向鼻侧让注射器转 90°,成水平位,然后针头沿下泪小管走行方向将针头缓缓推进 4～6 mm;缓缓注入冲洗液,若有阻力,不可强行推注;在注入液体后,可询问患者是否感觉咽部有液体流入,如果患者是婴幼儿则可观察其有无吞咽动作。泪道通畅者,液体顺利流向鼻咽腔,受检者会立即感觉液体直达咽部;如鼻泪管狭窄,冲洗时术者会感到有阻力,并见大部分冲洗液从上泪点反流,少部分入咽部;鼻泪管阻塞者液体全部从上泪点反流;慢性泪囊炎患者液体从另一泪小管反流并带脓样黏液;泪总管与泪囊汇合处阻塞者,鼻咽部无进水感觉,术者将针头推进时有坚韧的抵抗感,液体推进阻力很大;泪小管阻塞者液体从原泪点反流。

3. 注意事项

冲洗前应向患者及家属解释冲洗的目的和做法。以取得理解与合作;冲洗针头行进时要动作轻柔,以免损伤泪小管壁;冲洗时针头勿顶住泪小管内壁,否则可能造成液体推注困难而误诊;如液体推注后出现眼睑浮肿,则可能为误伤泪道致冲洗液进入睑皮下组织所致,应中止冲洗,必要时使分泌物被压出后再冲洗;如下泪小管阻塞,液体不入鼻咽腔而全部由原泪点反流者,可再从上泪小点进针冲洗,以判断阻塞部位及情况。

七、浸眼法

(一) 定义

将药物制成水溶液,将眼部浸泡于水液中的一种外治法。

(二) 原理

利用药物的药理作用,直接作用于眼表,起到消炎、止痛、消肿、减轻炎症反应的作用。

(三) 方法

选择适当的药物煎成药汁,也可将内服药渣再度水煎,煎水后用消毒纱布过滤,滤液温度适宜时,用消毒眼杯盛装过滤后的药液,将杯口扣住眼眶,眼睑不停眨动,使眼部组织广泛与药液接触,可维持数分钟,以便药力渗入眼部组织,还能机械地清除眼部浅表有害物质,本法可起到洗眼、热敷、药疗的作用。如龙胆草、苦参、枯矾、白鲜皮煎水洗眼,治疗过敏性结膜炎及春季卡他性结膜炎。

(四) 眼保健的运用

适用于过敏性结膜炎、眼睑皮肤炎症、化学性眼外伤。

(五) 适应证与禁忌证

1. 适应证

适用于过敏性结膜炎、眼睑皮肤炎症、化学性眼外伤。

2. 禁忌证

眼部恶性肿瘤、出血性眼病初期或是有复发倾向的、急性结膜炎。

八、眼部注射

（一）定义

将药物注射入结膜下、球筋膜下、眼球后部或眼内的方法。

（二）原理

通过结膜下、球筋膜下、眼球后部或眼内注射，使药液直达病灶，起到滴剂较难透过角膜达到目标病灶的治疗作用。

（三）方法

一般由专业眼科医师进行操作，将药物注射入结膜下、球筋膜下、眼球后部或眼内的方法，具体操作方法略。

（四）眼保健的运用

此类侵入性给药方式较少运用于眼保健中。

（五）适应证与禁忌证

1. 适应证

球结膜下、球筋膜下注射用于治疗角膜深层病变及其他眼内病变，还常用于术前的麻醉；球后注射治疗眼底和视神经的病变，或用于内眼手术麻醉。

2. 禁忌证

无。

九、穴位注射

（一）定义

在人体一定部位或穴位中注入某种药物，通过针刺和药液的双重作用以治疗疾病的方法。

（二）原理

通过针刺和药液的双重作用以治疗疾病的方法。常用穴位有太阳穴、足三里、三阴交、曲池、球后、风池等。常用药物有复方丹参注射液、维生素 B_1、B_{12} 等。

（三）方法

首先使患者取舒适体位，选择适宜的消毒注射器和针头，抽取适量的药液，在穴位局部消毒后，右手持注射器对准穴位或阳性反应点，快速刺入皮下，然后将针缓慢推进，达一定深度后产生得气感应，如无回血，便可将药液注入。凡急性病、体强者可用较强刺激，推液可快；慢性病、体弱者，宜用较轻刺激，推液应慢；一般疾病，则用中等刺激，推液也宜中等速度。如所用药液较多时，可由深至浅，边推药液边退针，或将注射针向几个方向注射药液。

（四）眼保健的运用

多用于治疗眼底病变，或用于内眼手术的麻醉，眼保健运用较少。

（五）注意事项

治疗时应对患者说明治疗特点和注射后的正常反应。如注射后局部可能有酸胀感、48小时内局部有轻度不适,有时持续时间较长,但一般不超过1日;严格消毒,防止感染,如注射后局部红肿、发热等,应及时处理;注意药物的性能、药理作用、剂量、配伍禁忌、副作用、过敏反应,及药物的有效期,药液有无沉淀变质等情况。凡能引起过敏反应的药物,如青霉素、链霉素、普鲁卡因等,必须先做皮试,阳性反应者不可应用。副作用较强的药物,使用需谨慎。

十、口服法

在较为严重的眼病或伴有全身其他系统性疾病或多器官受累的情况下,眼病治疗常采取口服、肌内注射或静脉注射等全身用药方式,其中口服药物的优点是方便、经济、安全;口服给药的缺点是吸收较慢,药物首先通过肠黏膜和门静脉进入肝脏,某些药物经肠壁或肝脏转化,使进入体循环的药量减少,从而出现首过消除。

（一）原理

口服药物后,药物进入血液循环,并到达眼部各组织。其中血流量大的组织,药物浓度较高,如眼睑皮肤、球周软组织、结膜、脉络膜、虹膜-睫状体等,这些眼组织部位病变适宜全身给药。

（二）眼保健的运用

多用于眼病的治疗。血流量大的组织,药物浓度较高,如眼睑皮肤、球周软组织、结膜、脉络膜、虹膜-睫状体等,这些眼组织部位病变适宜全身给药。某些眼部疾病必须全身给药方能发挥最大疗效,局部给药往往疗效不佳,如急性眶蜂窝织炎、严重的眼自身免疫性疾病、感染性葡萄膜炎等。另外,有些药物(如某些抗真菌药)因刺激性高,只能采用口服或其他全身用药的方式。

（三）适应证与禁忌证

在较为严重的眼病或伴有全身其他系统性疾病或多器官受累的情况下,眼病治疗常采取口服、肌内注射或静脉注射等全身用药方式。

十一、其他方法

（一）穴位敷贴（冬病夏治）

以经络学说为理论依据,把药物研成细末,制成膏剂,再直接贴敷于穴位、患处(阿是穴)。

（二）耳压法

采用颗粒状植物种子,如王不留行籽、绿豆等,贴敷在耳穴上,给予适度的揉、按捏、压,使其产生酸、麻、胀、痛等刺激效应,以达到治病保健的作用。

第二节 屈光手术

一、角膜屈光手术

屈光手术是以手术的方法改变眼的屈光状态,从而使外界物体在视网膜上清晰成像,改善视功能。屈光手术除了应用在矫正常见的屈光不正外,还应用于白内障手术和角膜移植手术以及老视眼的治疗等方面。近年来屈光手术发展迅速。屈光手术的分类方法较多,一般以手术部位来分类,包括角膜屈光手术、眼内屈光手术、巩膜屈光手术和老视手术。

角膜屈光手术是指在角膜上施行手术以改变眼的屈光状态。常用术式有准分子激光原位角膜磨镶术(laser in situ keratomileusis,LASIK)、飞秒激光制瓣的准分子激光原位角膜磨镶术(femtosecond assisted laser in situ keratomileusis,FS-LASIK)、飞秒激光小切口角膜基质透镜取出术(femtosecond laser small incision lenticule extraction,SMILE)、角膜胶原交联术(corneal collagen cross-linking,CXL)。眼内屈光手术是指在晶状囊袋内或前后房植入人工晶状体以改变眼的屈光状态。根据手术是否保留晶状体分为有晶状体眼人工晶状体(phakic intraocular lens,PIOL)植入术和无晶状体眼人工晶状体植入术两类。巩膜屈光手术是指在巩膜上施行的手术,因与眼屈光状态密切相关也被归类于屈光手术,如后巩膜加固术(posterior scleral reinforcement,PSR)、老视逆转术(surgical reversal of presbyopia,SRP)等。

二、准分子激光原位角膜磨镶术

(一)定义

准分子激光原位角膜磨镶术(LASIK)是先在角膜上用特制的显微角膜板层刀(microkeratome)制作一个带蒂的角膜瓣(corneal flap),掀开后在暴露的角膜基质床上进行准分子激光切削,以矫正近视、远视、散光或补偿部分老视。

(二)原理

手术保留了角膜上皮及前弹力层,可以避免或减少术后的一些并发症,如角膜上皮下雾状混浊(haze)及其伴随的屈光回退等,手术后无明显的眼部不适、视力恢复快,因此,目前已经成为屈光矫治手术中全世界开展最多、最为广泛的一种手术。

(三)方法

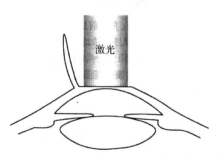

激光

图 4-2-1 准分子激光原位角膜磨镶术

1. 手术方法

（1）术前评估

角膜形态与厚度、中央角膜厚度、术眼睑裂大小及眼球暴露程度、角膜上皮及其基底膜健康状况、干眼的评估、眼底视盘及周边视网膜检查。

（2）术前准备

向病人进行宣教与合理解释。

（3）眼部准备

术前连续 3 天用广谱抗生素滴眼液点眼，每天 4 次。对于轻中度的干眼，术前可用不含防腐剂的人工泪液点眼，每天 4～10 次；临时性泪小点栓塞；治疗睑缘炎，待症状体征改善后再考虑手术。

（4）手术设计

欲矫治相同的屈光力，在不同地区（海拔、温度、湿度）及手术室环境、不同的激光机、不同的激光切削直径，在屈光力矫治参数上都有各自不同的设定与修正，需要术者有一定的实践积累。角膜瓣厚度一般为 $110～150~\mu m$，术后瓣下角膜基质保留厚度至少达 $250~\mu m$（图 4-2-2），以降低术后角膜膨隆及继发性圆锥角膜的发生率。角膜瓣直径应稍大于激光切削直径。角膜瓣蒂位置一般位于鼻侧或上方，可以根据术者个人的操作习惯和病人的具体情况选择不同类型的显微角膜板层刀，使角膜瓣蒂位于鼻侧或位于上方。一般情况下光学区直径超过暗光下瞳孔直径。

（5）手术步骤

用 0.9％生理盐水或平衡盐液冲洗结膜囊，0.5％聚维酮碘及 75％乙醇消毒眼睑及眶周皮肤清洁术眼。选择 0.4％奥布卡因（oxybuprocaine）、0.5％丙氧苯卡因（proxymetacaine）、0.5％丁卡因（tetracaine）或 4％利多卡因（lidocaine）进行眼表面麻醉。病人平卧位，注意调整头位，使眼角膜位于睑裂中央、角膜平面保持水平，与激光束垂直。无菌布单及孔巾铺盖，暴露术眼。手术贴膜，暴露眼球。放置负压吸引环并启动负压吸引泵，达到要求时即可推进显微角膜板层刀制作角膜瓣。刀头自动回退，等完全退出后，停止负压吸引。移除负压吸引环，掀开角膜瓣，暴露基质床面。令病人继续注视眼球固定指示灯，术者聚焦瞄准瞳孔中心，朝视轴方向适当调整激光切削中心（修正 Kappa 角）后开始做激光切削。激光切削完成后，角膜基质床面及角膜瓣内面用平衡盐液稍作冲洗，然后将角膜瓣复位。整个手术过程中病人良好的配合是手术成功的关键。

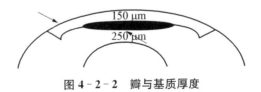

图 4-2-2　瓣与基质厚度

2. 常见手术并发症

（1）术中并发症

显微角膜板层刀相关并发症：角膜瓣制作不良，角膜瓣过薄厚度不足 90 mm。角膜瓣中央区变薄形成圆形或条状破孔形成"纽扣孔（buttonhole）"，角膜瓣过小，直径小于 8 mm。不完全角膜瓣、角膜瓣蒂断离(游离角膜瓣)、角膜瓣边缘出血、角膜瓣偏心、角膜上皮损伤等。准分子激光切削相关并发症:激光治疗参数输入错误,如将近视屈光度输入为远视屈光度、散光轴向数据错误等。激光束能量不均匀、角膜含水量不均匀、切削过程中产生的组织碎屑和"烟雾"可造成激光对角膜的不规则切削,或产生"中央岛(central island)",影响术后视觉质量。

（2）术后并发症

角膜瓣移位或丢失、角膜瓣皱褶(flap striae)、角膜瓣下异物残留、弥漫性层间角膜炎(diffuse lamellar keratitis,DLK)、感染性角膜炎(为最严重的术后并发症之一)、角膜瓣下上皮细胞内生或植入(epithelial ingrowth)、角膜瘢痕、干眼、神经营养性上皮病变(laser in situ keratomileusis-induced neurotrophic epitheliopathy,LINE)、屈光回退(regression)、过矫(overcorrection)和欠矫(undercorrection)、不规则散光、眩光(glare)、光晕(halo)及单眼多视症、层间积液综合征(interface fluid syndrome,IFS)、视网膜并发症(包括视网膜脱离、视网膜下出血及黄斑破孔等)、最佳矫正视力下降。

3. 术后随访

LASIK 术后 4 小时内,眼部有轻微异物感。术后第一天,去除透明眼罩检查裸眼视力、自动电脑验光、裂隙灯显微镜检查,开始点广谱抗生素及糖皮质激素滴眼液,每天 4 次,共持续 1～2 周。术后 3 天、1 周、1 个月、3 个月、6 个月、1 年复查病人,主要检查视力、屈光状态、眼压、角膜形态及角膜地形图。

（四）眼保健的运用

临床多应用于近视≤－12.00D(－8.00D 以下效果最理想)、远视≤＋6.00D(＋3.00D 以下者效果最理想)、散光≤6.00D 的患者,目前临床效果较为理想。

（五）适应证和禁忌证

1. 适应证

本人有摘镜需求,对手术过程及疗效有充分的认识。年龄 18 周岁以上,近 2 年屈光状态稳定(每年变化在 0.50D 之内)。角膜最薄点厚度大于 450 μm,术后角膜瓣下厚度应达 250 μm 以上。屈光力矫治范围:近视≤－12.00D(－8.00D 以下效果最理想)、远视≤＋6.00D(＋3.00D 以下者效果最理想)、散光≤6.00D。否则术后出现屈光度回退、角膜膨隆(corneal ectasia)和继发性圆锥角膜等并发症。特殊情况下的屈光矫治如穿透性角膜移植术后、白内障摘除人工晶状体植入术后的屈光不正、双眼屈光参差等。

2. 禁忌证

期望值:是术前评估中最为重要的内容之一,若患者期望值不合理,或有精神及心理障碍者,不建议施行形式的屈光手术。圆锥角膜:是准分子激光角膜屈光手术的绝对禁忌证,否则可加速圆锥角膜的进程。疱疹病毒性角膜炎及其他活动性眼表感染及炎症:激光照射会增加病毒脱落及复发,且导致术后角膜伤口愈合差,易继发感染。眼睑、睑缘的活动性炎症及睑板腺功能不良等眼表疾病有继发角膜感染、弥漫性层间角膜炎(DLK)等并发症的危险。此外,腺病毒感染的流行性角膜结膜炎急性期也是屈光手术的禁忌证。高眼压:眼压偏高但不伴有视野损害和视神经损害者,可以行准分子激光角膜手术,但术后影响眼压值的测量、激素的使用增加眼压升高的风险。对于眼压偏高且伴有视野及视神经损害者则为手术禁忌证。眼底病变:有无法彻底治愈的眼底病变,如黄斑裂孔、黄斑变性、视网膜色素变性等,则术后影响手术效果,患者慎重选择。高度近视患者易出现视网膜格子样变性、视网膜裂孔源性脱离等情况,应在术前进行治疗,进行视网膜光凝加固,否则无法耐受术中负压吸引。全身情况:结缔组织疾病如系统性红斑狼疮、结节状多动脉炎等,易在术后发生角膜自溶和穿孔、迟发性弥漫性层间角膜炎、迟发性角膜上皮下雾状混浊等,故为禁忌证。糖尿病患者,则会影响屈光状态的稳定性及角膜上皮的愈合,并且容易导致术后感染,因此,是手术禁忌证。

三、飞秒-准分子激光手术

(一) 定义

飞秒-准分子激光手术又称为飞秒激光制瓣的准分子激光原位角膜磨镶术(FS-LASIK),源于传统的 LASIK 手术,利用飞秒激光将角膜浅层和基质床分隔形成瓣膜后,再应用准分子激光在角膜基质床上进行切削完成屈光性切削。

(二) 原理

飞秒激光可以聚焦在角膜特定的深度,在角膜基质层进行光照射后产生连续的气泡,气泡相互融合形成分离界面进而将角膜浅层和基质床分隔形成瓣膜(图 4-2-3)后,再应用准分子激光在角膜基质床上进行切削完成屈光性切削。飞秒激光制作的角膜瓣具有很高的可预测性和可重复性,且均一性和稳定性好。

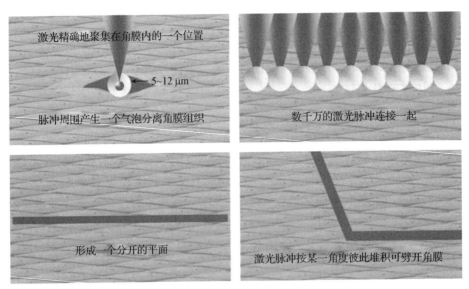

激光精确地聚集在角膜内的一个位置

5~12 μm

脉冲周围产生一个气泡分离角膜组织

数千万的激光脉冲连接一起

形成一个分开的平面

激光脉冲按某一角度彼此堆积可劈开角膜

图 4-2-3 飞秒激光切削角膜

(三) 方法

1. 手术方法

(1) 术前准备

术前宣教、固视训练和术前用药。建议角膜接触镜停戴时间:软性球镜为 1 周以上,软性散光镜及硬镜为 3 周以上,角膜塑形镜为 3 个月以上,或有明确证据表明角膜形态已稳定。术前 3 天使用抗生素滴眼液,每天 4 次,同时可选择性使用非甾体类抗炎滴眼液以减轻术后炎症反应。

（2）手术步骤

建立新病人档案，输入病人的基本资料及眼部数据，输入角膜瓣治疗参数，如角膜瓣厚度、角膜瓣直径、侧切角度、蒂位置、角度及宽度；安装负压吸引环；对中心并启动负压吸引；飞秒激光扫描；掀起角膜瓣；根据手术设计及输入参数行准分子激光切削，角膜瓣下冲洗及角膜瓣复位；抗生素及非甾体抗炎药局部点眼。

2. 常见手术并发症

（1）术中并发症

负压丢失（suction loss）、不透明气泡层（opaque bubble layer，OBL）、角膜瓣掀开（flap lifting）困难、气泡突破角膜上皮（epithelial breakthrough）、气泡穿入前房（anterior chamber gas bubble）、角膜上皮破损或剥脱、角膜瓣偏中心（flap decentration）、角膜瓣皱褶（flap fold）、角膜瓣下异物（foreign body）。

（2）术后并发症

弥漫性层间角膜炎（DLK）、角膜瓣下组织碎物（tissue fragment）、光敏综合征（transient light sensitivity syndrome，TLSS）、彩虹样眩光（rainbow glare）、角膜上皮下雾状混浊（haze）、感染（infection）、角膜瓣下上皮细胞内生或植入（epithelial ingrowth）、干眼（dry eye）、神经营养性上皮病变（LINE）、无菌性角膜浸润（sterile infiltration）。

3. 术后随访

术后应用广谱抗生素滴眼液和糖皮质激素滴眼液。糖皮质激素滴眼液可根据第二天复查情况酌情使用，一般从每天 4 次开始，每两周递减一次直至停药。人工泪液每天 4 次，一般应用 1～3 个月。一般要求术后第 1 天、1 周、1 个月、3 个月、6 个月、1 年分别随访检查，此后可每 6 个月检查一次。随访检查项目包括：裸眼远、近视力，最佳矫正视力，屈光检查，眼压，角膜荧光素染色，裂隙灯显微镜检查角膜情况，角膜切口愈合情况等。高度近视者应定期检查眼底。角膜地形图检查：观察切削位置，K 值，评估角膜前、后表面形态高度，监测角膜有无扩张。必要时行相关特殊检查，如像差、对比敏感度、眩光视力、角膜敏感度及角膜知觉等检查。

（四）眼保健的运用

临床上多应用于近视≤−12.00D，远视≤＋6.00D，散光≤6.00D 的屈光不正患者，此手术方法避免了 LASIK 术中使用显微角膜板层刀相关并发症。

（五）适应证和禁忌证

1. 适应证

病人本人具有摘镜愿望，心理健康，对手术疗效具有合理的期望；年龄在 18 周岁以上的近视、散光病人（特殊情况除外，如具有择业要求、高度屈光参差、角膜疾病需行激光治疗等）；术前在充分理解的基础上，病人本人及家属须共同签署知情同意书；屈光度数相对稳定（连续 2 年，每年屈光度数变化不超过 0.50D），一般为近视≤−12.00D，远视≤＋6.00D，散光≤6.00D；角膜透明无薄翳或斑翳，角膜地形图检查形态正常，无圆锥角膜倾向；无其他眼部疾病和（或）影响手术恢复的全身器质性病变；经术前检查排除手术禁忌证者。

2. 绝对禁忌证

疑似圆锥角膜、已确诊的圆锥角膜或其他类型角膜扩张或变性；存在活动性眼部病变或感染；近期反复发作病毒性角膜炎等角膜疾病；重度干眼、干燥综合征；严重的眼附属器病变，如眼睑缺损和变形、严重眼睑闭合不全；未控制的青光眼；严重影响视力的白内障；严重的角膜疾病，如明显的角膜斑翳、角膜混浊、边缘性角膜变性、角膜基质或内皮营养不良或其他角膜疾病；未控制的全身结缔组织疾病或自身免疫性疾病，如系统性红斑狼疮、类风湿关节炎、多发性硬化等；已知存在焦虑、抑郁等严重心理、精神疾病；全身系统性疾病或精神疾病，如癫痫、癔症等致无法配合检查和手术的疾病；严重甲亢或甲亢性突眼；过高或异常的心理期望值。

3. 相对禁忌证

年龄未满 18 周岁；屈光度数不稳定（每 2 年屈光度数变化在 1.00D 或以上）；角膜过度陡峭（角膜曲率＞47D）或过度平坦（角膜曲率＜38D）；对侧眼为法定盲眼；超高度近视眼合并显著后巩膜葡萄肿、矫正视力＜0.3；角膜中央光学区存在云翳、较明显的角膜血管翳；角膜上皮及上皮基底膜病变，如上皮基底膜营养不良、复发性角膜上皮糜烂等；暗光下瞳孔直径≥切削区直径；眼底病变，如视网膜脱离、黄斑病变等；在术前视功能检查中发现的眼动参数明显异常，包括调节、集合等影响手术效果等参数；怀孕状态和产后哺乳期；眼压偏高但已排除青光眼、已控制的青光眼；轻度睑裂闭合不全、面瘫；轻、中度干眼；正在服用某些全身药物，如糖皮质激素、雌激素、孕激素、免疫抑制剂、抗抑郁药物（异维 A 酸、胺碘酮、左炔诺孕酮片、秋水仙碱等）等。

四、飞秒激光小切口角膜基质透镜取出术

（一）定义

飞秒激光小切口角膜基质透镜取出术（SMILE）是利用飞秒激光扫描形成角膜基层透镜，通过取出透镜改变角膜表面曲率达到矫正屈光不正的一种手术方式。

（二）原理

按照目标矫正屈光度数和角膜帽的深度进行参数设置，通过飞秒激光按照预设的参数在角膜层间实施两次不同深度的扫描，使其形成透镜后通过分离将其从边缘小切口取出，使角膜表面曲率改变以矫正各类屈光不正的一种屈光手术方式，是当前我国主流手术之一。

（三）方法

1. 手术方法

测试和校准仪器。核对患者术前评估参数和手术设计参数。向术眼滴入局部麻醉剂，2次，每次 1 滴。按常规铺手术巾，必要时粘贴睫毛，开睑器开睑，保持角膜滋润。将角膜吸引环连接至激光发射窗口和治疗控制面板上。确认头位摆正，让病人注视上方绿色注视光，术者借助手术显微镜和操纵杆进行准确对位；通过调整，使水印恰好位于负压环上接触镜的中央，达 80%～90% 启动负压。飞秒激光扫描：扫描透镜层、透镜边、帽层、边切口；分离帽边切口；分离透镜分离出透镜边，通常情况下，建议先分帽-透镜层面，再分透镜-基质床层面。扫描完成后调整手术台位置至显微镜视野下，依次分离外切口及内口，依次分离微透镜上、下表面。用镊子取出微透镜，观察微透镜，确保微透镜完整、无组织残留。用平衡盐液适当冲洗，棉签吸干多余水分，平复角膜及切口。

2. 常见手术并发症

（1）术中并发症

角膜帽缘撕裂或切口处角膜上皮破损、角膜基质透镜分离困难、负压脱失、角膜基质透

镜撕裂或组织残留、角膜基质透镜偏中心、角膜帽下异物、寻找角膜基质透镜困难、角膜帽损伤、非切口处角膜中央上皮缺损、不透明气泡层（OBL）、角膜基质内扫描区"黑斑"。

（2）术后并发症

弥漫性层间角膜炎（DLK）、早期视觉不良现象、角膜基质层间 haze、感染、屈光回退或欠矫、过矫、视力恢复延迟、小切口处上皮岛或上皮植入、角膜帽微皱褶、干眼等。

3. 术后随访

术后激素用药以梯度递减为好。激素滴眼液可按照每天 6、5、4、3、2、1 次，每两天减一次直至停药；人工泪液每天 4 次，可应用 1～3 个月；术后第 1 天、7 天、1 个月、3 个月、6 个月、1 年随访检查，此后可每 6 个月检查一次；随访检查项目包括：裸眼远/近视力、最佳矫正视力、眼压、泪膜破裂时间（BUT）、角膜荧光素染色、裂隙灯显微镜检查角膜情况；术后 6 个月应散瞳三面镜检查眼底、综合验光、像差检查、角膜地形图检查、术后第 3 个月和 6 个月可检查角膜厚度、对比敏感度及眩光对比敏感度检查、40 岁以上检测晶状体密度变化情况。

（四）眼保健的运用

临床上多应用于近视－1.00D～－10.00D，散光≤－3.00D 的患者，此手术方式成功地避免了角膜瓣相关的一切并发症，临床运用效果较好。

（五）适应证和禁忌证

1. 适应证

年龄在 18 岁以上的各类近视、散光病人，本人有通过 SMILE 手术改善屈光状态的愿望，心理健康，对手术疗效有合理期望；屈光状态相对稳定（每年近视变化不超过0.5D）；范围：近视－1.00D～－10.00D，散光≤－3.00D；经术前检查排除手术禁忌证；角膜透明无云翳或斑翳；角膜地形图检查形态正常，无圆锥角膜倾向；角膜最薄点厚度一般不低于 480 μm。无其他眼部疾患和（或）影响手术恢复的全身器质性病变；特殊职业易受外伤或对抗性运动的近视病人，如军人、运动员。轻度眼球震颤、睑裂和（或）角膜直径相对较小的病人也是 SMILE 适应证。

2. 绝对禁忌证

严重心理、精神疾患病人；近视或近视散光进行性发展或不稳定；严重弱视；圆锥角膜或可疑圆锥角膜的病人；角膜膨隆或其他角膜变性的病人；中央角膜厚度＜480 μm。严重角膜疾病、明显的角膜斑翳、角膜混浊、边缘性角膜变性、角膜基质或内皮营养不良；眼外伤、角膜移植术后、放射状角膜切开术后或系统性角膜疾病；重度干眼、干燥综合征；存在活动性眼部病变或感染；严重的眼附属器病变如眼睑缺损、变形，严重眼睑闭合不全；甲亢性突眼；未控制的青光眼病人；先天性白内障、外伤性白内障或其他晶状体混浊疾病等严重影响视力者；存在全身结缔组织疾病或自身免疫性疾病者，例如系统性红斑狼疮、类风湿关节炎、多发性硬化、甲亢等。

3. 相对禁忌证

年龄未满 18 岁；屈光度不稳定者（每两年屈光度变化在 1.00D 或以上者）；角膜相对较薄的病人；角膜过度陡峭（角膜曲率＞48D）或过度平坦（角膜曲率＜38D）；角膜存在云翳、薄翳者；暗光下瞳孔直径≥光学矫正区的直径；存在明显眼底病变，例如视网膜脱离病史、黄斑病变等病人;高眼压、已控制的青光眼;轻、中度干眼,轻中度睑裂闭合不全;怀孕和哺乳期的女性病人;糖尿病;正在服用某些全身药物如糖皮质激素、雌激素、孕激素、免疫抑制剂等。

五、角膜胶原交联术

(一) 定义

角膜胶原交联术(CXL)是近年来兴起的一种治疗原发或继发性角膜膨隆、感染性角膜炎及大泡性角膜病变等角膜疾病的新疗法。

(二) 原理

应用光化学原理通过提高角膜胶原纤维的张力和稳定性来增加角膜强度,阻止或延缓由于角膜胶原成分和分布改变所造成的进行性角膜膨隆的发展。在角膜膨隆性病变,包括进展期圆锥角膜及 LASIK 术后角膜扩张等病变治疗中有较高的有效性及安全性。

角膜胶原交联术利用核黄素(维生素 B_2)作为光敏剂,在紫外线作用下产生单线态氧(singlet oxygen,$^1O_2$)和活性氧(reactive oxygen species,ROS),诱导胶原纤维的氨基之间发生化学交联反应,进而增加角膜机械强度、滞后量、阻力因子等生物力学特性。此外,胶原交联还可增加胶原纤维的直径、提高角膜对多种降解酶的抵抗作用,而对角膜透明性的干扰较少。

(三) 方法

1. 手术方法

角膜胶原交联术的经典方法(去上皮法)。术前检查角膜交联治疗仪的能量和光斑是否符合要求。手术步骤:滴表面麻醉药,刮除中央直径约 8 mm 范围的角膜上皮;滴 0.1%核黄素液(含 20%右旋糖酐),每 3 分钟滴一次,共 30 分钟(或更久),应在裂隙灯下用钴蓝色光观察,以确定核黄素已进入前房;交联治疗仪紫外光源距角膜 1~5 cm 照射角膜中央 30 分钟(波长 370 mm,辐照度 3 mW/cm^2),照射过程中每 3 分钟滴上述 0.1%核黄素液一次;治疗结束后滴抗生素眼药水,戴绷带型角膜接触镜。

2. 常见手术并发症

异物感、畏光、流泪和程度不定的术眼疼痛等术后角膜刺激症状;角膜基质水肿;角膜上皮愈合不良;术后早期几乎所有病人都可见不同程度角膜雾状混浊,多数在一年内逐渐消退;无菌性角膜浸润和角膜溶解;弥漫性层间角膜炎;感染;术后角膜内皮细胞损伤。

3. 术后随访

术后戴角膜绷带式角膜接触镜至上皮愈合,在此期间应密切随访,防止感染的发生。滴抗生素和糖皮质激素滴眼液 1~2 周。术后早期疼痛明显可给予止痛药。若发现无菌性角膜浸润或严重的雾状水肿,适当延长糖皮质激素滴眼液使用时间。

圆锥角膜及联合角膜屈光手术病人跟踪随访术后 7 天、1 个月、3 个月、6 个月、12 个月的裸眼视力、最佳矫正视力、屈光度(球镜度、柱镜度和等效球镜)、角膜上皮愈合时间、眼压等。定期行眼前节生物分析检查(包括角膜最薄点厚度,角膜前表面最大曲率值,角膜前、后表面高度等)、角膜生物力学特性检测(角膜滞后量、角膜阻力因子等)、眼前节光学相干断层成像(OCT)(角膜厚度及角膜层间分界线的位置)、激光角膜共焦显微镜、角膜内皮镜等。

(四)眼保健的运用

临床上多应用于原发或继发性圆锥角膜、感染性角膜炎(真菌、细菌、阿米巴等);大泡性角膜病变;透明性角膜边缘变性;联合角膜屈光手术。

(五)适应证和禁忌证

1. 适应证

早中期原发性圆锥角膜,角膜厚度大于 400 μm,角膜无瘢痕,以及角膜屈光手术后继发性圆锥角膜是临床上最常见的手术适应证;感染性角膜炎(真菌、细菌、阿米巴等);大泡性角膜病变;透明性角膜边缘变性;联合角膜屈光手术。

2. 禁忌证

角膜厚度最薄点低于 400 μm 因紫外线可导致角膜内皮细胞及其他眼内组织损伤,因此,不宜按标准程序行角膜胶原交联术;疱疹性角膜炎既往史,紫外线可能激活病毒,导致病毒复发或角膜基质溶解;活动性眼部炎症;严重眼表病变(如干眼等);由于视力受白斑影响为主,交联治疗并不能提高矫正视力;自身免疫性疾病。

六、有晶状体眼人工晶状体植入术

(一)定义

有晶状体眼人工晶状体(PIOL)植入术是在角膜和晶状体之间植入一个人工的屈光间质,以矫正患眼相对过强或过弱的屈光力,达到矫正近视或远视的目的。有晶状体眼人工晶状体按人工晶状体在眼内的解剖位置分为:前房型有晶状体眼人工晶状体(anterior chamber phakic intraocular lens,ACPIOL)(图 4-2-4)和后房型有晶状体眼人工晶状体(posterior chamber phakic intraocular lens,PCPIOL)(图 4-2-5)。

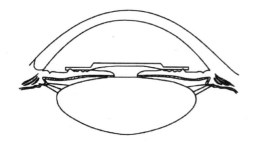
图 4-2-4 前房型有晶状体眼人工晶状体

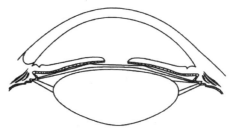
图 4-2-5 后房型有晶状体眼人工晶状体

(二)原理

PIOL 植入术的显著优势是该手术保留晶状体可以维持调节功能,因此,更适合年轻病人,同时不损失角膜中央区组织,在更靠近眼屈光系统的节点处对屈光不正进行矫正,得到的视网膜像质量比较高,放大率变化小,手术相对可逆等。

（三）方法

1. 手术方法

（1）术前检查

小瞳检影和散瞳检影、主观试镜和选择病人最佳矫正视力的屈光度数；裂隙灯显微镜观察角膜、前房形态，房角检查；角膜地形图全面评估角膜的规则性、计算人工晶状体屈光度必需参数；超声或光学角膜厚度、前房深度测定；表面麻醉下测 9 点～3 点角巩膜缘间距（white to white）；角膜内皮计数；瞳孔直径评估；视网膜检查。

（2）手术步骤

前房型有晶状体眼人工晶状体植入：表面麻醉；前房型人工晶状体植入前应缩瞳；上方透明角膜或角巩膜切口，切口大小取决于人工晶状体光学区直径，也可再做一个辅助切口；前房黏弹剂填充；插入引导板（某种前房型人工晶状体需要）；植入人工晶状体，先植入前袢再将后袢植入房角，然后将人工晶状体光学中心调整使之居中，或将部分虹膜嵌顿于人工晶状体袢的夹口内；吸除前房内黏弹剂，切口缝合 3～5 针（辅助切口不需要缝合）。后房型有晶状体眼人工晶状体植入：表面麻醉；后房型术前应充分散瞳；采用颞侧透明角膜切口，隧道长 2.0 mm，宽 3.0 mm，也可再做一个辅助切口；前房填充黏弹剂；用专用的推注器插入切口内，缓慢地将人工晶状体注入前房；植入虹膜下后调整 PIOL 光学中心使之居中；缩瞳；吸除前房黏弹剂；切口自闭。

2. 常见手术并发症

（1）术中并发症

手术刀过早进入前房，或倾斜进入前房，导致角膜隧道过短或角膜隧道两端长度不等，可以造成前房不稳定，手术损伤增大；虹膜脱出；前房积血；瞳孔损伤；术中使用注射器植入时，人工晶状体翻转，造成拱面朝后，可损伤晶状体；人工晶状体植入后发现有裂痕，或者破裂等。

（2）术后并发症

角膜反应、白内障、各种类型青光眼、前房炎症、眩光、视网膜脱离、瞳孔变形移位。

3. 术后随访

PIOL 植入术后，病人前房炎症反应较轻，局部点用糖皮质激素和抗生素滴眼液。术后需密切观察，尽早发现及处理并发症。尽管术前作预防性虹膜周边切除，或人工晶状体有中央孔，术后仍可能发生瞳孔阻滞；术中未完全清除黏弹剂是术后眼压升高的另一原因。术后 6 小时内应每小时观察眼压、前房深度及角膜是否水肿等。观察人工晶状体位置。前房型人工晶状体对前房深度的影响较小，后房型人工晶状体前房深度均有变浅，房角也有一定程度变窄。

（四）眼保健的运用

此手术方式保留原有晶状体，适用于调节功能较强的年轻患者，矫正的屈光力范围为 −18.00D～+10.00D，且患者角膜厚度不足，无法满足角膜屈光手术，也可联合屈光手术以矫正 −18.00D～−35.00D 的超高度近视。

（五）适应证和禁忌证

1. 适应证

PIOL 可以矫正的屈光力范围是 −18.00D～+10.00D（根据不同产品选择）；屈光状态稳

定,不宜或不愿接受眼镜或接触镜,有接受屈光手术愿望者;屈光力过高,$\geqslant-12.00$D 的近视和 $\geqslant+6.00$D 的远视,以及角膜厚度较薄的中度屈光不正不宜行 LASIK 者;年龄 20～50 岁;角膜屈光手术后欠矫或过矫且不能在角膜上处理时可以选用 PIOL 植入,或作为联合屈光手术以矫正 -18.00D～-35.00D 的超高度近视;角膜内皮数 $\geqslant2200$ 个/mm^2;眼压正常,排除正常眼压性青光眼;无葡萄膜炎病史;无白内障家族史;无糖尿病及自身免疫疾病等;前房深度 $\geqslant2.8$ mm,无虹膜和睫状体解剖异常。

2. 禁忌证

有晶状体混浊或早期白内障者;有葡萄膜炎病史者即使处于静止期也不宜手术;角膜内皮细胞不健康者或角膜变性、外伤致角膜形状改变者;瞳孔直径偏大者;视网膜脱离手术后 2 年以内不宜手术;房角 $\leqslant30°$、青光眼、色素播散综合征和晶状体囊膜假性剥脱综合征;糖尿病、自身免疫疾病者。

七、屈光性晶状体置换与人工晶状体植入

(一) 定义

屈光性晶状体置换术(refractive lens exchange,RLE)是指通过高效微创手术摘除晶状体,植入人工晶状体,重建完备的眼屈光系统,改变屈光状态使之与近视长眼轴或远视短眼轴匹配,重建接近正常的视功能,提高视觉质量。

(二) 原理

通过高效微创手术摘除晶状体,植入人工晶状体,重建完备的眼屈光系统,改变屈光状态使之与近视长眼轴或远视短眼轴匹配,重建接近正常的视功能,提高视觉质量,它是高度近视合并白内障病人的首选术式。

(三) 方法

1. 手术方法

(1) 术前检查

除常规的全身检查、眼科检查和实验室检查外,还应包括详细准确的眼科超声检查、眼轴测量和眼底检查。高度近视往往合并有后巩膜葡萄肿和周边部视网膜变性,因此,要充分散瞳,用间接检眼镜或三面镜仔细检查眼底,必要时行荧光素眼底血管造影检查,了解眼底情况及进行必要的术前预防治疗,如视网膜光凝。

(2) 手术步骤

手术操作步骤与白内障乳化摘除相同。超高度近视病人中绝大多数都伴随后巩膜葡萄肿,所以一般不选择球后麻醉而选择表面麻醉或球周麻醉;可以选择透明角膜切口,可以根据散光的方向选择切口的位置,比如顺规散光可以将切口做在 12 点位以松解该方向的角膜,解决少量散光;一般透明晶状体摘除只需用注吸即可完成,但对晶状体核硬度高者可以用低能量超声乳化辅助完成手术。术前准确的 IOL 屈光度数测算并合理选择成为术后恢复良好视功能的关键。高度近视眼晶状体摘除联合 IOL 植入病人,准确预测 IOL 屈光度取决于术前准确的生物学测量和 IOL 屈光度数计算公式的正确选择,即使术前测量应植入的 IOL 度数为零也应植入,可以减少玻璃体的前后涌动,从而减少视网膜并发症的发生,高度

近视病人晶状体摘除后应选择相对大的 IOL 光学部(6 mm、6.5 mm)和相对大的 IOL 全长(13 mm、14 mm、14.8 mm),后凸型设计,无孔和大 C 袢。

2. 常见手术并发症

(1)晶状体手术共有的并发症

角膜水肿、角膜后弹力层脱离、切口闭合不良、浅前房、继发性青光眼、葡萄膜炎、晶状体后囊破裂或悬韧带离断、晶状体皮质残留、眼内炎、前房或玻璃体积血、IOL 脱位、黄斑水肿等。视网膜脱离是透明晶状体摘除最主要的并发症之一。透明晶状体摘除术后,有报道高达 8.1% 的病人发生视网膜脱离,其发生率约是未手术者的 2 倍;尤其见于眼轴超过 26 mm,等效球镜超过 -6.0D 的病人。

(2)容易发生于透明晶状体摘除并发症

后囊混浊是术后最常见的并发症。早期研究发现超过 -12.0D 的超高度近视病人白内障术后早期即需行后囊膜切开概率高达 61.2%。

3. 术后随访

术后 1 天、1 周、1 个月、3 个月、6 个月和 1 年常规随访,检查记录眼部情况、眼压、裸眼和矫正视力等。其间有视力下降、视物遮挡、眼部不适时,要及时就诊。

(四)眼保健的运用

是高度近视合并白内障病人的首选术式。同时用来治疗其他屈光手术难以解决的高度近视、高度远视和散光的病人。

(五)适应证和禁忌证

1. 适应证

要求手术对象为成年人,年龄偏大者为宜,如 40 岁以上。主要考虑较年轻病人其晶状体尚具备一定调节力,行晶状体摘除将丧失其固有调节力;对远视和散光病人,具有同样的效果,而且安全性更高;大多数手术医师选择不适合角膜屈光手术的高度近视病人或屈光手术难以解决的高度近视病人;不适合角膜屈光手术的远视病人或屈光手术难以解决的远视病人;病人有手术要求。

2. 禁忌证

主要为伴有视网膜疾病的高度近视病人。

八、巩膜手术

(一)定义

后巩膜加固术(PSR)是在厚度变薄、强度减弱的眼球后部巩膜上或后巩膜葡萄肿的表面,植入健康的异体巩膜或硬脑膜等组织材料,融合形成厚度增加、强度增大的"新巩膜",限制后巩膜继续扩张,阻止后巩膜葡萄肿加重,保护脉络膜、视网膜,控制眼轴延长和眼轴延长引起的近视屈光度数增长,阻止眼底病变的发生和加重。

(二)原理

通过植入健康的异体巩膜或硬脑膜等组织材料,与后巩膜融合形成厚度增加、强度增大的"新巩膜",限制后巩膜继续扩张,阻止后巩膜葡萄肿加重,保护脉络膜、视网膜,控制眼轴延长和眼轴延长引起的近视屈光度数增长,阻止眼底病变的发生和加重。

(三) 方法

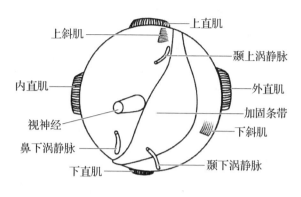

图 4-2-6　单条后巩膜加固术

1. 手术方法

（1）术前检查

高度近视病人的视力检查包括裸眼视力、近视力、最佳矫正视力和习惯戴镜视力。病人矫正视力差,对镜片屈光度数改变不敏感,会影响主觉验光结果;可能伴有眼底萎缩、巩膜露白及晶状体、玻璃体混浊和高度散光等,客观检影验光光带难以辨清,所以应当结合电脑验光、主觉验光、散瞳检影验光,并参考眼轴、角膜曲率和前房深度等参数,必要时在不同时间重复验光,以获得尽可能准确的屈光度数和最佳矫正视力。非接触式眼压计测量眼压可作为常规,但会受到巩膜硬度变低的影响,高度近视合并开角型青光眼发病隐匿,必要时行视野检查以排除。A 超测眼轴需要接触角膜,受操作者熟练程度和病人后巩膜葡萄肿等因素的影响,精确性较差。眼前节生物测量仪是测量眼轴的理想设备,速度快,非接触,无损伤,受操作者影响不大,精确性高,但是对视力较差或屈光间质不清的病人检查较困难。应根据不同的病人选择不同的测量方法,并应多次检测以减少误差。眼轴应作为病人病程随访的重要指标,眼轴延长程度更能够反映后巩膜扩张进展的情况。B 超检查可探测后巩膜葡萄肿的形态和位置、后巩膜的厚度,了解玻璃体情况以及作为排除视网膜脱离的初步检查。黄斑区 OCT 检查可发现各种黄斑病变,如黄斑区视网膜脉络膜萎缩变薄、黄斑劈裂、裂孔、脱离及黄斑区 CNV 等。眼底彩色照相直观显示并记录后极部眼底病变的情况,如出血、近视弧形斑、巩膜露白等。充分散瞳后,用三面镜或间接检眼镜仔细检查眼底,排除视网膜脱离,对视网膜裂孔和严重的变性区于术前及时行视网膜激光光凝术,防止视网膜脱离的发生。有针对性的眼底血管造影检查和眼电生理检查,可进一步了解脉络膜视网膜损害情况。

（2）单条带后巩膜加固法手术步骤

充分开睑,清洗结膜囊,以眼球颞下方为中心沿角膜缘剪开球结膜 210°,两端球结膜放射状剪开。做下、外直肌牵引线,向鼻上方牵拉眼球。深部拉钩协助暴露手术野,斜视钩分离并完全钩取下斜肌,注意保护眶隔和后巩膜不受损伤。加固条带从下斜肌下穿过,条带颞侧端从外直肌下穿过。下直肌牵引线向鼻上方牵拉,深部拉钩协助暴露颞下涡静脉,条带鼻侧端从颞下涡静脉下穿过,再从下直肌下穿过。下直肌牵引线向颞上方牵拉,斜视钩钩取内直肌也向颞上方牵拉,深部拉钩协助暴露鼻下涡静脉,条带避开(或穿过)鼻下涡静脉,条带鼻侧端缝合固定在下直肌、内直肌之间赤道前巩膜上,采用5-0不吸收线铲针缝合。外直肌牵引线向鼻下方牵拉,斜视钩钩取上直肌向下方牵拉,深部拉钩协助暴露颞上涡静脉,牵拉条带绕过眼球后极部,条带呈U形展开,避开(或穿过)颞上涡静脉,条带颞侧端缝合固定在上直肌、外直肌之间赤道前(上斜肌附着点附近)巩膜上,缝线拉紧加压条带,拉紧长度一般3~8 mm。从鼻下方、下方、颞下方、颞上方观察加固条带的位置,确保条带包盖后巩膜和发生葡萄肿的区域,平整贴附,没有扭曲和褶皱,排除涡静脉受压。检查眼底,测量眼轴,缝合结膜切口,抗生素点眼,纱布包盖。

2. 常见手术并发症

涡静脉离断和受压、眼球穿孔伤、眼压升高、视网膜玻璃体积血、复视、视物变形、恶心呕吐、感染、条带排斥反应、后巩膜葡萄肿破裂、眼底病变发生和加重。

3. 术后随访

术后第一天即可去除包眼纱布,局部点抗生素及糖皮质激素滴眼液,一般不需要全身用药。每天观察眼压、视力,1周后拆除结膜缝线,进行验光、IOL Master和OCT检查,了解屈光度数、眼轴和黄斑形态的变化,随后定期复查。

(四)眼保健的运用

后巩膜加固术具有控制眼轴增长和缩短眼轴的作用,对稳定高度近视眼、屈光状态和预防治疗高度近视眼眼底病变有重要的临床价值,是控制高度近视病程进展的唯一手术,又称后巩膜兜带术、后巩膜加强术或后巩膜支撑术等。

(五)适应证

检查病人发现有后巩膜葡萄肿,眼底出现近视弧、豹纹状改变,最佳矫正视力低于正常且儿童(3~17岁)眼轴一般>27 mm,近3年随访眼轴延长>1.0 mm,近视屈光度数每年加深>-1.00D;成人(18岁以上)眼轴>28 mm,近5年随访眼轴延长>1.0 mm,近视屈光度数每年加深>-0.50D;或伴眼底病变,如视网膜出血、黄斑劈裂、黄斑区视网膜脱离等。

病人最佳矫正视力、屈光度数、眼轴长度和眼底状况变化的追踪观察资料,对手术适应证选择尤为重要。后巩膜葡萄肿发生的年龄越小,对视功能的威胁越大,儿童后巩膜葡萄肿宜尽早手术。

九、老视逆转术

(一)定义

指通过手术方式以改善老视患者的屈光状态,以达到视近清晰,但目前手术矫正老视还不能从根本上恢复人眼的调节能力,根据原理通常有以下几种方式:单眼视(monovision)、多焦点模式、提高晶状体周边的空间。

(二)原理

1. 单眼视

通过矫正成一眼看远而另一眼看近的方式,使双眼远近视力平衡妥协。

2. 多焦点模式

通过在角膜切削成多焦点模式或者在眼内植入多焦点人工晶状体,利用瞳孔大小的变化和选择不同光学区而看清楚不同距离的物像。

3. 提高晶状体周边的空间

通过巩膜扩张手术提高晶状体赤道部的空间,增加了睫状肌收缩时对晶状体表面牵拉的张力。

(三) 方法

1. 老视手术的检查和评估

(1) 常规检查

裸眼视力和矫正视力;电脑验光、检影验光及主觉验光;眼前部和屈光介质;散瞳检查眼底,如糖尿病、高血压和动脉硬化眼底病变、年龄相关性黄斑变性等,也要排除青光眼等;排除眼压过低或高眼压、青光眼等。

(2) 特殊检查

近用附加度数(near addition,ADD)、调节幅度(单/双)(amplitude of accommodation,AMP)、调节灵活度(accommodative facility)、负相对调节(negative relative accommodation,NRA)/正相对调节(positive relative accommodation,PRA)、融合性交叉圆柱镜(fused cross cylinder,FCC)、前房深度(anterior chamber depth)、眼轴长度、前房角、角膜地形图、像差。

2. 角膜老视手术

(1) 单眼视 LASIK

其机制是双眼间的模糊抑制,理想的单眼视其双眼清晰视力范围等于单眼之和,不受另眼模糊形象干扰。对模糊像的抑制能力存在个体差异,视觉系统对来自离焦眼模糊像的抑制能力是影响单眼视是否成功的重要机制。

进行单眼视矫正之前应详细评估病人的屈光状态和用眼需求,先确定视远眼(优势眼)、预期屈光参差度数。临床通常做法是矫正优势眼看远,矫正非优势眼、近视和(或)散光较轻的眼看近,尽量减少两眼屈光度差异,两眼屈光度差异设计在 0.50D～0.75D。单眼视的成功率受到年龄、屈光状态、优势眼、立体视觉、眼位、职业、心理与性格因素的影响。病人对视力的过高要求常常降低单眼视矫正的成功率。对单眼视不满意的原因有:病人对视力的高要求、明显的立体视下降、双眼间模糊抑制不足、明显的内隐斜、夜间驾驶。应特别考虑的因素有:近用附加度数的选择、选择看远或看近眼别、散光残留及适应过程。矫正前应与病人充分交流。

(2) 角膜非球面性切削

通过调整双眼角膜非球面性引入负球差以增加眼的焦深,提高视力。焦深是指不影响视网膜成像清晰度的像面可移动的最大范围,其与视力正相关,并受到瞳孔大小、眼屈光力、高阶像差等因素影响。人眼在调节放松状态下球差为零或轻微正值,进行调节时,由于晶状体形状改变而产生负球差。而老视眼由于晶状体调节能力下降,球差的改变也减少。因此,通过准分子激光手术形成非球面的角膜表面,可以引入负球差以补偿调节能力,引入的球差也增加焦深,提高了视力。临床上有采用选择性消像差切削模式或 *Q* 值调整技术改变球差。

（3）飞秒激光角膜基质内切割（intracor）

采用飞秒激光在中央区角膜基质内进行五个同心圆柱形切割，改变角膜曲率，通过减低角膜中央区张力，术后角膜中央区轻度前凸形成非球面多焦形态，增加病人景深，达到矫正老视的目的。避免术后感染和制作角膜瓣的并发症。

3. 眼内老视手术

40周岁以后人们会出现老视，表现为视近困难，随着显微技术的提高和人工晶状体设计的进一步完善，可以通过手术摘除自身的晶状体，植入合适度数的人工晶状体，从而达到既能看远又能看近的目的。

（1）单焦人工晶状体的单眼视植入技术

单眼视通过调整植入的传统单焦人工晶状体度数，使术后一眼接近正视，用于看远，对侧眼为轻度近视，用于看近。术前应与病人充分交流，详细评估病人的屈光状态和用眼需求，确定视远眼、预期屈光参差度数。通常优势眼看远，非优势眼看近。单视方式对双眼周边视力和双眼视野无明显影响，深度觉轻度下降，但可适应。

（2）多焦点人工晶状体

多焦点人工晶状体（multifocal intraocular lens，MIOL）应用折射和（或）衍射的光学原理，使不同距离的物体经过MIOL的光线产生两个或多个焦点，则远处物体或近处物体发出的光线均能较清晰聚焦于视网膜上，大脑会选择与被注视物体更接近、更清晰的物像，抑制另一个物像。MIOL可以同时提供良好的远、中、近视力，减少对近附加眼镜的依赖程度。但是，由于该设计类型的人工晶状体对光能量重新进行了分配，对比敏感度会有不同程度的降低，以及出现不同程度的夜间眩光和光晕等视觉干扰现象。在临床上屈光性晶状体置换术后，为了获得良好的全程视力，多焦点人工晶状体植入将是人们的首选。

（3）调节式人工晶状体

老年人的睫状肌仍保留有部分收缩能力。通过一些设计上的改进，可调节人工晶状体（accommodative intraocular lens，AIOL）利用睫状肌的收缩力量，使AIOL光学部前后移动，或同时产生一定的形变，产生模拟的调节功能。根据构成光学部的光学面不同，AIOL分为单透镜型和双透镜型。单透镜型AIOL只有一个光学部，其设计独特的可伸缩袢使IOL植入囊袋后随睫状肌收缩而前后移动。双透镜型AIOL有两个分离的透镜，可随睫状肌收缩改变两个透镜之间的纵向或横向距离，从而改变AIOL的总体屈光力，达到调节目的。双透镜型AIOL的调节能力一般比单透镜型大。AIOL可以提供良好的远、中、近视力，且避免了MIOL术后视觉不良现象及对比敏感度下降的问题。但是调节力的不足以及调节机制的不明确，限制了其在临床的广泛应用。

4. 巩膜老视手术

巩膜老视手术的手术原理是根据"弹性理论"假说进行的，认为调节不是单纯因为睫状肌的收缩能力减弱，而是不能够有效地收缩造成的，手术方式包括激光老视逆转术、巩膜微汽化术等。因巩膜手术不损伤角膜，可有效避免光学中心的偏移、角膜形态的改变、新引入的散光和像差的产生等不良因素。

（1）激光老视逆转术（laser presbyopia reversal，LAPR）

是用波长0.13 μm的紫外激光或波长3 μm的红外激光放射状切除部分板层巩膜组织，

在巩膜上形成槽状缺损，而代之以结膜下组织填充愈合，从而使巩膜的弹性增加，使附着在巩膜内表面的睫状肌因巩膜环弹性的增加而更有效地收缩。同时，巩膜环弹性的增加，在眼内压的作用下，也扩大了晶状体赤道部与睫状体之间的空间，使前部睫状肌重新紧张，增加其对晶状体赤道部的牵张力而增加调节。手术后的眼屈光和远视力主要表现在散光和球镜的转化，但1年后基本回退到初始状态。术后1周眼压的水平轻度降低，但1个月后基本恢复到术前，没有出现持续的低眼压以及由此引起的视网膜脱离、脉络膜脱离等并发症。

（2）巩膜微汽化术（laser anterior ciliary excision，LaserACE）

是应用波长为2940 nm的铒（Erbium）YAG激光在巩膜距角膜缘0.5～1.1 mm处、1.1～4.9 mm处以及4.9～5.5 mm处的四个象限进行巩膜组织微汽化，并在孔洞内填充胶原蛋白填充物。微汽化的孔洞形成一特定的布局，以降低巩膜局部硬度，增强巩膜的可塑性，增加晶状体周空间。通过增加巩膜局部的弹性，增加了从睫状肌到晶状体间的有效拉力，来达到增加动态调节力的目的。在目标位置填充的胶原蛋白填充物可抑制术后切口的组织纤维化，防止回退，巩固手术效果。术后可能的并发症包括巩膜微穿孔、暂时性眼压下降、角结膜磨损、结膜下出血、视力模糊、眼痛等。

（四）眼保健的运用

临床上通常根据患者自身需求及眼部状况可采取不同手术方式进行近视力矫正，如患者晶状体透明可行角膜老视手术，晶状体混浊可行晶状体置换等眼内手术，既可以达到白内障摘除又可以达到矫正视力的目的，若想避免角膜损伤、光学中心的偏移、角膜形态的改变、新引入的散光和像差的产生等不良因素的影响，可行巩膜老视手术。

（五）适应证

患者有强烈的近距离用眼需求，并能承受一定的视物不适等手术并发症。未有精神疾病，能够配合手术。未有严重的眼底病变，如黄斑变性、青光眼等。未有全身自身免疫性结缔组织病、严重的心脑血管疾病等。

几乎现有的屈光手术都有一定的屈光力矫正范围的限制，这是由眼球组织的解剖生理条件所决定的。角膜厚度的有限性、手术区直径和瞳孔直径的关系、前后房的空间限制、IOL厚度的控制要求等决定了角膜屈光手术、眼内屈光手术都不可能独立解决所有的屈光不正，而往往正是在这些单一手术不能解决的超高度屈光不正，病人的需求更强烈。把为矫正屈光不正而有计划地对同一病人一期或二期进行两种或两种以上屈光手术称为屈光手术的联合手术，如：有晶状体眼人工晶状体植入术联合准分子激光角膜屈光手术、屈光性晶状体置换术联合准分子激光角膜屈光手术、眼内屈光手术联合角膜散光矫正术、双人工晶状体植入、有晶状体眼和无晶状体眼人工晶状体的联合植入等手术方式。因此，屈光手术的联合运用是有很大的临床运用需求的。

第三节　物理疗法

物理疗法是指应用各种物理因素作用于人体，以防治疾病的方法。它能减轻疼痛，恢复受破坏的生理平衡,增强机体防护、代偿和组织再生的功能,使疾病得到康复。目前,在治疗近视方面有一定的作用的物理疗法也有很多,已采用的有超声波、激光、电、磁等。

物理疗法的作用机制是通过扩张视网膜血管,增加脉络膜的血流量,或起到缓解睫状肌痉挛的作用。这类方法大多可以暂时提高视力,患者往往乐于接受。但近视的物理治疗主要是用来治疗假性近视,对于真性近视是否能起到根本的治疗作用还需要进一步的实践证明。

一、光疗

光疗是光照疗法的简称,泛指各类光照疗法,具体包括光动力疗法(PDT)、激光疗法、紫外线疗法等,每一种光照疗法的原理与作用机制均有所差异。

(一) 光动力疗法

1. 定义

光动力疗法是一种针对增生性病变组织的治疗方法,通常用于治疗尖锐湿疣、肿瘤、银屑病、鲜红斑痣、黄斑病变等疾病,具体方法是将光敏剂输送至增生组织内,然后使其暴露在光照下,利用光敏剂吸收光子释放光能的特性杀伤异变细胞以缩小或消除增生组织。

2. 光动力疗法的临床特点

(1) 组织选择性好

PDT 能在光照区域内较特异地作用于靶组织和细胞。这是光动力疗法最突出的优点,可以最大限度地减少重要器官的功能丧失,特别适用于重要器官的高精度治疗。

(2) 作用表浅

对大多数组织而言,PDT 的有效作用深度很浅。因此,PDT 的主要临床适应证是一些靶组织为"薄层"结构的疾病。

(3) 对微血管组织的损伤作用强

血管内皮细胞直接接触血流,细胞表面积大,对光敏剂吸收迅速,在光动力反应中消耗的光敏剂和氧可以得到快速补充,血液中产生的活性氧也可以直接损伤内皮细胞膜,所以PDT 对微血管组织的选择性好,作用强。因此,PDT 特别适用于微血管疾病的治疗,如湿性年龄相关性黄斑变性等。

(4) 是一种局部治疗方法

PDT 的治疗作用仅限于光照范围内,故只适用于病变范围局限的疾病。

(5) 全身副反应少

由于 PDT 是一种局部治疗方法,无明显的全身副反应,可以多次重复使用,光动力治疗引发的病变组织破坏,作用过程相当和缓,其间伴随的对痛感神经的理化刺激也是很轻的。

光动力疗法已经在美国、欧洲、日本及中国地区广泛开展。与传统的激光治疗相比,光动力疗法中激光在局部升温不超过 2 摄氏度,对视网膜不会造成不可逆性损伤,可以有效地减缓视力下降,具有安全性高、可重复治疗等优点。适用于湿性老年性黄斑变性、近视性脉络膜新生血管、中心性渗出性脉络膜视网膜病变、息肉样脉络膜血管病变等。还可用于激光、手术或放射治疗等其他方法失败或复发后的再治疗。

3. 光动力疗法在眼科中的应用

光动力疗法在眼保健中的运用主要为治疗和预防眼底黄斑病变。1995年,湿性老年性黄斑变性(AMD)的Ⅰ/Ⅱ期临床研究在美国开展,其中经PDT治疗后多数病人的视力有所改善,荧光血管造影结果显示脉络膜新生血管(CNV)完全封闭。在此基础上进行了Ⅲ期临床研究,随访的结果显示,PDT治疗不仅能够避免中至重度视力丧失,而且还可以改善视力,这为年龄相关性黄斑变性、病理性近视、中心性渗出性脉络膜视网膜病变等所致的脉络膜新生血管提供了新的治疗手段。2000年,美国食品药品监督管理局(FDA)正式批准PDT用于黄斑变性的临床治疗。我国在PDT方面的研究较美国、日本等国起步稍迟,但进步较快。目前,我国在光敏剂开发、相关基础研究和临床应用等方面已形成自己的特色,某些领域已走在世界前列。

光动力疗法可以治疗两类黄斑病变。一类是中心性浆液性脉络膜视网膜病变,简称为"中浆"。血管内的浆液性物质漏出血管外形成积液,一般发生于眼底的黄斑部,即视网膜中心部位,即视网膜脉络膜由于压力、精神等方面因素,造成高肾上腺素,导致儿茶酚胺过多,出现脉络膜血管渗漏,此种情况下可以应用PDT激光,通过光动力学把渗漏给予封闭,其过程是,特定波长的激光照射使组织吸收的光敏剂受到激发,而激发态的光敏剂又把能量传递给周围的氧,生成活性很强的单态氧,单态氧和相邻的生物大分子发生氧化反应,产生细胞毒性作用,进而导致细胞受损乃至死亡。同时,还可针对"湿性老年性黄斑变性、病理性高度近视、息肉状脉络膜血管病变"进行治疗。另一类是湿性黄斑变性里的亚型,称为PCV,也称为息肉状脉络膜血管病变,需要依靠PDT激光,把息肉给予照射使其萎缩,亦可以使病变消失。眼底黄斑病变激光治疗主要分为普通和PDT激光治疗,各有相应适应证,亦各有不同治疗方法,具体需要根据个人情况决定。

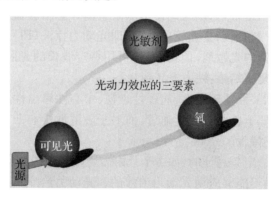

图4-3-1　光动力效应三要素

4. 光动力疗法的生物医学光学机制

生物组织中的内源性或外源性光敏物质受到相应波长(可见光、近红外光或紫外光)光照时,吸收光子能量,由基态变成激发态,处于激发态的光敏物质很不稳定,迅速经过物理退激或化学退激过程释放出能量而返回基态,其物理退激过程可以产生荧光,通过分析荧光光谱能进行疾病的诊断;其化学退激过程可以生成大量活性氧,活性氧能与多种生物大分子相互作用,损伤细胞结构或影响细胞功能,因而产生治疗作用。在光动力效应体系中,物理退激与化学退激是同时存在而又相互竞争的两个反应过程。光动力效应能够用于疾病治疗是基于特定病变组织能较多地摄取和存留光敏剂而靶部位又较易受到光辐照。正是因为这样,利用强烈的光动力效应充分破坏病变组织才成为现实。一般说来,实体恶性肿瘤、某些癌前病变及一些良性病变可较多地摄取和存留光敏剂,只要这些病灶处于激光光纤能够抵达照射的范围,就可成为光动力治疗的适应证。目前,用于治疗非肿瘤性疾病的光敏药物有Visudyne(通用名 verteporfin,化学结构简称 BPD-MA)和 5-氨基酮戊酸(5-aminolevulinic acid,ALA)。临床常将 Visudyne 用于人眼脉络膜下新生血管疾病的治疗。

5. 光动力疗法的操作过程

输液前 30 分钟至 2 小时将患者瞳孔放大,取 Visudyne 干粉 15 毫克用 7 毫升无菌注射用水溶解(不可使用含盐溶液溶解药物),患者身高与体重乘积开方后再除以 2 即为所用稀释 Visudyne 的体积,然后用 5‰ 葡萄糖稀释至 30 ml,将输液泵的输液时间设在 10 分钟,速率 3 ml/min,在避光环境中开始输液并同时开始 15 分钟倒计时,激光治疗前 2~5 分钟进行眼部局部麻醉,计时结束即开始激光治疗。激光波长为 689 nm,光照强度 600 mW/cm²,光照剂量 50 J/cm²,照射时间每只眼 83 秒,治疗区域:病变区域直径+1 000 μm。

在光动力疗法中,需要注意的事项为,有部分患者注射时会感到背痛、头痛、眼痛、恶心,注射结束症状会渐渐消失。在进行 Visudyne 后 24 小时内对光极为敏感,所以在治疗后 5 天内应戴深色眼镜并待在家中避光,避免日光直射及大功率卤素灯光照射,治疗后不要驾驶任何交通工具,如果有药物渗出,可能会有疼痛,出红疹,个别患者在治疗后视力下降,但多能逐渐恢复。患者多需要两至三次 PDT 治疗新生血管。

2014 年,国内某眼科中心成功采用光动力疗法(PDT)让患有老年性黄斑变性眼疾的患者恢复视力。患者当年 76 岁,因双眼视力下降 2 年,只能看清眼前指数,之前已就诊多家医院,都未给出确切诊断及治疗方案。该院眼科中心医师根据其临床表现及眼底检查,眼底荧光血管造影及脉络膜造影结果,为病人确诊为双眼息肉样脉络膜血管病变。医师决定采用当时国际先进的治疗视网膜下新生血管的方法,即光动力疗法(PDT)为病人治疗。先从静脉内为病人注入一种特殊的光敏剂,10 分钟后,再用特定波长的光照射病人眼睛,仅一分多钟治疗即结束。一周后复查结果:视力提高到 0.2。

眼科适应证:年龄相关性黄斑变性、病理性近视、中心性渗出性脉络膜视网膜病变等所致的典型性为主型中心凹下脉络膜新生血管,而对于隐匿性中心凹下脉络膜新生血管为主的患者,尚无充分证据支持 Visudyne 治疗。

光动力治疗也是有一定禁忌证的,如 1 个月内需要做眼科的光检查患者。另外,一些对光敏剂过敏的患者,也是不能够应用光动力治疗的。光动力治疗主要针对的是光纤所能够达到的部位的恶性肿瘤,主要包括一些消化系统的疾病,妇科的疾病,还有一些气管疾病,以及呼吸系统的疾病,其中气管的肿瘤,由于肿瘤压迫堵塞了管腔,有的甚至超过了 90%,呼吸非常困难,建议消瘤以后进行光动力治疗。

(二)激光疗法

1. 定义

激光疗法是一种临床常见的治疗方法,主要是利用激光的热效应、压力效应、电磁场效应等原理来实现相应的治疗目的,应用范围较广且应用成熟。一般皮肤科运用激光疗法可以清除局部的瘢痕组织、疣状物、色素痣、斑块等。理疗科运用激光疗法可以导致局部产热刺激血管扩张、加快血液循环。肿瘤科运用激光疗法可以消除或切割肿瘤组织。

2. 激光在眼保健中的应用

在眼保健与眼科治疗中,可利用激光疗法切削角膜组织和晶状体,可治疗近视、青光眼、角膜炎、角膜葡萄膜炎等疾病。目前眼科临床用于治疗的激光,大致可以分为光热效应激光治疗、光电离效应激光治疗和光化学激光治疗。

(1)光热效应激光治疗

是指靶组织在吸收了激光能量后局部升温,使组织的蛋白质变性凝固,称为光凝固效应,主要用于治疗眼底病。

(2)光电离效应激光

是一种高能超脉冲激光,瞬间照射组织后,使组织发生电离,产生等离子体,其强大的冲击波可以使组织裂解,从而达到切割的目的,主要用于眼前段疾病的治疗,如虹膜激光根切术、晶状体后囊膜切开术。

(3)光化学激光效应

是指激光照射到组织后使其分子键被打断,从而达到切割组织的目的,如准分子激光角膜切削术治疗近视即采用此原理。用激光治疗近视的报告开始于我国,曾有人介绍用氦氖激光照射太阳、光明及养老等穴,每日1次,每次3～5分钟,共10日。据称有效,研究者认为是发挥了经络的作用。

3. 激光治疗糖尿病性视网膜病变

糖尿病会引发多种并发症,而眼部病变是糖尿病患者最常见的一种并发症,也是导致视力下降和致盲的主要原因,失明率是非糖尿病患者的25倍。据统计,糖尿病眼病的发病率已超过了糖尿病总人数的50%,其中糖尿病性视网膜病变(DR)和白内障是糖尿病最常见的并发症之一,估计全世界每年约有20万人因DR而致盲,一旦致盲,不可逆转。

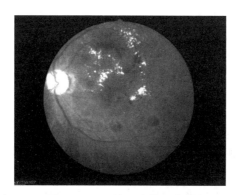

图 4 - 3 - 2　糖尿病黄斑病变

激光治疗被认为是治疗糖尿病性视网膜病变的有效方法。任何能被黑色素组织吸收的激光均可用于视网膜光凝。从20世纪60年代开始,氙弧光(白光)光凝即被用于直接破坏视网膜表面的新生血管。20世纪70年代以后已逐渐被氩激光(蓝绿光)所取代。氙弧光为平行光,光凝在直接或间接检眼镜观察下进行,视网膜一次射击灼伤面积 $500～1\ 500\ \mu m^2$,为时 $0.2～1.0$ 秒。氩激光产生连续光波,光凝在裂隙灯显微镜下操作,一次射击灼伤面积为 $50～1\ 000\ \mu m^2$,持续时间约 $0.1～0.2$ 秒。光凝治疗前须有完整清晰的眼底照相和眼底荧光血管造影资料,详细了解病情和病变位置。光凝后应做定期随诊和复查,了解疗效,若有新的病变出现,可考虑追加光凝治疗。

临床试验证明光凝治疗在两个方面对该病的发病过程有有益的作用:一是导致新生血管退化并阻止它们再生;二是减少黄斑水肿。前者是针对增殖性病变而言,后者是针对非增殖性病变而言。对增殖性糖尿病性视网膜病变,一旦眼底出现新生血管,即使只有1PD范围大小,也应做全视网膜光凝(PRP)。

激光进行治疗糖尿病视网膜病变的情况多数是黄斑病变,主要是指由于糖尿病引起的黄斑水肿,或者是因为视网膜静脉堵塞引起的继发性囊样黄斑水肿。此种情况下可照射黄斑格栅样激光,或是改良后的ETDRS激光改善视力。因现在已出现抗VEGF药物,激光已经变成二线治疗方法,因为通过抗VEGF药物治疗,视力恢复会更快、更好。

眼底激光手术一般的禁忌证为:通过眼底检查,发现眼底有病变者,如视网膜裂孔、脱离、出血,黄斑变性等,另外,瘢痕体质患者也不能进行手术。

(三)紫外线疗法

紫外线疗法是使用紫外线的短波高能量特性对眼睛特定疾病进行治疗的一种疗法。紫外线是一种具有电离性质的射线,它可以让空气中的氧气转化成为臭氧,从而有一定的氧化作用,起到消杀病原微生物的效果。紫外线属于不可见光,根据波段长度可分为长波紫外线(UVA)、中波紫外线(UVB)、短波紫外线(UVC),生物学效应包括光敏反应、荧光反应、抑制变态反应、免疫效应、杀菌、红斑反应、色素沉着、促进组织合成维生素D等,其中短、中波紫外线可用于杀毒、消炎、促进组织合成维生素D_3,有避免组织感染和辅助治疗佝偻病、骨质疏松的作用,中、长波紫外线可用于浅表镇痛、促进黑色素细胞生成,可用于创伤处理和治疗银屑病、白癜风。但因紫外线对人体视网膜和其他组织有一定危害,紫外线照射眼部以后,可能让眼睛出现电光性眼炎,严重的话可能出现流泪、视力下降的情况,故治疗时需注意操作安全并注意遮盖易损伤部位。

除此之外,有文献指出,通过650 nm±20 nm低强度的红光反复照射在视网膜上面,促进视网膜跟脉络膜的微循环,改善巩膜缺氧,从而达到预防和控制近视的目的。

二、电疗

(一)定义

电疗法是应用高频交流电在体内产生磁场或电场,产生涡电流属传导电流,以此来达到治疗目的。

(二)电疗法的主要治疗作用

1. 可使组织的小动脉及微血管扩张,改善血液循环。

2. 缓解胃肠平滑肌的痉挛,具有止痛作用。

3. 作用于肾上腺区时,有促进肾上腺糖皮质激素分泌功能,提高儿茶酚胺类物质的分泌作用。

4. 用于治疗亚急性及慢性炎症、功能性和器质性血液循环障碍、外伤手血肿、内脏平滑肌痉挛等。

（三）电疗的眼保健作用

在眼保健中，电疗是一种有效、安全地降低近视度数的方法，但是矫正近视的度数较小。电疗用于治疗近视的方法主要有平（直）流电疗法、直流电药物离子导入疗法、低频脉冲电疗法。

1. 平（直）流电疗法

这种治疗近视的办法需要使用到两根电极，一根是阴极，另外一根是阳极。治疗的时候病人一只手捏住阳极，阴极会置于病人的近视眼部，电流为 40～100 A，治疗一次需要持续5 分钟左右。这种治疗方式是通过电流刺激神经视觉细胞，从而达到治疗近视的目的。经临床研究证明，其作用在大脑皮层而不在眼的局部。它的疗效机制是微弱电流对大脑皮层的视觉细胞产生刺激兴奋作用，改变体内离子分布，调整机体功能，作用于眼的调节装置，使眼的屈光状态趋于正视从而使视功能增强，视力获得提高，但缺点是疗效维持不能长久，如石家庄生产的 CBM 刺激仪以及天津生产的 YZC－1 弱势刺激治疗仪。

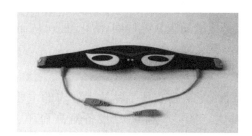

图 4-3-3　电疗眼罩

2. 直流电药物离子导入方法

是利用稳定的低电压、小电流的直流电，使带有电荷的药物离子不经血液循环而直接透入眼内的一种治疗方法。这个方法综合利用直流电和药物两者的治疗作用，使组织内保持较高药物浓度和较持久的作用时间，用以治疗假性近视。实践证明，眼部用药物离子透入到局部的药效要大 5～20 倍，具有用药少、疗效快、全身反应少的优点，但实际持久效果不理想，而且操作烦琐，所以临床上并未得到广泛的应用。

3. 低频脉冲疗法

利用低电压、小电流低频脉冲电流治疗近视。眼科常用于感应电疗，其频率为 50～80 次/秒，脉冲持续时间为 1 毫秒。感应电流通过皮肤向体内扩散，使肌肉呈节律性收缩，从而促进动脉供血、静脉和淋巴回流来改善局部营养供应和新陈代谢，使细胞达到平衡维持静息电位，此外还可以改善神经系统功能，防止肌肉萎缩，达到康复近视的目的。不仅如此，感应电流还可以刺激感觉神经末梢，帮助恢复知觉，提高视觉信息的兴奋性，因此，可用于治疗近视。这种电疗方式主要用于治疗假性近视，如穴位导电治疗以及低频疗法。常

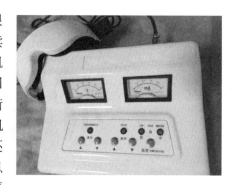

图 4-3-4　多功能眼病治疗仪

用的有山东生产的 GM－2 型近视眼治疗仪，使用此机要求做到穴位准、强度够、保护好。

4.电疗脉冲疗法

治疗眼睛近视效果不佳。电疗脉冲通过对眼睛的穴位刺激,可以改善眼睛周边的血液循环,可能会对假性近视和视疲劳有一定的作用。但多数患者的近视为真性近视,已出现不同程度的眼轴拉长,目前无法通过电疗脉冲让眼轴恢复正常。

低频电疗法的禁忌证:是指身体有一定的炎症,如各种湿疹、脑出血等不适用。心脏不好的病人也不适用于这种疗法。对电流过敏者禁止使用。

三、磁疗

(一) 定义

磁疗是一种通过磁场作用于人体来治疗疾病的方法,其原理是利用人造磁场施加于人体经络、穴位和病变部位,影响人体的电流分布、带电粒子的运动、膜系统的通透性和生物聚合物的磁矩取向等,可以改变组织细胞的生理生化过程,产生镇痛作用,消肿,促进血液和淋巴循环等。磁疗的主要功能是促进细胞新陈代谢,活化细胞,从而加速细胞内废物和有害物质的排泄,促进血液循环,改善微循环。

(二) 作用机制

人体的穴位具有电磁特性,经络是实现生物放大效应的主要渠道,人体生物电荷失去平衡可以导致一些疾病的发生。医院专业磁疗设备对高血压、关节炎、头痛、失眠、冠心病、胃肠炎、面肌痉挛,以及扭挫伤、颈椎病等均有效果。只不过对有些病为直接治疗,对有些病为辅助治疗。2011年5月11日,原国家食品药品监督管理总局发布的《磁疗产品注册技术审查指导原则》提出:"目前认为磁场可以调节体内生物磁场、产生感应微电流、改变细胞膜通透性、改变某些酶的活性和扩张血管、加速血流,从而达到如止痛、消肿等辅助治疗作用。"

(三) 临床应用

临床上应用于眼健康领域的磁疗法主要以磁片粘贴穴位法和磁疗眼镜法为主,应用磁场直接作用于眼及头部,通过磁场影响脑神经或眼组织的细胞内的环境,调节其新陈代谢,从而促进其功能恢复。优点是疗效确切,适应证也比较广,患者没有什么痛苦,不良反应也比较少。

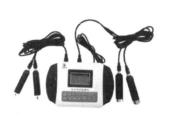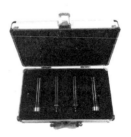

图 4-3-5 不同型号的视力磁疗仪

关于屈光不正类的磁疗研究,有学者研究报告,应用磁珠胶布固定在睛明、承泣、鱼腰、太阳等穴位以及耳穴上,治疗青少年近视,效果非常好。另有研究表明,应用眼睛磁电按摩仪治疗屈光不正收到较好效果。磁场强度为 11 毫特斯拉,作用眼周围穴位,每次治疗 5～10 分钟,每日治疗 1～2 次,在所治疗的病例中,多数效果显著,说明经过磁疗后,视力有不同程度的恢复,而多数学者的研究都有一个共同的结论,即对真性近视的疗效甚微。

有作者还报告应用磁疗眼镜治疗远视眼也取得一定效果。应用磁疗眼镜治疗远视眼,绝大部分患者经过治疗后,视力可以提高 6 行以上,而且经过一年多的复查,依然有效。关于磁疗眼镜对屈光不正的治疗,取得一定的近期效果,但其远期效果尚待进行观察。

(四) 其他眼病的疗效

对于其他眼病类型的磁疗效果,国内的研究报告较多,主要有以下几类:

1. 感染性眼部疾病

感染性眼部疾病是由于细菌侵入所致。磁场对细菌感染性疾病的治疗,亦收到了较好的效果。如应用药物与旋磁法治疗麦粒肿。使用交、直两用磁疗机,将磁头置于眼部,设置磁场强度为 70 毫特斯拉,患者轻闭双眼,每次治疗 30 分钟,红肿痒痛消失,硬结吸收,相应睑结膜充血基本消失,每天治疗 1 次,可以增强药物治疗的效果,且病程在一周以上者的疗效低于一周以内者,说明疗效与病程的长短有关。

另外,磁场治疗急性结膜炎也有一定的效果。

2. 非感染性炎症

对于非感染性炎症,磁疗法亦收到较好效果。应用磁场强度为 300 毫特斯拉的交变磁场作用于眼部,加用耳穴埋针或磁片贴敷,效果显著,所治疗眼睛的视力全部得以提高。这种效果的机制与在磁场作用下,眼底血管扩张有关。关于疗效与病型,病程短者疗效好,而复发性与陈旧性的中心性视网膜炎的疗效较差;研究者进行远期疗效观察,其结果也说明其远期疗效较好。

3. 眼睑挫伤

应用磁场治疗眼睑挫伤也有较好的效果,应用磁场强度为 90 毫特斯拉的旋磁法治疗眼睑挫伤,治疗时将旋磁机的磁头对准挫伤的眼睑,每次治疗 10 分钟,患者经 3～7 次治疗后,局部水肿、淤血等症状完全消失。而对眼睑挫伤采用静磁法,虽然也有治愈的效果,但其疗效次于旋磁法。

还有研究者报告,应用磁场治疗眼睑外伤也收到了较好的效果。

4. 白内障

应用磁疗法治疗白内障的方法为,使用磁场强度为 40 毫特斯拉旋磁机的磁头置于眼部,每次治疗 15 分钟,每天治疗 1～2 次,并用表面磁场强度为 20～60 毫特斯拉的磁片贴敷于太阳穴位即可,疗效较好。旋磁法的治疗时间比用磁片贴敷法短,效果优于磁片贴敷法,且磁疗对外伤性白内障有较好的治疗效果,且不会与正常眼发生交感性眼炎,或类似交感性眼炎的反应,不会出现玻璃体混浊、发痒或视力下降等情况。

另有学者研究报告,对应用场强为 40 毫特斯拉的静磁场治疗外伤性白内障 75 例,总有效率为 86.7%,且经过 3 到 7 年的跟踪观察,有效率依然高于 50%。

5. 其他眼部疾病

应用磁疗治疗慢性青光眼，具有一定的效果，具体操作方法为用眼部附近穴位太阳穴贴磁片治疗，可以使眼及眼眶疼痛减轻乃至消失，眼压下降至正常水平，并在一年至两年内无复发。

应用磁疗治疗眶上神经痛，效果也非常显著。有研究者报告，经磁疗的 21 例眶上神经痛，均获得效果，其中效果明显者 19 例。另一研究者报告，应用磁珠贴敷穴位，治疗眶上神经痛 27 例，有效 26 例，其中疼痛消失或明显减轻者 21 例，获得了较好的治疗效果。

对于失眠症，也可以采用磁疗法并辅助药物治疗法进行治疗。具体方法为让患者配戴安装有磁块的催眠眼镜，其表面磁场强度为 50 毫特斯拉，磁块分别对准攒竹、丝竹、四白、耳后安眠穴。治疗后配合脑电图检查，可以看到配合疗法的总体效果优于单纯使用药物的疗法。

磁场疗法治疗睑痉挛，效果良好。睑痉挛的消失，与磁场的镇静作用有关，在磁场作用下，肌肉痉挛消失。应用磁场疗法治疗眼睑皮下淤血，也有一定的疗效。

应用磁场治疗眼科手术后的患者，可以减轻手术后的疼痛，方法为将磁片置于纱布眼垫的夹层中，即可对眼科手术后的患者有一定的止痛作用。

6. 眼底疾病

磁疗法对视网膜层的治疗研究，近年来较为前沿的研究是，向眼中注入一种带磁性的流体就能轻而易举地治愈视网膜脱离。美国弗吉尼亚理工的研究者就在进行这项非常新颖的研究，并已取得初步成功。

视网膜是附着在眼球后面的感光细胞层，其作用相当于照相机中的胶卷，它对于我们的视觉有着举足轻重的作用。有时因为疾病或意外伤害，神经视网膜与色素上皮之间进入液体或视网膜内层受到来自玻璃体方面的牵拉，而与色素上皮不能紧密地贴合而被分开时，即发生视网膜脱离，严重的可能导致失明。

目前，人们通常采用注射气体或液态硅树脂的方法，把视网膜"推"回原位。但这种方法并不总能使视网膜重新回到眼底，所以科学家们一直在寻找一种更容易控制的方法。

据《科学美国人》杂志登载，新疗法首先把极为微小的钴粒子或磁性粒子与液态硅树脂混合，然后注入患处。埋植在眼睛周围的磁性带，能在视网膜复归原位后，通过磁力对其起到支撑作用。

这种疗法在用人造眼球进行的实验中已获得成功，动物实验也已启动。相信在不久的将来，视网膜脱离的患者可能会从这种全新的疗法中受益。

磁疗法的适应证：中心性视网膜脉络膜炎，单纯性青光眼等眼科疾病。

磁疗法的禁忌证：虽然磁疗的作用较多，但是结核、肿瘤、病灶感染等人群一般禁用。可能会导致局部病症加重，不利于身体健康。严重的心、肝、肾和血液疾病患者，体质极度衰弱，应慎用磁疗或不用。副作用显著和孕妇的下腹部不宜使用磁疗。体内植入心脏起搏器者禁止使用，体内存在金属异物如金属固定针、弹片等也应少用或不用。

第四节　视功能训练

一、调节功能

（一）定义

人眼为看清近距离物体而增加晶状体（主要是前表面）的曲率，从而增强眼的屈光力，使近距离物体仍能在视网膜上清晰成像，此种作用机制称为眼的调节。调节的神经冲动是通过负反馈机制实现的，模糊像的形成是启动调节的主要因素，模糊像产生的神经冲动作用于睫状肌使得晶状体变凸，产生调节，离焦变小，模糊像减小。

（二）原理

调节功能训练是一种眼睛和大脑的训练方式，目的是重新训练大脑和眼睛之间的关系，如做眼睛运动一样，是以持续性训练大脑视觉神经认知系统的刺激与训练。同时也可以缓解视疲劳，改善工作和生活的状态。视疲劳是指眼睛调节功能异常导致的睫状肌处于一种痉挛状态，使得眼睛不能快速或持续聚焦。调焦是睫状肌伸缩运动带动的，通过有效的调节训练可以增加眼的调节幅度，调节灵敏度，有效地改善聚焦，使得眼睛不易疲劳，从而改善其工作和生活状态。此外，对于青少年的假性近视有一定的帮助，对提升视力和改进视觉功能等有较好的效果。调节功能训练的方案因人而异，其目的是提高调节功能促进双眼视功能的恢复，从而满足眼睛调节和聚散功能的需求。

（三）方法

在决定进行视觉训练之前，应耐心听取患者的主诉，需对患者进行详细全面的视觉功能检查，对检查结果进行分析，分析真正问题所在，并制订视觉训练方案。

1. 训练开展前的准备与评估

（1）训练前的沟通

在进行视觉训练前与患者建立良好的沟通，让患者能够信任你，患者应在训练过程中没有心理负担，知道其眼睛仅仅是视觉功能的问题，不是器质性病变，通过训练就能改善，这种功能性问题通过手术、药物或单纯的配镜是解决不了的。同时，在训练过程中，要让患者知道，训练需要时间，需要坚持和巩固。还要让患者意识到自己的症状对其生活和工作产生的影响。

（2）训练前的检查

在进行调节训练前，需进行全面的单双眼屈光检查、主导眼检测，双眼视和立体视觉、调节功能和集合功能检查。集合功能的检查也是非常有必要的，调节和集合是一对矛盾的复合体，调节异常一定会对集合产生影响，集合异常也会对调节产生影响。

（3）视觉功能与症状的评估

视觉功能的训练是缓解与改善患者的症状，有时进行复查时视觉功能检查指标并没有太大变化，但患者的症状得到了很大的改善，反之，有时患者的视觉功能检查指标恢复正常范围,但症状依然明显,在临床上一般把患者的症状缓解和改善作为指标。

调节功能异常有多种类型,必须针对调节异常的类型选择相应的训练方法,但一种类型的调节异常相应的训练方法也有多种,而且一种训练方法又可以训练不同类型的调节异常,因此,如何选择训练方式、掌握相应的训练方法是非常重要的。本节以方法作为阐述对象,对各种方法的目的和训练步骤进行详细描述。

2. 调节功能的具体训练方法

(1)对清晰和模糊的敏感感知训练

1)球镜排序(lens sorting)

目的:通过感知模糊的微小变化,来帮助患者增加对模糊微小变化的认识。

设备:毛坯镜片、调节字母卡或其他适龄的阅读材料、眼罩。

步骤:

① 首先进行屈光矫正,配戴矫正眼镜。

② 遮盖一只眼。

③ 按照步骤 a 至步骤 d 中建议的增量准备训练的镜片(建议:平光镜片,$-1.00D$,$+0.25D$,$+0.50D$,$+0.75D$,$+1.00D$,$+1.50D$,$+2.00D$)。

步骤 a:平光镜片,$+1.00D$,$+2.00D$(增量为 $1.00D$)。

步骤 b:$+0.50D$,$+1.00D$,$+1.50D$,$+2.00D$(增量为 $0.50D$)。

步骤 c:平光镜片到 $+1.00D$,以 $0.25D$ 间隔。

步骤 d:在步骤 3 的基础上增加 $-1.00D$。

④ 训练者先准备两个镜片,每个镜片让患者看一次,然后让患者告诉你哪个镜片更模糊,告知患者不要注意镜片的放大倍率或镜片的外观,只需关注模糊的程度。

⑤ 观察排序是否正确,如果患者 3 次排序都正确,并很确定他的排序,则可进行下一步,如给患者三个镜片(平光镜片,$+1.00D$,$+2.00D$),让其比较并进行排序,以此类推,直到患者间隔 $0.25D$ 也能进行准确排序。

注意事项:

一般镜片准备为 $-6.00D\sim+2.50D$,但需注意,负透镜应始终小于患者调节幅度的一半。若某患者 20 岁,调节幅度为 $10.00D$,此时负透镜最大可加至 $5.00D$。在训练过程中先提高准确度,再提高速度,先单眼,再双眼。

2)瞳孔劈裂(split pupil rock)

表现为单眼调节灵活度的训练,不同灵活度的需求是通过调整负镜片到眼睛或眼镜平面的距离。使用负镜片和马斯等球,形成一种"分离瞳孔",开始把负镜片放在一臂距离,然后逐渐地向眼前移动直到看不清物体或者到达眼镜平面为止。

设备:毛胚镜片、眼罩、马斯登球或类似大小印有字母或数字的视标。

步骤:

① 负镜片(从 $-4.00D$ 开始,尽可能达到 $-6.00D$ 或 $-8.00D$)。

② 视标距患者约 $1.5\sim2$ 米。

③ 遮盖一只眼。

④ 把镜片放在一臂距离使视标位于镜片中心,询问患者,您能看清眼前的视标吗? 如

果患者此时不能看清,临床中会选择更小度数的镜片,但是不小于-2.50D或-3.00D或者直接记录患者不能看清。从临床上看,若患者不能看到镜片中的视标,表明此项训练对于该患者太超前,可先进行简单的训练。如果患者能看清,则把镜片缓慢向下直到看到视标位于镜片上方并也在镜片里(如图4-4-1)。

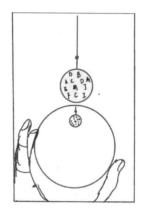

图4-4-1　Split pupil rock 的训练示范

⑤ 指导患者把镜片缓慢向眼前移动,同时保持镜片上方的视标在视线范围内,直到视标难看清,但通过努力可以看清时,此时的位置作为灵活度训练的正确距离,如果患者可以把镜片移到眼睛或眼镜平面距离仍然可以保持视标清楚,这表明可以使用更大度数的镜片。

⑥ 按照规定,建议右眼(至少1分钟),然后左眼,重复此步骤3~5次,或者按照周期计算,例如要求右眼完成10 cpm,然后左眼10 cpm,重复3~5次。

注意事项:

进行灵活度的训练时,让患者大声读出字母或者数字,训练师应观察患者是否注视镜片外的视标后再注视镜片上方的视标。

3) 远近字母表

目的:为了提高患者的调节幅度和灵敏度。

设备:字母表(大号字母表和小号字母表)、眼罩。

步骤:

① 选择一个大号字母表和一个小号字母表,确保两字母表内容不同。

② 遮盖被检者左眼。

③ 大字母表放于约3米处并与眼镜高度平行。

第一阶段:将小字母表置于患者眼前40 cm处,其位置略低于远字母表,阅读小字母表的第一行并保持视表清晰,之后阅读远距离字母表的第二行,保持清晰并要求患者在远距与近距字母表之间持续交替阅读几分钟。遮盖右眼,对左眼重复上述训练过程。

第二阶段:将小字母表置于一臂距离,要求患者注视小字母表第一行,依次读出每个字母,边读边将小字母表移近,直至视标无法看清晰。此时将视线转向3 m远处的大字母表第2行。接着注视小字母表第三行,边读边移近,重复上述过程。遮盖右眼,对左眼进行同上训练。

第三阶段:再增加训练难度,在第二阶段小字母表移至模糊点时,略将小字母表移远3~5 cm,视线在远距字母表与近距字母表间交替转换。每次患者转移视线,均需阅读一行。

④ 终点:对于 20 岁以下的患者,当其可以在 7.5 cm 处的小字母表与 3 m 处的大字母表间进行视线切换,并均能保持清楚时即可停止训练。对于 20 岁以上的患者,训练终点取决于调节幅度。当患者看清楚的负透镜光度达到其调节幅度的一半(换算成对应距离)时,即可停止训练。

注意事项:

先提高患者的准确度,再提高速度,开始训练时,近处字母表可选择大一些,患者容易成功,可增强患者信心。

4)单眼调节灵活度

目的:提高单眼调节幅度和调节灵活度。

设备:不同度数的正镜片和负镜片、近用字母表、眼罩。

步骤:

① 选择年龄相当的近用视表。

② 遮盖左眼。

③ 患者从 +0.50D/−0.50D 开始,增加到 +2.50D/−6.00D 的镜片(负片可以为年龄相当调节幅度的一半);让患者尽可能快速看清,完成 20 周期/分翻转。

④ 遮盖右眼,左眼训练同右眼。

5)BOP Walk Away

目的:训练患者调节放松的能力。

设备:字母表(建议 2 米内可以看清)、不同度数正镜片(建议 +1.00D、+1.50D、+2.00D)、不同度数 BO 棱镜。

步骤:

① 患者站在距视表约 20 cm 处,确保视表清晰单一。

② 把 10BO 棱镜放于患者眼前,让患者报告看到的视表是什么样的,如果患者报告刚放棱镜是两个,过一会融合成一个,则可用更大的棱镜度,对于第一次训练,达到 20BO 棱镜即可;注意:如果患者眼前加入棱镜,不能使视表融合成一个,则可不加棱镜,直到患者有自主性融合,再加入棱镜。

③ 若患者能达到 10BO 棱镜,再加 +1.00D,患者可保持至少 5 秒视表清晰单一,这时就可以向后走一步,若视表依然清晰单一,再后退一步,直到出现视表出现模糊或复视,如果视表模糊或复视,可再向前一步,若再次建立清晰图像,再后退,慢慢就可以后退更远,重复上面步骤,直到患者可以达到更高的棱镜度和正镜度。

6)双眼调节灵敏度

目的:在双眼视觉的条件下,减少调节滞后,提高调节反应的速度。

设备:不同光度的球镜片,可调节的翻转拍,字母表或适龄阅读材料,偏振或红绿阅读单位,偏振或红/绿眼镜,任何双眼视觉目标如偏振矢量图、红绿矢量图、裂隙尺、偏心圆卡或自由空间融合卡。

步骤:

将字母表或适龄阅读材料放于患者眼前 40 cm 处,红/绿阅读单位覆盖于阅读材料上方,要求患者配戴红/绿眼镜,并在眼前加翻转拍,翻转拍屈光度可以从 +0.50D 与 −0.50D 开始,确定患者可以通过的正负透镜度数,并以此为起点。在这一阶段,由于潜在异常,部分患者可能对于正或/和负镜片难以通过,这很常见。将翻转拍一侧镜片置于患者眼前,在看清并阅读后翻转至另一面,由于出现新的调节刺激,患者需要再次看清目标并进行阅读。训练过程中,训练师需强调,被红/绿阅读单位所覆盖的 4 列阅读材料一直可见,没有出现抑制。

双眼调节灵敏度的训练,也可以使用融像性集合训练工具来完成。例如,偏振矢量图、红绿矢量图、裂隙尺、偏心圆卡等均可对双眼调节灵敏度进行训练。

终点:

当患者在无抑制状态下,通过+2.50D 和−6.00D 可成功看清,且每分钟达到 20 cpm 时停止训练。

(2)计算机家庭训练过程

针对家庭调节训练比较流行的计算机-辅助视觉训练程序是家庭训练系统(home therapy system,HTS),主要是进行单眼调节灵敏度的训练。该系统附有多种光度的翻转拍,可以让患者从低度到高度逐渐过渡。与 HTS 的集合训练一样,训练师或视光师可以通过互联网监督患者在家的表现,必要时可调整训练项目。

(3)调节功能训练的注意事项

视觉训练是否成功,病人的主动性是非常重要的。病人如果没有成功的信念,视觉训练往往会失败。

成年人:许多接受过良好教育的成年人,只要知道视觉训练能克服他们的双眼视觉异常或改善视觉症状,就会主动按照医生或者训练师的要求完成任务。在确定训练方式前,医生应向病人解释其目前的状况,可以选择的处理方式,最后让病人自己或者家属作出决定。

学龄前及小学儿童:常会遵守训练计划,训练过程中医生友好的态度也是成功的关键。在和孩子一起训练的过程中,医生应该尊重并关心自己的病人,并通过个人知识和幽默感与儿童建立良好的关系。

建立主动性的关键因素是有效的交流,和孩子们一起训练时,医生必须牢记他在跟孩子讲话时,所用的语言也应该符合这个年龄段。视觉功能训练的技术和说明也应该与病人的认知水平和理解力相匹配。

病人或家属须清楚每个训练项目的目标,比如将训练目标定为以时间为目标时,随着训练逐渐变成习惯或者次数的增加,最好给病人一份指南以确保该训练技术能在家里完成。视觉治疗师也须留意病人的态度和表现,必要时更换训练方法和仪器。

儿童主动性建立的另一个重要方面是奖励,视觉训练活动本身也是奖励。儿童想去完成这个任务,是因为这个任务具有挑战性。有奖励就会更加快乐。但有些儿童会发现某些视觉训练,枯燥乏味,医生就要用一些必要的奖励增加他们的能动性,比如把孩子喜欢的活动或游戏融入训练项目中。如病人是隐斜视,则相对会容易一些,可通过电视、可爱的玩具、令人兴奋的故事、寓言书或电脑游戏建立调节和聚散的训练方法,当儿童参与这些活动时,可以将适合的反转棱镜和透镜融入上述活动中,总之,临床医生应尽可能找机会将奖励活动、游戏融入训练项目中。

在用标准的训练仪器和视标时,可用指示棒点触视标来减少训练时的无聊,也可以经常更换训练方法或训练仪器,以保持训练新鲜感。医生或家长也可以使用口头表扬和奖品等提高孩子的积极性。

（四）眼保健的运用

1. 眼保健操

早在 1972 年，我国就推出了根据中医推拿、经络理论，结合体育医疗理论而成的眼部按摩法——眼保健操。旨在通过对眼部周围穴位的按摩，使眼内气血流畅，改善神经营养供给，以达到解除眼部紧张与疲惫的目标，眼保健操已作为日常眼部保健习惯在我国流行了 50 余年。

眼保健操总要领强调："指甲短，手洁净。遵要求，神入静。穴位准，手法正。力适度，酸胀疼。合拍节，不乱行。前四节，闭眼睛。后两节，双目睁。眼红肿，操暂停。脸生疖，禁忌证。做眼操，贵在恒。走形式，难见功。"眼保健操是在中医理论指导下的眼周围穴位按摩，所以眼保健操与推拿、针刺的要求相似，在操作前都需要修剪指甲，清洁双手，这样能有效降低眼部感染炎症的风险；在操作时要安神静气、定位准确、手法得当，在操作时要有酸麻胀痛的"得气感"。

现在我国普遍应用的都是 2016 年新版眼保健操，新版眼保健操的操作为：第一节，按揉攒竹穴；第二节，按压睛明穴；第三节，按揉四白穴；第四节，按揉太阳穴，刮上眼眶；第五节，按揉风池穴；第六节，揉捏耳垂，脚趾抓地。通过坚持做眼保健操至少 3 月时间，均可改善青少年眼调节功能，提高青少年眼调节幅度，降低眼调节滞后量。

2. 养气健目功

养气健目功是依中医学理论的脏腑学说、经络学说和五轮学说为基础创编而成的专门针对各种疑难眼疾的医疗功法，长期习练，可以疗疾祛病获得养生明目的效果。它对诸如屈光不正、弱视、白内障、青光眼、视网膜病变、黄斑变性、糖尿病性眼病、各种遗传性眼病、视网膜色素变性、视神经萎缩等疑难眼病，均有良好疗效。据研究发现，养气健目功也可改善青少年眼调节功能，提高青少年眼调节幅度，降低眼调节滞后量。具体内容请参考马栩周的《健目功》。

（五）适应证与禁忌证

1. 适应证

对于有调节功能异常的患者，调节灵活度降低、调节不足、调节过度、调节滞后或超前等。此外由于调节功能的异常引起的聚散功能异常的患者，比如，调节不足引起的集合不足患者、调节过度引起的集合过度患者等。

2. 禁忌证

调节功能的训练无禁忌证，通过调节功能检查分析，选择相应的训练方法即可。

二、聚散功能

（一）定义

人们希望能看清外界物体，能在任何注视方向、任何距离维持双眼单视，必须具备高度准确及完全协调的机制。当一物体自远处向近处移动时，为了维持双眼视网膜黄斑部的物像位置不变，两眼必须同时内转，这样物像又回到黄斑处；同样，当物体自近处到远处时，双眼必须同时外转，此为集合和发散不同距离的反应。此外，对于视觉系统有一定的要求，必须达到一定的集合和调节，才能保持视物清晰、舒适和持久。

（二）原理

斜视由于破坏了双眼单视，容易在临床上诊断与处理。而聚散、融像和运动功能异常者病情隐匿，临床上由于各种原因导致的集合功能异常、发散功能异常、双眼融像力障碍，可能会使患者视觉行为中表现为视物疲劳、视物重影、眼眶胀痛、头痛、字体跳跃及复视等症状。

聚散功能训练是重新帮助视觉系统对外物保持清晰的双眼单视的训练，保持足够的储备和灵活性，方能看得清晰持久。

（三）方法

1. 视功能的检查及评估

远距离和近距离的隐斜性质、隐斜量和调节性集合与调节的比值的检查。采用直接测量和间接测量来评估正、负融像性集合。直接测量是指平滑性和阶梯性聚散的测量，其目的是评估融像性集合。间接测量是指例如负相对调节，正相对调节，融像性交叉圆柱镜，双眼调节灵敏度，以及通常被认为是调节功能检查项目的动态检影等。由于这些检查都是在双眼条件下进行的，因此也能间接地评估双眼视觉功能，检查结果可以用来肯定或否定双眼视觉异常的结果。

2. 视觉功能诊断及分类

作为视光师，我们在临床工作中面对的是有限数量的调节、眼球运动和非显斜性双眼视觉异常数据，有许多分类系统可以帮助我们对这些异常进行分类。最常见的可能是：集合不足，集合过度，散开不足，AC/远距离外隐斜-集合不足；远距离内隐斜-散开不足；AC/A：远距离正位-融像性集合功能异常；远距离外隐斜-基本型外隐斜；远距离内隐斜-基本型内隐斜；高 AC/A 远距离正位-集合过度；远距离内隐斜-集合过度；远距离外隐斜-散开过度；这些问题都会引起视觉疲劳等症状，目前有很多可用于融像性聚散的训练仪器，如矢量图系列、偏心环卡等卡片系列、裂隙尺等。在接下来的内容中，我们将为大家介绍常用的训练方法及常见的聚散异常诊断。

3. 聚散功能的训练方法

（1）聚散球法

设备：聚散球（Brock 线）。

目的：建立生理性复视，提高集合近点，建立自主性集合。

方法：将绳子一端固定（与视线平行），另一端拉紧至于鼻尖部，保持绳子平直。

第一阶段：将红球、黄球、绿球分别放在距离眼睛 30 厘米、60 厘米、90 厘米处；依次注视绿、黄、红每一个球，其余的球各是两个，保持稳定，维持 5 秒；将红球移近 3～5 厘米，黄球和绿球距离不变，重复第二步。

第二阶段：将红球放在距离眼睛 2.5 厘米处，黄球/绿球放在 1 米处；注视远处球近处球为两个，注视近处球远处球为两个，分别注视，维持 5 秒；交替注视，重复上述动作 20 次。

第三阶段：移除全部球，要求从 1 米到 2.5 厘米进行自主集合运动，并始终能够保持感觉到 X（复视）存在。

缺点：1）使用线珠进行自主聚散训练，其调节与集合平面处于联动状态。2）此外小圆珠属于无细节的物体，使得线珠训练控制调节平面的能力较弱。

优点:1) 对某些患者(如集合不足),在训练初期阶段,常使用线珠来训练患者的生理性复视与自主性聚散。2) 线珠训练可帮助患者建立自主集合与正常双眼视,提高融像感知能力与聚散灵敏度,并为后续的治疗做准备。

(2) Aperture-rule 训练法

设备:Aperture-rule 训练仪。

方法:Aperture-rule 训练仪由视窗、滑尺和视标卡片册组成,每张视标卡片上都有两个相同的视标图案。训练时患者双眼配戴适宜的远用矫正眼镜,隐性外斜视自单孔视窗注视视标,双眼无法看到同侧视标图案,只能看到对侧视标图案,并将双眼视标影像融合,诱发双眼集合融像。隐性内斜视自双孔视窗注视视标卡片,双眼无法看到对侧视标图案,只能看到同侧视标图案,并将双眼视标影像融合,诱发双眼散开融像。在测试的过程中,将视标卡片册沿着滑尺前后移动,可以根据训练需要增减聚散需求的量值。适合集合不足、集合过度、平面融像异常及立体视觉异常者使用。

(3) BO-立体镜法

设备:BO-立体镜、彩色训练卡片 10 张、范围系列底内外卡。

目的:改善融像、立体视功能及检查是否存在抑制。

方法:

基础融像训练卡:检查和训练基础融合功能,要求将图像融成一个,数字 1~10 都在图像上;融合训练:训练周边和中心融像,要求数字和图像都融成一个;集合训练:按照图像中的数字进行融合,融合后数字为单一、清晰的并且有立体感;散开训练:从最开始融成一个的数往上看和往下看,直至将所有数字都看成一个,然后按照数字顺序依次进行注视;增加难度集合向下,散开向上。

集合训练(BO 系列)训练卡片放置于训练卡板上,固定在 0 的位置;确认左右眼可见(图案、小点);注视卡片上部的图像,使其融合为单一清晰的图像,保持 5~10 秒。图像融合后,能看到图像周围的数字有漂浮感,R 和 L 同在方框内,每个数字上、下均有小点;注视下部的图像并融合,所观察到的现象同卡片上部一样;每幅图融合后,保持 5~10 秒,交替融合 5~10 次,在这个过程中始终保持单一清晰的像,随着注视时间增加,漂浮感逐渐增强;训练卡板移近,降低训练难度,训练卡板向后移动,增加训练难度。

(4) 常见的聚散异常诊断

1) 集合不足

① 定义

集合不足的特征是视远隐斜正常或低度外隐斜,而视近高度外隐斜。集合不足是最常见的非斜视性双眼视异常。集合不足的总人口发病率为 3%~5%。

② 症状

患者在一段时间持续阅读后会出现以下情况:视近物有重影、复视感;书本上的字体发生流动、跳动;眼部有牵拉、紧张感;眼球酸胀,无法用眼;阅读后或用计算机后即感眼周围疼痛;视近时视物模糊、聚焦困难;无法聚精会神;难以维持长时间近距离阅读。

③ 体征

集合近点增大,一般>6 cm,如在一眼前放置红玻璃片进行集合近点测试时,很快出现复视;视近时出现外隐斜,一般>6°,甚至视近时出现间歇性外斜视;视近外隐斜程度大于视远；按照 Sheard 法则，聚散能力的储备是隐斜量的 2 倍时，患者才无明显主诉症状。而对于集合不足患者，正融像性聚散能力比较低；AC/A 低(正常为 4∶1)；调节灵活度降低，特别是双眼前放置正镜片时模糊像消除困难；NRA 降低，PRA 增高(正常情况下，NRA 为+1.75D～+2.50D，PRA 为大于-1.50D)；调节功能障碍：患者可出现调节功能障碍的一系列表现，单眼调节的灵活度、调节幅度均有异常。

④ 诊断

询问病史：了解患者年龄、阅读习惯、症状严重程度、症状发生时的诱因、伴随症状、缓解因素、全身情况等；一般检查：主要指眼部一般检查；屈光检查：患者存在未矫正的屈光不正，先行屈光矫正，在屈光矫正基础上再行双眼视功能检测；了解视远时双眼视情况，排除分开过强的外隐斜、间歇性外斜视等情况；近用双眼视功能测定诊断的主要依据，包括遮盖试验、近距水平隐斜测定、集合近点测定、AC/A 测定、融像性聚散范围测定、调节灵活度测定、调节幅度测定等。

根据病史及检查结果符合上述集合不足体征，即可诊断。

⑤ 训练流程

第一阶段：由于视觉训练需要医患之间的沟通交流与合作，所以在第一阶段，首先患者建立良好的工作关系对训练的成功至关重要。沟通的内容可包括视觉训练的必要性、视觉训练的目标等。

在第一阶段，要让训练者意识到视觉训练过程中不同的反馈现象。如果患者能很好地理解 9 种反馈信息，比如定位、视差、复视等，训练将会进步更快。

第一阶段需要完成的目标：

在 5 cm 至 6 m 的距离，能够完成自主集合和发散。训练项目包括线珠训练(Brock string)、无珠训练(bug on string)、三点卡(barrel card)。增进正融像性聚散功能，将正融像范围增加至 30。训练项目包括可变红绿矢量图(variable anaglyphs)、可变偏振矢量图(variable vectograms)、可变镜面立体镜(variable prismatic stereoscope)；增加调节幅度和调节灵敏度，使用翻转拍±2.0D，阅读距离为 40 cm，视标大小对应的视力为 0.7(20/30)完成 12 周 1 分钟。如果调节功能是正常的，则不需要花费太多时间来训练调节功能。训练项目包括球镜排序(lens sorting)、梯度球镜训练(loose lens rock)、Hart 表(Hart chart procedures)。

第二阶段：在第一阶段已经完成了改善平滑性正融像性聚散功能，在第二阶段，就要着重强调增进跳跃性融像性聚散力。改变聚散需求的方法有以下六种：

从注视视标卡变化为注视其他目标；遮盖和去遮盖一只眼睛；块状棱镜或反转棱镜；反转透镜；两个不同的矢量图放置在布鲁士架上(dual Polachrome illuminated trainer)偏振或红/绿翻反转拍。

在第一阶段，并不强调训练的速度。然而，在第二阶段，我们应该强调融合训练的速度和正确率。并且，在这一阶段，我们需要通过训练来增加负融像性聚散功能。

第二阶段需要完成的目标：

使用裂隙尺(aperture rule)的 12 号集合训练卡片和 6 号发散训练卡片，保持视标清晰、融合；偏心环卡(eccentric circle)和自由空间融合卡(free space fusion card)，使用交叉融合两卡分离到 12 cm；使用非交叉融合两卡分离到 6 cm，保持视标清晰、融合。

第三阶段：在第一阶段和第二阶段，患者都是分开训练集合或发散功能。在第三阶段，需要训练患者在集合需求和发散需求之间转换。

第三阶段需要完成的目标：

完成集合到发散的转换。在 25BO/15BI 跳跃变化时保持融合，完成次数为 10 周 1 分钟。训练项目包括偏振翻转拍协同偏振矢量图训练、红绿翻转拍协同红绿矢量图训练。也可以使用偏心环卡和自由空间融合卡，从集合运动转换到发散运动，强调每分钟完成的次数；将聚散运动与眼球转动、扫视运动相结合。训练项目包括线珠旋转训练（Brock string with rotation）、旋转或横向运动的偏心环卡和自由空间融合卡，也可以采用旋转运动的电脑程序训练。

视觉训练的最终目的是消除患者的症状，使患者的双眼视和调节检查结果接近正常值。在训练中期和训练结束时，我们都需要进行重新评估。第一次重新评估的时间可以安排在患者开始训练跳跃性聚散的时候，比如裂隙尺。所有的双眼视和调节功能检查结果都需要与训练前的检查结果进行比较。

家庭训练的维持：当患者达到了停止训练的标准以后，还应进行家庭训练，并定期监测以防止回退。具体训练流程如下：

在医院训练结束后的前 3 个月，患者可以进行软件训练、偏心环卡和自由空间融合卡训练，每周训练 3 次，每次 10～15 分钟。3 个月训练结束时重新评估患者的双眼视和调节功能；如果重新评估的结果正常，患者无眼部不适症状，家庭训练的次数可适当减少。在接下来的 6 个月，患者继续进行上述训练，每周训练 1 次，每次 5～10 分钟。6 个月训练结束时重新评估患者的双眼视和调节功能；如果重新评估的结果正常，患者无眼部不适症状，患者可在每个月的第一天进行上述训练。如果患者能够很好地完成训练任务，这个月则不需要再进行家庭训练。如果患者不能完成预期的训练任务，感觉有回退的现象，则继续进行上述训练，并进行每年常规复诊。

⑥ 手术

由于屈光矫正、棱镜、视觉训练对集合不足的治疗非常有效，因而手术是没有必要的。

2）集合过度

① 定义

集合过度（convergence excess，CE）也是比较常见的双眼视功能异常，患者可出现明显的症状往往在长时间阅读或使用计算机工作后出现，有些患者可能同时伴有调节功能异常，这些患者在配戴正镜片或视觉治疗后症状能明显改善。患者可能表现为视近时内隐斜，视远时为正位视或低至中度的内隐斜，负融像性集合功能降低，AC/A 高。

② 症状

患者症状的出现往往与长时间近距离工作、使用计算机等有关，常见症状包括以下几点：

复视；眼部紧张、疲劳；眼周围牵拉感；到晚上时眼眶上方额部疼痛；有聚焦过度感；视物模糊（在视远及视近时均可出现）；希望尽可能避免近距离工作；阅读时喜欢将书本放得很近；希望能闭眼；视物疲劳后会发生头部倾斜。

③ 体征

内隐斜的幅度往往与症状、体征有一定相关性；内隐斜的程度视近大于视远；AC/A 高（一般＞5∶1）；近距离测定发散范围小，集合范围大；集合近点测定可直达鼻尖；调节灵活度降低,特别是双眼前放置负镜片时模糊像消除困难;高 NRA,低 PRA(正常情况下,NRA 为+1.75D～+2.50D,PRA 为>-1.50D),此种情况在集合过强者中比较常见,但必须排除其他双眼视功能异常;调节功能障碍:患者可出现调节功能障碍的一系列表现,如单眼调节的灵活度、调节幅度均有异常。

④ 诊断

询问病史:了解患者年龄、阅读习惯、症状出现的严重程度、症状发生时的诱因、伴随症状、缓解因素、全身情况以及用药情况等;眼部一般检查:进行眼部常规一般检查;屈光检查:如患者存在未矫正的屈光不正,先行屈光矫正,在屈光矫正基础上再行双眼视功能检测。如有潜伏性远视,或屈光检查时发现屈光度数有波动、不稳定,则需行睫状肌麻痹扩瞳验光,视近时内隐斜的出现往往提示有潜伏性远视;了解视远时双眼视情况:视远时隐斜程度、储备性聚散范围的测定,以排除分开不足和内隐斜等情况;近用双眼视功能测定:近用双眼视功能测定是诊断的主要依据,包括遮盖试验、近距水平隐斜测定、集合近点测定、AC/A 测定、融像性聚散范围测定、调节灵活度测定、调节幅度测定等;立体视测定:立体视功能的测定也是必需的,立体视功能的下降或缺失往往提示有斜视存在的可能;瞳孔测定:排除与集合痉挛相关的瞳孔缩小;视野检查:如怀疑癔症存在,需要做此项检查。

根据病史及检查结果符合上述集合过强体征,即可诊断。

⑤ 训练流程

第一阶段:目标是要教会患者感受双眼发散并拥有双眼自主发散的能力。通过这一阶段的训练,患者可以在不同距离之间自主集合和发散。常用的训练项目包括线珠训练(Brock string)、无珠训练(bug on string)。

集合过度的患者 BI 模糊点、破裂点及恢复点值通常偏低。因此第一阶段的另一重要目标是增进负融像性集合力 NFV,重点训练平滑 NFV。其训练项目包括可变红绿矢量图(variable anaglyphs)、可变偏振矢量图(variable vectograms)、可变镜面立体镜(variable prismatic stereoscope)。

此外,第一阶段的最后一个目标是使调节幅度正常化,能自主地刺激和放松调节。其训练项目包括球镜排序(lens sorting)、梯度球镜训练(loose lens rock)、Hart 表(Hart chart procedures)。

当患者通过训练达到以下目标时,第一阶段训练即可终止:

使用线珠训练时,能够在 3 m 距离准确发散;使用可变矢量图或其他发散训练设备时,能够在 40 cm 处将负融像集合力增至 15;使用±2.00D 翻转镜片,注视 0.7(20/30)视标,单眼调节敏捷度达到 12 cpm。

第二阶段:重点强调跳跃性 NFV 的训练。其训练项目包括不可变红绿矢量图(nonvariable anaglyphs)、裂隙尺(aperture rule)、偏心环卡(eccentric circle)、自由空间融合卡(free space fusion card)、救生圈卡(lifesaver cards)以及软件训练。与第一阶段不同的是,第二阶段的训练重点更多侧重于融像的质,而非量。因此融像的速度和准确性尤为重要。

第二阶段的另一个目标是增进正融像性集合力 PFV,重点训练跳跃 PFV,使其达到正常值。

当患者通过训练后达到以下目标时,第二阶段训练即可终止:

使用裂隙尺训练时,注视 12 号集合训练卡片和 6 号发散训练卡片,能够保持视标清晰、融合;使用偏心环卡或自由空间融合卡训练时,两个视标分开 12 cm 时,能够实现集合,视标清晰融合;两个视标分开 6 cm 时,能够实现发散,视标清晰融合。

在第一阶段和第二阶段,患者是分开训练发散或集合功能。在第三阶段,需要训练患者在集合需求和发散需求之间变换,让患者能自主地在集合和发散需求之间转换。其训练项目包括偏振翻转拍协同偏振矢量图训练、红绿翻转拍协同红绿矢量图训练等。在训练的过程中,尤其要重视患者从集合到发散变换的速度。

此外,这一阶段还要将聚散运动与眼球扫视及追随运动结合在一起。其训练项目包括线珠旋转训练(Brock string with rotation)、自由空间融合卡旋转训练(free space fusion card with rotation)、救生圈卡旋转训练(lifesaver cards with rotation)以及软件训练。

当患者通过训练后,能够在偏心环卡或自由空间融合卡缓慢转动时保持清晰单一融像,则第三阶段训练可终止。

家庭训练的维持:当患者达到了停止训练的标准以后,还应进行家庭训练,并定期监测以防止回退。具体训练流程如下:

在医院训练结束后的前 3 个月,患者可以进行软件训练、偏心环卡和自由空间融合卡训练,每周训练 3 次,每次 10~15 分钟。3 个月训练结束时重新评估患者的双眼视和调节功能;如果重新评估的结果正常,患者无眼部不适症状,家庭训练的次数可适当减少。在接下来的 6 个月,患者继续进行上述训练,每周训练 1 次,每次 5~10 分钟。6 个月训练结束时重新评估患者的双眼视和调节功能;如果重新评估的结果正常,患者无眼部不适症状,患者可在每个月的第一天进行上述训练。如果能够很好地完成训练任务,这个月则不需要再进行家庭训练。如果患者不能完成预期的训练任务,感觉有回退的现象,则继续进行上述训练,并进行每年常规复诊。

⑥ 手术

由于屈光矫正、正镜附加、棱镜、视觉训练对集合过度的治疗非常有效,手术极少运用。

3) 散开不足

① 定义

散开不足的特征是视远内隐斜而视近眼位正常,AC/A 比率低。在所有的非斜视性双眼视异常中,发散不足是最少见的。

② 症状

患者症状的出现往往在长时间近距离工作、使用计算机等后更加明显,常见症状如下:复视,近距离尚可,远距离尤明显;眼部紧张、疲劳;有聚焦过度感;视物模糊(在视远时尤明显);希望尽可能避免近距离工作。

③ 体征

内隐斜的幅度往往与症状、体征有一定相关性;内隐斜的程度视远大于视近;AC/A 低;发散范围小,集合范围大;低 NRA,高 PRA(正常情况下,NRA 为 +1.75D~+2.50D,PRA 为 >−1.50D)。

④ 诊断

询问病史:了解患者年龄、阅读习惯、症状出现的严重程度、症状发生时的诱因、伴随症状、缓解因素、全身情况及用药情况等;一般检查:眼部一般检查;屈光检查:如患者存在未矫正的屈光不正,先行屈光矫正,在屈光矫正基础上再行双眼视功能检测。如有潜伏性远视或屈光检查时发现屈光度数有波动、不稳定,则需行睫状肌麻痹扩瞳验光;分别了解视近和视远时双眼视情况,如隐斜程度、储备性聚散范围、AC/A、调节幅度等。根据病史及检查结果符合上述如视远内隐斜大于视近、发散范围小等散开不足体征,即可诊断。

⑤ 治疗

a) 屈光矫正

在处理所有双眼视和调节功能障碍时,首先考虑的处理方法就是矫正屈光不正。无论 AC/A 比率高或低,由于在视远的调节水平应该是最低的,在主觉验光处方基础上增加或减少负镜,不会减少调节或调节性集合。所以改变球镜度数对于视远内隐斜并不可取。但是对于一个发散不足远视患者来说,该处方能够达到最佳矫正视力的最高度数正镜片,尽量减少眼位的偏斜度。

b) 棱镜

如果发散不足患者存在垂直性偏斜时,应首先考虑对垂直性偏斜进行矫正。大多数情况下,发散不足的首选治疗方法为处方 BO 棱镜。确定矫正水平性偏斜的棱镜处方可以有两种方法:第一,根据分离性隐斜测量结果,如 Von Graefe 法,然后根据 Sheard 准则来进行分析。第二,最理想的方法是根据相联性隐斜测量结果,采用注视视差分析方法。水平位相联性隐斜通常小于水平位分离性隐斜。临床上认为采用相联性隐斜测量结果作为棱镜处方更为可靠。

发散不足主要造成视远复视,棱镜处方可只用于与视远相关的视觉任务。然而,如果发散不足患者的视近 PFV 足以补偿因视近而增加的集合刺激量时,BO 棱镜处方也可以全天配戴且不会诱发视近问题。如果不能耐受视近配戴 BO 棱镜处方,可以进行视觉训练,同时增加 PFV 和 NFV 的范围。

c) 视觉训练

如果棱镜处方不能完全消除患者的视觉症状,视觉训练也是很有必要的。可以根据以下三个指导原则进行视觉训练:

训练从近距离开始,较低难度,逐步向更远的距离进行训练;训练从周边融像视标开始,逐步向中央融像视标训练;训练从三级刺激视标开始,逐步向二级、一级刺激视标训练。

总体的训练目标为改进视远负融像性聚散,提高聚散敏捷度,最终消除患者的视觉疲劳症状。训练流程包含三个阶段:

第一阶段:与患者建立良好的工作关系;让患者意识到视觉训练过程中不同的反馈现象,让患者能够完成自主集合和发散;增进近距负融像性集合力(NFV),重点训练平滑 NFV,使其达到正常值,增强调节幅度和调节灵敏度,能自主地刺激和放松调节。

第二阶段:增进正融像性集合力(PFV),重点训练平滑 PFV,使其达到正常值;增进近距负融像性集合力(NFV),重点训练跳跃 NFV,使其达到正常值;增进正融像性集合力(PFV),重点训练跳跃 PFV,使其达到正常值。

第三阶段:增进中间距离和远距离负融像性集合力(NFV),重点训练平滑 NFV,使其达到正常值;增进中间距离和远距离负融像性集合力(NFV),重点训练跳跃 NFV,使其达到正常值。

4) 散开过度

① 定义

发散过度的特征是视远高度外隐斜,视近隐斜在正常范围内,高 AC/A 值,患者可能伴有间歇性外斜视,近距离立体视功能正常。

② 症状

发散过度患者最常抱怨的就是外观受到影响。许多患者的家长是因为发现孩子的眼睛偶尔外斜才带到医院检查。发散过度患者的主观症状较少,因为患者可能存在抑制或视网膜异常对应,复视偶有发生。患者可能有畏光的现象,并在强光下主动闭上一只眼睛。

③ 体征

视远外隐斜明显大于近距,两者差异可达到 10～15 棱镜度;视远发生外斜或外隐斜的频率高于视近;高 AC/A 值(计算法);视远和视近的正融像性集合力可能在正常范围;无明显屈光异常,但也有研究,发现发散过度的患者近视和屈光参差的发病率比正常人群高;可能伴随恒定性斜视。

④ 屈光矫正

双眼视及调节异常的处理方法中,首先考虑的处理方法是矫正屈光不正。对于发散过度的患者,如果存在近视,屈光矫正时需足矫;如果存在远视,屈光矫正时需欠矫,以利于斜视的矫正。

⑤ 远距增加负镜

由于发散过度患者 AC/A 值高,减少正镜或增加负镜都可以有效减轻视远外隐斜。再增加负镜的目的是刺激调节进而增进集合。需要注意的是,增加负镜且全天配戴时,视近的调节需求也会相应增加,因此,此法仅适合于学龄前儿童。如果要用于年龄更大的孩子,则需考虑使用双光镜,以保证患者视近阅读的舒适度。

⑥ 棱镜

如果集合过度的患者存在垂直性偏斜,应首先考虑对垂直性偏斜进行矫正。确定矫正垂直性偏斜的棱镜处方可参考相联性隐斜测量结果。

由于视觉训练通常对发散不足患者十分有效,故而较少使用水平缓释棱镜。

⑦ 视觉训练

以下对视觉训练方案的介绍仅针对存在外隐斜且拥有正常视网膜对应的发散过度患者。如果患者存在视远恒定性外斜视,或者患者大部分时间都存在外斜,非一致性视网膜对应则可能存在,则以下训练方案应做调整,主要的调整是取消针对病理性复视的去抑制训练。

发散过度的视觉训练包括 24～36 次医院训练。训练的次数也取决于患者的病情严重程度、年龄和依从性。发散过度的视觉训练总时长超过了其他调节或其他非斜视性双眼视功能异常,这是因为训练首先要针对视近,而后针对视远,并让患者能够感知复视。尽管发散过度的问题主要在视远,视觉训练最初却是要使视近的调节功能和融像性集合功能正常化。当视近的功能改善后,再将训练逐渐移至远距。

第一阶段:与患者建立良好的工作关系;让患者意识到视觉训练过程中不同的反馈现象;使用有细节的三级视标(detailed third-degree targets)开始近距离的 PFV 及 NFV 训练,让患者能够感知复视;使患者的调节幅度正常化,能够正常刺激和放松调节。

第二阶段:使用二级和一级视标(second-and first-degree)训练近距离的 PFV 及 NFV,重点训练患者的视近跳跃性 PFV 和 NFV。

第三阶段:使用三级、二级和一级视标训练中间距离的 PFV 及 NFV,重点训练患者的中间距离下的跳跃性 PFV 和 NFV,让患者能自主地在集合需求和发散需求之间转换,将聚散运动与调节训练结合在一起。

第四阶段：使用三级、二级和一级视标训练 3～6 m 远距离的 PFV 及 NFV，将聚散运动与调节训练结合在一起，聚散运动与眼球扫视、追随运动相结合。

5）融像性聚散功能失常

① 定义

融像性聚散障碍的特征是视远及视近隐斜均在正常范围，AC/A 值正常，但正、负融像范围均低于正常值。其主要病因是感觉性融像功能障碍，可能的原因包括未矫正的屈光不正或垂直斜视、一些潜在的全身性疾病。

② 症状

视远和（或）视近时视物模糊；近距离工作后不舒适；症状随时间而加重，可能在晚上更明显；在长时间近距离用眼后，注意力下降，无法集中；尽可能避免长时间近距离工作；初步的双眼视觉检查（如遮盖试验、集合近点、立体视觉检查）并不能解释与视觉有关的一些症状；每天晚上或近距离学习工作后眼上方疼痛。

③ 体征

有些体征不一定在每个患者身上都表现出来，另外患者每次随访的时间不同，检查结果也不完全相同。常见体征有以下几项。

正常的或临近异常的隐斜测量结果：隐斜的测量值在测试开始时与结束时结果可能不一致；正负融像性聚散功能降低：在聚散功能测定时，发现患者在集合和发散功能测试之间恢复慢；AC/A：AC/A 多为正常；集合近点：轻微下降（一般＞6 cm）或正常；负相对性调节（NRA），正相对性调节（PRA）均降低（正常情况下，NRA 为＋1.75D～＋2.50D，PRA 为＞－1.50D）；调节灵活度测试（应用＋2.00D/－2.00D 反转拍）：患者双眼调节灵活度明显比单眼灵活度差，患者对正镜片与负镜片模糊像消除都较慢；聚散灵活度测试（应用 3BI/12BO 三棱镜）：聚散灵活度下降，一般少于 15 循环/分。

④ 诊断

询问病史：了解患者年龄、阅读习惯、症状是否与这些功能性病因相关，严重程度（是否影响近距离阅读和工作）、症状发生时的诱因、伴随症状、缓解因素及是否同时伴随一些神经系统症状；眼部一般检查和屈光检查：观察眼外部一些体征，突眼可能是甲状腺功能亢进的表现；头部倾斜可能存在垂直性眼位偏斜，如患者存在未矫正的屈光不正，先行屈光矫正，在屈光矫正基础上再行双眼视功能检测。睫状肌麻痹扩瞳验光可以排除潜伏的屈光不正；双眼视功能检测一天内不同时间检查，结果可能不完全一致，如一些体征仅在晚上出现，早晨检查可能没有任何意义；了解视远时双眼视情况：如患者有明显视远时症状，则必须测试视远时隐斜程度、融像的隐性聚散范围；近用双眼视功能测定：包括遮盖试验、近距水平隐斜测定、集合近点测定、AC/A 测定、融像性聚散范围测定、调节灵活度测定、调节幅度测定、聚散灵活度测定等。集合近点的测试与灵活度测试必须在所有检查结束后再重复进行，了解疲劳对测试结果的影响；立体视测定：立体视功能的测定也是必需的，立体视功能的下降或缺失往往提示有斜视存在的可能。

⑤ 适应证与禁忌证

a）适应证

对于有聚散功能异常的患者，集合不足、集合过度、散开不足等，都可以通过视觉训练增加融像范围，缓解或消除视觉症状。

b）禁忌证

聚散功能的训练无禁忌证,通过视功能检查分析,选择相应的训练方法即可,存在部分功能异常患者,需采用棱镜处方联合视觉训练消除视觉症状。

三、视觉功能

（一）定义

人类所拥有的双眼,为人们的视觉功能带来了无限的好处,不仅增加了人眼视觉分辨率、扩大视野、消除单眼的生理盲点,而且提供了三维的立体视觉。

（二）原理

人的单眼视野在水平位上颞侧约 $90°$,鼻侧约 $60°$,总共约为 $150°$。双眼视野约为 $180°$,中间 $120°$ 为双眼所共有,是双眼视觉功能之所在。颞侧 $30°$ 为各眼单独所有,呈半月形,称为颞侧半月。

立体视觉:人的两眼间距约 $60～65$ mm,两眼看外物的观点稍有不同,导致两眼的视网膜像也稍有差异,经大脑的处理,产生双眼的深径知觉,即立体视觉。虽然单眼凭借深径提示如透视、阴影、外物轮廓视、视差移动等也能判断远近距离,但由双眼的立体视觉确定远近距离的准确性要高得多。立体视觉能准确地做外物定位和在外界环境中的自身定位。

（三）检测方法及训练方法

1. 检测方法

（1）二视标立体视觉测试

1）双线视标的原理。已知双眼注视同一立体目标物时,聚散因素可使双眼视线对目标的注视角度发生差异,从而形成双眼空间影像的视差,而视差所导致的双眼视网膜影像异常对应是深度觉产生的根源。

当双眼注视两根在同一平面中形状相同的平行线状视标时,每一根线状视标都分别在双眼的视网膜对应点成像,中枢将双眼视网膜对应点接收到的线状视标像融合,则可看到与注视目标相同的双线视标像。若采用偏振滤镜使右眼只看到双线视标中的一根,左眼只看到双线视标中的另一根,则两根分离的线状视标分别在双眼的非对应点成像,于是模拟了实现双眼深度觉的视差需求。此时已具备了形成深度觉的两个条件,其一是双眼视网膜上的单线视标像在对侧眼视网膜的对应点寻求融像未果,其二是存在于双眼视网膜异常对应点上的单线视标形态相似,则感觉性融像功能可将双眼视网膜异常对应位置的单线规视标融合为单一的线状视标。若以原来的双线视标的深度位置为参照平面,该单线视标在双眼视觉空间发生了深度变化,若双眼存在集合性融像倾向,单线视标向前凸起,若双眼存在散开性融像倾向,则单线视标向后凹陷。

2）测试解析。二视标上方和下方为纵向等长的双线视标,中央为一圆形点状视标。双眼戴偏振滤镜,右眼只能见到上方右侧单线视标像、下方左侧单线视标像和中央圆形点状视标像;左眼只能见到上方左侧单线视标像、下方右侧单线视标像和中央圆形点状视标像,测试时双眼同时注视中央圆形视标,求得充分融像。双眼所分别见到的分视单线视标像存在着微量视差,上方两单线视标像存在散开视差,有散开性融像倾向,以圆形点状视标为参照平面,上方视标像显示为凹陷的单一线条像,深度量值约为 2.1′;下方两单线视标存在集合视差,有集合性融像倾向,以圆形点状视标为参照平面,下方视标像显示为凸起的单一线条像,深度量值约为 1.1′。

3) 异常结果分析。若在测试时上方表现为双线视标像,不能融像或融合视标像延迟凹陷,提示双眼不能动员散开性融像机能,则双眼存在隐性内斜视,立体视锐度>2.1′;若测试时下方表现为双线视标像,不能融像或融合视标像延迟凸起,提示双眼不能动员集合性融像机能,则双眼存在隐性外斜视,立体视锐度>1.1′。

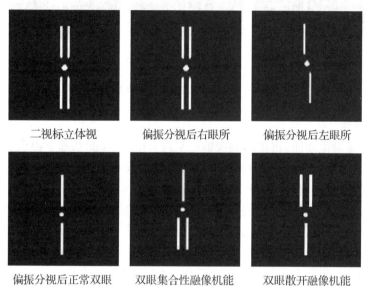

二视标立体视　　　偏振分视后右眼所　　　偏振分视后左眼所

偏振分视后正常双眼　　双眼集合性融像机能　　双眼散开融像机能

图 4-4-2　二视标立体视筛查法

(2) 四视标立体视觉测试

1) 四视标的设置原理。四视标立体视觉测试仍然是利用上述双线视标的原理,在双眼偏振分视后,采用多个视标定量模拟集合性视差,从而对能诱发立体视觉的最低视差集合角进行定量分析。之所以仅定量分析双眼集合性视差,是因为双眼的散开性融像范围远小于集合性融像范围。

2) 测试解析。视标的上下左右各有两条纵向等长线状视标,每组线条的间距按上、右、下、左依次增大,称为测试组视标。中央为一圆形点状视标,上下左右分别有加号、正方形、三角形和五角星形视标,称为参照组视标。双眼置入偏振滤镜,右眼看到所有测试组视标的左侧线状视标像和所有参照组视标像,左眼看到所有测试组视标的右侧线状视标像和所有参照组视标像。

测试时双眼所见到的各组分视视标像均发生集合视差,四组双线视标形成四条凸起的单一线状视标像,集合视差越大凸起程度越大,凸起程度按上、右、下、左依次增大。

3) 异常结果分析。与参照组视标相比,若四组双线视标均呈四条凸起的单一线状像,立体视锐度≤1′;若上方双线视标融合为单一线状视标像,但不显示凸起,立体视锐度>1′;若上方和右方双线视标融合为单一线状视标像,但不显示凸起,立体视锐度>2′;若上方、右方和下方的双线视标融合为单一线状视标像,但不显示凸起,立体视锐度>5′;若四组双线视标均不显示凸起,立体视锐度>10′。

若双线视标像不能融像,提示被测双眼不能动员集合性融像机能,则双眼存在隐性外斜视。

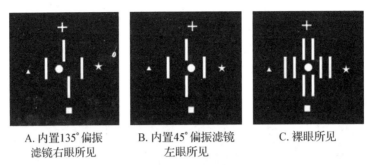

A. 内置135°偏振　　　　B. 内置45°偏振滤镜　　　　C. 裸眼所见
滤镜右眼所见　　　　　　左眼所见

图 4 - 4 - 3　四视标立体视筛查法

2. 立体视训练

首先需要训练融像功能,将正负融像训练至较大范围,在此基础上提高立体视功能。

训练思路:感知浮动→感知 SILO→对浮动图像定位→用双层布鲁士架,感知集合、散开的浮动图像,并同时进行比较→提升精细立体视。

使用偏振矢量图(如绳圈图、小丑图)、红绿矢量图、裂隙尺等进行立体视训练,通过近小远大的反馈机制,并搭配引导棒,让患者指出立体方位,起到训练立体视的效果。

同视机训练立体视:将立体视觉画片放在主观斜视角,引导患者看画片,先看简单的画片再看复杂的画片。看到有立体视感的画片后,可以逐渐改变画片亮度。

四、眼肌功能

(一) 定义

扫视运动功能、追随运动功能是由大脑不同区域和通路控制,但最后都是通过一样的注视中心、运动核以及运动神经发出神经冲动到眼睛的肌肉作出相应的运动。

(二) 原理

通常眼球运动异常的患者中扫视运动障碍很少独立于注视运动、追随运动障碍存在,追随运动也很少独立于注视运动和扫视运动存在。眼球运动异常通常不是单一的问题,会伴有发育迟缓,注意力不集中的问题,合并的异常功能越多,眼球运动障碍的程度越重。同时眼球运动障碍也经常伴随有调节功能障碍或者集合功能障碍,运用自如的调节功能及集合功能是以精确的注视运动、追随运动以及扫视运动为基础的。所以在眼球运动功能训练的过程中,不仅仅需要进行眼球运动的训练,同时治疗伴随发生的各种功能异常,如调节功能,集合功能等。

(三) 方法

1. 眼球运动障碍训练的基本原则

(1) 与患者建立互相信任的医患关系,明确眼球运动障碍的训练目标:尽量恢复眼球运动功能技巧,消除或减少与眼球运动相关的症状。

（2）让患者意识到训练时可能发生的眼睛的变化。

（3）首先要矫正屈光不正。

（4）明确并存的相关的视觉异常、调节功能异常、集合功能异常、发育迟缓、注意力缺失、注视的稳定性、扫视的精确性及追随的精确性等，充分分析清楚患者的症状与眼球运动功能有关还是与其他视觉功能异常有关。

（5）考虑是否需要用近附加镜片处理调节功能和集合功能的协调性。

（6）无论是注视功能、追随功能还是扫视功能，首先训练单眼，待两眼的眼球运动功能达到一致的能力后才进行双眼眼球运动功能的训练。

（7）先进行静态视标的眼球运动训练，然后进行动态视标的眼球运动训练。

（8）首先训练眼球运动的准确性，然后考虑训练眼球运动的速度和持久性。

（9）先训练粗略的扫视运动，然后训练精细的扫视运动；先进行小幅度的追随运动，然后过渡到大幅度的扫视运动。

（10）首先进行远距离的粗略的眼球运动训练，然后进行近距离的精细的眼球运动训练，最后进行与阅读相关的眼球运动训练。

（11）视标的选择则是从少量的大视标、背景干扰少开始，过渡到更多的背景干扰视标或选择更为拥挤的视标。

（12）从依赖本体感受器的帮助到减少本体感受器的参与，如从坐着训练到站立训练，再到站立在平衡木上训练。

（13）从头不动、视标不动时眼球运动训练过渡到视标运动或者头运动时的眼球运动训练，最后过渡到头部和视标都运动的同时进行眼球运动训练。

（14）当眼球运动训练达到熟练、准确的水平后，可以加入听觉整合（节拍器）、运动觉整合（平衡木等）、大脑认知任务，改变调节负担（正、负透镜）、集合难度（BI或BO棱镜）等来提高眼球运动的训练难度。

（15）从预测性强的目标运动（目标位置不动）到预测性弱的目标运动（随机出现目标）。

（16）及时观察眼球运动训练的表现，准确评估训练的难度，避免产生厌烦的情绪。

（17）及时调整训练的难度，选择患者能够但不是很轻松完成的难度水平进行训练，如果训练过程中患者表现出再次注视、不能控制的头部运动或者紧握双手、脖子僵硬、面部扭曲的现象，说明训练难度太大，需要调整训练难易水平。

（18）训练过程中多应用正面鼓励与支持。

2. 眼球运动的检查及相关训练

（1）扫视运动的客观测试方法

临床检查者可测试粗略和精细的扫视运动，精细扫视运动多指阅读时的扫视运动，扫视角度一般小于7°，除此之外基本上属于粗略扫视运动。

粗略扫视运动检测可采用随手可得的小东西作视标，也可以从日常环境中一个视标转向另外一个视标，如有小字母的两支铅笔，让受试者自主地从一个视标转到另一个视标看。

检查粗略扫视运动时，先让受试者看笔式手电。检查者双手各持一个笔式手电，两手电距离10 cm，检查者距离受试者40 cm，随机闪烁手电，让受试者看亮的手电，随机检测十次，如果受试者没有出错,表示通过,此时测量得到的是反射性扫视运动的结果。通常 6 岁及以上儿童发育良好者能完成这个测试,眼球运动发育不良和有神经方面问题的成年人会出现扫视力不足,过度的头部和身体运动。一般是检测左右方向的扫视运动,也有检测垂直方向和斜向的扫视运动。

检测随意扫视运动时则是在两个笔灯都点亮的情况下,让受试者尽可能快地来回从一个灯转到看另一个灯。测试常见问题有:

扫视不准确(不足或过度);多个间段扫视;转换慢(每圈大于 2 秒);转换模式没有规律;运动过量出现面部运动,如下额和眼眉运动;过度的头及身体运动。

检测精细扫视则要精确许多,在检测阅读功能和运动员的运动视觉功能时需要精细扫视运动的检测。

(2)扫视功能训练

训练目的:建立扫视的意识(欠指,过指);改善粗略扫视功能的精确性;减少扫视运动过程中的头部运动。

训练设备:纵列字母、眼罩。

训练步骤:

首先遮盖患者一眼,进行单眼训练。将两列字母贴在引导棒上,两只引导棒相距 10～20 cm,距离患者 40 cm。两只引导棒上方第一个字母均为字母"A",要求患者在无头部运动情况下,依次阅读出两只引导棒上的字母,如"A,A,B,B,C,C …"直到念出"Z"。

完成第一步后,将首字母为"Z"的纵列字母贴在引导棒上。要求患在无头部运动情况下,依次阅读出两只引导棒上的纵列字母,如"A,Z,B,Y,C,X…"。

完成第二步后,要求患者进行拼音练习。如果你说"好(hao)",患者需要先看一支铅笔上的"h",再看另一支铅笔上的"a",最后回到第一支铅笔上的"o"。

每眼均需要进行训练。每次训练后记录患者的训练进度,如是否有头部运动,出错率,两支铅笔的距离等。

(3)眼球运动训练

训练目的:提高粗略扫视功能到精细扫视功能的精确性;提高粗略扫视功能到精细扫视功能的速度。

训练设备:眼球运动训练仪、红绿眼镜。

训练步骤:

训练师选择眼球运动训练仪程序,按下"选择"键显示"1",按"选择"键显示"2",按"输入"键;再按"选择"键选择速度,数字越小,速度越慢;最后按"选择"键,选择是否设置声音。

训练过程中患者采取坐姿。把训练仪器放在桌子上或桌子的边缘,放置到水平位置,与眼睛保持 60～76 cm。

嘱患者戴上红蓝眼镜,红色镜片戴在右眼上,再次按下"输入"键,听到 10 次"嘟嘟声"之后开始训练,能看到交替闪烁的红灯和蓝灯。

嘱患者在训练过程中要放松保持头不要动,哪一个灯亮就看哪一个,此时训练眼睛的扫视运动能力。

当训练者听到 2 声"嘟嘟声"后,则表示训练结束。然后训练另一眼。

训练目标:患者能够在无头部代偿运动时获得双眼相同的扫视精确性及速度。

（4）眼球跟随运动的检查

跟随运动的客观测试方法主要是直接观察法,该方法方便、快捷,可用 4 分制评价,注视视标约为 0.25D 大小的数字或字母,从距受试者 40 cm 处开始跟随,视标从左-右-左(一圈),上-下-上(一圈),两对角线(每个一圈),如米字线路径,指导受试者跟随视标。若跟随平滑,注视准确,为 4+;一次注视丢失,为 3+;两次注视丢失,为 2+;两次以上的注视丢失,为 1+;2 分及以下认为跟随异常。测量时先右眼,再左眼,最后测双眼。该检测方法适用于各年龄段人群,包括婴幼儿。

Heinsen-Schrock 眼球运动计分系统:表 4-4-1 所示的 HS 计分系统除了对扫视评估以外,还应用到跟随运动的评估中。HS 测试相对优于直接观察法的特点主要在于,其增加了头部运动、平滑性、准确性来评估自主性和持久性。

表 4-4-1　改良的 Heinsen-Schrock 眼球运动计分系统

A	
没有头部运动(1.5)	自动程度下降(0.5)
头部运动,但能抑制(1.0)	无自动扫视(0.0)
保持轻微的头部运动(0.5)	D
明显的头部运动(0.0)	可保持稳定扫视 20 秒(1.0)
B	可保持稳定扫视 10 秒(0.5)
全部准确(1.0)	稳定扫视小于 10 秒(0.0)
略有不准确(0.5)	E
许多大错误(0.0)	持久性达 1 分钟(0.5)
C	持久性小于 1 分钟(0.0)
自动扫视(1.0)	

后像:

后像与移动的视标联合应用,使受试者产生视觉反馈,来判断运动的准确性。这个技术可用于检测、训练,可测试单眼、双眼,也可检测异常视网膜对应。

迹象与症状:

跟随运动不良的受试者会有多种视觉问题,阅读功能差者,其跟随运动能力也差。虽然其因果关系不像扫视与阅读关系那样密切,但在体育运动中表现比较明显。

核上性病变会限制跟随运动,核性和核下性病变会影响眼外肌而产生症状,出现跟随不准确和跳跃式追踪。许多神经方面的问题是不能治愈的,但上述提到的跟随测试也可用于训练、控制头部运动、锻炼持久性等,均可以改善跟随功能。总体来说,跟随运动异常是双眼视觉异常中预后较好的类型。

跟随运动的总结:

鉴别跟随运动异常的原因是神经问题还是视觉通路问题非常重要,临床上最常用的跟随运动的检查方法为直接观察法,可常规用于初步检查,包括单眼和双眼测试。一些受试者可能需要进一步地检查和诊断,以确保是否可以通过训练缓解症状。

（5）追随功能训练

1）手电筒与激光笔追随运动

训练目的:改善追随的精确性。

训练设备:两只手电筒、两支不同颜色激光笔、眼罩。

训练步骤：

训练师与患者各持一只手电筒。遮盖患者一眼，训练师手持手电筒，使用大光圈，按照图示顺序进行移动。嘱受试者持另一只手电筒跟随训练师的运动方向移动手电筒。

先训练单眼，再训练双眼。

当患者能够平滑准确地追踪训练师手电筒光圈的轨迹后，缩小光圈重复该训练。直至使用激光笔也可以平滑准确地追踪训练师的激光笔轨迹。

记录患者训练进展，包括有无头部运动，追随时准确性及平滑性。

训练目标：快速准确进行跟踪。

2）数字星图追随训练

训练目的：改善追随功能准确性；在图形背景任务下建立良好追随功能。

训练设备：画有五角星及数字的图纸、引导棒及眼罩。

训练步骤：

遮盖单眼，嘱患者惯用手握住引导棒，嘱患者持续盯住某一数字。训练师双手拿稳数字星图，训练师进行不同眼位方向（水平、垂直、左上右下、左下右上等）匀速移动图纸，在移动图纸的同时，训练师发出穿刺该数字的指令。嘱患者听到指令后，用引导棒刺中该数字。如果未刺中该数字，重复该动作；然后进行另一眼及双眼训练；记录患者训练进展，包括有无头部运动，追随时准确性及平滑性。

训练目标：快速准确进行跟踪刺中目标。

3）马氏登球训练

训练目的：改善追随功能准确性。

训练设备：带有字母或数字的马氏登球、眼罩。

训练步骤：

马氏登球悬挂于患者1 m远处，球的高度稍低于患者眼水平。遮盖单眼，训练师左右摆动马氏登球，嘱患者眼球跟随马氏登球运动，当球运动到患者正前方时念出看见的某一个字母，每摆动一次念出一个字母。与此同时，不断增加马氏登球摆动的幅度。

随后进行另一眼及双眼训练。

记录患者训练进展，包括有无头部运动，追随时准确性及平滑性。

训练目标：快速准确进行跟踪刺中目标。

（6）字母表扫视训练

1）纵列扫视运动训练

将远用字母表贴在墙壁上，患者距离字母表3 m。遮盖单眼，嘱患者进行纵列扫视运动，念出第一行第一个字母及最后一个字母；然后第二行的第一个字母及最后一个字母；按此方法直至最后一行第一个字母及最后一个字母，如"klmopk……wn"。如果能无任何差错地完成该项扫视运动，返回第一行，阅读第一行第二个字母及倒数第二个字母；然后第二行的第二个字母及倒数第二个字母；按此方法直到最后一行第二个字母及倒数第二个字母，如"fhciqut……ex"。如果患者可以正确顺利地完成三纵列扫视运动，可以使用节拍器（设置约60次/分）控制扫视运动速度及建立自主性。

记录患者每眼的训练进度情况，包括精确性、错误率，是否有明显的头部运动，是否使用节拍器及节拍器频率等。

先单眼训练,再双眼训练。

2）四方形扫视运动训练

将字母表剪成相等的四张小字母表,每张共 25 个字母(5×5)。将四张小字母表贴在墙壁上,相距 25～30 cm,就好像四张小字母表分布在一张大方块板的四个角落处。嘱患者站在距离墙壁 1 m 远处,准确念出第一张小字母表上第一行第一个字母,然后依次第二张、第三张及第四张小字母表上的第一行第一个字母;顺次第一张小字母表上第一行第二个字母,然后依次第二张、第三张及第四张小字母表上的第一行第二个字母;直至最后一行最后一个字母。此时眼球一直在进行"Z"字样眼球运动。当患者正确顺利完成该项训练后,可以使用节拍器(最高 100～120 次/分)提高扫视运动速度。

记录患者每眼的训练进度情况,包括精确性、错误率,是否有明显的头部运动,是否使用节拍器及节拍器频率等。

先单眼训练再双眼训练。

训练目标:无头部代偿运动及无任何差错情况下,每眼至少达到 60 次/分的速度。

3）近距离纵列扫视运动训练

训练目的:改善中等及精细扫视功能的精确性;改善扫视功能的精确性和一致性;在图形背景任务下建立良好扫视功能。

训练设备:近用纵列字母表、眼罩。

训练步骤:

将近用字母表置于近距离桌上,观察患者的阅读距离及阅读姿势。首先遮盖单眼,嘱患者进行纵列扫视运动,念出第一行第一个字母及最后一个字母;然后第二行的第一个字母及最后一个字母;按此方法直至最后一行第一个字母及最后一个字母。如果能无任何差错地完成该项扫视运动,返回第一行,阅读第一行第二个字母及倒数第二个字母;然后第二行的第二个字母及倒数第二个字母;按此方法直到最后一行第二个字母及倒数第二个字母。如果患者可以正确顺利地完成三纵列扫视运动,可以使用节拍器(设置约 60 次/分)控制扫视运动速度及建立自主性。

记录患者每眼的训练进度情况,包括精确性、错误率,是否有明显的头部运动,是否使用节拍器及节拍器频率等。

先单眼训练,再双眼训练。

训练目标:无头部代偿运动及无任何差错情况下,每眼至少达到 80 次/分的速度。

4）X&O 符号训练表

训练目的:改善精细扫视功能的精确性;提高精细扫视功能的速度。

训练设备:X&O 符号训练表、眼罩。

训练步骤:

将 X&O 符号训练表置于近距离桌上,嘱患者采用正确的阅读距离、姿势及握笔姿势。首先遮盖单眼,嘱患者从左上的符号开始,在每行划出连续的线条。线条必须划在 X 的上方及 O 的下方。划的过程中,不能移动训练表并保持线条的连续性。

记录患者每眼的训练进展结果,包括扫视精确性,错误率,是否有明显的头部运动,完成时间及阅读姿势等。

先单眼训练,再双眼训练。

训练目标：无头部代偿运动情况下，准确无误完成训练任务。

（四）在眼保健的应用

研究证实，早期从事乒乓球锻炼，可以有效预防近视的发生，改善近视的视力水平。主要是因为小球运动，如乒乓球、网球、羽毛球等球类的运动速度快、方向变化多，需要参与者的眼睛密切注视球类的运动轨迹，以做出正确判断，对眼睛屈光度的调节、睫状肌的收缩、眼球运动、追随等都能起到很好的锻炼作用。

（五）适应证与禁忌证

1. 适应证

跟随异常、扫视不足等都可以进行训练。

2. 禁忌证

确保跟随运动异常的原因是神经问题还是视觉通路问题非常重要，以确保是否可以通过训练缓解症状。

第五节　心理疗法

一、定义

心理疗法（psychotherapy）是运用心理学的理论和方法的一种精神治疗，又称精神疗法，重点研究和关注患者心理状态，改善其情绪、行为和认知，最终采用适当的方式处理心理问题及适应生活。在国外心理疗法发展较迅速，广泛应用于精神心理治疗和心理保健咨询等领域，并且也是医院及心理咨询机构普遍使用的治疗方法。中国是个健康需求大国，随着服务队伍规模的扩大，初步趋向职业化，正处于快速探索发展阶段。

二、分类

心理治疗主要包括认知行为疗法、正念疗法、催眠疗法和暗示疗法等。

（一）认知行为疗法

认知行为疗法（cognitive behavioral therapy，CBT）源于心理学家贝克的三部分情感模型，是一种短期的、以技能为中心的治疗方法。该模型目的在于改变患者的观念、行为以及不适应的情绪反应，用更积极的认知和行为取代适应不良的应对策略。目前已经广泛应用于教育学、心理学、神经病学等领域，是年龄大、基础疾病多、用药依从性差、药物不良反应多的患者的心理治疗方法。认知行为疗法早期干预形式侧重于改变认知，如识别并检查自动思维的证据和反对自动思维、挑战和改变不适应的想法。

（二）正念疗法

目前较为成熟的正念疗法有正念减压法、正念认知疗法、辨证行为疗法和接纳与承诺疗法。尽管在演变发展的过程中，形式发生了较大变化，但聚焦当下与不对目前提出的任何想法进行评判这两个核心始终不变。

正念疗法是近年国外研究较多的心理疗法之一，在临床上多用于缓解各种急慢性疼痛、抑郁症、社交恐惧障碍及睡眠障碍等各种负性情绪，具有无痛、接受度高等优点，不论是其理论机制，还是临床随机研究，均在一定程度上发挥了改善此类患者焦虑、抑郁情绪的作用，但正念疗法见效慢、治疗周期长，且在干预过程中易出现与疾病结合不够具体等不足。近年来研究者也在对其进行不断优化改良，并将短期的正念疗法逐渐应用在临床研究和治疗中。但临床能提供的依据还较少，也是今后研究者中需更关注的方向。

（三）催眠疗法

催眠疗法主要分为自我催眠和他人催眠。催眠疗法利于建立良好咨询的关系、走进患者的潜意识、了解患者内心最真实的感受和需求。

（四）暗示疗法

暗示疗法发挥效用的关键在于充分运用了人的自我精神活动。该疗法在国外多用于治疗神经症、疼痛或性冷淡。

三、中医心理疗法

中医心理疗法源远流长，《黄帝内经》问世之后，中医心理疗法理论体系初步形成。该书中心理治疗理论初步构建，并且确定了心理治疗的基本原则，提出一些可操作性的具体治疗方法，为其后的中医心理治疗的发展奠定了坚实的基础。中医在心理治疗疾病方面，其坚实的理论基础也对临床的指导具有重要的意义，并取得了良好的治疗效果。

中医心理治疗又称"意疗"，是一种运用中医的理论，单纯借助于语言、行为等方式来改变患者对事物的消极态度，改善患者因疾病或其他因素导致的情绪不畅或因情志不畅日久而产生的身体不适，从而达到治疗或康复作用的目的。主要包括中医情志疗法、中医认知疗法、中医行为疗法、放松疗法等。

（一）中医情志疗法

是根据《黄帝内经》的五行学说理论，运用七情相胜理论作为治疗原则，通过一种情志活动来平衡另一种因某种刺激而引起的不良情志活动，从而恢复患者正常情志的一种方法。中医认为：怒伤肝，悲胜怒；喜伤心，恐胜喜；思伤脾，怒胜思；忧伤肺，喜胜忧；恐伤肾，思胜恐。根据中医的五行的对立制约关系，对患者的情绪进行相克的心理疏导，从而达到中医的根本平衡，即阴阳平衡，达到治疗疾病的目的。现该疗法主要用于调整因情志过极而导致亚健康状态的人群的各种症状，具体又分为以下几种方法。

1. 以情制情法

以情制情法是以人的情志可以影响气机的升降出入为基础，通过对不良心理因素的调畅，从而使气机的升降出入恢复正常的一种疗法。例如精神抑郁之人多易形成气滞、血瘀体质，使之"喜则气和志达，荣卫通利"，气机调畅则血行易通畅，即中医所说"气行则血行"。故本法可用于治疗气滞、气逆等一系列的气机升降失调的情志症状。

2. 顺情从欲法

顺情从欲法又叫"顺意疗法"，是顺从患者的意志、情绪，满足患者的身心需求，释却患者的心理病因，以改善患者不良情绪状态，纠正身心异常的一种方法。例如当因情绪抑郁而致病的患者想要安静的环境,则应顺应患者的意愿,安排其在相对安静的环境中居住,在这样的环境中,患者可获得内心的满足感,心情变得舒畅,对患者抑郁情绪的纠正有较好的治疗效果。

3. 宁静神志法

宁静神志法是患者通过静坐、静卧或静立等方式进行,自我控制调节的一种治疗方法。在此过程中患者可达到"外不劳形于事,内无思想之患"的境界。现代的瑜伽,就是宁静神志法中的一种,通过静坐、静立,达到身体、心灵与精神的和谐统一。在锻炼的过程中患者能够忘却烦恼,真正得到心灵上的升华,逐渐摆脱不良情绪的干扰。该疗法现多适用于以烦躁、焦虑为主要表现的更年期综合征的患者。

4. 移情易性法

移情易性是通过改变患者的生活环境和方式,转移或分散患者的某种思维的集中点,免于与不良刺激因素接触,使之摆脱不良情绪的一种治疗方法。一些患者往往过于关注自身的健康状态,若有一项指标升高或降低则会紧张、焦虑,这种不良情绪则会致病,使身体健康状况更差,移情易性法则是根据这一特点,通过改变患者的生活方式或环境,引导患者转移注意力,或根据患者的爱好,采取不同的措施转移患者的关注点,从而达到消除紧张、焦虑,调整情绪而治疗疾病的目的。

(二) 中医认知疗法

以患者的认知活动作为操作对象,通过改善患者的认知,间接达到解决行为、情志、躯体方面的问题。

1. 安慰开导法

安慰开导法是在了解患者情绪变化的根本原因的基础上,通过言语交谈来纠正其不良的情绪和情感活动的一种方法。中医讲究整体观念,治其本,心理治疗也需要从本治起。通过对患者的安慰劝导,使其心情舒畅,消除烦恼,增强患者战胜不良情绪的信心。

2. 疏神开心法

疏神开心法是医者对患者如知己,以诚相待,使患者把心中的疑虑讲出,医者再客观地进行有针对性的解释,同时让患者意识到自身才是最主要的情绪来源,并向患者传递自己不仅是疾病的主体,更是战胜疾病的主体,帮助患者不断提高理性认知,达到战胜不良情绪的目的。

(三) 中医行为疗法

中医行为疗法是医者通过某种行为对患者的情绪或行为方式产生直接或间接的影响,进而起到治疗患者不良情绪的一种方法。

1. 习以平惊法

习以平惊法是通过反复对患者进行一种可耐受的情绪刺激,逐渐使患者对该情绪的耐受度得到提高,从而恢复常态情绪的一种心理治疗方法。例如容易惊吓的患者偶尔进行惊吓刺激,则可承受的惊吓程度就会提升,进而提高患者的心理承受能力。该疗法与现代西方系统脱敏疗法颇为相似。

2. 暗示疗法

暗示疗法是利用言语、动作等,在不知不觉中诱导患者对医生充分信任,引导患者接受医生的观点、信念、态度或指令,以解除其心理上的压力和负担,从而达到治疗目的。该疗法主要用于治疗疑心重而导致焦虑、抑郁的患者。

3. 社交疗法

社交疗法是鼓励患者参加社会活动,增加与人的沟通能力,很多情志致病的患者多伴有社交恐惧症。社交疗法就是根据患者的这种症状,逐渐地与患者交流,让患者感受到别人对他们的爱,并让患者学会如何去爱别人,这样才能增加患者与人沟通的信心。鼓励患者多参加集体活动,多与人们交流,在娱乐中找到自己的兴趣,找到生活中的乐趣,这样他们才会克服原来的恐惧感,消除不良情绪。

(四) 放松疗法

放松疗法又称松弛疗法,是患者通过训练有意识控制自身生理心理活动,改善机体紊乱状态的治疗方法。气功是我国古老的身心放松方法,它以自身为对象,以呼吸的调整、身体活动的调整和意识的调整(调息、调身、调心)为手段,纠正身体及心理的紊乱状态,防治心身疾病。

(五) 其他疗法

如中医情境疗法、精神支持疗法、心理养生疗法。

中医重视整体观念及辨证论治,通过对患者不同情绪致病的辨证分析,采用不同的中医心理治疗,临床效果显著。中医心理干预节省了大量的医疗资源,有利于国民经济与和谐社会的发展,为广大贫苦人民带来了希望,尤其一些缺医少药的贫困地区,不仅减轻了家庭社会的经济负担,亦为国家医药卫生发展做出了巨大的贡献。

四、心理疗法应用

(一) 屈光手术患者心理疗法的应用

屈光不正主要包括远视、近视、散光,其中近视发生率居于首位,手术治疗屈光不正患者主要从角膜与晶状体着手,改变眼球的屈光状态。行屈光手术者因体位限制、手术的侵入性操作等因素,多出现紧张、焦虑、恐惧和抑郁等负性情绪,影响疗效。心理护理指针对患者现存的或潜在的心理问题、心理需要以及心理状态,护士运用心理学知识和技术给予帮助,以促进康复,应用在围手术期可减轻患者精神负担。术前心理的辅导可缓解眼科手术患者的焦虑情绪,并提高患者的满意度。对于行屈光手术患者,我们可采用以下方法。

1. 对于患者进行热情接待,时时陪伴,消除患者陌生感,建立归属感。

2. 基于心理学的色彩分析法,分析患者性格特点,并依此调整沟通方式。询问患者在红色、黄色、蓝色、绿色中最喜欢的颜色。

(1) 选择红色,则乐观积极、主动热情,但情绪不稳、易冲动。沟通过程中,应以轻松愉悦、积极开朗的神态,耐心倾听患者想法,并及时作出反馈。

(2) 选择黄色,则多善交际、果断坚定、目标明确,但缺乏耐心,应以亲切温和、平心静气的神态,简明扼要、直截了当的语言方式沟通。

(3) 选择蓝色,则严谨守规、但固执较真、多疑挑剔,应以心平气和、认真专业的神态,条理清晰、逻辑合理的语言进行沟通。

(4) 选择绿色,则宽容友善、但缺少主见、原则性差,应保持真诚温暖、和蔼可亲的神态,以理解鼓励、引导互动性的语言沟通。

3. 告知患者缓解压力的方法,如深呼吸、喝温水等。

4. 沟通中,运用鼓励法、暗示法,给予患者心理支持。依据患者具体情况给予鼓励,通过讲解成功案例,给予心理暗示。

5. 术前一天,与患者家属沟通,使其多关心、照顾、安慰患者。

6. 术前,播放轻柔、舒缓的音乐至少 20 min。

7. 术中,若患者产生焦躁感,可采用倒数手术结束时间的方式,缓解患者心理压力,减轻恐惧。

(二)斜弱视患儿的心理疗法的应用

斜弱视儿童双眼外形不对称,因为当看物体时不协调,会出现歪头侧脸及抬颌等动作,影响外形美观,又因视力的减退及复视等现象,使患儿的情绪和性格均有不同表现,一般可产生以下心理障碍。自卑:表情淡漠,不愿与他人交流交往及参加社会活动,若有学习成绩不好,情绪更低落,出现自信心弱,胆小及退缩不前,对家长的依赖性更大。抑郁:表现为自责、自罪、孤独、易怒、对外界反应差,对学习提不起兴趣,社会行为差,身体上表现为乏力、胸闷、食欲低下,性格内向等。焦虑:由于斜弱视患儿非手术的治疗期长,需要长期坚持,而这些儿童又处于活动高峰期,常常对治疗产生焦虑、烦躁、紧张、恐惧等,也会伴有心跳、呼吸急促、出汗、反应过敏、多虑多梦,尤其是行走或在公共场所容易出现焦虑反应。

1. 学龄前期儿童心理疗法

学龄前期儿童情绪变幻莫测、好奇心强、思维简单、活泼爱说话、胆小,且有倔强的牛犊、易变性和冲动性等特点。临床表现为依恋家人、害怕陌生的面孔、好动坐不住、好奇爱发问、时常闹情绪等。具体方法如下:

(1)创造良好环境

减轻患儿的恐惧心理。尽量安排此期患儿同在一室的医务人员着粉红色或蓝色的工作服以减轻他们对医院的恐惧心理。进暗室时安排小朋友手拉手进去,让他们与胆大的同伴接触并事先讲明进去的目的避免因误解而产生恐惧感,使他们适应害怕的对象以便克服心中的恐惧感。根据儿童好玩、喜玩游戏等心理特点,布置具有儿童特色丰富多彩的视功能训练室,最后达到消除对治疗的恐惧心理的目的。

(2)创造良好的治疗情绪

现身说教、形象诱导提高治疗兴趣。治疗前让患儿先了解本次治疗的全过程,先看别人做,消除担心害怕的心理。用形象有趣的词解释治疗使用的仪器,把一切治疗融入游戏当中,提高他们的兴趣使之积极配合治疗。

(3)树立医务人员的良好榜样作用

要有爱心、细心、耐心,提高服务质量。对患儿言语亲切,多使用儿童语,多与他们亲近,临床中我们既不能拿他们的人格来责备也不能用恐吓、威胁的方式责备,而应采用较温和且理解的方式。这样能使他们发现希望和目标,对自己更有信心。

2. 学龄期儿童心理疗法

学龄期儿童思维形成由具体形象逐步向抽象逻辑思维过渡,想象力丰富、富于幻想,性格逐步形成,具有一定的独立性和自控能力,且对自身的疾病或多或少有所认识,对预后也较关心。但此期儿童常常会存在自卑的心理,我们除了常规检查训练外,还应注意心理疗法的运用。可以采取以下方法：

（1）创造良好的环境，减轻自卑心理

尽可能给此期患儿另住一室，墙上可挂些生动形象的弱视防治常识、卫生保健知识宣传栏和一些小朋友治愈出院的图片等，有新患儿来，要使他们都能成为好朋友，减轻心理压力，增强治疗信心。

（2）宣传有关知识，正确指导

向患儿宣传斜弱视的有关知识，介绍主要的治疗内容、步骤等，对患儿提出的各种问题都应加以说明解释。

（3）争取家长及老师的配合

要让家长对弱视有足够的认识和重视，并做好督促工作、使训练持之以恒。另外，在治疗项目上我们可以变换花样，如增设电脑、弱视治疗项目等。

第六节　人工智能疗法

人工智能（Artificial Intelligence，AI）是研究、开发用于模拟、延伸和扩展人的智能的理论、方法、技术及应用系统的一门新的技术科学。自其诞生以来，理论和技术日趋成熟，应用范围也在不断扩大。发展人工智能技术已经被多次写入政府工作报告，国家也大力倡导和支持发展人工智能技术和产业。人工智能在医学领域、眼科领域获得成功应用的代表性事件是 2018 年 4 月 11 日，美国食品药品监督管理局批准上市了一台眼科人工智能设备 IDx‑DR，该设备可以实现糖尿病视网膜病变的自动发现和分级，并给出两种诊断报告和意见，这标志着人工智能在视光领域的研究与发展获得了极大的成功，具有里程碑式的意义。

人工智能已经在眼科领域取得了长足的发展，例如已经建立了眼科人工智能数据库，提供了成年人与儿童的眼健康智能管理、智能保健与服务，开发了基于眼底彩色图像的智能诊断技术，研发了眼科手术机器人，并进行了眼科虚拟仿真以及智能眼视光设备与技术的研究等，本节将重点探讨人工智能在青少年近视防控方面的研究，以及人工智能算法在眼部疾病治疗领域的应用。

近视发病原因复杂，而青少年的视力改变客观上来说是一种长期的过程，因此，在结合现有防治近视的医药疗效的基础上，利用人工智能技术，改善照明环境、控制用眼时长和用眼距离、纠正坐姿等，采用综合防治措施才能更好地实现青少年近视的防控工作。

一、智能照明

青少年主要的活动场所是教室，教室的照明环境与视觉活动的清晰程度存在直接关联，可以通过智能化手段，控制教室灯光，改变传统照明技术，通过自动调整的光源来达到室内所需的标准光源，并能实现灯体位置和角度的智能化调整，使得光线可以从多个方向和角度照射到书桌上、黑板上，消除传统照明光线分布不均的问题，提高光线利用率，缓解视疲劳，避免或减缓青少年学生的视力下降。此外，智能照明装置也可以实现手机 APP 作为调控终端，方便操作。

目前国内外的研究普遍认为，增加户外活动时间能够有效预防近视。基于人工智能技术的革命性发展,学校和家庭可以选择人工智能光源,即将人工照明光源的各项特征趋向自然光的光源,这样的光源遵循自然光动态光源的特征,模拟自然光每天的节律性变化,这样不仅能使得室内学习的青少年能够接受更多的近自然光的照射,也能弥补由于天气等因素导致的变化过大过快引起的调节不适,避免眼疲劳,从而达到预防近视的目的。

二、智能书桌

随着人们对教育的重视程度越来越高及经济的快速发展、竞争的日益加剧,家长们对孩子学习的重视程度也越来越大,学习占据青少年大部分的时间。由于同学坐姿不正确或用眼时间过长等而使眼睛疲劳而引起近视。目前已有学生学习用的智能型书桌面市,该书桌设有近视预防报警系统。随着科学技术的发展,视觉测距技术也被国内外相关人员积极研究,现已实现测距系统实时、稳定以及精确,并应用于智能书桌开发以及预防青少年近视。

如有的智能型书桌设计有多传感器联合检测系统,即从时间、光线、强度、距离和坐姿等几个方面对学生的状态以及所处的环境进行检测。通过书桌上的传感器检测坐姿是否正确,自动监测身体与书桌的距离是否为一拳左右,并对错误的坐姿进行语音提醒。该系统设有计时器,45 分钟时会对用眼时间进行记录,超时时会提醒学生进行活动休息。书桌前方的台灯通过光明传感器采集室内光照度的数据,与设定的数据进行对比,智能调节台灯本身灯光的亮度,从而保护青少年的视力。通过相关传感器检测室内的温度、湿度等环境参数,如超过预设的标准,则会语音提示开窗、开关换气扇等。另外,书桌的高度也可以使用控制按钮进行调整,以达到合适的高度。有的座椅还设计成坐姿矫正椅,以保证学生学习时保持正确的坐姿。

三、智能型护眼笔

学生近距离用眼,除了看书外,还有平时做作业。有的学生还可能存在用眼不卫生的习惯。目前已有智能型视力护眼笔面市。该笔主要通过触摸传感器、光强传感器、超声波传感器三个传感器分别判断握笔姿势是否正确,外界光照强度是否达到看书适宜的光照和坐姿是否合理,从而预防学生近视的发生。当打开检测握笔姿势开关时,如握笔姿势不正确,笔会自动显示提示;当环境中的光强没有在护眼笔所设置的标准范围之内,笔会发出提醒声,同时笔尖会自动收缩,不能写字;当学生坐姿不正确时,笔会发出提醒声,同时笔尖自动回缩,不能写字,直到坐姿正确。

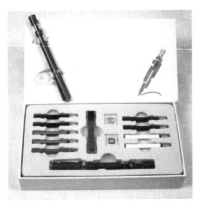

图 4 - 6 - 1　护眼笔

四、智能电视视力保护系统

随着信息时代的发展,电视、平板电脑和智能手机等电子设备在家庭中已经越来越普及,也丰富了人们的生活。但青少年在家观看电视、平板或手机时距离过近、时间过长和观看环境光线不佳也是促使其近视早期发生的原因之一。目前已有智能型电视视力保护系统,相关研究报道,其原理是通过热释电红外感应传感器智能检测儿童到电视的距离,通过环境光传感器检测环境的光线强弱,配合红外遥控模块进行观看时间控制,配合语音模块进行语音提醒。该系统设有相应的 APP 软件,通过使用 Wi-Fi 模块可以和家长智能手机相关联并传输数据,能显示由系统记录的电子设备使用的时间、次数和观看环境的参数,同时可以通过远程遥控而控制电视机开关。该系统设备的应用在一定程度上可以避免儿童长时间观看电视,以达到减少儿童用眼疲劳和近视发生的目的。未来在智能手机或平板电脑上也能安装相关视力保护系统软件,并能自动识别出若是孩子使用则进入视力保护模式,同时设定使用时间,对超出使用时间则发出警告并进入休眠状态,从而控制孩子使用手机和平板电脑的时间。

五、智能穿戴设备

伴随着人工智能与物联网的快速发展、高性能低功耗处理芯片的推出和人们对健康的日益重视,各种智能穿戴设备被不断地研究与开发,如智能手表、手环等,通过这些设备可实现运动或户外数据,如心率不平、气压、潜水深度、海拔等指标的监测、分析与服务。在近视防控方面,智能穿戴设备也被研发,如云夹等新面市的设备。该智能穿戴设备可随时记录青少年儿童的用眼情况,包括能实时全面记录近距离用眼情况、周围环境光照度和照度的时间、有无紫外线等众多环境因素,若发现问题会立即报警,提醒青少年注意休息间隔,防止长时间用眼而产生眼疲劳。同时,该穿戴设备能对儿童视力情况进行全面跟踪和自动储存与分析,信息通过相应的 APP 软件传输至家长的智能手机上,能让家长随时掌握孩子近距离用眼和视力健康状况,若发现异常,则可以及早带孩子至医院进行检查。

人工智能疗法在治疗眼部疾病方面也有广泛的应用。随着各种电子设备的普及,眼部疾病的发病率也随之提高,医疗工作人员希望在做筛查流调时,可以早期发现病变,但是面临的大量工作,比如 AMD 分干性和湿性 AMD,干性 AMD 分早、中、晚期,能否通过人工智能自动检测呢?

由于眼科设备自动化(自动对焦、自动拍照等)、集成化(OCT＋眼底彩照、OCT＋OCTA眼底彩照＋造影等),这给我们提供了丰富的眼科影像资料,眼科影像学检查手段丰富,病种多,资料积累量大,AI 研究优势得天独厚;彩照、OCT、OCTA、FFA、ICGA、FAF、CSLO 等。目前人工智能可以高效诊断糖尿病视网膜病变、老年性黄斑变性等多种眼底病,总体准确度高达 89.8%,在 7 种眼底病诊断敏感性超过眼底科专家,与眼科医生结合后能节约 75% 的时间成本。随着算法的进步,人工智能在近视防控中取得越来越关键的作用,传统的测量需要眼生物测量专用设备,需要测量儿童屈光度或眼轴,效率低、成本高,难以做到多次普查,不适合广泛近视普查,人工智能可作为近视筛查手段,利用眼底影像预测眼轴长度及黄斑中心凹下脉络膜厚度,人工智能还可通过面部特征筛查儿童近视,可作为低龄儿童近视筛查的重要补充;基于超广角眼底影像的人工智能算法实现了近视性周边视网膜格子样变性的准确识别;基于眼底影像的人工智能算法实现了豹纹样眼底的定量测量,并提出了豹纹斑密度的概念,豹纹斑密度可较为准确预测穿透的眼底专科医师的手动分类结果,在个体的长期随访中有着重要的应用价值;人工智能可在人群中鉴别出高度近视和病理性近视,人工智能可识别病灶位置,对病理性近视黄斑病变进行分级,诊断准确度>98%,达到资深眼底医生水平;人工智能能够准确识别病理性近视的基础上,对其萎缩性病变进行准确分期;人工智能还可以识别病理性近视眼底病变中威胁视力的病变亚型。

在使用人工智能设备进行眼健康领域的应用时,有以下几个注意点需要开发者及使用者了解:

(一)所采集的数据未必百分百可靠

在实际应用中,有很多各种各样的原因导致所采集的数据不可靠。因此,当你将数据用于解决问题前,必须经常留心来检查数据是否值得信赖。如果基于糟糕的数据来挖掘,无论多么聪明的人也永远只会获得糟糕的结果。此外,数据集中后存在很多缺失数据。事实上,除非是人为构造的数据集合,否则很难避免缺失数据问题的发生,如何处理数据缺失的问题是很有技巧的事情。实践中我们要么是干脆丢弃一部分残缺的数据,要么就是想办法计算一些数值去填补这些缺失值。无论哪种方法都可能导致应用结果的不稳定。另外,采集的数据可能随时在变化,数据库的表结构可能会变,数据定义也可能会变,这些数据可能并不适用于相应的算法。数据存在着各种各样的形式和规范,或者叫数据类型,有些是数值化的数据,有些则不是。有些数据集合能被有序排列,有些则做不到。有些是离散化的数据(例如房间里的人数),另一些则是连续化的(例如气温或者气压等数据)。

(二)计算难以瞬间完成

完成任何一个人工智能解决方案的计算都需要一定的时间,方案的响应速度对商业应用的成功与否起到十分关键的作用。不能总是盲目假设任何算法在所有数据集上都一定能在规定时间内完成,你需要测试下算法的性能是否在可接受的应用范围内。

以搜索引擎为例,用户对结果返回的时长是有忍耐的限度的。如果用户等待的时间超过10秒,50%的用户会流失,如果等待时间超过1分钟,90%以上的用户会流失。在开发智能应用系统时,不能为了达到更好的算法精度而忽略系统运算和等待的时间,否则会导致整个产品的失败。

(三)数据的规模

当我们考虑智能应用时,数据规模是很重要的因素。数据规模的影响可以分为两点来考察:第一点是规模会影响应用系统的响应速度,上文我们刚提过;第二点是在很大的数据集上挖掘出有价值结果的能力会受到考验。例如为100个用户开发的电影或音乐推荐系统可能效果很好,但是同样的算法移植到有着100 000个用户的环境里,效果可能就不尽如人意了。

另外,使用更多的数据来训练的简单算法,比受制于维度诅咒的复杂算法往往有好得多的效果。拥有海量数据的大型企业,优秀的应用效果不仅来自精妙复杂的算法,也来自其对海量训练数据的大规模分析挖掘。

(四)不同的算法具有不同的扩展能力

我们不能假设智能应用系统都可以通过简单增加服务器的方法来扩展性能。有些算法是有扩展性的,而另一些则不行。

例如如果我们要从数亿的文章标题里,找出标题相似的各个组的文章,注意并不是所有的聚类算法此时都能并行化运行的,你应该在设计系统的同时就考虑可扩展性。有些情况下你需要将数据切分成较小的集合,并能够让智能算法在各个集合上并行运行。设计系统时所选择的算法,往往需要有并行化的版本,而在一开始就需要将其纳入考虑,因为通常围绕着算法还会有很多相关联的商业逻辑和体系结构需要一并考虑。

(五)并不存在万能的方法

有句谚语"当你有了把榔头的时候,看什么东西都像钉子",这里想表达的意思是并不存在能够解决所有智能应用问题的万能算法。

智能应用软件和其他所有软件类似——具有其特定的应用领域和局限性。当面对新的应用领域时,一定要充分验证原有方法的可行性,而且你最好能尝试用全新的视角来考察问题,因为不同的算法在解决特定的问题时才会更有效和得当。

(六)数据并不是万能的

从根本上看,机器学习算法并不是魔法,它需要从训练数据开始,逐步延伸到未知数据中去。

例如假设你已经对数据的分布规律有所了解,那么通过图模型来表达这些先验的知识会非常有效。除了数据以外,你还需要仔细地考虑,该领域有哪些先验知识可以应用,这对开发一个更有效的分类器会很有帮助,数据和行业经验结合往往能事半功倍。

(七)模型训练的时间差异很大

在特定应用中,可能某些参数的微小变化就会让模型的训练时间出现很大的差异。例如在深度神经网络训练时就会有各种各样的参数调节的情况发生。

人们往往会直观地觉得调整参数时,训练时间是基本稳定不变的。例如假设有个系统是计算地球平面上任意两点之间的距离的,那么任意给出两个点的坐标时,计算时间差不多都是相同的。但在另一些系统里却并非如此,有时细微的调整会带来很明显的时间差异,有时差异甚至可以大到数小时,而不是数秒。

(八)泛化能力是目标

机器学习实践中最普遍存在的一个误区是陷入处理细节中而忘了最初的目标——通过调查来获得处理问题的普适的方法。

测试阶段是验证某个方法是否具备泛化能力的关键环节(通过交叉验证、外部数据验证等方法),但是寻找合适的验证数据集不容易。如果在一个只有几百个样本的集合上去训练有数百万维特征的模型,试图获得优秀的精度是很荒唐的。

(九)人类的直觉未必准确

在特征空间膨胀的时候,输入信息间形成的组合关系会快速增加,这让人很难像对中等数据集合那样能够对其中一部分数据进行抽样观察。更麻烦的是,特征数量增加时人类对数据的直觉会迅速降低。

例如在高维空间里,多元高斯分布并不是沿着均值分布,而是像一个扇贝形状围绕在均值附近,这和人们的主观感受完全不同。在低维空间中建立一个分类器并不难,但是当维度增加时,人类就很难直观地理解了。

(十) 要考虑融入更多新特征

人工智能领域的谚语"进来的是垃圾,出去的也是垃圾",在建立机器学习应用中这一点尤其重要。为了避免挖掘的效果失控,关键是要充分掌握问题所在的领域,通过调查数据来生成各种各样的特征,这样的做法会对提升分类的准确率和泛化能力有很大的帮助。仅靠把数据扔进分类器就想获得优秀结果的幻想是不可能实现的。

第五章
中医保健康复技术

第一节　经络保健技术

一、刮痧

（一）定义

刮痧是应用特制的工具，在人体体表的经络、腧穴及病变部位进行刮拭，达到治病防病的一种治疗方法。

（二）原理

刮痧疗法是以藏象学说、经络学说作为临床立法处方、治疗疾病、手法操作的理论依据，注重对经络的梳理和刺激，以达到疏通经络、调理脏腑、调和阴阳、扶正祛邪的目的。

十二皮部是刮痧疗法刺激的主要部位。《素问·皮部论》云："凡十二经脉者，皮之部也，是故百病之始生也，必先客于皮毛。"十二皮部不仅是十二经脉功能活动反映于体表的部位，也是经脉之气散布的所在；而且是病邪出入的门户。一方面，皮部位于人体最浅表部位，与外界直接接触，外邪通过皮部可深入络脉、经脉，深达脏腑，导致脏腑病变；而且皮部是络脉主要存在的部位。刮拭刺激作用于十二皮部，通过皮部将治疗信息传入经脉、内脏，进而疏通经络，调整脏腑，治疗络脉病候；同时还可开泄皮部毛窍汗孔，排出邪气毒素，从而达到治疗疾病的目的。另一方面，脏腑患病也可通过经脉、络脉反映于皮部，故可以通过皮部的变化，查知内在的病情。

十二经筋是刮痧疗法刺激的另一主要部位。十二经筋是十二经脉所联系的筋肉系统，是十二经脉之气结聚于筋肉关节的外周连属部分，与十二经脉相伴循行，但循行方向是由四肢末端向头面部的"向心性"走向，具有连缀百骸、维络周身、主司关节运动之用。并且依赖于慓疾滑利的卫气，从四末数筋并发，向心速行，布散阳气，濡养筋肉，从而能够完成人体坐、行、跑等静动转化的复杂联动。十二经筋有各自对应的经筋病，而且有其独特的病症表现，刮痧时可以梳理经筋，使卫气运行通畅，筋肉得到濡养，关节活动自如，治疗各经筋病候。

（三）方法

常用刮痧手法包括刮法、边揉法、角揉法、角推法、按法、点法、拍法、颤法、啄法、摩法、擦法、叩击法。而刮法是在诸多操作方法中最为常用、最为基础的方法。

刮法是以刮痧板的薄边或厚边在人体皮肤上进行直行或横行的单向刮拭的方法。对于眼部的保健来讲，面部刮法是最为常用的方法，头部刮法和颈部刮法也有一定的作用。

1. 面部刮法

（1）操作方法

1）刮拭前额部：前额部包括前发际与眉毛之间的皮肤，刮拭前额，由前正中线分开，两侧分别由内向外刮拭，从前正中线经过阳白至鬓角。

2）刮拭眼周部：刮拭眼周，眼上部由前正中线分开，沿眉毛由内向外刮拭，从印堂开始经攒竹、鱼腰、丝竹空等腧穴；眼下部由内向外上方刮拭，从内眼角下方开始经承泣穴至瞳子髎穴。

3）刮拭两颧部：刮拭两颧部，分别从鼻柱旁、鼻翼旁由内向外刮拭，从迎香穴开始经承泣、四白、颧髎、巨髎、下关等腧穴至耳前听宫、听会、耳门穴。

4）刮拭下颌部：刮拭下颌部，以唇下前正中线分开，分别由内向外上刮拭。从承浆穴开始经地仓、大迎等腧穴至颊车穴。

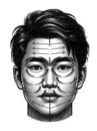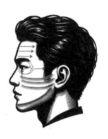

图 5-1-1 面部刮法

（2）动作要领

1）面部刮法宜用刮痧板厚边前缘 $\frac{1}{3}$ 的部位进行刮拭，以便精确掌握刮拭部位。

2）面部刮法手法宜轻，以皮肤潮红为度，不必出痧，可采用时间短、力量轻、次数多的刮拭方法。

3）强调双手配合，防止牵拉皮肤。

（3）作用

面部刮法有祛风活血通络、通调经筋的作用，并且养颜祛斑，防衰美容，可用于治疗眼病、鼻病、耳病、面瘫、口腔疾病等颜面五官病证。

2. 头部刮法

（1）操作方法

1）刮拭头部两侧：刮拭头部两侧从头两侧太阳穴开始，由鬓角向后下方（耳后）呈弧形刮拭，向上经头维、颔厌、悬颅、悬厘，向后经率谷、天冲，向下经浮白、脑空等穴至风池穴。

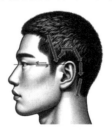

图 5-1-2 刮拭头部两侧

2) 刮拭前头部:刮拭前头部,中线从百会穴开始,向前经前顶、囟会、上星、神庭等穴至前发际(督脉),两侧从通天穴开始经承光、五处、曲差等穴至前发际(膀胱经);再从承灵经正营、目窗、头临泣等腧穴至前发际(胆经)。

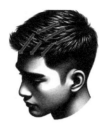

图 5-1-3　刮拭前头部

3) 刮拭后头部:刮拭后头部,中线从百会穴开始向后经后顶、强间、脑户、风府、哑门等腧穴至后发际(督脉);两侧从络却穴经玉枕、天柱等腧穴至后发际(膀胱经)。

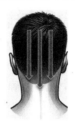

图 5-1-4　刮拭后头部

4) 刮拭全头部:刮拭全头部以百会为中心呈放射状向前后左右刮拭全头部,经过头部各经腧穴和头部额区、顶区、颞区、枕区。

(2) 操作要领

1) 刮拭时宜双手配合,一手刮拭一手扶持患者头部,以保持头颈部稳定和安全。

2) 应采用平补平泻手法,不必出痧。

(3) 作用

刮拭头部有祛风通络、清利头目、疏通阳气等作用,可治疗近视、中风后遗症、失眠、头痛(各种类型)、眩晕、脱发等病证。

3. 颈部刮法

(1) 操作方法

1) 刮拭颈部中线:刮拭颈部中线,从哑门穴开始经后发际至大椎穴,即督脉颈项部循行部分。

2) 刮拭颈部两侧:刮拭颈部两侧,从风池穴开始经肩井、天髎、秉风、巨骨等腧穴至肩峰端。

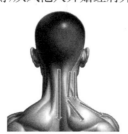

图 5-1-5　颈部刮法

（2）操作要领

1）刮拭颈项部中线的督脉循行部分。

2）尤其是大椎穴处，动作要轻柔，不可用力过重。

3）刮拭颈部两侧到肩峰时，一般应尽量拉长刮线，即从风池穴一直刮到肩峰附近，中途不做停顿。

4）刮拭颈部宜出痧。

（3）作用

刮拭颈部可治疗颈、项病变，还可治疗头、目、咽喉等部位的病证，如近视、咽喉肿痛、感冒、头痛等。

4. 注意事项

（1）施术场所要宽敞明亮，空气流通，同时需选择避风处（包括夏天），注意保暖，以免感受风寒外邪而加重病情或引起感冒。

（2）要充分暴露刮治部位并擦拭干净，局部皮肤应先常规消毒后方可施术治疗，同时刮具定要注意清洁、消毒，防止交叉感染。施术者的双手也要保持清洁干净。刮具每用1次后，要消毒后方可再用。

（3）施术前，一定要对患者进行检查，做出正确的诊断，制订好治疗方案（应刮部位或穴位配方），选准应刮部位或穴位。

（4）刮治时体位应自然舒适，又要利于施术。治疗过程中，时常询问患者有无不适，以调整手法的轻重，不可一味追求出痧而手法过重或延长刮痧时间。

（5）要求用力均匀，不要忽轻忽重。婴幼儿皮肤娇嫩，即使用间接刮法，用力也要轻柔不可妄用猛劲。

（6）在刮痧操作过程中，随时观察患者的情况。如出现精神疲惫、头晕目眩、恶心呕吐、面色苍白、出冷汗，甚至脉搏微弱、血压下降，乃至晕倒，应立即停止操作，将其平卧，休息片刻，并饮热糖水，一般会很快好转。若不奏效，可刮百会、内关、涌泉等穴位以急救，或改用其他医疗方法（如针刺）进行救治，或转至医院处理。

（7）遇有皮下不明原因的包块、感染病灶、皮肤破溃、痣瘤等处，应避开刮拭。

（8）面部刮法应用刮痧美容精油、橄榄油、刮痧润肤乳（膏）、面霜、护肤乳等具有养颜护肤作用的刮痧介质，或用水蒸气、温热清水湿润脸部皮肤；切忌使用一般的刮痧润肤油、刮痧活血油、驱风油、风油精、紫草油、酒等介质，以免刺激皮肤。

（9）若以养颜祛斑、防衰美容为治疗目的，可使用玉质或玛瑙材质的刮痧板。

（10）刮痧完毕，应擦干皮肤上的油及水渍，让患者休息片刻后方可离开。

（11）刮痧后3小时内不可洗浴，尤忌冷水。另外，忌食生冷瓜果和油腻之物。

（12）前次痧斑未退，不可在原位再行刮治。

（13）刮治后注意保持心情舒畅，忌恼怒、忧思等不良情绪。

（四）眼保健的运用

刮痧的补泻：

泻法：是以重刮和快刮相结合的方式，即力量大、速度快，要求每一板的刺激时间短，逆经络而行，出痧多、出痧快。

补法:是以轻刮和缓刮相结合的方式,即力量小、速度慢,要求每一板的刺激时间较长,顺经络而行,不特别强调出痧,同时配合具有补益及强壮功能的穴、区、带。

1. 近视

近视,中医称之为"能近怯远症",本病多因先天禀赋不足造成肝血不足、肝肾亏损,肝血、肾精不能上注于目;或不良的用眼习惯造成久视伤血,致肝血不能上荣于目所致。

刮痧作为一种行之有效的近视防控方法,已被纳入儿童青少年近视防控中医适宜技术临床实践指南。指南明确,防控的近视的刮痧取穴分为三部分,分别为局部取穴:攒竹、睛明、阳白、丝竹空、鱼尾、风池、光明、上关、合谷、太阳、瞳子髎、承泣、四白、颧髎、光明等。全身取穴:面部、枕区、眼周、颈部、后头部、上肢、下肢、背部等。根据辨证选穴(联合耳穴压丸),如脾虚气弱选取交感、脾、肾、眼、目1、目2,肝血不足组选交感、神门、肝、脾、眼、目1、目2。循经取穴:督脉—膀胱经—胆经—胃经—小肠经,上肢大肠经—双侧合谷,下肢胆经—双侧光明至阳辅,背部膀胱经—双侧心俞、肝俞至肾俞等。

【辨证】

近视的病位在肝、肾,精血不能上荣是其主要病机。近视主要表现为虚证。

若视力逐渐减弱,远视模糊,久视则眼酸头晕,眼球疼痛,两目干涩,舌淡,脉细者为肝血不足;若视物昏花,失眠健忘,腰酸,舌红,脉细者,为肾精亏损。

治法:补肝滋肾,益气活血,通络明目。取足少阳经、足太阳经及局部经络为主,以补刮为主。

处方与操作:补刮足少阳胆经风池穴至肩井穴的循行线、足太阳膀胱经第1侧线膈俞穴至肾俞穴的循行线,均以皮肤微红为度,角推攒竹穴至丝竹空穴的连线,皮肤微红为度,平刮头部两侧太阳穴经角孙穴至风池穴的连线,不必出痧,角揉睛明、承泣、光明等穴。

心脾亏虚者,加补刮足阳明胃经足三里穴至下巨虚穴的循行线,皮肤微红为度,角揉足三里穴,肝肾亏虚者,加补刮足厥阴肝经膝关穴至中封穴的循行线、足少阴肾经阴谷穴至太溪穴的循行线,均以皮肤微红为度,角揉三阴交、太溪穴。

方义:补刮胆经风池至肩井段,可疏调肝胆,活络明目;补刮膀胱经第1侧线膈俞至肾俞段,可补益脏腑,养肝明目;角推攒竹至丝竹空的连线、平刮头部两侧太阳经角孙至风池的连线,角揉睛明、承泣、光明,可疏调局部经气,缓解眼部疲劳。配胃经足三里至下巨虚段、足三里补中益气,养血明目;配肝经膝关至中封段、肾经阴谷至太溪段、三阴交、太溪滋补肝肾,滋阴明目。

此外,于颈部及后头部肌腱起始部位施以刮痧疗法,以微红为度,能有效缓解颈部肌肉紧张状态,改善椎动脉管腔变窄程度,增加脑干的供血及营养,从而改善眼外肌和眼内肌的血液供应,能有效减轻近视患者的眼部不适症状,改善眼功能。且通过刮痧疗法可使头颈部组织代谢加快,改善椎基底动脉血供,进一步恢复视神经的正常功能。

2. 目赤肿痛

目赤肿痛又称"赤眼""风火眼""天行赤眼",俗称"红眼病",临床以目赤而痛羞明多泪为主症,一般为双眼同时发病,多见于春夏两季,常伴有眼睑肿胀、头痛、发热口苦、咽痛等症状,具有传染性和流行性。

西医学的急性结膜炎、假性结膜炎、流行性角膜炎等均可归属本病范畴进行辨证施治。

目赤肿痛多因外感风热之邪或猝感时邪疫毒,以致经脉闭塞,血塞气滞交攻于目;或因肝胆火盛,火郁不宣,循经上扰,气血塞滞于目,使目睛红肿热痛。目赤肿痛病变主要在阳明、太阳、少阳之脉及肝胆,热邪循经上扰是其主要病机。

【辨证】

目赤肿痛在临床以实证为主。

若起病较急,患眼灼热,流泪羞明,眼睑肿胀,白睛红赤,痒痛皆作,眵多黄黏,头痛,鼻塞,苔薄白或微黄,脉浮数,为外感风热。若起病稍缓,病初眼有异物感,视物模糊不清,畏光羞明涩痛,白睛混赤肿胀,口苦咽干,便秘,耳鸣,苔黄,脉弦数,为肝胆火热,临床以实证为主。

治法:疏风泄热,清肝明目,消肿祛痛。取督脉、足少阳经、足太阳经为主,以泻刮为主。

处方与操作:泻刮督脉百会穴至印堂穴的循行线,要求出痧,角揉攒竹、眉冲、鱼腰、丝竹空、太阳等穴,泻刮足少阳胆经风池穴经肩井穴至肩峰的循行线、足太阳膀胱经第1侧线大杼穴至膈俞穴的循行线,均要求出痧。

外感风热者,加角揉合谷、曲池、外关等穴;肝胆火盛者,加角揉太冲、侠溪、行间等穴。

方义:泻刮督脉百会至印堂段,可疏散热邪,清利头目;角揉攒竹、眉冲、鱼腰、丝竹空、太阳,可宣散局部壅塞,疏经通络,消肿止痛;泻刮胆经风池经肩井至肩峰段,可清泻肝胆而明目;泻刮膀胱经第1侧线大杼穴至膈俞段,可疏散脏腑之热,通经活络而明目。配合谷、曲池、外关清泻阳明热邪,配太冲、侠溪、行间清泻肝胆火热,明目止痛。

3. 干眼症

刮痧疗法主要作为一种辅助的手段,被用于干眼症的治疗当中。左韬通过对这种外治法的研究,发现其改善血液循环,促进腠理开阖,补益气血的效果可以在眼科相关疾病的治疗中发挥较好的效果,针对干眼,刮痧治疗一方面通过反复刮拭,将肌肤腠理打开,提高了周围皮肤温度,使眼周积聚难行之气得到散发,使肺的宣肃功能恢复正常,水道疏通,干眼自然得到缓解。另一方面,通过在刮痧操作中使用补泻手法,循相应经脉进行手法速度不同的刮拭,能够很好调节眼周和全身的气血运行,在干眼的实际应用中取得了良好的效果。在刮痧取穴方面,对于不同证型的干眼症患者,设计治疗方案时应有所侧重。

4. 视疲劳

刮痧具有舒筋活络、活血化瘀、改善微循环、排毒解毒的作用,可以通过经络疏通全身气血上注于目,使目得到濡养,最终起到缓解或者消除眼疲劳的作用。有研究表明,以睛明穴为起点,外眼角为终点,分别沿上眼眶和下眼眶两个方向刮拭,这样能改善眼周的经络气血运行,缓解视疲劳。将视疲劳分为轻、中、重,对轻度视疲劳患者采取眼周刮痧、头部及颈部刮痧;对中、重度视疲劳患者除采取眼周刮痧、头部及颈部刮痧外,可配合背部刮痧,部分合并有全身症状者结合中药辨证施治,可以很快疏通局部及周身的气血经络,调整阴阳,培补人体的元气而达到治疗目的。

(五) 适应证与禁忌证

1. 适应证

刮痧疗法的适应范围比较广泛,可用于几乎所有眼病的辅助治疗中。除了治疗以外,它还可以作保健之用,通过刮摩全身各个部位或刮摩某一局部的部位,来调整人体全身或局部的功能活动,从而达到强身保健、安康无疾的目的。

2.禁忌证

刮痧疗法虽然优点很多,可以用于多种病症的治疗,但不能包治百病,也并不是人人皆宜,它也有一定的禁忌,即有些病症不适于运用或慎用这种治疗方法。

(1) 有严重心脑血管疾病、肝肾功能不全、全身浮肿者禁止刮痧。刮痧会使人皮下充血,虽然能促进血液循环,但对浮肿者不利,容易造成皮肤损伤,增加心、肝、肾的负担,加重病情。

(2) 凡体表有疖肿、破溃、疮疡、斑疹和不明原因的包块,都禁止在创口处刮痧,否则会导致创口感染和扩散。

(3) 急性扭伤、创伤的疼痛部位或骨折部位禁止刮痧,否则会加重伤口处出血。

(4) 接触性皮肤病传染者忌用刮痧疗法,要提倡一人一板,严格消毒,以免将疾病传染给他人。

(5) 有出血倾向者如糖尿病晚期、严重贫血、白血病、再生障碍性贫血和血小板减少患者不要刮痧。这类患者在刮痧时,所产生的皮下出血不易被吸收。

(6) 过度饥饱、过度疲劳、醉酒者不可接受重力、大面积刮痧,否则会引起虚脱。

(7) 眼睛、口唇、舌头、耳孔、鼻孔、乳头、肚脐等部位禁止刮痧。刮痧会使这些部位充血,而且不易康复。

(8) 精神病发作期患者禁用刮痧疗法,因为无法配合,影响刮痧的治疗效果。

(9) 患者身体瘦弱,皮肤失去弹力,或背部脊骨凸起者,一般不要刮痧。

(10) 对刮痧恐惧者,忌用刮痧。

(11) 大血管显现处禁用刮痧手法,可用刮痧板棱角,避开血管,用轻柔的点、按手法。

(12) 小儿囟门未闭合时,头顶部禁止刮痧。

二、拔罐

(一) 定义

拔罐俗称火罐,是以罐为工具,利用燃烧排除罐内空气,造成负压,使罐吸附于体表特定部位或穴位,利用局部热刺激、负压刺激作用,产生逐寒祛湿、疏通经络、祛瘀除滞、行气活血、消肿止痛、拔毒泻热的功效。能调整人体的阴阳平衡,解除疲劳,增强体质,从而达到扶正祛邪,治愈疾病的目的。常用拔罐的方法主要有 4 种——拔罐、闪罐、走罐、放血拔罐,其中拔罐是最简单、最基本的方法。

(二) 原理

1.负压作用

现代医学认为拔罐时罐内所形成的负压作用使局部的血管充血、扩张,血液循环加快,从而改变局部组织的营养,加速代谢产物的排泄,增强机体的免疫功能,达到防病治病的目的。

2.刺激神经作用

现代研究认为神经系统功能紊乱或神经损伤,通过拔罐疗法能有效地刺激、调节神经功能,使局部营养因子增多,有利于损伤神经的修复。临床上常利用这一作用治疗神经衰弱引起的失眠、头痛、健忘,脑血管意外而致的肢体偏瘫及颈椎病、坐骨神经痛引起的上、下肢麻木等。

3. 温热和调节作用

拔罐法对局部皮肤有温热刺激作用,以大火罐、水罐、药罐最明显。温热和负压刺激,除可加快血液循环,促进新陈代谢,从而消除局部的疼痛,酸胀、麻木等,还能通过引起局部反应而作用于全身,促进神经体液调节,改善组织器官的功能,消除病理因素,增强机体的抗病和恢复能力;同时可使毛细血管扩张,改善局部皮肤营养,增强血管壁的通透性和黏膜的渗透性,加速血液循环及淋巴循环,从而调整机体的功能。

(三) 操作方法和注意事项

1. 操作方法

(1) 用物准备

治疗盘、火罐、95%酒精棉球、止血钳、打火机、小口瓶、纱布。

(2) 体位

将准备好的用物放置床旁,根据患者病情、拔罐部位选择合适的体位(常用有仰卧位、侧卧位、俯卧位、坐位),暴露拔罐部位,注意保暖、遮挡。

(3) 选择罐具

根据部位和拔罐方法选择合适的罐具,并检查罐口边缘是否光滑,有无缺损、裂痕。

(4) 拔罐

确定拔罐部位,用纱布擦干操作部位皮肤、汗液,必要时清洁皮肤。操作者一手持止血钳夹住 95%酒精棉球点燃,另一手持火罐,将棉球深入罐内中下端,绕1～2周后迅速抽出,立即将罐口扣在选定部位上。将酒精棉球放入小口瓶内灭火,记录时间。

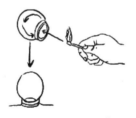

图 5-1-6 拔罐

(5) 留罐

留罐10～15分钟,随时观察罐口吸附情况、皮肤颜色,以及患者的全身情况。出现疼痛、过紧时,应立即起罐。

(6) 起罐

用左手轻按火罐,向左倾斜,右手食指或拇指按住罐口右侧的皮肤,让空气进入罐内,则罐自起。起罐后用纱布擦去罐边处的小水珠。

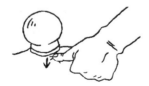

图 5-1-7 起罐

（7）观察

拔罐部位出现紫斑、瘀血是正常反应，可自行吸收。局部出现小水泡，不必处理，亦可自行吸收。

2. 注意事项

（1）选择合适的体位，并根据不同部位选用大小适宜的罐具。体位不当，拔罐局部凸凹不平或留罐时移动，都易使罐具脱落。

（2）拔罐时要根据所拔部位的面积大小而选择大小适宜的罐，操作时必须迅速，才能使罐拔紧，吸附有力。

（3）拔罐时应注意留罐时间，一般为 10～15 分钟，不宜过长，以免造成起泡。若在拔罐后不慎起泡，直径在 1 mm 以内或散发的水泡可不用处理，待其自行吸收；如水泡较大，直径超过 1 mm，且水泡较多者，应及时消毒，以防感染。

（4）应注意罐具的清洁，以防止交叉感染。

（5）注意观察拔罐部位和患者的反应，以便及时处理。如患者感觉吸拔部明显疼痛或烧灼、麻木，多为吸定力过大；反之多为吸定力不足，则需重拔。

（6）如患者出现头晕、恶心、面色苍白、四肢发凉、出冷汗、胸闷心慌，甚至晕厥、脉细弱等晕罐征象，应及时起罐，并参照晕针处理。

（7）拔罐后局部呈红晕或紫色为正常现象，1～2 天可自行消退。若瘀斑严重者，下次不宜在原处再拔。

（8）拔火罐后不宜立即洗澡。局部皮肤是处在一种被伤害的状态下，非常脆弱，这个时候洗澡很容易导致皮肤破损、发炎。如果是洗冷水澡的话，由于皮肤处于一种毛孔张开的状态，很容易受凉。因此拔火罐后一定不能马上洗澡。

（9）长时间拔火罐会导致皮肤感染。火罐大小、材质、负压的力度各有不同，一般从点火拔好罐到起罐以不超过十分钟为宜。拔火罐的主要原理在于负压而不在于时间，如果说在负压很大的情况下拔罐时间过长，直到拔出水泡，这样不但会伤害到皮肤，还可能引起皮肤感染。

（10）各季节拔火罐的注意事项

1）春天：春天天气暖，气温开始回升，但北方突然来袭的春寒，还是会让人猝不及防地患上感冒等呼吸道疾病。由风寒引起的感冒，用火罐将寒气拔出可有效缓解症状。治疗时要注意罐口的润滑。北方天气干燥，尤其是春天，又冷又干，这种环境下人的皮肤缺少水分，拔火罐时容易造成皮肤破裂。

2）夏天：夏天气温高，加上雨水多，人很容易患皮肤病如痱子，这时拔火罐主要是为了去湿气。由于夏天出汗较多，拔罐前最好先洗澡，把身体擦干，别让汗液影响火罐的吸附。

3）秋天和冬天：这两个季节气温低、干燥，拔罐要选择温暖的房间，注意保温。对需要进行背、腹等部位拔罐的患者，可以适当减少拔罐时间，不要让身体暴露太久。拔完及时穿衣，可以适当喝点热水，暖暖身体。秋冬两季皮肤干燥，拔罐前要润滑罐口，保证皮肤不受伤。

（四）眼保健的运用

拔罐疗法被广泛用于干眼症、带状疱疹眼病、眼肌痉挛、眼球运动障碍、睑腺炎、麦粒肿、儿童眨眼症、急性结膜炎、眼外伤、电光性眼炎等眼病的治疗中,但通常不会单独使用,或是成为刺络放血的媒介,或是搭配针灸、刮痧或中药等一起使用。

1. 近视

中医早在隋代巢元方的《诸病源候论》中就有记载,称之为"目不能远视",明代傅仁宇《审视瑶函》则称之为"能近怯远症",到了清代则开始简称其为近视。中医认为,过用目力,久视伤血,血伤气损,气血不能濡养,以致目中神光不能发越于远处;肝肾两虚,禀赋不足,神光衰弱,光华不能远及而仅能视近;久视久思,劳伤心气,气损及阳,心阳不能温煦充养目窍,阳气难于发越而仅能视近。拔罐疗法可以通过疏通眼部经络气血及改善颈项的生理功能,调节颈、眼部经络筋经,疏通颈、眼部气血,可以起到润瞳明目,缓解眼部紧张感,解除眼部疲劳,改善视力的临床效果。

选穴:风池穴、四白穴、太阳穴、光明穴。

拔罐操作:取坐位,找到风池穴、四白穴、太阳穴、光明穴,用闪火法拔罐于这四个穴位上,留罐 10~15 分钟。

方义:光明为治目疾要穴,能疏风清热、泻肝明目,与风池相配,主治视物不清,太阳为经外奇穴,主治目眩头痛、目赤、目涩,与风池相配,能清热解毒、疏风散邪,与光明相合,可养肝明目、滋补肝肾,四白主治近视,与风池相配,可疏肝明目。四穴合用,可滋养肝肾、祛除风热,双目可明。

2. 麦粒肿

麦粒肿,俗称"针眼",是在睫毛毛囊附近的皮脂腺或睑板腺发生的急性化脓性炎症。《诸病源候论·目疾诸候·针眼候》言:"此由热气客在眦间,热搏于津液所成。"认为麦粒肿成因为外感风热或脾胃内蕴湿热。

当人体阴阳气血失调后,体表及五脏六腑均会受到不同程度的损害。拔罐可对局部皮肤筋膜、肌肉进行牵拉,可激发经络之气,达到疏通经络、调节脏腑、祛除疾病的目的。属中医传统的刺络拔罐疗法,主要作用为通经活络、开窍泻热、消肿止痛。现代医学研究发现刺络拔罐可以消散皮下瘀血改善局部微循环状态使局部毛细血管扩张,产生一种组胺物质随体液周流全身加快循环,增加机体免疫能力,促进病原的吸收与代谢。

选穴:大椎穴、合谷穴、曲池穴、印堂穴。

拔罐操作:取坐位,找到大椎穴、合谷穴、曲池穴、印堂穴,用闪火法拔罐于这几个穴位上,留罐 10~15 分钟;或点刺放血后再拔罐,留罐 10~15 分钟。

方义:本病中医认为属热证,大椎是三阳经与督脉交会穴,主治一切热证,点刺出血可治目赤肿痛,与曲池、合谷相配,能解表泻热,印堂与合谷相配,能清热明目、消肿止痛。四穴合用,使热去肿消痛止。

3. 干眼症

有研究表明,拔罐疗法可促使血管扩张,加速血液循环,促使废物排出,具有双向调节免疫的作用,通过刺激体表特定的经络腧穴或体表相应部位而起到治疗疾病的作用,对干眼症有调整脏腑功能,平衡阴阳五行的功效。现代研究发现,刺络放血通过破坏局部血管的完整性,活化内皮细胞分泌的活性物质,具有抗炎止痒、退热止痛的疗效,可祛除眼表炎症。

选穴:瞳子髎、太阳穴。

操作方法:取坐位,选用眼周穴位瞳子髎、太阳(避开血管)进行刺络放血拔罐,留罐 10～15 分钟。

方义:瞳子髎于目外眦约 1 cm,具有祛湿降浊之功,太阳于眉梢与目外眦间向后约 1 cm 的凹陷处,可疏风清热、通络止痛。取瞳子髎、太阳穴(避开血管)进行点刺放血拔罐,能祛风清热泻火,改善患者眼部刺激症状。

4. 其他

鲁勃文采用针刺联合拔罐方式治疗眼睑带状疱疹,观察组在结痂、皮肤修复、疼痛消失所需时间及总有效率方面显著优于对照组。史玲用独刺中渚穴,行捻转泻法,强刺激,留针 40 分钟配合患侧太阳穴刺络拔罐治疗眼肌痉挛,总有效率为 94%。

(五)适应证与禁忌证

1. 适应证

拔罐法有温通经络、祛风逐寒、行气活血及消肿止痛作用。临床可用于内科疾病、外科疾病、骨伤科疾病、儿科疾病等多种疾病的治疗。拔罐治疗的五官科疾病,主要包括针眼、睑弦赤烂、流泪症、沙眼、目赤肿痛、鼻塞、鼻渊、咽喉肿痛、乳蛾、口疮、牙痛,以及近视、视神经萎缩、下颌关节紊乱等疾病。

2. 禁忌证

(1)体位不当、移动、骨骼凸凹不平处及毛发较多部位均不适用。

(2)前一次拔罐部位罐斑未消退之前,不宜在原处拔罐。肚脐正中(即神阙穴)、瘢痕处、急性创伤骨折处、皮肤破溃处、心尖区、体表大动脉搏动部、静脉曲张部、眼耳口鼻等五官孔窍部均不宜拔罐。

(3)皮肤有过敏、溃疡、水肿及大血管分布部位,不宜拔罐。高热抽搐者以及孕妇的腹部、腰骶部位,不宜拔罐。

(4)身体虚弱者不适合拔火罐。身体虚弱者体内阳气不足,如果再拔火罐会导致阳气更虚更加破坏了自身的阴阳平衡。因此,身体虚弱,阳气不足,尽量不要考虑拔火罐。

(5)有肺部基础病的患者,如慢性阻塞性肺疾病、肺结核、支气管扩张等,不宜拔火罐。肺部有炎症时,经常会伴随肺泡的损伤或肺部有体液潴留。如果用拔火罐进行治疗,会使胸腔内压力发生急剧变化,导致肺表面肺大疱破裂,从而发生自发性气胸。

三、针灸

(一)定义

针灸是在中医理论指导下,运用经络腧穴理论和刺灸方法以防治疾病的中医外治方法。

(二)原理

针灸可以治疗内外妇儿五官等各科疾病,治疗作用也各不相同:如针灸可以治疗失眠,说明针灸有镇静安神作用;可以治疗各种疼痛,说明针灸有止痛作用;可以治疗咳喘,说明针灸有止咳平喘的作用。又如从西医学角度说,针灸可以治疗变态反应性疾病,说明针灸有抗过敏作用;可以治疗扁桃体炎、乳腺炎、阑尾炎等炎症,说明针灸有消炎作用。概括地讲,针灸众多的治疗作用都是通过疏通经络、调和气血、调和阴阳而实现的。也可用"通""调"两字来概括。"通"即疏通经络，"调"即调和气血（扶正祛邪）以达到调和阴阳。近年诸多研究证实，针刺具有可显著改善眼部各组织的血液循环状况，调节眼肌功能，促进泪液分泌，调节眼压，增强视神经、视网膜的功能，保护高眼压状态下的视神经，提高大部分眼病患者的视力，止痛等作用。

"五脏六腑之精气，皆上注于目""诸脉者，皆属于目"，故针刺治疗眼病时取穴应根据眼病诊断和辨证结果，采取"辨证取穴"与眼局部取穴相结合的原则。在眶周穴位针刺操作时一定要认穴准确，手法轻巧熟练，一般不施捻转提插手法；出针时要按压针孔数分钟以防出血。一旦出现皮下或眶内出血，应冷敷后加压包扎。因眼涵神水神膏，精血充盈，体阴用阳，易为热邪所伤，故古人有眼部禁灸之说；且如在眼周施灸，操作不慎极易伤眼，所以如非必须，眼周不宜施灸。

（三）方法

针灸的方法繁多，但总不出治神守气、补虚泻实、清热温寒、治标治本和三因制宜的大原则。从眼科上来讲，在十二经里，除肾经、脾经、肺经、心包经外有八个经络均与眼部关系密切，在奇经八脉中除了督脉、阴维脉、冲脉、带脉外，有四个经脉集散于眼区。因此，在针灸治病时，应首先了解是何经受病，然后再依经取穴，将整体与对症相结合。眼科针刺应从局部情况及局部与整体的关系等方面进行分析、辨证，明确其寒热虚实以选配穴位，应用针刺和艾灸等方法以调和阴阳、扶正祛邪、疏通经络、行气活血、开窍明目，从而达到治疗眼病和眼部保健的目的。

1. 常用穴位

（1）眼周围穴位

1）睛明：位于目内眦的外上方凹陷中。可治迎风流泪、上胞下垂、风牵偏视、风热眼病、火疳、目眦痒痛、黑睛翳障、圆翳内障、近视、眉棱骨痛及多种瞳神疾患。应用时注意此穴容易出血，出针时注意按压针孔。

2）上睛明：位于睛明穴上方 0.2～0.5 寸。主治基本同睛明，较睛明痛感轻且不易出血，临床与睛明穴交替应用。

3）攒竹：位于眉毛内侧端，眶上切迹处。可治迎风流泪、上胞下垂、风热眼病、火疳、黑睛翳障、圆翳内障、近视、眉棱骨痛及各种疼痛类眼病。

4）丝竹空：位于眉梢处之凹陷中。可治针眼、胞轮振跳、风热眼病、上胞下垂、风牵偏视、聚星障、火疳、瞳神紧小等。

5）瞳子髎：位于目外眦外侧，眶骨外侧缘凹陷中。可治针眼、风牵偏视（通睛等尤为适用）、青风内障、绿风内障、目痒、瞳神紧小等。

6）阳白：位于前额，于眉毛中点上 1 寸。可治胞轮振跳、上胞下垂、黑睛翳障、风牵偏视、青风内障、绿风内障、眉棱骨痛、痛如神祟等。

7）四白：位于承泣穴直下 0.3 寸，当眶下孔凹陷处。可治目赤痒痛、近视、风牵偏视、聚星障、青风内障、绿风内障、视物无力等。

8）承泣：正坐，双目平视，位于瞳孔直下 0.7 寸，眼球与眶下缘之间。可治针眼、流泪症、胞轮振跳、风牵偏视、近视及各类内障眼病。

9）眉冲：位于头部，当攒竹直上入发际 0.5 寸，神庭与曲差连线之间。可治头目疼痛、绿风内障等。

10）角孙：位于耳尖发际处。可治针眼、目赤肿痛、黑睛翳障等。

11）头临泣：位于阳白穴直上，入发际 0.5 寸处。可治流泪、黑睛翳障、目赤肿痛、圆翳内障、视瞻昏渺等。

12）目窗：位于头部，当前发际上 1.5 寸，头正中线旁开 2.25 寸。可治暴风客热、睑弦赤烂、黑睛翳障、青盲等。

（2）经外奇穴

1）四神聪：位于百会前、后、左、右各旁开 1 寸，共 4 穴。可治头目疼痛、上胞下垂、眩晕等。各类疼痛性眼病均可配合应用。

2）印堂：位于两眉头连线的中点。可治胞睑肿痛及生疮、白睛红赤、黑睛星翳等。

3）上明：位于眉弓中点下，眶缘与眼球之间。可治目眶疼痛、目赤生翳、风牵偏视、青盲等。

4）太阳：位于眉梢与目外眦连线中点处旁开 1 寸的凹陷中。可治各种内外障眼病及不明原因的眼痛、视力下降等。几乎所有眼疾皆可取本穴。

5）球后：双眼平视，位于眶下缘之外 1/4 折点处。可治针眼、流泪症、胞轮振跳、风牵偏视、近视及各类内障眼病。与承泣穴作用类似，两穴可交替使用。

6）翳明：正坐，头略前倾，位于风池与翳风连线之中点。可治黑睛翳障、圆翳内障、夜盲、青盲等。

7）耳尖：耳轮向耳屏对折时，位于耳郭上面的尖端处。可治暴风客热、天行赤眼、天行赤眼暴翳等。多做放血疗法使用。

8）四缝：位于第二至第五指掌侧，近端指关节的中央，一手四穴，左右共八穴。可治疳积上目等。多以三棱针点刺后挤出液体或血液。

9）鱼腰：双目平视，位于眉毛中间正对瞳孔处。可治针眼、上胞下垂、目眶痛、胞睑瞤动等。

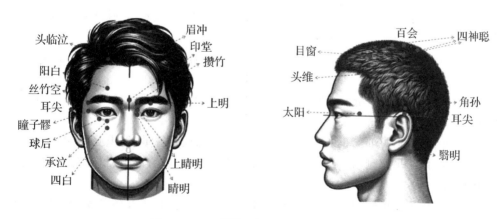

图 5-1-8 眼周围穴位和部分经外奇穴

（3）躯干四肢穴位

1）尺泽：位于肘横纹中，肱二头肌腱桡侧凹陷处。可治暴风客热、天行赤眼等。

2）太渊：仰掌，位于腕横纹上，桡动脉桡侧陷中。可治睑弦赤烂、黑睛星翳、视瞻昏渗等。

3）合谷：位于第一和第二掌骨之间，约第二掌骨桡侧中点。可治睑弦赤烂、胬肉攀睛、白睛及黑睛干燥失润、瞳神紧小、绿风内障、青风内障等。大多眼病皆可使用。

4）曲池：屈肘，位于肘横纹桡侧端凹陷处。可治视物模糊、眼珠突出、风赤疮痍等。

5）臂臑：臂外侧、三角肌上，臂外展或向前平伸时，位于肩峰前下方凹陷处。可治胞轮振跳、视物昏蒙、青盲、能近怯远等。

6）巨髎：目正视，位于瞳孔之下，与鼻翼下缘平齐处。可治胞睑瞤动、风牵偏视、口眼㖞斜等。

7）头维：位于额角发际之上 0.5 寸，神庭穴向外旁开 4.5 寸处。可治各类头目疼痛、胞睑瞤动及各类风、热所致眼病等。

8）足三里：位于犊鼻下 3 寸，胫骨前嵴外一横指处。可治上胞下垂、黑睛翳障、视瞻昏渺、青盲、疳积上目及各类虚损性眼病等。

9）神门：仰掌，位于尺侧腕屈肌腱的桡侧缘，腕横纹上。可治绿风内障、青风内障、目痒、视疲劳等。

10）后溪：位于第五掌骨小头后下方，尺侧缘。可治睑弦赤烂、流泪症等。

11）天柱：位于哑门穴旁 1.3 寸处。可治目痛流泪、瞳神紧小、目赤肿痛、目眶痛、风牵偏视、青风内障、青盲、圆翳内障等。现常用于各类视神经、视路疾病。

12）心俞：位于第五胸椎下，两旁各 1.5 寸处。可治流泪症、目赤痛等。

13）肝俞：位于第九胸椎下，两旁各 1.5 寸处。可治流泪症、白睛及黑睛干燥失润、瞳神紧小、绿风内障、青风内障、视瞻昏渺、青盲、夜盲等。可与肾俞联合或交替应用。

14）脾俞：位于第十一胸椎棘突下，旁开 1.5 寸。可治青盲、夜盲、上睑下垂等。

15）肾俞：位于第二腰椎下，两旁各 1.5 寸。可治流泪症、白睛及黑睛干燥失润、瞳神紧小、绿风内障、青风内障、视瞻昏渺、青盲、夜盲等。可与肝俞联合或交替应用。

16）外关：位于阳池穴上 2 寸，桡骨与尺骨之间。可治胞睑肿痛化脓、流泪、风牵偏视等。

17）风池：位于项后，与风府穴相平，胸锁乳突肌与斜方肌上端的凹陷中。可治各种内外障眼病。几乎所有眼病皆可应用。

18）行间：位于足背部，第一、二趾间，趾蹼缘后方赤白肉际处。可治流泪症、胬肉攀睛、黑睛星翳、青盲等。

19）大椎：俯伏或正坐低头，位于第七颈椎棘突下凹陷中。可治暴风客热、天行赤眼、天行赤眼暴翳、胞睑红肿等。

20）关元：位于下腹部前正中线上，脐下 3 寸。可治视瞻昏渺、疳积上目、夜盲等。

21）太冲：位于足背侧，第一跖骨间隙的后方凹陷处。可治针眼、目赤肿痛、黑睛翳障、圆翳内障等。

22）商阳：位于食指桡侧，离指甲角 0.1 寸许取穴。可治目盲及各类实热眼病。应左病取右，右病取左。亦可用于刺络放血。

23）二间：位于第二掌指关节前缘桡侧，微握拳，当赤白肉际处取穴。可治目昏不见、口眼㖞斜、睑缘赤肿涩烂、羞明流泪。

24）地仓：位于口角旁 0.4 寸。可治视物不清、口眼㖞斜。

25) 下关:位于颧弓与下颌切迹之间的凹陷中取穴,闭口有孔,张口即闭。可治口眼 㖞斜。

26) 解溪:位于足背与小腿交界处的横纹中,长伸肌腱与趾长伸肌腱之间。可治头痛目 眩、黑睛生翳。

27) 三阴交:位于内踝高点上 3 寸,胫骨内后缘。可治视物昏蒙等各类虚证眼病。

28) 前谷:位于第五掌指关节前尺侧,握拳时,掌指关节前之横纹头赤白肉际处。可治 目痛生翳。

29) 承光:位于五处穴后 1.5 寸,五处与通天之间取穴。可治头眩目痛、视物昏蒙、黑睛 翳障。

30) 涌泉:位于足底,当足趾屈时凹陷处取穴。可治头痛目眩。

31) 太溪:位于足内踝与跟腱之间的凹陷中。可治视物昏蒙、双目干涩。

32) 照海:位于内踝正下缘之凹陷中。可治目赤肿痛、青盲等。

33) 横骨:位于脐下 5 寸,旁开 0.5 寸。可治目赤肿痛、羞明流泪。

34) 肓俞:位于脐旁 0.5 寸。可治目赤多眵、目痛流泪。

35) 商曲:位于脐上 2 寸,旁开 0.5 寸处。可治目赤肿痛。

36) 关冲:位于无名指尺侧,离指甲角 0.1 寸处。可治目赤肿痛、黑睛翳障、视物模糊。

37) 液门:位于无名指、小指之间,掌指关节前凹陷中,握拳取穴。可治各类风热眼病。

38) 中渚:位于手背第四与第五掌指关节后的掌骨间,当液门穴后 1 寸,握拳取穴。可 治目赤肿痛、头痛视蒙。

39) 翳风:位于耳垂后方,下颌角与乳突之间凹陷中。可治针眼、胞轮振跳、上胞下垂、 口眼㖞斜、青盲、高风内障、视瞻昏渺、风牵偏视、头痛视蒙、目赤生翳及各类眼底疾病。

40) 听会:位于耳屏间切迹前,听宫穴直下,下颌骨髁状突后缘,张口凹陷处。可治头痛 视蒙、口眼㖞斜。

41) 光明:位于外踝尖直上 5 寸,腓骨前缘,趾长伸肌和腓骨短肌之间。可治视物昏蒙、 眼痒眼痛、黑睛生翳。

42) 丘墟:位于外踝前下缘,当趾长伸肌腱的外侧凹陷中。可治眼痛生翳。

43) 曲泉:位于膝关节内侧横纹头上方,胫骨内踝之后,于半膜肌、半膜肌止端之前上 方,屈膝取穴。可治目痒、目内干涩。

2. 针刺方法

针刺方法与其他各科基本相同。由于眼组织和眼科疾病的特殊性,眼科针刺须特别注 意以下几点:

(1) 进针准确、轻巧,在眼周穴操作最好双手进针,并慎用快速进针法,以防损伤眼球、 造成出血等。

(2) 眶内穴进针时如遇阻力则停止进针,一般不施捻转提插等手法,必要时可施小幅度 雀啄手法。

(3) 眼周穴特别注意出针时,按压针孔以防出血;出现眼睑皮下出血或球周出血时,立 即冷敷并加压,24 小时后可热敷。

(4) 一般眼周穴位不用灸法。

（四）眼保健的运用

针灸在眼保健及眼病的治疗中占据重要的地位。几乎所有的眼病都有其适宜的针灸处方，其中研究较多，疗效较好的病种为：单纯疱疹性角膜炎、细菌性角膜炎、葡萄膜炎、原发性开角型青光眼、老年性白内障、视网膜中央动脉阻塞、视网膜静脉阻塞、视网膜周围静脉炎、糖尿病视网膜病变、中浆、老年性黄斑变性、原发性视网膜色素变性、视神经炎、缺血性视神经病变、高度近视等病。而眼病针灸的基本方法，多为近取与远取相配合，经穴与奇穴相搭配，特别在近处取穴时注重气感的传导。如张仁在针灸治疗视网膜病变时，针刺风池穴及新明1时都要求针尖指向患眼，提插捻转，针感向眼底部传导。通过针刺治疗，难治性的黄斑变性、糖尿病视网膜病变都能得到较为理想的改善。

（五）适应证与禁忌证

针灸的适应证几乎囊括所有疾病。但在部位及时机上确有明确的禁忌证。简单归纳为两个方向：

1. 暂时异常情况的禁忌

凡遇过饥、过饱、酒醉、大怒、大惊、过劳等，不宜针刺，应待上述情况缓解消失后，方可进行针刺。否则不但无效，而且病人极易发生"晕针"或病情加重。

2. 人体生理上的禁忌

眼睛相对其他器官而言，神经血管极为丰富，且相对娇嫩。故眼部针灸本就应谨慎。特别是眶周的穴位，应该严格掌握其针刺角度及操作手法。

附：

眼科灸法

传统灸法主要指艾灸，是我国中医药学宝贵遗产之一。灸法通过对经络的温热刺激，起到温经通络、调和气血、扶正祛邪、防病治病的作用。

种类：可分为艾灸类及非艾灸类。常用的艾灸类包括直接灸的瘢痕灸，间接灸的隔姜灸、隔盐灸，艾条灸的温和灸和实按灸。

适应证：近视、弱视、白涩症、目倦、眉棱骨痛、风牵偏视、高风内障等。

禁忌证：眼部炎症（如风热赤眼、天行赤眼、凝脂翳、瞳神紧小、目系暴盲等）、皮肤破损、绿风内障、眼科血症等禁用灸法。

四、推拿

（一）定义

用手或肢体其他部分（亦可借助器械），按各种特定的技巧动作，在体表操作达到防治疾病、养生保健的方法。

推拿手法应具备持久、有力、均匀、柔和的基本要求，从而达到"深透"效果。

持久，是指在手法操作过程中，能够严格按照规定的技术要求和操作规范持续的运用，在足够的时间内保持动作和力量的连贯性，以保证手法对人体的刺激足够积累到临界点，而起到调整脏腑功能、改变病理状态的作用。

有力，是指手法在操作过程中必须具备一定的力度，这种有力是一种具有一定功力的技巧力。并要根据施术对象、施术部位、手法性质和病症虚实及受术者的体质变化而应用,并借以调整力的大小,施加恰当的手法力。

均匀,是指手法操作时,其动作幅度、速度的快慢、手法压力的轻重,都必须保持相对的一致,应使手法操作既平稳而又有节奏性。

柔和,是指手法操作时轻而不浮,重而不滞,刚柔相济,手法变换时自然、协调。

"深透"是指受术者对手法刺激的感应和手法对疾病的治疗效应。"深透"是要求手法的刺激,不仅作用于体表,而且能够克服各种阻力,使手法的效应能转之于内,达到深处的筋脉骨肉,甚至脏腑,而实现防病治病的目的。

以上几个方面,密切相关,相辅相成,互相渗透。持续运用的手法可以逐渐降低受术者肌肉的张力和组织的黏滞度,使手法功力能够逐渐渗透到组织深部。均匀协调的动作,能使手法更趋柔和。而力量与技巧相结合,则是手法既有力,又柔和,达到"刚柔相济"的境界。

(二) 原理

推拿产生效果的主要因素有两个方面,一是手法的"质量",二是手法所刺激部位的经络与穴位的特异作用。从整体上说,推拿是通过手法作用于人体体表与穴位后,一方面通过手法作用力的直接作用,发挥了理筋整复、矫正畸形、纠正人体骨关节与软组织解剖位置异常等局部治疗作用;另一方面,手法操作可产生一定的良性刺激,从而平衡阴阳,调整经络、气血与脏腑功能等全身性的调节作用。

1. 平衡阴阳

推拿遵循"谨察阴阳所在而调之,以平为期"的原则,操作者采用或轻或重或缓或急或刚或柔等不同刺激量的手法,使虚者补之,实者泻之,热者寒之,寒者热之,壅滞者通之,结聚者散之,邪在皮毛者汗而发之,病在半表半里者和而解之,以改变人体内部阴阳失调的病理状态,恢复阴阳的相对平衡、从而达到"阴平阳秘"的健康状态。如应用轻柔缓和的一指禅推法、揉法与摩法,刺激特定的俞穴、募穴及其他配穴,能补益相应脏腑的阴虚、阳虚或阴阳两虚,而使用力量较强的摩擦或挤压类手法,则能祛邪泻实。

2. 调整经络、气血与脏腑功能

推拿调整经络、气血、脏腑的功能是通过手法作用于经络系统来完成的。推拿操作时,一是运用各种手法在人体体表推穴道、走经络;二是在脏腑投影的相应体表部位施以手法能起到对其直接按摩的作用。一方面可由手法的局部作用,对受术部位的经络、气血、脏腑病症起到直接的调节作用。另一方面,由于手法的刺激激发了经穴乃至整个经络系统的特异作用,手法的刺激作用沿着经络传至所属的脏腑及其所过之处的组织、器官,从而改善、恢复脏腑、组织、器官的生理功能。如通过推拿肝经与胆经的有关经穴,可调节人体肝胆的功能,有疏肝利胆的作用;通过推拿脾经的经穴,可改善脾的功能。

3. 恢复筋骨、关节的功能

人体中的软组织包括筋膜、肌肉、肌腱、腱鞘、韧带、关节囊、滑膜、椎间盘、关节软骨盘等组织,可因直接或间接外伤或长期劳损而产生一系列的病理变化。推拿对上述软组织损伤有较好的治疗和养生保健效果。其作用原理主要有以下几方面:

（1）舒筋通络、解痉止痛

损伤后，肌肉附着点和筋膜、韧带、关节囊等受损害的软组织，可发出疼痛信号，通过神经的反射作用，使有关组织处于警觉状态。推拿是解除肌肉紧张、痉挛的有效方法，因为它不但能放松肌肉，并能解除引起肌肉紧张的原因。其作用机理有三：一是能加强局部循环，使局部组织温度升高，消除损伤组织内瘀滞的致病物质；二是通过适当的刺激，提高了局部组织的痛阈；三是将紧张或痉挛的肌肉充分拉长，从而解除其紧张、痉挛，以消除疼痛。

（2）理筋整复、滑利关节

运用推拿的拔伸、抻展、摇扳或弹拨等手法，可使关节脱位者复位，骨缝开错者整复，软组织撕裂者对位，肌腱滑脱者理正，髓核脱出者回纳，滑膜嵌顿者退出，从而消除引起肌肉痉挛和局部疼痛的病理状态，有利于损伤组织的修复和功能重建。

（3）通络行气、活血化瘀

运用推拿手法，可以行气活血，加强局部组织的循环，促进局部组织的修复，促进因损伤而引起的血肿、水肿的吸收。并且，适当的手法，还可以促进气血的流动，增加组织灌流量从而起到活血化瘀、祛瘀生新的作用。

4. 调和营卫，防治未病

明代养生家罗洪先在《万寿仙书》中说："按摩法能疏通毛窍，能运旋荣卫。"此处按摩就是依据中医理论原则，结合具体情况分别运不同手法，以柔软、轻和之力，循经络、按穴位，施术于人体，通过经络的传导调和营卫气血，增强机体健康。

由于推拿可行气活血，通调营卫阴阳，所以，推拿后血液循环加快，皮肤浅层的细血管张肉放关节灵活，除感到被推拿部分具有温暖舒适的感觉外，也给全身带来一种轻松舒适感，使人精神振奋，消除疲劳，久久行之，对身体健康具有重要作用。

（三）方法

1. 一指禅推法

（1）定义

用拇指指端、螺纹面或偏峰着力于一定的部位或穴位上，沉肩、垂肘、悬腕，以前臂作主动摆动，带动腕部摆动及拇指指间关节的屈伸活动，使之产生的力持续地作用于部位或穴位上，称之为一指禅推法。

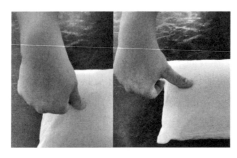

图 5-1-9　一指禅推法

（2）动作要领

1）沉肩：肩部放松，肩部不能耸起用力。

2）垂肘：上肢肌肉放松，肘部下垂，略低于腕。

3）悬腕：腕部放松，腕关节自然悬屈，拇指处于垂直位，便于腕部摆动。

4）指实：拇指指端、螺纹面或偏峰自然着力，吸定于治疗部位上。

5）掌虚：手握空拳，指面不贴紧掌心，使之掌虚，拇指伸直盖住拳眼，在腕及拇指活动时起稳定作用。

6）紧推：以肘部为支点，前臂作主动摆动，带动腕部摆动及拇指指间关节作屈伸活动。腕部摆动时，尺侧要低于桡侧，使之产生的"力"持续地作用于治疗部位上。手法频率为120～160次/分。

7）慢移：手法移动时应随腕部摆动，拇指着力点作缓慢移动。

8）动作要灵活自然，频率均等，压力、摆动幅度要均匀、柔和。

（3）注意事项

1）操作时思想集中，注意拇指接触面。拇指指间关节和其余四指尽量避免与受术者肢体接触。

2）移动时由"点"贯"线"，不可歪斜乱走。

（4）运用说明

本法接触面积较小，深透性好，刺激柔和。适用于全身各部位或穴位。常用于头面、胸腹及四肢关节等处。具有舒筋通络、调和营卫、祛瘀消积、健脾和胃、理气止痛的作用。

2. 揉法

（1）定义

用手掌大、小鱼际，掌根或手指螺纹面部分，吸定于一定部位或穴位上，作轻柔缓和的回旋揉动的一种手法，称之为揉法。

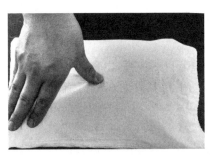

图 5－1－10　指揉法

（2）动作要领

1）肩臂放松，上肢置于身体侧前方，肘关节微屈，手掌自然平伸或微背伸，手指自然伸开。

2）腕部放松，以腕关节连同前臂一起带动吸定部位的软组织作回旋活动。

3）压力要轻柔，动作要有节律，手法频率为 120～160 次/分。

①　掌揉法：全掌揉以全掌为着力点，接触面积较大，刺激量较柔和，多用于背腰及腹部等；掌根揉以掌根为着力点，刺激量较大，适用于肌肉丰厚的部位，如肩背、腰臀、大腿等部位；大鱼际揉以大鱼际为主要着力点，其刺激量较柔和，多用于头面部。

②　指揉法：拇指揉以拇指螺纹面或指端为着力点，可运用于全身各部位，在揉法中最为

常用；中指揉以中指螺纹面为着力点，多用于四肢关节周围穴位；三指揉以食、中、环三指螺纹面为着力点，多用于头面及肌肤嫩薄之处。

（3）注意事项

1）操作时术者体位要舒适得当。

2）揉动频率应根据部位及病症的需要进行调整，一般先慢后快，快揉时呼吸要均匀，不可屏气。

3）移动时用力要平稳着实，均匀柔和，不可忽轻忽重。

（4）运用说明

本法轻柔缓和，是推拿常用的手法，适用于全身各部。具有宽胸理气、消积导滞、活血祛瘀、消肿止痛等作用。常用于头痛、胸闷胁痛，脘腹胀痛，便秘、泄泻及腰背、四肢关节软组织损伤等保健。

3. 摩法

（1）定义

用指面或掌面等部位着力，在受术部位表面进行环旋摩动的手法，称摩法。

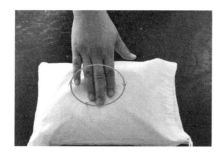 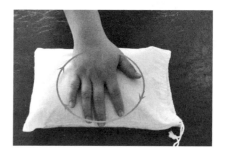

图 5－1－11　指摩法　　　　　　　图 5－1－12　掌摩法

（2）动作要领

1）指摩法：腕微屈，指间关节自然伸直，以食、中、无名（环）指末节螺纹面附着于治疗部位，用腕和前臂的协调运动带动手指螺纹面在所需治疗部位作顺时针方向或逆时针方向的环旋摩动。

2）掌摩法：腕关节微背伸，诸手指自然伸直，将全手掌平放于体表治疗部位上，以前臂和腕的协调运动，带动手掌在所需治疗部位作顺时针方向或逆时针方向的环旋摩动。

3）手法轻柔，压力均匀。指摩法宜稍轻快，每分钟摩动约 120 次；掌摩宜稍重缓，每分钟摩动 80～100 次。

（3）注意事项

1）指摩法力量较轻，腕关节应放松，自然屈曲在 150°左右，形成环行研磨动作的力量来源于前臂，不是由腕关节主动运动形成的。

2）掌摩法腕关节微背屈，主要以掌心、掌根部接触受术部位。作环行摩擦时肩、肘、腕关节动作要协调。

3）操作时不带动受术部位的皮下组织。

（4）运用说明

摩法刺激柔和舒适，适用于全身各部，临床常用于头面、胸腹、胁肋部，具有宽胸理气、健脾和胃、活血散瘀等作用,常用于缓解胸胁痛、消化不良、外伤肿痛等疾患。

4. 推法

（1）定义

以肢体按压于受术部位沿直线向前作单向的推动,形成滑动摩擦的方法,称推法。

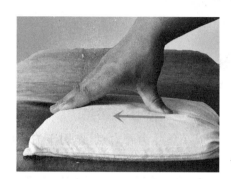

图 5-1-13　指推法

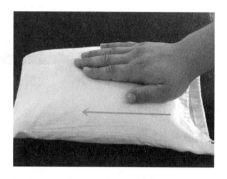

图 5-1-14　掌推法

（2）动作要领

1）肩臂放松,上肢置于身体侧前方,肘关节微屈,手掌自然平伸或微背伸,手指自然伸开。

2）以指或掌在受术部位表面沿直线向前推动,与受术部皮肤形成单向滑动摩擦。

3）推到受术部位另一端时,离开皮肤,复原到开始动作,再重复操作。

（3）操作方法

拇指推法以拇指指腹或桡侧缘为着力点,在成人主要用于肩臂、胸胁、腰臀及四肢部,在小儿主要适用于推拿特定穴中的线状穴位和十指指腹;二指推法以食中指指腹为着力点,适用于小儿线状穴位较长者,其治疗作用取决于小儿推拿特定穴位的特异性。

（4）注意事项

1）推法一般要使用介质,用于成人可涂少许冬青膏、凡士林;用于小儿手掌蘸姜汁、凉水或用一些滑石粉,以起协助治疗和保护皮肤的作用。

2）推法一般顺肌纤维方向推移。

3）推法频率和力量的掌握,一般而言,推幅越小,频率越快;成人推法慢,小儿推法快;拇指推法、二指推法力量轻,掌推法力量重。

（5）运用说明

推法刺激柔和,可以用于全身各部,有舒筋活血、解痉止痛、增加皮肤弹性、促进肌肉生长、消除疲劳和使肌肉放松等作用。适用于头痛、头晕、失眠、胸闷、胸胀、便秘、风湿痹痛、肩背肌肉酸痛、腰腿痛、软组织损伤等。

5. 擦法

（1）定义

用手掌紧贴皮肤,稍用力下压并作上下或左右直线往返摩擦,使之产生一定的热量的操作方法,称为擦法。

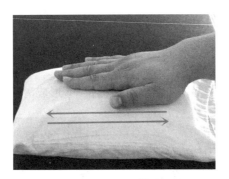

图 5-1-15 擦法

（2）动作要领

1）上肢放松，腕关节自然伸直，用全掌或大鱼际或小鱼际为着力点，作用于治疗部位，以上臂的主动运动，带动手做上下向或左右向的直线往返摩擦移动，不得歪斜。

2）摩擦时往返距离要拉得长，而且动作要连续不断，如拉锯状，不能有间歇停顿。如果往返距离太短，容易擦破皮肤；当动作有间歇停顿，就会影响到热能的产生和渗透，从而影响治疗效果。

3）压力要均匀而适中，以摩擦时不使皮肤起皱褶为宜。

4）施法时不能操之过急，呼吸要调匀，不能屏气。

5）频率一般为 100 次/分左右。

（3）注意事项

擦法在体表直接操作摩擦，为保护皮肤、防止擦破，在施术部位要涂抹少量油类润滑剂。擦法在临床上常作为最后使用之手法，一般在擦法之后，就不在该部位使用其他手法，以免皮肤破损。

（4）运用说明

擦法具有柔和温热的刺激，有宽胸理气、健脾和胃、温阳益气、温肾壮阳、祛风活血、消瘀止痛等作用，适用部位较广泛。根据着力部位不同，分为掌擦法、大鱼际擦法、小鱼际擦法。掌擦法主要用于胸腹、胁肋部等面积较大而又平坦的部位；大鱼际擦法主要用于四肢部，尤以上肢为多用；小鱼际擦法主要用于肩背及腰骶部。

6. 抹法

（1）定义

单手或双手用拇指螺纹面在体表做上下、左右或弧线呈单向或任意往返的移动，称为抹法。

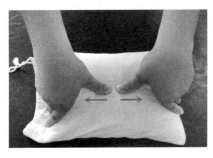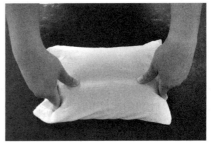

图 5-1-16 抹法

（2）动作要领

用单手拇指螺纹面或双手拇指螺纹面紧贴于治疗部位，稍施力做单向或往返移动；其余四指轻轻扶住助力，使拇指能稳沉地完成手法操作；双手动作要协调、灵活、力量均匀。

（3）注意事项

操作时动作应缓和，连贯性要强。力量适中，用力要轻而不浮，重而不滞。

（4）运用说明

抹法轻快柔和，有开窍镇静、安神明目、宽胸理气、疏经通络等作用，是推拿保健常用手法，适用于头面、胸腹、手背、足背等部位，常用于感冒、头痛、头晕、失眠、胸闷、气喘等症。

7. 按法

（1）定义

用指或掌着力，对所施部位施以按压的一种手法，称为按法。

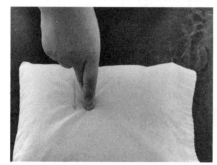

图 5 - 1 - 17 指按法

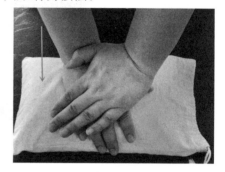

图 5 - 1 - 18 掌按法

（2）动作要领

1）指按法宜悬腕，拇指发力，其余四指支撑助力。

2）掌按法以肩关节为支点，腕关节背伸，以全掌面接触被治疗部位。

3）按压的用力方向多为垂直向下或与受力面相垂直。

4）用力要由轻到重，稳而持续，使刺激充分达到肌体组织深部。

（3）注意事项

操作时不可突施暴力。用力原则均是由轻而重，再由重而轻，手法操作忌突发突止；操作前对骨质情况要诊断明确，以免造成损伤。

（4）运用说明

按法在临床上常与揉法结合应用，组成"按揉"复合手法。指按法适于全身各部，尤以经络、穴位常用；掌按法适于背部、腰部、下肢后侧等面积较大而又平坦的部位。具有放松肌肉、开通闭塞、活血止痛的作用。

8. 捏法

（1）定义

用拇指和其他手指在施术部位作对称性的挤压，称为捏法。

（2）动作要领

1）拇指与其余手指要以指面着力，施力时双方力量要对称。

2）动作要连贯而有节奏性，用力要均匀而柔和。

3）相对挤压后，随即放松，然后再挤压，如此反复进行，并循序移动。

（3）注意事项

注意不要用指端着力；挤捏时沿肌纤维方向移动，一般由近端向远端。

（4）运用说明

本法主要适用于头部、颈项部、四肢部，具有舒筋通络、行气活血作用。常与拿法配合缓解头痛、颈项及四肢部肌肉酸痛。

9. 振法

（1）定义

用指或手掌按在人体一定部位或穴位上做连续性振颤动作，称之为振法。

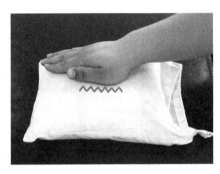

图 5 - 1 - 19　振法

（2）动作要领

1）沉肩、垂肘，指掌平放紧贴体表，或手握空拳，单指伸直按于穴位上。

2）前臂肌肉强烈地、静止性地持续用力，使力量集中于手掌或手指上。

3）振动的幅度要小，频率要快，要连续不断。一般持续 5～10 分钟。

4）操作中呼吸要均匀，不可屏气，做到意气相随、以意领气。

5）振动的次数一般在 600～800 次。

（3）注意事项

以掌指部自然压力为主，不要额外施加力量，以免造成不适；术者呼吸自然、不可憋气，操作时间应量力而行，不可勉强。

（4）运用说明

本法是一种频率快、刺激柔和的手法，其中掌振法主要用于胸腹部，指振法适用于全身各部穴位。具有和中理气、消积导滞、活血祛瘀、疏经通络等作用。

（四）眼保健的运用

眼睛周围有丰富的穴位，如睛明、攒竹、太阳、四白、承泣、鱼腰、瞳子髎等穴位。通过对眼部周围穴位及人体其他腧穴的推拿，能够产生疏通经络、调和气血、消除眼肌疲劳等效应，可以消除眼睛疲劳，提高视力，可用于预防和治疗近视、老年性白内障、青光眼等眼部疾病，尤其适用于青少年的假性近视眼病。下面是常用推拿操作程序：

1. 开天门

受术者仰卧位,术者坐于受术者头顶,四指吸定头部两侧。双手拇指交替从印堂穴沿前正中线推至前发际5～10遍。

2. 分抹(推)眼周

受术者仰卧位,术者坐于受术者头顶,四指吸定头部两侧,双手拇指桡侧缘从印堂穴向两侧分抹眶上、眶下,力量由轻而重,可使用滑石粉等介质起润滑作用,反复操作5～10遍。

3. 一指禅眼周"∞"形推法

受术者仰卧位,术者坐于受术者头顶,一手固定其头部,另一手以一指禅推法沿晴明、攒竹、鱼腰、丝竹空、瞳子髎、承泣过渡到对侧的晴明、攒竹、鱼腰、丝竹空、瞳子髎、承泣,反复操作5～10遍。

4. 点按眼周穴位

受术者仰卧位,术者坐于受术者头顶,双手拇指依次点按眼周晴明、攒竹、鱼腰、丝竹空、瞳子髎、承泣、四白等穴位,力量由轻而重,每穴20～30秒,以酸胀得气感为度。

5. 拿捏眉毛

受术者仰卧位,术者坐于受术者头顶,以拇食中三指指腹从印堂穴沿眶上缘向外侧提拿眉毛3～5遍。

6. 熨目

受术者仰卧位,术者坐于受术者头顶,双手大鱼际对搓发热,从目内眦向外侧抚熨眼睛3～5遍。

7. 揉摩太阳穴

受术者仰卧位,术者坐于受术者头顶,用双手中指揉摩太阳穴1～2分钟。

8. 点按(揉)背俞穴

受术者俯卧位,术者立于受术者一侧,点按(揉)背俞穴,重点心俞、膈俞、肝俞、脾俞、肾俞等穴位,操作3～5遍。

9. 擦膀胱经

受术者俯卧位,暴露背部皮肤,术者立于受术者一侧,在局部涂抹介质后,以掌擦法沿着膀胱经背部循行路线擦2～3分钟。

10. 按揉光明穴

受术者俯卧位,术者拇指按揉光明穴1分钟左右。

11. 掌振前额

受术者仰卧位,术者手掌贴附于受术者印堂穴,通过前臂静止性发力,在前额及眶周产生震颤,操作1～2分钟。

(五)适应证与禁忌证

推拿属于中医外治法之一,它对很多临床疾病均有较好的治疗效果,具有强身保健、预防疾病、祛病延年的作用。当然,也有不适推拿的情况,操作前要明确推拿的适应范围,以便合理运用。

1. 适应证

（1）各种软组织病变、腰痛、腰椎间盘突出症、颈椎病、落枕、肩关节周围炎等。

（2）内科中的头痛、失眠、胃脘痛、胃下垂、便秘、腹泻、呃逆、肺气肿、癃闭、胆囊炎、哮喘、高血压病、心绞痛与糖尿病等。

（3）妇科中的痛经、闭经、月经不调、盆腔炎与产后耻骨联合分离征等。

（4）儿科中的发热、腹泻、呕吐、便秘、疳积、咳嗽、百日咳、遗尿、夜啼、惊风、肌性斜颈等。

（5）耳鼻喉科中的近视眼、鼻炎、声门闭合不全、耳鸣耳聋、咽喉痛等。

2. 禁忌证

（1）受术者过于饥饿、饱胀、疲劳、精神紧张以及醉酒时，不宜立即推拿。

（2）女性在怀孕期和月经期，肩井、合谷、三阴交、昆仑、小腹部、腰骶部、足疗反射区不宜使用推拿手法。

（3）受术者皮肤病病变损害处、烫伤处或正在出血的部位一般不宜按摩。

（4）具有扩散和传染性的疾病，如急性传染病、急性骨髓炎、关节结核、恶性肿瘤及局部感染炎症以及癌症患者一般不作推拿。

五、点穴

（一）定义

点穴是指根据经络脏腑的生理病理变化在人体相关穴位上产生一定的反映的原理，通过点法、平揉、压放、点打等手法刺激人体上的某些穴位，从而达到治疗和保健目的的方法。

点穴疗法是我国古代劳动人民和医家在长期与疾病作斗争中创造和发展起来的一种古老的医治疾病方法。它与针灸按摩同出一脉，有悠久的历史，属于中医学瑰宝的一部分。

点穴疗法的起源可追溯到茹毛饮血的远古年代，那时我们的祖先为了生存，顽强地与自然界的各种灾害进行抗争，在此过程中不可避免地受到各种伤害，引发各种疾病，从而严重地威胁着人类的生存。在这生与死的搏斗中，人类逐渐发现直接用手或用石头、木棒按压人体的某些部位，可使疼痛减轻，疾病得以缓解，甚至治愈。随着医疗经验的积累，人们便把某些特殊的部位称之为"穴"。

可以说点穴疗法和针刺疗法的起源同出一辙，又与推拿密不可分。它们都是通过对人体体表的特殊部位进行某种刺激，以起到调整人体组织器官功能状态和治疗疾病的作用。《针灸大成》指出点穴疗法乃"以手代针之神术也"。

（二）原理

中医学认为，人体气血的运行，应十二时辰灌注循行，往复周流于全身。中医经络理论认为在人体的内部与体表之间，以及内脏相互之间，体表各部位存在着一个沟通联络并运行气血津液的经络系统，其上遍布着大大小小三百多个穴位，气血就在这些经络和穴位中按照一定的流注次序，循环不息。《黄帝内经·生气通天论》指出："阴平阳秘，精神乃治。"就是说人体阴阳平衡,就不会发病。点穴方法是一种较为独特的物理疗法,通过穴位刺激以疏通经络,行气活血,扶正祛邪,平衡阴阳,其基本作用机理如下:

1. 调整气机、平衡阴阳

人体脏腑功能活动,是一个有机的整体,统称为气机。气机的升降出入、运化有序,人体则健康。当阴阳双方处于相对动态平衡状态时,人体的生命活动便处于"阴平阳秘"的健康状态。如因六淫、七情或跌仆损伤等因素的作用使阴阳的相对平衡状态遭到破坏时,就会导致一系列"阴阳失调"的病理变化和人气气机运行不畅,如气滞、气郁、气逆、气结等;膻中穴为八会穴之一,气会膻中,点按本穴具有调理人身气机之功能,可用于一切气机不畅之病变,诸如肺气不降之上逆、心之气血郁滞以及肝气郁结等症,以调整人体阴阳平衡。

2. 改变脏腑内能

某一脏腑的功能失调,可导致该脏腑出现病变,而脏腑的病变必然进一步引发脏腑功能异常。点穴方法能够调整脏腑内能,使其恢复正常,起到积极的治疗作用。如腹痛者经过点穴能够使有关脏腑功能得到调整,胃肠平滑肌得到缓解,解除腹部疼痛症状。

此外,皮肤有触觉、痛觉、温觉等感觉功能,这些感觉功能与机体管理内脏器官活动的植物性神经关系密切,点按体表相应穴位可引起内脏的反射现象。同时,点按本身的直接压力以及对体液的影响,亦可影响脏腑器官功能。

3. 健脾和胃、生化气血

胃者主受纳,脾者主运化,脾胃壮实,四肢安宁,脾胃虚弱,百病蜂起,故调理脾胃者,医者之王道也。

脾胃是后天之本,主运化水谷精微,是气血生化之源,脾之健运、胃纳正常是人体生理功能的基本保证。点穴能够加强胃腑功能,调畅气机,使胃腑顺降、脾脏健升,从而实现气血生化有源、气血充足、体健而康复。如中脘为胃的募穴,是胃经经气聚集之处,点按本穴能够促进气血运行,调节胃的功能。

4. 通经行气、活血祛瘀

机体受损后,局部经络气血组织不得宣通,或运行不畅,常出现肢体麻木拘紧、活动不便,甚至影响脏腑不和。点穴可以"按其经络,以通郁闭之气",从而使经络通畅、气血流通,促进脏腑功能活动,推动气血运行,从而起到活血祛瘀的效果。如血海穴,属足太阴脾经,善治各种血症,点按本穴能够起到调经统血、促进周身血液循环的功效。

5. 调整信息、调理脏腑

现代生理学研究表明,人体各个脏器都有特定的生物信息,如脏腑有其固定的活动频率及生物电,当某一脏腑发生病变时,有关生物信息即会发生变化,而这些变化可影响整个系统乃至全身的机能平衡。通过点穴,产生一定的生物信息,传递到相关脏腑,对失常的生物信息加以调整,使之恢复正常,从而实现功能调节、防止疾病的目的。有受术者点穴后出现局部皮温升高,并通过神经系统传导、心血管功能及末梢循环的改变,实现免疫功能的增强,如全身轻松舒适、睡眠质量提高、食欲增加、体力增强等现象。

此外,点穴疗法还能解痉止痛、舒筋通络、松解粘连、改善骨关节活动,因此,它对软组织损伤也具有治疗和修复效果,并对骨关节功能障碍具有一定的调节功能。

（三）方法

1. 点法

（1）定义

用指端或屈曲的指间关节部着力于施术部位，持续地进行点压，称为点法。

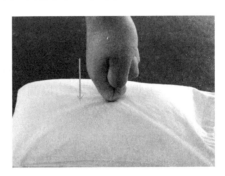

图 5 - 1 - 20　点法

（2）动作要领

1）拇指点法：手握空拳，拇指伸直并紧靠于食指中节，以拇指端着力于施术部位或穴位上，前臂与拇指主动发力，进行持续点压。

2）屈拇指点法：屈拇指，以拇指指间关节桡侧着力于施术部位或穴位，拇指端抵于食指中节桡侧缘以助力，前臂与拇指主动发力，进行持续点压。

3）屈食指点法：屈食指，其他手指相握，以食指第一指间关节突起部着力于施术部位或穴位上，拇指末节尺侧缘紧压食指指甲部以助力。前臂与拇指主动发力，进行持续点压。

4）肘点法

术者一手握拳屈曲，拳心向胸，以肘尖部着力于受术体表，另一手屈肘，以掌按住下面之拳，上身倾斜，以肩及躯干发力，平稳向下按压。

5）点穴棒点法

术者一手握住点穴棒的一端，以点穴棒另一端吸定于穴位上，通过前臂持续发力，使力量通过点穴棒对穴位形成点压刺激。

6）用力方向宜与受力面相垂直，不可偏斜。

7）用力要由轻到重，稳而持续，要使刺激充分达到机体的组织深部，产生"得气"的感觉，力量以受术者能忍受为度。

（3）注意事项

1）点法施术时力量要由轻到重，由缓到急，循序渐进，最后再以轻手法缓解。不可突施暴力，既不能突然发力，也不可突然收力。

2）点法操作后，施术部位出现酸麻、热、胀等感觉，或皮肤红润，甚至皮下淤血，均属正常，不需处理，可自行恢复正常。若操作过程中受术者出现头晕、恶心、脸色苍白等现象，须停止施术，并快速按压手指、足趾甲根以缓解。

3）心脑血管疾病、出血性疾病、严重皮肤病以及急性热病患者，不宜施本法操作，尤其是心功能较弱患者忌用。

4）点后宜用揉法,以避免气血积聚及或造成所施术部位或穴位的局部软组织损伤。

（4）运用说明

点法适用于全身各部位腧穴,指端点和指间关节突点尤适用于头面、四肢远端小关节的穴位和压痛点;肘点法适用于背腰及下肢肌肉丰厚处穴位;点穴棒点法能够加强上述点穴法刺激效果,起到开通闭塞、通调气血、活血止痛、调整脏腑的作用。

2. 平揉法

（1）定义

以中指端点按于穴位上,通过前臂和腕关节的运动,在穴位上做圆卷形平揉的方法。

（2）动作要领

1）术者的中指端点在患者的穴位上,用拇指端抵中指内侧第一指关节,再以食指与无名指紧压中指第一指关节的外侧。

2）前臂发力,带动中指端做平揉,使皮下组织产生环旋运动。

3）操作时力量宜深透,动作宜缓慢。

（3）注意事项

平揉法是指平而揉之之意。所谓平,即不许偏斜,保持适当的水平。"揉"是按而摩的动作,是"按劲"和"摩劲"两者互相结合的动作。

手法的轻重,要根据病人体质、病情的新旧而定。体质瘦弱和病情长者,用轻手法;体质肥壮和新病者,可用重手法。

（4）运用说明

平揉法应用极为广泛,适用于全身各部位和穴位,一般疾病都可选用。在手法配合上,常与压放法配合使用,与其他手法也可配合。操作中,双手中指可以协同运用。

平揉法刺激缓和深透,能活血通络、调理脏腑功能。通过连续平揉的刺激,在软组织或穴位中引起酸麻胀重等感觉,使穴位组织发生变化,引起生理上的机能调节,实现防治疾病的功效。

3. 压放法

（1）定义

以中指端在一定穴位上,向穴位深部按压,使指端按于穴位皮肤水平之下,压下即放、放后再压的操作方法。

（2）动作要领

压放法是在穴位上进行的手法,"压"是向下压位;"放"是往上放开,互相对立,又互相结合的动作。

1）中指端吸定于一定的穴位。

2）前臂发力,带动中指端向穴位深层按压,随即收力。

3）压下、放开的两种过程,要保持着穴位的中心,使动的劲和穴位中心成垂直线

4）要求动作缓和协调,快慢均匀,一压一放为 1 次,一般每穴操作 50～100 次。

（3）注意事项

压是用中指端着力,不能用指甲掐,也不能用指腹压,因而在操作前必须修剪好指甲,切勿造成皮肤损伤。

压在深处,劲在穴位的深层;放开后与皮肤相平,劲在穴位的浅层。操作中不得把指端离开皮肤。

（4）运用说明

压放法在应用上同平揉法一样的重要,操作中也须结合受术者体质的强弱、胖瘦,保持适当的轻、重手法。有开通闭塞、通络止痛、调整局部气血和脏腑功能调节作用。也可根据经络循行路线,通过压力方向的变化,实现"迎随补泻"的效果。

4. 点打法

（1）定义

以中指端对准穴位,通过前臂摆动和腕关节屈伸,使中指端对受术部位进行点打的方法。

（2）动作要领

1）中指自然伸直,余指屈曲或夹住中指。

2）中指端和穴位保持一定距离,前臂主动发力,使中指端点打受术部位或穴位中心。

3）点打后立即提起,提起再继续打下,一打一提为一次。

4）点打速度宜适中,每分钟 80 次左右。

（3）注意事项

1）本法以指端为着力部位,术者施术前必须修剪指甲,以免引起皮肤损伤。

2）点打部位要准确,对施术部位反复刺激,方能产生点打效果。

3）注意用力稳定、轻重得当,要根据病情和病人的体质,耐受力等具体情况审慎使用。

4）操作过程中须随时观察受术者或局部穴位刺激反应,及时调整点打力度和操作时间。

（4）运用说明

本法为刺激较强的手法,应用较多,全身各部位均可应用。点打时在穴位上产生微红、热的现象,即是毛细血管的扩张。随后,微红、热的现象消失,即是毛细血管扩张后相对收缩。通过这一反复过程,起到宣通气血、通络止痛、缓解痉挛、兴奋元阳等作用。常用于肢体疼痛、麻木不仁、风湿痹痛、疲劳酸痛等症。

（四）眼保健的运用

1. 眼周 7 穴保健法

受术者取仰卧位,术者坐于其头顶,以指或点穴棒依次点睛明、攒竹、鱼腰、丝竹空、瞳子髎、球后、承泣等穴位,每穴 10～20 秒,以酸胀得气为度。点压时,用力要稳,力量由轻而重,缓缓深透,切勿点压到眼球。

2. 养肝明目法

受术者取俯卧位,术者以肘、点穴棒或指间关节突依次点肝俞、太冲、大敦、行间、太溪、光明等穴位,每穴 10～20 秒,以酸胀得气为度。力量由轻而重,缓缓深透,以调节肝经之气,达到养肝明目之功效。

3. 补血明目法

受术者取仰卧位,术者以点穴棒或指间关节突依次点天枢、血海、照海、太溪大敦等穴位,每穴 10~20 秒,以酸胀得气为度。力量由轻而重,缓缓深透,以实现滋养肝肾、补血明目的效果。

4.近视眼保健操作

(1)受术者俯卧位,术者沿督脉循行路线进行推动,沿两侧膀胱经第一侧线由上而下点揉。然后平揉肝俞、肾俞、命门穴各 1 分钟。

(2)受术者仰卧位,全身放松,双目轻闭。术者压放两侧下肢太冲、光明、三阴交穴各 1 分钟,压放上肢合谷、劳宫、养老、曲池穴各 1 分钟。

(3)平揉受术者头面部鱼腰、丝竹空、承泣、四白、阳白、头临泣、头维、玉枕、风池、翳明诸穴。每穴操作 30 秒,操作时要用力适度,意透穴位深层。

(4)压放睛明、攒竹、太阳、承泣等穴位各 1 分钟。

(5)点打太阳、四白、风府、风池、翳明、光明等穴位各 1 分钟。

以上操作可以单独运用,也可组合操作,均能缓解眼疾,改善视力,对视力提升有一定效果。

(五) 适应证与禁忌证

1.适应证

点穴疗法适用范围广泛,对内、外、妇、儿、伤、五官等各种常见病及部分疑难杂症均有一定效果,如头痛、牙痛、腰痛等各种痛证,也可以用于失眠、亚健康状态、疲劳综合征及养生保健等方面。

2.禁忌证

(1)严重的心脏病、肺结核、恶性肿瘤等。

(2)出血性疾病,如血友病、血小板减少性紫癜、过敏性紫癜、再生障碍性贫血等。

(3)严重的皮肤病局部。

(4)化脓性骨关节炎急性期等。

(5)久病、年老体弱及幼儿体质虚弱而经不起手法作用者。

第二节　中药保健技术

一、外敷

(一) 定义

中医眼部外敷法是根据中医内病外治理论,从眼部直接给药,促进局部血液循环,改善周围组织营养,调节内在脏腑功能。

(二) 外敷的作用及原理

通过药物的直接作用和间接作用达到预防保健和治疗疾病的目的。中药外敷可直接透入皮肤,在局部产生较高的药物浓度,从而发挥较强的药理作用;药物还可通过不断地刺激局部的皮肤或穴位,运用中药归经原则通经走络,调节机体的神经、体液、组织、器官等的功能;配合热敷可扩张血管,促进局部血液循环,改善周围组织营养;热敷还可促使泪腺及睑板腺分泌,改善眼表状态,且有缓解视疲劳作用。配合冷敷可使局部毛细血管收缩,减少渗出和出血,抑制神经末梢的感觉功能,因而有消炎、止痛、止血作用。

(三) 外敷的方法

一般可分为热敷、冷敷、药物敷 3 种方法,在临床工作中常常两种或三种方法同时联合使用。

1. 热敷

(1) 湿热敷

首先将少许凡士林涂在眼睑及眼眶周围,嘱其闭眼,用单层消毒纱布覆盖。然后用特制的棉垫或毛巾或纱布数层重叠,先置沸水中煮沸 5 分钟,再用镊子将热敷垫拧干置于患处,稍冷即更换,敷毕用纱布擦干皮肤。每次 15～20 分钟,每日 2～3 次。

(2) 干热敷

用热水袋或玻璃瓶盛以热水,外裹薄毛巾,置于眼睑上即可,优点是作用时间较为持久,可减少更换的次数。

注意事项:热敷时温度以能耐受为度,勿烫伤皮肤;热敷垫用后应煮沸消毒,以免交叉感染;热敷后红肿蔓延增剧者应立即停止。有出血倾向及急性充血性青光眼者禁用。

2. 冷敷

一般用冰袋贴敷双眼,或以棉垫、毛巾、纱布置于冰水内或新汲井水浸湿拧干,敷于眼部,每 3～4 分钟更换一次,每次 10～15 分钟,每日 2～3 次。

注意事项:冷敷时温度以能耐受为度,勿冻伤皮肤;冷敷垫用后应煮沸消毒,以免交叉感染;皮肤有伤口时禁用本法。

3. 中药外敷

概念:中药外敷法是指将中药煎汁或新鲜中草药切碎、捣烂,或将中药研末加水或赋形剂(茶水、姜汁、胆汁、醋、蜂蜜、人乳、鸡蛋清、油脂类)调匀成糊状,施于皮肤、空窍、腧穴及病变局部等部位的治病方法。眼周分布着大量的穴位,血管丰富,药物吸收快,适合使用中药外敷法,眼周敷药具有良好的视觉保健效果。

注意事项:敷药时最好采用卧位,并对敷药部位进行清洁,轻闭双眼,勿将药物误入眼睑内;调制的药物须干湿适中,厚薄均匀,一般以 0.2～0.3 cm 为宜,大小须盖住眼部;眼周皮肤破损处禁用刺激性药物外敷,敷药后应询问病人有无瘙痒难忍感觉,并观察局部有无皮疹、水泡等过敏现象,若有过敏反应,应停止敷药,及时对症处理。

(四) 眼保健常用敷贴技术

1. 中药外敷法操作技术

(1) 操作前准备好 75%酒精、眼部清洁剂、治疗盘、治疗碗、研磨好的中药粉、蒸馏水(或中药液)调刀、镊子、敷布数块(无菌纱布制成)、棉纸、塑料薄膜、肥皂。

(2) 操作流程

1) 操作者用肥皂把手清洗干净,用 75%的酒精棉球消毒手部皮肤。

2) 使用眼部清洁剂清洁眼部皮肤。

3）根据配方将药物研磨成极细的粉末，通常用5～10 g中药粉，将中药粉用适量温热蒸馏水或者中药液调成糊状，用调刀将中药糊剂均匀地摊在消毒纱布上，贴敷于眼部，在药物上面加一大小相等的棉纸、纱布，或用薄膜覆盖。

4）每次20～30分钟，保持敷料湿润，每日敷1～2次。操作完毕，用温水洗净眼部药膜。

2. 湿敷法

用纱布浸吸药液，敷于患处的一种外治法。古称渍法，首见于《肘后备急方》，分为冷湿敷和热湿敷。冷湿敷，以10℃左右为宜，多针对热证阳证，如眼部红肿热痛；热湿敷，温度为40～50℃，多针对寒证阴证。

（1）操作前准备好肥皂、75%酒精、眼部清洁剂、治疗盘、治疗碗、配制好的中药液、镊子、敷布数块（无菌纱布制成）、棉球、塑料薄膜。

（2）操作流程

1）操作者用肥皂把手清洗干净，用75%的酒精棉球消毒手部皮肤。

2）使用眼部清洁剂清洁眼部皮肤。

3）操作方法：将配制好的中药液倒入治疗碗中，保持药液的温度适宜，用镊子将6～8层无菌纱布在药液中浸透，然后取出稍加拧挤至不滴水为度，覆盖于眼部。每隔10分钟左右，用镊子夹取棉球浸药后淋药液于敷布上，保持敷料的温度和湿度，持续20～30分钟。

4）操作完毕，擦干局部药液，用温水擦拭眼部皮肤。

（五）常见视觉疾病的中药外敷技术

1. 干眼症（湿热敷法）

决明子30克、玄参20克、麦冬20克、生地15克，水煎20分钟，取药液50毫升，待水温降至40摄氏度时，用纱布浸透敷在眼部。

2. 近视（贴敷法）

熟地20克、黄芪20克、枸杞子20克、当归20克、炙甘草6克，研极细粉末，取适量，用水调成糊状，涂敷于眼部。

或生地6克、桑叶6克、麦冬6克、当归4克、石菖蒲4克、远志4克、蒲公英4克，研极细粉末，取适量，用水调成糊状，涂敷于眼部。

（六）适应证与禁忌证

1. 适应证

中医外敷法无刺激、无不适感，对近视、散光、老花眼和干眼症、视疲劳等常见视觉问题都可以起到保健康复的作用。

2. 禁忌证

热敷后红肿蔓延增剧者应立即停止，出血倾向及急性充血性青光眼者禁用热敷；皮肤有伤口时不宜直接冷敷，眼周皮肤破损处时应避免使用刺激性药物敷贴。

二、中药熏蒸

（一）定义

中药熏蒸疗法又称为中药蒸煮疗法、中药汽浴疗、药透疗法、热雾疗法等，是以热药蒸汽为治疗因子的化学、物理综合疗法。是中药外治疗法的分支。在一些少数民族地区,被称为"烘雅"。

这种方法最早用于临床的自先秦就有记载,《礼记》说:"头有疮则沐,身有疡则浴。"《黄帝内经》也提到:"其有邪者,渍形以为汗,其在皮者,汗而发之。"《五十二病方》随马王堆汉墓出土,明确提出用中药煎煮的热药蒸汽熏蒸治疗疾病,其中有熏蒸洗浴八方,如用骆阮熏治痔疮;用韭和酒煮沸熏治伤科病症等。唐宋时期,熏蒸获得较快发展。在熏蒸阴部,熏蒸足部的基础上,又提出熏眼、熏发等方法。到清代,中药熏蒸趋于成熟,《慈禧光绪医方选议》中就曾收载慈禧光绪常用熏蒸 65 首:其中熏身方 20 首,熏头方 16 首,熏面方 3 首,熏眼方 15 首,熏蒸四肢方 7 首,坐熏蒸方 4 首。随着科技的进步,中药熏蒸无论是理论还是实践均有相应发展,亦有一批很有影响的专著如《自然疗法大全》《中国中医独特疗法大全》《当代中药外治临床大全》《中国医学疗法大全》等十余种有关中药熏蒸洗浴疗法的单行本相继出版,师承前人,推陈出新,为中药外治和中药熏蒸疗法的不断发展推波助澜,中药熏蒸疗法逐渐泛用于休闲保健、康复疗养和临床治疗精神疾病等诸多方面。

（二）熏蒸治疗的原理

1. 热效应的物理刺激作用

（1）疏通腠理,舒筋活络,放松肌肉,消除眼疲劳。

（2）毛细血管扩张,行气活血,促进血液循环和淋巴循环,改善眼周围组织的营养状况。

（3）温通解凝,能促进血瘀和水肿的消散,消除眼部炎症。

2. 局部性药理效应

在患部的直接熏蒸,药蒸汽通过皮肤的渗透、转运、吸收,高浓度的药物直达病灶。

3. 整体性药理效应

（1）穴位经络效应。

（2）血液循环效应。

（三）中药熏蒸的作用

具有物理湿热敷及药物治疗的双重作用,能发散外邪,畅行气血,还可通过不同的药物直接作用于眼部,达到疏通经络、退红消肿、收泪止痒等效果,适用视觉疲劳伴有眼红眼干的患者,具有如下特点:

1. 直达病灶

（1）药蒸汽通过皮肤的渗透、转运、吸收,直达病灶。

（2）药蒸汽通过人体内通外口的开口,直达病灶。

2. 对脾胃的毒副作用小

中药熏蒸经皮肤、孔窍直达病灶,不经脾胃,对脾胃无影响。

（四）中药熏蒸的方法

临床上根据不同病情选择适当的药物（眼部熏蒸常用药物:菊花、薄荷、白芷、丹皮等）,煎成药液,也可将内服药渣再次煎水作熏洗剂。

1. 传统熏蒸法

操作时将加热后的中药液倒入窄口杯内,利用其热气熏蒸双眼。

2. 现代超声雾化熏蒸法

将上述药液置于超声雾化机药杯里,调节好合适的温度及时间,戴专用眼罩熏眼。此法用超声波将水滴撞击为微小雾滴悬浮于气体中,药物颗粒和雾滴结合成气体溶胶,有利于药物通过皮肤及眼表血管更好地吸收,而且温度、时间可控,使治疗更加精准科学。近年来雾化疗法在眼科临床应用较广,特别是在眼睑疾病、干眼、结膜疾病、角膜疾病、眼外伤、屈光不正和斜视等眼病中应用较多,具有用药量小、全身副作用少、方便快捷、起效快等优点。

3. 操作时注意事项

（1）施行熏蒸疗法,应注意温度的适宜,防止烫伤眼部。温度过低时不起作用,应重新加温。

（2）熏蒸时间大约 20 分钟到半小时。小儿及智能低下、年老体弱者熏蒸时间不宜过长,同时需家属陪同。

（3）熏蒸浴具要注意消毒。

（4）治疗期间对辛辣、油腻、甘甜等食物摄入应适当控制。

（5）做完熏蒸后要喝 300～500 ml 白开水。

（五）眼保健的运用

1. 干眼症熏蒸技术

药物组成:野菊花、秦皮、黄柏、薄荷、桑叶、红花各 6 克,水煎取汁熏蒸。

2. 视疲劳熏蒸技术

药物组成:牡丹皮、鬼针草、桑叶、当归、川芎各 20 克,水煎取汁熏蒸。

（六）适应证与禁忌证

干眼症、视觉疲劳伴有眼红眼干的患者均适用,眼部有新鲜出血或患有急性结膜炎、恶疮者忌用本法。

三、中药热奄疗法

（一）概念

是中药外敷疗法的一种,是将加热好的中药药包置于身体的患病部位或身体的某一个特定位置(如穴位上),通过奄包的热蒸汽使局部的毛细血管扩张,血液循环加快,利用其药效和温度达到温经通络、调和气血、营养局部作用的一种体外疗法。

中药热奄包又称中药热敷包,为传统中医疗法,距今已有 2 000 多年历史。《黄帝内经》中所述"熨"法即指热敷法,可分为干热敷和湿热敷。其法是按中医"外治之理即内治之理"的原理,将加热后的药物放于人体的某一部位或穴位来回运转,使药力和热力同时自体表毛窍透入经络、血脉而达到温经散寒、消肿止痛、活血祛瘀、强筋健骨的治疗作用。

眼部热奄是热疗、灸疗、湿敷、中药外敷、闭目滋养五法合一的综合疗法。

（二）热奄疗法使用部位

局部给药,经络、穴位给药,结合中医传统理疗技术热灸、药疗、湿敷技术、绿色疗法、安全可靠。

(三) 眼部热奄疗法适应证

因循环不利所致的眼周气血运行不畅、眼部营养匮乏,所导致的干涩、目痛、视功能下降、麻木等。

(四) 热奄包的操作方法

将药包(中草药与其他天然材料)加热,放置于身体的患病部位或穴位上。此外,也可以将中药粉调成厚糊状,然后均匀地铺在无菌敷料或保鲜膜上,再敷于患处。药物温度应适宜,一般为 40~50℃,外敷时间为 4~6 小时。敷药结束后,予以温水擦净敷药部位,手法要轻柔,避免皮肤损伤。

(五) 热奄疗法的特点

热奄包具有热力、药力、穴位刺激等多重功效,可以避免口服药物对胃肠的刺激。

(六) 眼部热奄的作用

1. 热奄疗法可以促进眼部血液循环,缓解眼部疲劳和不适感。通过热力的作用,可以促进眼部血液流动,有助于缓解长时间用眼导致的眼部疲劳和干涩等症状。同时,热奄疗法还可以促进眼部周围的血液循环,缓解眼部肌肉的紧张和痉挛,有助于缓解视疲劳和改善视力。

2. 热奄疗法可以促进眼部营养物质的吸收。通过热力的作用,增加眼部营养物质的吸收和利用。这有助于改善眼部组织的营养状况,提高视力和预防近视的发生。

四、药膳疗法

(一) 定义

是指在中医药基本理论指导下,严格按药膳配方,将中药与某些具有药用价值的食物相配伍,通过日常饮膳方法而达到预防、保健、治疗目的的一种方法。简言之,药膳即药材与食材相配而做成的美食。

药膳发源于我国传统的饮食和中医食疗文化,药膳是指在中医学、烹饪学和营养学理论指导下,严格按药膳配方,将中药与某些具有药用价值的食物相配,采用我国独特的饮食烹调技术和现代科学方法制作而成的具有一定色、香、味、形的美味食品。

(二) 药膳的原理

药膳是中国传统的医学知识与烹调经验相结合的产物。它寓医于食,既将药物作为食物,又将食物赋以药用,药借食力,食助药威,二者相辅相成,相得益彰;既具有较高的营养价值,又可防病治病、保健强身、延年益寿,所谓"良药不苦口,食之美味,观之形美,效在饱腹之后,益在享乐之中"。

(三) 药膳的应用方法

1. 应用纲领

应用中要做到注重整体、辨证施食。

2. 应用原则

在运用药膳时,首先要全面分析患者的体质、健康状况、患病性质、季节时令、地理环境等多方面情况,判断其基本症型,然后再确定相应的食疗原则,给予适当的药膳治疗。

3. 药膳的常用种类

汤类:将要做药膳的药物或食物经过一定的炮制加工,放入锅内,加清水用文火煎煮,取汁而成。这是药膳应用中最广泛的一种剂型。食用汤液多是一煎而成,所煮的食料亦可食用。如:麦冬枸杞煲鸽子汤(有滋阴明目护肝作用)。

汁类:由新鲜并含有丰富汁液的植物果实、茎、叶和块根,经捣烂、压榨后所得到的汁液。制作时常用鲜品。

(四) 眼保健的应用

1. **近视药膳——肝杞蒸蛋**

组成:猪肝 200 克,枸杞子 30 克,菟丝子 30 克,菠菜 125 克,鸡蛋 2 个,姜汁 2 克,葱段 3 克,熟火腿 20 克,绍酒 10 克,清汤 400 克,胡椒粉、盐、味精均适量。

作用:补肝、养血、明目,用于肝血不足之近视、眼花、夜盲、头晕。

2. **干眼症药膳——百合红枣粥**

组成:百合 10 克、山药 15 克、薏仁 20 克、红枣(去核)10 个。将上述材料洗净,共同煮粥食用。

功效:百合滋阴降火;山药滋肾润肺;薏仁利湿健脾、清热排脓;红枣素有天然维生素丸之称,不但富含维生素 C,也含有大量的维生素 A。

作用:此粥不但防治干眼效果好,而且还用于明目。

3. **老视药膳——何首乌粥**

组成:何首乌 60 克、粳米 200 克、大枣 10 枚(去核)。先将何首乌加适量清水煎煮半小时,然后去渣留汁,再将粳米、大枣一起加入何首乌汁中煎煮成粥,每天早晚食用。

4. **老视药膳——女贞子粥**

组成:女贞子 30 克、枸杞子 30 克、粳米 200 克。先将女贞子和枸杞子加清水小火煮沸半小时,然后去渣留汁,再将粳米一起加入上述药汁中煎煮成粥,女贞子用冰糖少许调味,每天早晚食用。

5. **视疲劳药膳——双决明粥**

组成:石决明 25 克、决明子 10 克、白菊花 15 克、粳米 100 克、冰糖 6 克。

作用:防治两眼干涩、视物不清、目眩头晕。

(五) 药膳应用原则

1. **因证用膳**

中医讲辨证施治,药膳的应用也应在辨证的基础上选料配伍,只有因证用料,才能发挥药膳的保健作用。

2. **因时而异**

中医认为,人与日月相应,人的脏腑气血的运行,和自然界的气候变化密切相关。

3. **因人用膳**

人的体质年龄不同,用药膳时也应有所差异。

4. 因地而异

不同的地区,气候条件、生活习惯有一定差异,人体生理活动和病理变化亦有不同,在应用药膳选料时也是同样的道理。

(六) 药膳应用适应证与禁忌证

1. 药膳疗法的适用范围甚广,可用于临床各种疾病的辅助治疗,尤以慢性虚损性疾病见长,还可作为保健强身、延年益寿之用。药膳疗法不但可协调全身、保护视力,起到防病保健作用,而且因药膳味美可口、服食方便,易被大众接受,适于家庭普及。制成药茶、药酒、汤、饮、粥、膏、饼、糕、羹剂或菜肴等,长期服食,可增强体质。此外,按不同季节气候、地理环境选择药食,如"冬病夏治"等理论,在眼病将发之时,有计划选用药膳食疗,可望阻止疾病发生和发展,于无形中见功效。

2. 运用药膳疗法时,应注意食物与药物的禁忌,如黄连、甘草、乌梅、桔梗忌猪肉,鳖肉忌薄荷、苋菜,鸡肉忌黄鳝,蜜忌葱,天门冬忌鲤鱼,白术忌大蒜、桃、李、人参忌萝卜等。

3. 运用药膳疗法时,应注意患者的基础疾病与食物的禁忌,如高血压,冠心病,及严重心、肝、肾脏疾病引起水肿者,在配制药膳时应少放盐,宜清淡;对体质肥胖、患有动脉粥样硬化性疾病的人,宜服低脂肪(尤其是动物脂肪)食物的药膳;糖尿病患者慎用或不用以淀粉类或糖类烹调的药膳。

4. 运用药膳疗法时,须根据不同体质特点选用不同的饮食。一般而言,阳盛阴虚者,应忌食辛辣之品或壮阳之物,以免助热生火或耗液伤津,致眼部出现红赤疼痛等症。阳虚阴盛体质者,则应少食生冷,以免滞脾碍胃,致生化乏源,目失濡养。

5. 运用药膳疗法时还应注意食疗中药的五味与五脏的关系。一般而言,辛入肺,甘入脾,苦入心,酸入肝,咸入肾。只有根据性味合理选用药膳,才能达到滋补身体、防治的目的。中药在熬制时一定要注意用具,不要使用金属制品。

无论药膳用于何种用途,一定要适量,如若过多可能会导致副作用或反作用。

第三节 其他保健技术

一、耳穴

(一) 定义

耳穴是指分布在耳郭上的腧穴,是人体各部分的生理病理变化在耳郭上的反应点,也是在耳郭上用于防治疾病的刺激点。

我国就有关于刺激耳郭治病的记载,《黄帝内经》中也有较完善的记述。古代医著中有"耳脉"、耳与脏腑经络的生理病理关系,以及运用针、灸、熨、按摩、耳道塞药、耳道吹药等方法刺激耳郭以防治疾病,望、触耳郭以诊断疾病的记载。近几十年来,医务工作者在继承前人经验的基础上,通过大量的临床实践和实验研究,耳穴诊治方法迅速发展,已初步形成了耳穴诊治体系。

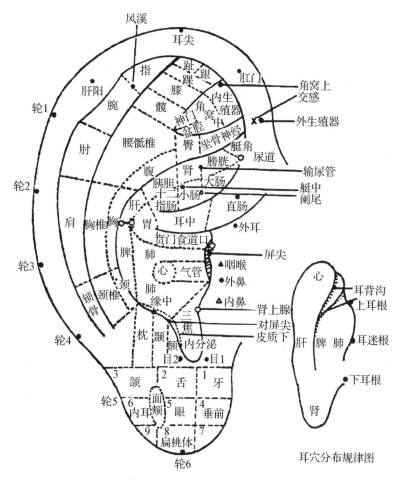

图 5 - 3 - 1　耳穴分布规律图

耳穴在耳郭上的分布,一般来说好像一个在子宫内倒置的胎儿,头部朝下,臀部朝上,胸腹躯干部在中间。大体上,与头面相应的穴位分布在耳垂或耳垂邻近;与上肢相应的穴位分布在耳舟;与躯干和下肢相应的穴位分布在对耳轮和对耳轮上、下脚;与内脏相应的穴位多集中在耳甲艇和耳甲腔;消化道在耳轮脚周围环行排列。

1. 耳轮部

【耳中】

部位:耳轮脚上,即耳轮 1 区。

主治:呃逆、荨麻疹、皮肤瘙痒、小儿遗尿、咯血。

【直肠】

部位:近屏上切迹的耳轮处,即耳轮 2 区。

主治:便秘、腹泻、脱肛、痔疮。

【尿道】

部位:直肠穴上方,与膀胱同水平的耳轮处,即耳轮 3 区。

主治:尿频、尿急、尿痛、尿潴留。

【外生殖器】

部位:尿道穴上方,与交感同水平的耳轮处,即耳轮 4 区。

主治:睾丸炎、附睾炎、外阴瘙痒症。

【肛门】

部位:与对耳轮上脚前缘相对的耳轮处,即耳轮 5 区。

主治:痔疮、肛裂。

【耳尖】

部位:耳轮顶端与对耳轮上脚后缘相对的耳轮处,即耳轮 6、7 区交界处。

主治:发热、高血压、急性结膜炎、麦粒肿。

【结节】

部位:耳轮结节处,即耳轮 8 区。

主治:头晕、头痛、高血压。

【轮 1】

部位:在轮结节下方的耳轮处,即耳轮 9 区。

主治:扁桃体炎,上呼吸道感染,发热。

【轮 2】

部位:在轮 1 区下方的耳轮处,即耳轮 10 区。

主治:扁桃体炎,上呼吸道感染,发热。

【轮 3】

部位:在轮 2 区下方的耳轮处,即耳轮 11 区。

主治:扁桃体炎,上呼吸道感染,发热。

【轮 4】

部位:在轮 3 区下方的耳轮处,即耳轮 12 区。

主治:扁桃体炎,上呼吸道感染,发热。

2. 耳舟部

【指】

部位:耳舟的顶部。将耳舟分为六等分,自上而下,第一等分为指,即耳舟 1 区。

主治:甲沟炎、手指疼痛、麻木。

【风溪】

部位:指、腕两穴之间,即耳舟 1、2 区交界处。

主治:荨麻疹、皮肤瘙痒、过敏性鼻炎。

【腕】

部位:耳舟的第二等分,平耳轮结节突起处,即耳舟 2 区。

主治:腕部扭伤、肿痛。

【肘】

部位:耳舟第三等分,腕与肩穴之间,即耳舟 3 区。

主治:肱骨外上髁炎、肘部疼痛。

【肩】

部位:耳舟第四、五等分,与屏上切迹同水平处,即耳舟 4、5 区。

主治:肩关节周围炎、肩部疼痛。

【锁骨】

部位:耳舟的第六等分,与屏轮切迹同水平处,即耳舟 6 区。

主治:肩关节周围炎、肩部疼痛。

3. 对耳轮部

【跟】

部位:对耳轮上脚前上方,近三角窝上部,即对耳轮 1 区。

主治:足跟痛。

【趾】

部位:对耳轮上脚后上方,近耳尖部,即对耳轮 2 区。

主治:甲沟炎、趾部疼痛、麻木。

【踝】

部位:跟、膝两穴之间,即对耳轮 3 区。

主治:踝关节扭伤、踝关节炎。

【膝】

部位:对耳轮上脚的中 1/3 处,即对耳轮 4 区。

主治:膝关节肿痛。

【髋】

部位:对耳轮上脚的下 1/3 处,即对耳轮 5 区。

主治:髋关节疼痛、坐骨神经痛。

【坐骨神经】

部位:对耳轮下脚的前 2/3 处,即对耳轮 6 区。

主治:坐骨神经痛。

【交感】

部位:对耳轮下脚的末端与耳轮交界处,即对耳轮 6 区前端。

主治:胃肠痉挛、心绞痛、胆绞痛、输尿管结石、自主神经功能紊乱。

【臀】

部位:对耳轮下脚的后 1/3 处,即对耳轮 7 区。

主治:坐骨神经痛、臀筋膜炎。

【腹】

部位:在对耳轮体前部上 2/5 处,即对耳轮 8 区。

主治:腹痛、腹胀、腹泻、急性腰扭伤。

【腰骶椎】

部位:同颈椎穴等分法,对耳轮体上 2/5 处,即对耳轮 9 区。

主治:腰骶部疼痛。

【胸】

部位:在对耳轮体前部中 2/5 处,即对耳轮 10 区。

主治:胸胁疼痛、胸闷、乳腺炎。

【胸椎】

部位:同颈椎穴等分法,对耳轮体中 2/5 处,即对耳轮 11 区。

主治:胸痛、经前乳房胀痛、乳腺炎、产后泌乳不足。

【颈】

部位:在对耳轮体前部下 1/5 处,即对耳轮 12 区。

主治:落枕、颈项强痛。

【颈椎】

部位:将屏轮切迹至对耳轮上、下脚分叉处分为五等分,下 1/5 为颈椎穴,即对耳轮 13 区。

主治:落枕、颈椎综合征。

4. 三角窝部

【角窝上】

部位:三角窝前上方,即三角窝 1 区。

主治:高血压。

【内生殖器】

部位:三角窝前 1/3 处,即三角窝 2 区。

主治:痛经、月经不调、白带过多、功能性子宫出血、遗精、早泄。

【角窝中】

部位:三角窝中 1/3 处,即三角窝 3 区。

主治:哮喘。

【神门】

部位:三角窝内,对耳轮上、下脚分叉处稍上方,即三角窝 4 区。

主治:失眠、多梦、痛症、戒断综合征。

【盆腔】

部位:三角窝内,对耳轮上、下脚分叉处稍下方,即三角窝 5 区。

主治:盆腔炎。

5. 耳屏部

【外耳】

部位:屏上切迹前方近耳轮部,即耳屏 1 区上缘处。

主治:外耳道炎,中耳炎、耳鸣。

【外鼻】

部位:耳屏外侧面正中稍前,即耳屏 1、2 区之间。

主治:鼻前庭炎、鼻炎。

【屏尖】

部位:耳屏上部隆起的尖端,即耳屏 1 区后缘处。

主治:发热、牙痛。

【肾上腺】

部位:耳屏下部隆起的尖端,即耳屏 2 区后缘处。

主治:低血压、风湿性关节炎、腮腺炎、间日疟、链霉素中毒性眩晕。

【咽喉】

部位:耳屏内侧面上 1/2 处,即耳屏 3 区。

主治:声音嘶哑、咽喉炎、扁桃体炎。

【内鼻】

部位:耳屏内侧面下 1/2 处,即耳屏 4 区。

主治:鼻炎、鼻旁窦炎、鼻衄。

6. 对耳屏部

【额】

部位:对耳屏外侧面前下方,即对耳屏 1 区。

主治:头晕、头痛、失眠、多梦。

【颞】

部位:对耳屏外侧面中部,即对耳屏 2 区。

主治:偏头痛。

【枕】

部位:对耳屏外侧面后上方,即对耳屏 3 区。

主治:头晕、头痛、哮喘、癫痫、神经衰弱。

【皮质下】

部位:对耳屏内侧面,即对耳屏 4 区。

主治:痛症、间日疟、神经衰弱、假性近视。

【对屏尖】

部位:对耳屏尖端,即对耳屏 1、2、4 区交点处。

主治:哮喘、腮腺炎、皮肤瘙痒症、睾丸炎、附睾炎。

【缘中】

部位:对耳屏尖与屏轮切迹之间,即对耳屏 2、3、4 区交点处。

主治:遗尿、内耳眩晕症。

7. 耳甲部

【口】

部位:耳轮脚下方前 1/3 处,即耳甲 1 区。

主治:面瘫、口腔炎、胆囊炎、胆石症、戒断综合征。

【食道】

部位:耳轮脚下方中 1/3 处,即耳甲 2 区。

主治:食管炎、食管痉挛、癔球。

【贲门】

部位:耳轮脚下方后 1/3 处,即耳甲 3 区。

主治:贲门痉挛、神经性呕吐。

【胃】

部位:耳轮脚消失处,即耳甲 4 区。

主治:胃痉挛、胃炎、胃溃疡、失眠、牙痛、消化不良。

【十二指肠】

部位:耳轮脚上方后部,即耳甲 5 区。

主治:十二指肠溃疡、胆囊炎、胆石症、幽门痉挛。

【小肠】

部位:耳轮脚上方中部,即耳甲 6 区。

主治:消化不良、腹痛、心动过速、心律不齐。

【大肠】

部位:耳轮脚上方前部,即耳甲 7 区。

主治:腹泻、便秘、咳嗽、痤疮。

【阑尾】

部位:大肠、小肠两穴之间,即耳甲 6、7 区交界处。

主治:单纯性阑尾炎、腹泻。

【艇角】(前列腺)

部位:耳甲艇前上角,即耳甲 8 区。

主治:前列腺炎、尿道炎。

【膀胱】

部位:肾与艇角两穴之间,即耳甲 9 区。

主治:膀胱炎、遗尿症、尿潴留、腰痛、坐骨神经痛、后头痛。

【肾】

部位:对耳轮上、下脚分叉处下方,即耳甲 10 区。

主治:腰痛、耳鸣、神经衰弱、肾盂肾炎、哮喘、遗尿症、月经不调、遗精、早泄。

【输尿管】

部位:肾与膀胱两穴之间,即耳甲 9、10 区交界处。

主治:输尿管结石绞痛。

【艇中】

部位:耳甲艇中央,即耳甲 6、10 区交界处。

主治:腹痛、腹胀、胆道蛔虫病、腮腺炎。

【胰胆】

部位:肝、肾两穴之间,即耳甲 11 区。

主治:胆囊炎、胆石症、胆道蛔虫病、偏头痛、带状疱疹、中耳炎、耳鸣、听力减退、急性胰腺炎。

【肝】

部位:耳甲艇后下部,即耳甲 12 区。

主治:胁痛、眩晕、经前期紧张症、月经不调、更年期综合征、高血压、假性近视、单纯性青光眼。

【脾】

部位:耳甲腔后上方,即耳甲 13 区。

主治:腹胀、腹泻、便秘、食欲缺乏、功能性子宫出血、白带过多、内耳眩晕症。

【肺】

部位:耳甲腔中央周围,即耳甲 14 区。

主治:咳喘、胸闷、声音嘶哑、痤疮、皮肤瘙痒症、荨麻疹、扁平疣、便秘。

【心】

部位:耳甲腔中央,即耳甲 15 区。

主治:心动过速、心律不齐、心绞痛、无脉证、神经衰弱、癔症、口舌生疮。

【气管】

部位:耳甲腔内,外耳道口与心穴之间,即耳甲 16 区。

主治:咳喘。

【三焦】

部位:耳甲腔底部内分泌穴上方,即耳甲 17 区。

主治:便秘、腹胀、上肢外侧疼痛。

【内分泌】

部位:耳甲腔底部屏间切迹内,即耳甲 18 区。

主治:痛经、月经不调、更年期综合征、痤疮、间日疟。

8. 耳垂部

【目 1】

部位:耳垂正面,屏间切迹前下方。

主治:假性近视。

【目 2】

部位:耳垂正面,屏间切迹后下方。

主治:假性近视。

【牙】

部位:耳垂正面一区。

主治:牙痛、牙周炎、低血压。

【舌】

部位:耳垂正面二区。

主治:舌炎、口腔炎。

【颌】

部位:耳垂正面三区。

主治:牙痛、颞颌关节紊乱。

【垂前】

部位:耳垂正面四区。

主治:神经衰弱、牙痛。

【眼】

部位:耳垂正面五区。

主治:急性结膜炎、电光性眼炎、麦粒肿、假性近视。

【内耳】

部位:耳垂正面六区。

主治:中耳炎、耳鸣、听力减退、内耳眩晕症。

【面颊】

部位:耳垂正面五、六区交界线周围。

主治:周围性面瘫、三叉神经痛、痤疮、扁平疣。

【扁桃体】

部位:耳垂正面八区。

主治:扁桃体炎、咽炎。

9. 耳背部

【上耳根】

部位:耳根最上缘。

主治:鼻衄。

【耳迷根】

部位:耳背与乳突交界的根部,耳轮脚的对应处。

主治:胆囊炎、胆石症、胆道蛔虫病、鼻塞、心动过速、腹痛、腹泻。

【下耳根】

部位:耳根最下缘。

主治:低血压。

10. 耳根部

【耳背心】

部位:耳背上部,即耳背1区。

主治:心悸、失眠、多梦。

【耳背肺】

部位:耳背脾穴的耳根侧,即耳背2区。

主治:咳喘、皮肤瘙痒症。

【耳背脾】

部位:耳轮脚消失处的耳背部,即耳背3区。

主治:胃痛、消化不良、食欲缺乏。

【耳背肝】

部位:耳背脾穴的耳轮处,即耳背4区。

主治:胆囊炎、胆石症、胁痛。

【耳背肾】

部位:耳背的下部,即耳背5区。

主治:头晕、头痛、神经衰弱。

【耳背沟】

部位：对耳轮上、下脚及对耳轮体部在耳背面呈"Y"字形凹沟。

主治：高血压、皮肤瘙痒症。

（二）原理

1. 耳与经络的关系

《黄帝内经》中关于经脉循行分布的记载，说明耳与经络之间存在着密切联系。在手足六阳经经脉循行中，有的直接入耳，有的分布于耳郭周围。如手太阳小肠经、手少阳三焦经、手阳明大肠经、足少阳胆经的支脉、经别都入耳中，足阳明胃经、足太阳膀胱经则分别上耳前，至耳上角。六条阴经虽不直接上行至耳，但也通过各自的经别与阳经相合，间接地上达于耳。奇经八脉中阴跷、阳跷脉并入耳后，阳维脉循头入耳。

2. 耳与脏腑的关系

中医学认为耳不单纯是一个孤立的听觉器官，而是人体中脏腑经络、五官九窍、四肢百骸等器官和组织有机整体中的一部分。《灵枢·脉度》说："肾气通于耳，肾和则耳能闻五音矣。"《难经·四十难》说："肺主声，故令耳闻声。"《千金要方》说："心气通于舌，舌非窍也，其通于窍者，寄见于耳……荣华于耳。"《证治准绳》说："肾为耳窍之主，心为耳窍之客。"说明耳与脏腑在生理、病理方面关系密切，不可分割。

3. 耳穴的探察运用

现代科学研究表明，耳与脏腑器官在生理上密切联系，不仅存在着相关性，而且具有相对特异性，这为运用耳穴诊治疾病提供了客观依据。

当机体患病时，往往在相应的耳穴区域内出现阳性反应点。因为各人的耳郭形状、大小体表分布不尽相同，所以耳郭上阳性反应点的出现就可能因人而异，故临床使用耳穴时，不能只限于耳穴图、耳穴模型等所标示的位置，还应进行探察后再确定。临床常用的耳穴的探察方法，主要有以下四种：

（1）直接观察法

即用肉眼或借助放大镜在自然光线下，对耳郭由上而下，从内到外，直接观察有无变形、变色等征象，如凹陷、脱屑、水泡、丘疹、硬结、疣赘、软骨增生、充血、色素沉着等。这些反应处一般有较明显的压痛或电阻变低。

（2）按压法

是目前最常用的探察方法。即用探针、毫针柄或火柴棒，在与疾病相应的耳区从周围逐渐向中心探压，或对肉眼观察所发现的阳性反应点进行探压，探压时手法要轻、慢、均匀。压到敏感点时，病人会出现皱眉、呼痛、躲闪等反应，挑选压痛最明显的地方作为耳穴治疗点。

（3）抚摩法

术者以食指紧贴耳背，拇指指腹轻抚耳郭前面，比较有无隆起、增厚、结节，及其大小、硬度等情况。少数病人应用按压法找不到压痛点时，可用手指按摩该耳区，然后再测。

（4）电测定法

是用特制的电子仪器测定耳穴皮肤电阻、电位、电容等变化。多数患者可能在疾病的相应耳穴处出现电阻下降、导电量增高的现象，这些反应点称为良导点，可作为耳针的刺激点。

探测时,受术者握住电极,术者执探头,在耳郭相应部位探察,当探头触及良导点时,可通过指示信号反映出来。

(三)方法

1. 毫针法

(1)定穴

根据诊断,确定处方,选定耳穴。尽可能在选用的耳区内探准敏感反应点,并以探棒或针柄稍用力按压做一标记。

(2)消毒

除了针具和医者手指消毒外,耳穴皮肤应先用 2% 碘酒消毒,再用 75% 酒精消毒并脱碘。

(3)针刺

耳针的刺激方法很多,根据治疗需要可选用短毫针、电针、揿针、三棱针进行针刺,亦可作耳穴注射、埋针、压籽、温灸、激光照射等。

毫针针刺时,左手拇、食指固定耳郭,中指托着针刺部位,这样既可掌握针刺深度,又可减轻进针时的疼痛。右手持针180°顺时针方向捻转刺入,深度以穿入软骨但不透过对侧皮肤为度,要求操作既准确又迅速。针刺手法以小幅捻转为主,留针时间一般为 20～30 min,慢性病、疼痛性疾病可适当延长,小儿、老人不宜多留。起针时,左手托住耳背,右手快速起针,然后用消毒干棉球压迫针孔,以防出血。必要时进行常规消毒,以防感染。

2. 压丸法

压丸法是指在耳穴表面贴敷压丸替代埋针的一种方法。

耳穴压丸的材料多种多样,可选用王不留行籽、白芥子等中药籽,六神丸、益视丸等中成药丸,其中王不留行籽因表面光滑、大小和硬度适宜而多用。应用前应用沸水烫洗,晒干装瓶备用。

在使用时先将王不留行籽贴在 0.6 cm×0.6 cm 大小胶布中央,用镊子夹住贴敷在已选的耳穴之上,每日自行按压 3～5 次,每次每穴按压 30～60 s,3～7 日更换一次,双耳交替。一般儿童、孕妇、年老体弱、神经衰弱者用轻刺激法,急性疼痛性病证用强刺激法。

(四)眼保健运用

1. 耳穴贴压

主穴:目 1、目 2、眼、神门、内分泌、脑。

配穴:心、脾、肝、肾、胃。

操作步骤:

(1)受术者取坐位,揉按耳郭,选准穴位。

(2)用 75% 酒精棉球进行局部消毒。

(3)将王不留行籽以胶布贴压于选定的耳穴上,用拇食指轻轻按压贴压的耳穴数次,力量由轻而重,以能耐受为度。

(4)嘱咐受术者每日主动双耳交替按压 3 次,每周更换 2 次。

2. 耳穴埋针

取穴：肝、肾、心、目 1、目 2。

操作步骤：

（1）受术者取坐位，揉按耳郭，选准穴位。

（2）用 75％酒精棉球进行局部消毒。

（3）用皮内针依次快速刺入上述穴位，并用胶布固定针尾。

每次埋针 3～5 天，其间受术者每天可自行按压皮内针 2～3 次，以增强刺激、保证治疗效果。双耳可交替进行。

3. 耳穴按摩

（1）双手摩耳轮，术者双手握空拳，以拇、食二指沿外耳轮上下、来回按摩，直至耳轮充血发热。

（2）提捏耳垂，在提捏的同时，手法由轻到重，每次 3～5 分钟。

（3）全耳按摩，术者双手心先摩擦发热，然后用其手心按摩耳郭腹背两面，继之以指尖按掐眼、目 1、心、肝、脾、肾、内分泌、神门等穴，直至双耳发热，各穴压之灼痛为度。

以上操作亦可指导受术者自行操作。

4. 近视眼保健操作

（1）主穴：眼、肝、屏间前、屏间后。

配穴：脾、胃、肾、心、大肠、神门、便秘点。

方法：可采用埋针法，每周更换 2 次；也可采用耳穴压丸法，3 天更换 1 次，每 5～10 次为 1 个疗程。

（2）主穴：眼、肝、肾、屏间前、屏间后。

配穴：皮质下、食管、角窝中、耳背眼、耳背肝。

方法：耳穴压丸，每次除取主穴外，再在各配穴寻找敏感点。每次贴压单侧耳穴，两侧交替使用。可以自行按压，3 天更换 1 次。

埋针法，取穴与压丸法相同，每次取单侧耳，将消毒后针刺入上述耳穴，以胶布固定，2～3 天更换另一侧耳穴。

（3）取穴：肝、肾、肺、神门、目、眼。

方法：用压丸法贴压敏感耳穴，2 天更换 1 次，嘱咐受术者每天自行按摩 3～5 次。

以上操作均需定期复查，检查视力恢复情况。

（五）适应证与禁忌证

耳穴在临床上治疗的疾病广泛，不仅可治疗许多功能性疾病，而且对部分器质性疾病，也有一定的疗效，现将其适应证举例如下：

1. 各种疼痛性病症

如头痛、偏头痛、三叉神经痛、肋间神经痛、坐骨神经痛、痛风、带状疱疹等神经性疼痛等，有较好的止痛作用。

2. 各种炎症性病症

如急性结膜炎、中耳炎、牙周炎、咽喉炎、扁桃体炎、腮腺炎、气管炎、面神经炎、风湿性关节炎等,有消炎止痛的功效。

3. 功能紊乱性病症

如月经不调、癔症、神经衰弱、遗尿、多汗、眩晕、高血压、心律不齐、胃肠功能紊乱等,具有良性调整作用。

4. 过敏及变态反应性病症

如对哮喘、荨麻疹、过敏性鼻炎、过敏性结肠炎等疾患,具有脱敏、改善免疫功能的作用。

5. 内分泌及代谢性病症

对单纯性甲状腺肿、甲状腺功能亢进、绝经期综合征等,有改善症状、减少用药量的辅助治疗作用。

6. 部分传染性病症

对菌痢、疟疾等疾患,耳针能恢复和提高机体免疫防御功能,促使和加快机体的恢复及疾病的治愈。

7. 各种慢性病症

如慢性肠炎、慢性鼻炎、肢体麻木、慢性腰腿疼痛、慢性肝炎等,耳针可以改善症状。

8. 其他

除上述病症外,耳针在妇产科中用于催产、催乳,还可用于预防感冒、晕车、晕船,预防和处理输血、输液反应,戒烟、戒毒、减肥以及针刺麻醉等。

由于耳郭暴露在外,结构特殊,容易感染,如耳郭有湿疹、溃疡、冻疮等,不宜用耳穴治疗。有习惯性流产史的孕妇禁用耳针,妇女怀孕期间也应慎用,尤其不宜用子宫、内分泌、肾等穴。

此外,耳穴针刺亦可能发生晕针,应注意预防并及时处理。对年老体弱、有严重器质性疾病者、高血压患者,治疗前应适当休息,手法要轻柔,以防意外。

二、眼保健操

眼保健操是中国特有保护眼睛的方法,也是推拿的一种体现形式,在中国推行多年。早在二十世纪五六十年代,青少年近视问题已经引发关注。1963 年眼保健操创立,并在全国推广。眼保健操通过运用经络腧穴理论,主要采用近部取穴原则,推拿刺激眼周腧穴。通过刺激穴位使其得到振奋,发挥自我改善功能,穴位的感觉和活动能力增强,达到对组织器官的气血供养和濡润作用。眼保健操相比其他方法而言,有着可行性强、无痛苦、无毒副作用、经济简便等优点,是我国特有也是我国防控近视工作中的重要一环。

(一) 定义

眼保健操以中医学脏腑经络理论为指导,运用推拿手法施术于人体腧穴,通过刺激腧穴以运行气血,调理脏腑,使脏腑精气上输于目而能视物清楚。按揉眼部周围的攒竹、睛明、四白、太阳穴和刮上眼眶,可促进眼周血管的血液循环,使目得气血濡养而能视。同时,刺激眼周腧穴可明显改善眼肌调节反射,营养眼部神经和肌肉,缓解睫状肌和眼外肌的痉挛,消除疲劳,恢复正常机能,从而达到防治近视的目的;按揉风池穴,可以有效改善椎基底动脉系统的血液供应,增加眼部血流,使眼睛得到血液滋养,从而恢复眼睛视物功能;耳朵为诸多经脉汇聚的地方,根据全息理论人体各脏器在耳朵上均有相应的反应点,通过刺激这些反应点间接刺激脏腑器官,从而调节相应组织器官的状态,促使其恢复正常状态以达到治疗疾病的目的。中医学里"眼"穴在耳垂,通过捏提耳垂,可以刺激眼部,促进眼部功能恢复。有研究表明,刺激与眼睛有关的耳穴可以增加眼动脉的血流量,起到养血明目的作用;目和足在经络上关系密切,手足十二条经脉中有 4 条经脉与目和足有直接关系。因此,脚趾抓地可以通过经脉循行到达眼部,达到调节眼睛的目的。通过规范的操作,利用经络和腧穴的双重刺激,将近部选穴与远部选穴相结合,使"五脏六腑之精气皆上注于目",以疏通眼周的血液循环,改善神经营养供给,缓解睫状肌的痉挛,提高眼部功能,从而起到预防与干预效果。

(二) 方法

眼保健操自创立以来,已在全国推广,经过不断地改进更新,目前 2016 年的新版眼保健操为小学普遍常用版本。共分 6 节:第一节,按揉攒竹穴;第二节,按压睛明穴;第三节,按揉四白穴;第四节,按揉太阳穴,刮上眼眶;第五节,按揉风池穴;第六节,揉捏耳垂,脚趾抓地。

攒竹穴:位于面部,眉毛内侧边缘凹陷处(当眉头陷中,眶上切迹处)。隶属足太阳膀胱经。功效:清热明目,祛风通络。主治:头痛,视瞻昏渺,头痛,眉棱骨痛,鼻衄,眉棱骨痛,眼睑下垂,迎风流泪(俗称漏风眼),眼睛充血,眼睛疲劳,眼部常见疾病和五官病。

睛明穴:位于面部,目内眦角稍上方凹陷处。内眦角稍上方凹陷处。隶属足太阳膀胱经。功效:泄热明目、疏风通络。主治:目赤肿痛,迎风流泪,视物不明,目眩,近视,夜盲,色盲,目翳,结膜炎,睑缘炎,眼睛疲劳,眼部疾病。

四白穴:位于目正视,瞳孔直下,当眶骨上方凹陷中。隶属足阳明胃经。功效:祛风明目,通经活络。主治:面肌痉挛,近视,干眼,头痛和头晕等头面部疾患。

太阳穴:位于耳郭前面,前额两侧,外眼角延长线的上方。是经外奇穴。功效:清肝明目,通络止痛。主治:偏正头痛,神经血管性头痛,三叉神经痛,目赤肿痛,视神经萎缩等。

风池穴:位于后颈部,后头骨下,两条大筋外缘陷窝中,相当于耳垂平齐。属足少阳胆经治疗。功效:平肝熄风、醒脑安神。主治:头痛,眩晕,颈项强痛,目赤痛,目泪出,鼻渊,鼻出血,耳聋,气闭,中风,口眼歪斜。

(三) 眼保健操干预近视的有效性

1. 放松眼肌,缓解眼部疲劳

长时间近距离视物造成眼压升高、眼自主神经兴奋性失调、眼肌功能失衡、眼部血液循环障碍、视网膜视觉刺激不平衡等副作用,导致近视的发生与发展。视疲劳是由长时间视近致使眼压升高,晶状体和睫状肌长时间处于高度紧张状态造成眼睛发酸、发胀,甚至头痛等表现。眼保健操作为一种预防干预手段,通过双手刺激经络和腧穴,达到消除睫状肌紧张痉挛,有效缓解眼部视疲劳的目的。青少年长时间学习会造成睫状肌、晶状体处于紧张状态,眼保健操能够改善患者视疲劳情况,提高患者视力恢复程度。有研究对 164 例近视患者进行眼保健操操作,发现眼保健操能放松眼睛,有效改善近视患者眼周疼痛、眼干涩等症状,在操作时闭目养神更有利于患者恢复视力,改善眼部疲劳。另一项研究对 60 例患有视疲劳的医学生进行眼保健操与珍珠明目眼药水点眼干预,以 1 个月和 2 个月作为观察时间节点,进行视觉质量评分,发现眼保健操组患者的视觉质量评分优于对照组,证明眼保健操能有效缓解视疲劳。还有研究证实,眼保健操通过按摩可以舒缓眼肌紧张,提高交感、副交感神经以及视觉中枢的兴奋性,从而改善眼部疲劳状态。

2. 加快血运,促进血液循环

中医学认为,眼睛维持正常的视觉功能依赖经络输送气血进行温养濡润,现代医学则认为通过视网膜中央血管系统和睫状血管系统等眼部血管系统来营养眼球。眼保健操作为一种干预手段,可通过疏通眼部经络、刺激局部腧穴以促进气血运行,从而达到干预近视的目的。

有学者对学生实施眼保健操后的眼动脉阻力指数、血流速度和视网膜中央动脉阻力指数、血流速度进行观察,发现眼保健操能够促进青少年眼部血液循环,增加血管平滑肌的血流速度,通过舒张血管平滑肌,增加交感舒血管纤维兴奋程度,促进眼肌的恢复,同时能通过视觉传导通路,调节视觉中枢和视网膜的功能。有研究通过应用彩色多普勒超声仪对 48 例近视眼青少年眼保健操前后眼动脉和视网膜中央动脉血流参数的变化进行观察,发现在眼保健操后,眼动脉和视网膜中央动脉收缩期峰值速度加快,阻力指数则下降,这表明,眼保健操能改善眼部血液循环和新陈代谢,阻止或延缓近视的发生与发展。此外,通过彩色多普勒血流显像仪对正视眼和近视眼进行眼部血管血流速度和阻力指数测量,发现眼保健操前后眼动脉和视网膜中央动脉的峰值血流速度有的差异有统计学意义,证实了眼保健操能促进眼血液循环,改善眼部肌肉痉挛的状况。通过按摩眼部周围腧穴,可以有效改善患者眼部血液循环,疏通经络,清肝明目,从而抑制近视的加重,逐渐改善视力。

3. 缓解滞后,提高调节功能

调节功能是眼睛的重要功能之一,屈光状态与眼调节功能密切相关。研究表明,近视眼与正视眼相比,存在调节功能异常的变化,调节力减弱是近视发展的主要环节之一,临床可以通过改善调节功能来控制近视的发生发展,评判治疗措施的疗效。

有学者采用随机对照试验对中国眼保健操缓解学龄期儿童眼部调节滞后疗效进行评价,该试验以 190 名 10~14 岁正视至中度近视的儿童为干预对象,以标准眼保健操、假穴位眼保健操和闭眼为干预方法,以即刻调节滞后变化为主要观察指标,通过干预,发现标准眼保健操组在缓解调节滞后($-0.10D$)方面优于假穴位眼保健操组($-0.03D$)和闭眼组($0.07D$),在调节性滞后缓解率上标准眼保健操组也优于另外 2 组,这表明规范标准的眼保健操可缓解眼调节滞后。有研究通过对 186 名近视学生进行眼保健操练习前、后 3 个月的调节幅度、调节反应量和调节灵敏度进行观察,发现标准眼保健操可以改善青少年眼睛的调节功能,提高眼的调节幅度,降低眼调节滞后量。眼保健操通过穴位按摩疏通经络,促进眼部血液循环,放松眼部肌肉从而起到提高眼调节幅度、降低眼调节滞后量,改善眼调节功能。同时规范的眼保健操要求呼吸、意念和机体的有机统一,借此可以改善眼周及大脑的血氧平衡,提高眼的调节适应性。

4. 改善视力,延缓发病进程

近视的临床特点是远视力下降,近视力清晰,睫状肌麻痹后验光屈光度数等于或高于 $-0.5D$,同时由于儿童青少年睫状肌调节力较强,在临床中常以散瞳后的静态屈光度作为近视疗效评价的基础观察指标。

有学者通过观察中医学规范眼保健操对改善视力的影响,发现眼保健操对改善视物清晰度有一定效果,对视力的改善体现在即时效应较好。有项研究对 57 例 96 只患有轻度近视的眼睛进行眼保健操干预,在干预前和干预2个月后进行疗效评价,发现眼保健操干预后总有效率达80%以上,干预后进行为期2个月的随访发现视力能够稳定,可以有效控制近视的进展程度。KANG MT等通过对201名学龄期儿童进行为期2年的研究,发现进行规范化眼保健操的儿童相对于未进行眼保健操的儿童近视发展速度更慢,这表明,规范操作眼保健操可以延缓近视的进展。有研究发现,眼保健操能够有效改善患者视疲劳的情况,提高患者视力恢复程度。另一项研究也发现,眼保健操对延缓近视进展有一定作用。以上诸多研究表明,眼保健操在改善裸眼远视力、延缓近视发展进程方面有一定的防治效果。

(四)眼保健操干预近视的安全性

面对我国学生每天做眼保健操,近视率却居高不下,且部分学生因操作时手部不洁或操作不规范,导致眼睛不适甚至出现结膜炎等情况,有声音称眼保健操对近视不仅无效还不安全,但目前尚无研究支持这一说法。严宏祥等从实证角度对眼保健操进行客观评价,指出眼保健操在操作时根据中小学生的手卫生情况和兴趣进行步骤的调整,可以有效避免因手部接触眼睛造成感染风险的同时,还可以缓解眼部压力,减轻视觉疲劳。王智勇对眼保健操进行了评价,认为在安全性上眼保健操是最好的。有学者对山东省淄博市某小学的982名小学生进行分层抽样,随机分为2组,一组为专业医师规范指导质控干预,另一组为未加任何干预,发现高质量的眼保健操在提高视功能方面有确切效果,这提示眼保健操不是导致近视发生的原因,也证实了眼保健操的安全性。眼保健操总要领强调:"指甲短,手洁净。遵要求,神入静。穴位准,手法正。力适度,酸胀疼。合拍节,不乱行。前四节,闭眼睛。后两节,双目睁。眼红肿,操暂停。脸生疖,禁忌证。"眼保健操与针刺、推拿的要求相似,在操作前都需要修剪指甲,清洁双手,这样能有效降低眼部感染炎症的风险;在操作时强调安神静气、定位准确、手法得当和酸麻胀痛的"得气感"。作为一种外治疗法,规范操作的眼保健操相对于手术、配镜、药物等治法存在安全、绿色的优势。

(五)眼保健操干预近视的局限性

眼保健操在国内推行多年,然而实际情况是学生及其家长、老师对眼保健操的掌握水平很低。以往的研究发现眼保健操效果差,主要是因为学生操作不规范。在对1 343名学生的观察中发现,操作错误率为25.5%;在对1 939名学生的观察中,穴位准确度为60.10%。学生找不准穴位是普遍现象。而我们本次研究观察发现,对照组眼保健操实际情况问题颇多。对照组能够正确按压攒竹穴准确位置的学生只有13%,实验组有88%;睛明穴有15%的对照组学生按压位置准确,实验组有81%,多有学生按压鼻骨位置;四白穴找准位置的对照组学生有21%,实验组85%,错误多见于压鼻,比穴位位置偏内侧;对照组按准确太阳穴的有26%,实验组83%,常见错误位置比太阳穴位置偏后;正确刮眼眶的对照组有24%,实验组为92%,错误常见于刮眼皮,这可能会引起角膜曲率的变化,对眼睛造成损伤;风池穴位于后颈部,有头发遮挡,不易取穴,对照组正确率仅为16%,而实验组正确率为78%。在专业医师对每班60次的巡查中发现,对照组每班平均出勤率为64%,学生不做或讲课拖堂现象普遍,实验组为92%。实验组在出勤率和穴位准确度上要远超对照组。眼保健操虽然在国内长期广泛推行,然而因操作不规范,低质量的眼保健操其实作用不大。通过为期三个月的对实验组眼保健操教学和质量控制工作,我们发现由于学生年龄幼小、认知和自控力较低,做好严格质量控制同样面临着很多问题。虽然有医师和老师的不断现场讲解并纠正,还有领操员在讲台带操,实验组不少同学仍然对眼保健操穴位位置没有正确掌握,在督导纠正过程中,很多学生刚刚纠正又会恢复错误位置;得到纠正规范后的会找对几次,后又会出现偏差,这种现象源于学生刚学眼保健操时没有接受专业教导,已经形成错误习惯,不易改正,并且学生因看不见自己面部,不能直接了解自己的穴位位置是否正确。学生应在一年级眼保健操教学时,由眼科医师进行专业教导。学生年幼,自制力差,当老师不在现场时,做眼保健操的认真程度会严重下降,需加强学生对眼保健操的重视。只有学生、老师和医师三方面协同合作,才能切实做好规范的眼保健操,不然错误的眼保健操作用不大,甚至可能会对眼睛造成负面影响。

(六)总结

虽然用于研究眼保健操疗效的指标很有限,但从目前的研究可以看出,眼保健操具有安全性,且在缓解视疲劳、缓解调节滞后、改善眼部血液循环等方面疗效显著,并且从现有的研究中可以看出眼保健操在预防和治疗近视方面取得了一定的效果,眼保健操的疗效和价值是可以肯定的。限于目前对于眼保健操的调查数据尚不充分,并且受到青少年对保健操的掌握和执行程度参差不齐、保健操时间短暂等因素的影响,亟需大样本、长期、规范化的随机对照实验性研究提供数据,来更明确地说明眼保健操对近视的具体疗效,以及它的短期效应和长期效应。另外,眼保健操的改进方向需要探讨,目前出现了多种形式的眼保健操,也取得了不错的疗效,需要多种眼保健操对照实验研究,以比较出更好的形式来加以推广。保健操的频率实行情况一般是 2 次/天,如果将眼保健操的频率或时间加倍,若疗效也能倍增,则在目前青少年近视状况严峻的形势下,增加眼保健操的频率或时间也必将是未来的发展方向。可采用方便易操作的手法如耳穴压豆等,若联合眼保健操可取得更好的疗效,也在可考虑范畴之内。眼保健操改进方向需要进一步探讨和研究。眼保健操的应用范围目前主要用于儿童青少年,因研究表明眼保健操可增加调节幅度,改善眼部血液循环,鉴于眼保健操的方便、经济、安全的特点,或许还可作为其他眼部疾病的治疗手段,如预防减缓老花眼的发生发展,改善眼部缺血性疾病如视网膜血管阻塞、缺血性视神经病变的缺血症状,减少高度近视性的并发症等。当然这些都需要进一步的实验研究,来发掘眼保健操的潜在价值。

第六章
不同人群视觉保健

第一节　不同年龄人群视觉保健

一、婴幼儿视觉保健

眼和人体的其他器官一样,随着年龄增长都要经历生长、发育、衰退的过程。不同年龄段人群眼睛的特点不一样,主要致病因素不一样。因此,不同年龄段人群的视觉保健各有特点。本节按照眼的生长发育特点,将人群分为 5 个阶段进行视觉保健介绍,分别为:婴幼儿期(0～3 岁)、儿童期(4～12 岁)、青少年期(13～25 岁)、中青年期(26～59 岁)及老年期(60 岁及以上)。

(一)婴幼儿眼睛的特点

人眼具有发育早、生长快的特点,尤其以婴幼儿时期生长、发育最快,是发育的关键期,主要包括眼的结构发育与眼的功能发育两方面。具体如下:

1. 眼的结构快速发育

角膜、前房、晶状体、玻璃体等形态结构均快速发育。表现为:

(1)角膜

角膜完全透明,无血管,但神经末梢丰富。在新生儿期,角膜直径已发育达成人水平的3/4,为 9～10.5 毫米,出生后 6 个月内,角膜发育速度最快,到 3 岁左右,角膜的直径已接近成人水平,为 11～12 mm,垂直径略小于水平径。

角膜是屈光系统中屈光力最大的介质,婴幼儿角膜随年龄的增长逐渐由陡峭变平缓。婴儿出生时,角膜屈光力平均约为 48.00D。出生后婴儿角膜屈光力快速下降,到 3 岁时,幼儿的角膜屈光力下降至接近成人水平,趋于稳定。成人的角膜屈光力平均约 43.00D,占整个眼球屈光力的 70% 左右。

(2)前房

前房前界为角膜,后界为虹膜、瞳孔区晶状体前表面、睫状体前部,充满房水,折射率为1.336,是重要的屈光介质之一。随着年龄增长,前房深度逐渐变深,至青少年期中央前房深度为 2.5～3 mm。前房深度在不同屈光状态的儿童中呈现不同的增长趋势,近视眼儿童的前房深度高于正视眼儿童,增长速率更快。前房角在婴儿出生后继续张开,2～4 岁达成人大小。前房内充满房水,主要成分为水,还有少量电解质、蛋白质等,屈光指数约为 1.336,透光性好,是重要的屈光介质之一。

(3)晶状体

晶状体透明,位于后房,通过悬韧带悬挂在虹膜之后玻璃体之前。晶状体的质量和体积在人的一生中都在不断增加。婴儿出生时,晶状体的质量约为 65 mg,直径约为 5 mm,中央厚度为 3~4 mm;成人晶状体直径为 9~10 mm、中央厚度为 4~5 mm,到 90 岁时,其质量可达到 260 mg。晶状体屈光力随年龄变化而变化。新生儿期晶状体接近球形,屈光力大,随年龄增长,晶状体整体形状逐渐变扁平,屈光力呈下降趋势,一般来说,12 岁之后,晶状体屈光力趋于稳定。

晶状体是屈光力仅次于角膜的屈光介质,是唯一具有调节能力的屈光介质。人眼视远、视近过程中能始终清晰视物,主要依靠晶状体屈光力的变化。

(4)玻璃体

玻璃体为无色透明凝胶体,主要成分为水,约占 99%,其余为胶原、透明质酸、微量蛋白等,体积约 4.5 ml,占眼球内容积的 4/5,位于晶状体后面,与视网膜相贴。玻璃体透光性好,是眼屈光介质的重要组成部分,屈光指数接近房水,约为 1.336。玻璃体对晶状体、视网膜等周围组织有支持、减震和营养作用,具有维持眼压的功能。玻璃体营养来自脉络膜和房水,本身代谢极低,无再生能力。

玻璃体腔长度是眼轴长度的主要部分。人出生时,玻璃体呈凝胶状,4 岁时玻璃体内开始出现液化迹象,液化(液体增多、凝胶减少)随着年龄的增长而加重。

(5)葡萄膜

婴儿出生时葡萄膜细胞较成人多,2~3 岁达成人情况。婴儿出生时睫状肌的子午线肌已发育好,而斜肌继续发育至 5 岁左右。瞳孔开大肌在婴儿出生时还未发育完全,受瞳孔括约肌的作用,婴儿出生时瞳孔较小,后逐渐变大,儿童至青春期最大,老年虹膜结缔组织增生引起瞳孔强直,发生老年性小瞳孔。

(6)眼底

婴儿出生时眼底色素分布还不具备成人的特征,呈"椒盐状"眼底,出生后 6 个月,才近似成人视网膜表现。婴儿出生后周边视网膜在组织学上已达到成熟,但黄斑部的发育落后于视网膜其他部位,出生后 4 个月,黄斑中心凹才发育完全,检眼镜检查出现中心凹发光。

(7)眼轴

把角膜-晶状体-玻璃体-视网膜的距离看成物理中的光学系统的一条中轴线,称为"眼轴"。眼轴的长度与屈光系统的发育密切相关,足月儿出生时眼轴长度为 16.64~17.02 毫米。0~3 为眼轴快速生长期,1 岁时眼轴增长到 19.91~21.57 毫米;3 岁时眼轴增长至 21.52~22.16 毫米;正常成人眼轴为 23~24 毫米。

2. 眼的功能快速发育

婴幼儿期是眼睛发育的关键期,但身体其他各方面均未能完全发育,对外界不良因素的抵抗力低,且其语言表达能力较差,家属难以及时发现异常。婴儿出生后视力是个动态发育的过程,新生儿出生仅有光感,1 岁视力一般可达 0.2,2 岁视力一般可达 0.4 以上,3 岁视力一般可达 0.5 以上,4 岁视力一般可达 0.6 以上,5 岁及以上视力一般可达 0.8 以上;6~7 岁发育趋于完善,视力大多能达到 1.0。

婴儿存在一定的立体视,随年龄的增长,不断发育。眼球同向水平运动功能出生就发育良好,但同向垂直运动,一般要到出生后 6 个月才发育成熟。据研究报道发现,2 个月的婴儿就能分辨红色,随着视锥细胞的发育,幼儿的色觉也逐渐发育,一般 4 岁时即发育基本成熟。

(二) 常见视觉问题

1. 视力异常

足月新生儿屈光状态为平均约 300 度的远视,然后屈光度数逐渐下降。婴儿的散光发生率高,1 岁以内中国儿童散光发生率可达到接近 50%,其中 90% 以上的散光度数在 +2.00D 以内,此后散光会持续下降,2~3 岁达到稳定。

双眼屈光状态不同,称为屈光参差,当屈光参差超过 2.50D 时,度数较高眼的视网膜像相对于度数较低眼的更为模糊,双眼视网膜像差异较大,导致融合困难,影响双眼单视。屈光参差推荐使用硬性透氧性角膜接触镜(rigid gas permeable contact lens,RGP)矫正,以促进双眼视功能同步、正常发育。双眼球镜度差值>1.50D 或双眼柱镜度差值>1.00D 的屈光参差;2 周岁时,超过 200 度散光,超过 450 度远视,超过 350 度近视;3 周岁时,超过 200 度散光,超过 400 度远视,超过 300 度近视。以上屈光参差及屈光不正均可能会导致婴幼儿弱视。

婴幼儿期是视觉发育的敏感期,在此期间如有各种原因导致视细胞未获得充分刺激,均可导致弱视,除上述屈光不正性弱视及屈光参差性弱视之外,还包括形觉剥夺性弱视、斜视性弱视。

2. 斜视

斜视是一眼注视目标时,另一眼的视线偏离目标,可能由遗传、眼球运动发育异常等原因导致或无明确的病因。如在婴儿床上方悬挂玩具,可诱使其双眼长时间向内注视,影响眼外肌的发育协调,可能导致内斜视。部分婴幼儿内眦部较宽,内眦赘皮遮挡鼻侧部分白色的巩膜,常被家属误以为内斜视,但其角膜映光是正位的,遮盖试验无眼位偏斜,这种则为假性内斜视。

3. 先天性鼻泪管阻塞

新生儿常见,占 1.75%~6%,常因鼻泪管下端开口处黏膜皱襞(hasner 瓣)发育不全,导致鼻泪管下端开口关闭,极少有骨性狭窄。可能为多基因遗传,也有家族遗传的报道,呈常染色体显性遗传。大多数患儿 Hasner 瓣在出生后一年内可开放。通常通过泪道按摩促进恢复,如效果欠佳,需进行泪道冲洗。保守治疗无效的患儿,可行泪道探通等手术疗法。

4. 常见眼科遗传病

眼科遗传病的发病率并不低,包括眼遗传病以及全身性遗传病有眼部表现者,如色觉异常、屈光不正、先天性青光眼、视网膜母细胞瘤、先天性白内障、视网膜营养不良等,应引起重视。

5. 早产、产伤及产道感染

绝大多数早产儿视网膜病变(retinopathy of prematurity,ROP)是发生在早产、低体重儿,因为低体重早产儿的视网膜血管发育不成熟,吸入高浓度氧后,视网膜血管收缩,甚至闭塞;当停止吸氧后,出现视网膜缺血、缺氧,刺激新生血管形成,进一步导致视网膜纤维血管组织增生、视网膜脱离等一系列病理改变,最终可能导致失明。产程延长或生产时使用器械分娩可造成眼部损伤,以角膜混浊及眼内出血最为常见。若母亲患有尖锐湿疣、生殖器疱疹或淋病等性传播疾病,经阴道分娩的胎儿容易发生产道感染,如淋球菌结膜炎等。

6. 其他

婴幼儿随着年龄的增长,活动范围、形式不断改变,可因摔倒、碰撞导致眼外伤,此外,还可能因自己的指甲或尖锐的玩具对眼造成伤害。另婴幼儿抵抗力低,易患急性传染病,一些全身的传染病可累及眼部,如流行性感冒可能引起卡他性结膜炎;麻疹患儿初期也常有卡他性结膜炎,出现畏光、流泪等症状,也可以发生视神经炎;水痘患儿,除眼睑皮肤累及之外,结膜、角膜均可出现炎症,严重者也可并发葡萄膜炎和视神经炎;急性细菌性痢疾,可因脱水引起眼睑皮肤干燥,维生素 A 缺乏导致角膜软化,高热或毒素引起皮质盲。妊娠期妇女如有腮腺炎,出生的婴儿会有小眼球、小角膜、角膜混浊、先天性白内障、眼球震颤等先天异常。感染腮腺炎后眼部并发症包括泪腺炎、视神经炎。先天性风疹感染与母亲孕期前 3 个月感染风疹病毒有关,可引起双眼或单眼白内障,通常合并小眼球。白喉杆菌感染累及眼部可能会导致假膜性或坏死性膜性结膜炎;麻痹性斜视和调节功能障碍,以外直肌麻痹多见(外展神经麻痹),一般发病后 2～8 周发生,但预后较好。因此,妊娠妇女要增强抵抗力、预防感染;婴幼儿要按时接受疫苗注射,预防感染。

(三) 保健方法

1. 视力监测

早期视力监测是婴幼儿视觉保健的重点内容,早期发现视力的异常,可避免弱视。建议 0～1 岁婴儿视力检查四次,分别在 3、6、8、12 个月;1～3 岁幼儿期检查 4 次,分别在 1.5、2、2.5、3 周岁。婴幼儿是视觉发育的关键期,在该时期应提供良好的视觉发育环境。出生后应给予适宜的光及颜色刺激,如长时间待在昏暗的环境中或有先天性上睑下垂、先天性白内障等形觉剥夺原因,会使视网膜黄斑得不到充分的视觉刺激,可能会导致弱视。

需根据婴幼儿的年龄、理解能力以及配合程度,在不同的阶段采用不同的视力监测方法。尽可能地进行单眼检查,注意检查条件应标准化,保证每次检查的设备、距离、照明条件基本相同,并做好记录,以便后续跟踪比较。

语言表达尚未成熟的婴幼儿,主要通过观察其反应来评估视力情况。可通过向婴幼儿提供其感兴趣的物品,如玩具、卡通图片等,观察其是否有反应,能否保持注视或跟踪注视,但应注意避免物品声音的影响,如对该类物品没有反应,则提示视力异常。观察其瞳孔对光反射情况,用手电筒快速地照射瞳孔,若不能缩小或光线撤离时,瞳孔不能放大,则提示视觉传导通路异常,视力不好。无法行裂隙灯显微镜检查的婴幼儿,可借助于手电筒等工具检查婴幼儿外眼情况,包括角膜、结膜、前房、虹膜和晶状体的情况,判断有无眼前段病变,如有屈光介质混浊等阳性发现,提示视力可能异常。

观察婴幼儿对外界环境的视觉反应情况后,可进一步用追红球试验来粗略评估婴幼儿眼睛追随及注视能力。在其眼前 20～33 cm 处,用直径 5 cm 左右的红色小球缓慢移动,重复 2～3 次,婴幼儿表现出短暂寻找或追随注视红球为正常。另外可观察婴幼儿单眼遮盖厌恶反应情况,评估双眼视力是否一致。用遮盖板分别遮挡婴幼儿双眼,观察其行为反应是否一致。双眼视力对称的婴幼儿,分别遮挡双眼时的反应等同;若一眼对遮挡明显抗拒而另一眼不抗拒,提示双眼视力差距较大。

此外还可进行视动性眼球震颤检查,在婴幼儿眼前转动特定频率的条纹鼓,婴幼儿眼会跟随注视(慢相),然后再快速的反向运动(快相),改变条栅的宽窄可以评估婴幼儿视力。选择性注视卡检查,卡的一面为不同频率的条纹,一面为一定灰度无条纹,通过观察婴幼儿眼睛是否会移向条栅一面,改变条栅的宽窄记录对应的视力。

能进行语言表达的婴幼儿,可采用各种视力表进行视力检测,无法用 E 字视力表检测的幼儿可以使用婴幼儿容易理解的图形视力表检测。

2. 注意营养均衡

营养均衡对婴幼儿眼的正常生长发育有重要的作用。缺乏维生素 A 可导致角膜软化症,且影响视杆细胞视紫红质的合成,可导致后天性夜盲。缺乏维生素 B 可导致角膜干燥、眼部不适、结膜炎,严重甚至出现视神经炎等。缺乏钙可能会使儿童眼球壁弹力下降,助长近视。因此,对于婴幼儿,要注意营养均衡,避免挑食、偏食。未进行母乳喂养的婴幼儿,要注意给予富含维生素 A 的食品,如奶制品、动物肝脏、鸡蛋、鱼肝油及新鲜蔬菜水果;富含维生素 B 的食品,如豆类、动物内脏等食品;富含钙的食品,如牛奶、豆制品、虾皮等,补充钙的同时,注意维生素 D 的补充。

3. 眼健康筛查

为评估婴幼儿眼健康状况,尽早发现眼的先天异常,需进行婴幼儿眼健康筛查。

首先是病史询问,筛查是否存在眼病高危因素:出生体重<2 000 g 的低出生体重儿或出生孕周<32 周的早产儿;曾有连续高浓度吸氧史;有遗传性眼病家族史,或家庭存在眼病相关综合征,包括近视家族史、先天性白内障、先天性青光眼、先天性小眼球、眼球震颤、视网膜母细胞瘤等;母亲孕期有巨细胞病毒、风疹病毒、疱疹病毒、梅毒或弓形虫等引起的宫内感染。

眼部检查包括:检查眼睑有无红肿、肿物、缺损、上睑下垂、闭合不全;有无内眦赘皮;有无倒睫;有无脓性分泌物;有无持续性流泪;有无眼球震颤;双眼球是否大小对称;角膜是否透明;双侧瞳孔是否居中、形圆、大小对称,对光反射是否灵敏;有无白瞳症;巩膜有无黄染。借助直接检眼镜检查视网膜、视盘、黄斑等眼后节情况,必要时可散瞳检查。

筛查婴幼儿是否存在斜视。观察婴幼儿有无头位、脸位。角膜映光法:将笔式手电筒放至婴幼儿眼睛正前方约 33 cm 处,吸引其注视光源,观察双眼角膜反光点是否在瞳孔中央。遮盖试验:用遮眼板分别遮盖婴幼儿的左、右眼,观察眼球有无水平或上下的移动。正常情况下,婴幼儿双眼注视光源时,角膜反光点位于瞳孔中央,分别遮盖左、右眼时没有明显的眼球移动。

筛查婴幼儿是否有弱视。对婴幼儿进行视力监测,视力监测的结果与相应年龄段儿童正常视力进行比较,观察有无视力低下的情况。注意视力检查时,如发现单个视标的检查结果明显优于单行视标或多行视标,为视标周围轮廓作用影响,称为拥挤现象,提示婴幼儿弱视的可能。

眼屈光检查等:可采用检影镜对婴幼儿进行客观验光,必要时可睫状肌麻痹下进行,以评估其屈光情况。另外还可筛查婴幼儿是否有色觉异常,色觉异常患病率男性约 8%,女性小于 1%。

(四) 预防方法

1. 预防产伤及产道感染

生产时尽量避免器械助产,以减少眼内出血及眼外肌损伤等产伤。母亲如确诊有性传播疾病,需对新生儿进行严密观察,如果发现有结膜炎,需局部或全身使用抗生素药物抗感染治疗。

2. 常见眼病预防

（1）预防 ROP

对于早产儿、低出生体重儿、有高压氧吸氧史新生儿，必要时出生后半个月至 3 个月内定期散瞳检查眼底，及时发现 ROP，早发现、早诊断、早治疗。

（2）预防眼部感染

与婴幼儿接触时，要注意手卫生，避免用脏手擦拭婴幼儿的眼睛；婴幼儿使用的物品也要注意清洁卫生，要使用专用的毛巾、脸盆、浴盆等。此外，婴幼儿如果患全身性感染性疾病，应注意眼部的情况，避免延误眼病的诊治。

（3）预防眼外伤

加强家长的安全监护意识，家长要学会一些简单有效的防护措施，避免眼外伤，如经常给婴幼儿修剪指甲；为婴幼儿选购玩具时，需注意尽量选用柔软的无伤害的玩具，避免尖锐的玩具；一旦化学物品如洗涤剂等不慎进入婴幼儿眼中，应立即用清水彻底冲洗，并及时就医。

（4）其他

眼科遗传病应在典型症状出现前尽早诊断，因此，需做好遗传眼病预防及筛查，及时采取措施。应教育怀孕的母亲在孕期要合理用药；早期处理先天性白内障、先天性青光眼等眼病；加强遗传咨询，避免近亲结婚，避免或减轻眼科遗传病的损害。

二、儿童视觉保健

（一）儿童眼睛的特点

人眼在婴幼儿时期基本完成结构的生长发育，儿童期主要是眼睛功能的发育。在视觉环境刺激下，眼各屈光成分互相协调发展，人眼的生理性远视屈光度数随着年龄的增长逐渐减小，最终发育成正视眼。正视化的过程和眼轴长度的增长密切相关，一般眼轴每增减 1 mm，屈光度相应的增减约 3.00D。

但受到外界环境因素的影响，主要是生活环境和用眼习惯，如教育的早期介入，阅读、绘画、平板或手机等近距离用眼，刺激眼球过度发育，加上不良的用眼习惯，如缺少户外活动、读写姿势不良、光照环境不当、近距离用眼时间过长等原因，造成儿童的屈光状态很少终止于正视状态，而是会向近视状态发展。儿童 3～4 岁生理性远视屈光度约为 200 度，4～5 岁约为 150 度，6～8 岁约为 100 度，儿童在相应年龄段的生理性远视屈光度不足可能会发展为近视。

儿童期还容易有眼位的问题，儿童多为远视眼，远视状态的儿童视远视近均需使用调节，高度远视眼的儿童为看清近处物体，需付出更多的调节，调节和集合不协调，易造成屈光调节性内斜视。若斜视不能及时矫正，易出现弱视，弱视不仅表现为患眼视力低下无法矫正，还会影响儿童的双眼视功能。

此外，儿童活泼好动，但大多缺乏生活常识，因此，是眼外伤的高发人群。儿童主要是被铅笔、尺子等锐利的文具或玩具戳伤，或玩耍时被玩具枪、橡皮、书本等击伤，如发生外伤性白内障、继发性葡萄膜炎等，可能会导致视力严重损害。另外，由于儿童卫生问题，尤其是手卫生，儿童亦是眼部感染的高发人群。

（二）常见视觉问题

1. 视力异常

用国际标准视力表或标准对数视力表检查儿童视力。检查时,检测距离 5 米,受检者眼睛高度为视力表 1.0 行高度,视力表照度为 500 Lux。采用标准对数视力表检查,一般认为正常儿童视力的低限为:5～6 岁视力≤0.8,4～5 岁视力≤0.6,3～4 岁视力<0.4。但因儿童配合及语言表达等问题,临床出现视力监测结果与年龄不相符时,不要急于诊断视力低下或弱视。

儿童生理性远视,通常不影响视力,因为儿童眼的调节能力很强,能够代偿这部分调节。但如远视度数过高,超出晶状体的调节力,则视远、视近均不能在视网膜上清晰成像,远近视力均异常。散光度数过高,远近视力也异常。儿童近视则多表现为远视力异常,而近视力正常。

调节性近视,是指由各种原因导致睫状肌的持续收缩、过度调节,形成调节痉挛,使晶状体屈光力增加,眼球处于近视状态。这是一种调节过强的状态,当睫状肌麻痹时,这种近视状态可消除,此时儿童并未形成真正的近视。但由于教育的早期介入,加之不良的用眼习惯或缺乏户外活动,容易往真性近视发展,真性近视则不可逆。

2. 斜视与弱视

儿童期斜视多见,是眼科常见病、多发病,影响外观。斜视可能引起弱视,是影响和破坏双眼视觉的最主要因素之一。斜视是与视觉发育、解剖发育、双眼视觉功能和眼球运动密切相关的疾病,人群患病率约为 3%。

弱视是儿童发育期严重影响视功能的疾病,也是较为常见的儿童眼病。弱视的发病率约为 2%～4%,弱视仅发生在视觉尚未发育成熟的儿童,8 岁以上儿童视觉发育已经接近成熟,一般不会引起弱视,弱视患儿通常没有健全的高级双眼视功能。双眼球镜度差值＞1.50D 或双眼柱镜度差值＞1.00D 的屈光参差。4 岁儿童 200 度以上散光,400 度以上远视,300 度以上近视;5 岁、6 岁儿童 150 度以上散光,350 度以上远视,150 度以上近视,为儿童弱视发生的危险因素。弱视治疗的关键,在于配戴矫正眼镜及弱视训练。

3. 红眼病

结膜炎占结膜病的首位,传染性结膜炎俗称红眼病,是由细菌感染引起的急性流行性眼病,结膜明显充血,有脓性或黏脓性分泌物,通常具有自限性。细菌可通过多种媒介造成接触传染,如手、毛巾、水等,在公众场合迅速蔓延,导致流行,春季高发。红眼病起病急,双眼同时或相隔 1～2 日发病,眼红是红眼病最典型、最常见的症状,但通常预后较好,及时治疗后通常不会影响视力。除此之外还会有眼痒、异物感、畏光、流泪,如果夜间分泌物较多,清晨醒来时会粘住眼皮,导致视物模糊,去除分泌物后可恢复视力。

4. 眼外伤

眼外伤是单眼致盲的主要原因。儿童眼外伤较常见的原因是危险的运动和尖锐的玩具、餐具,如筷子、叉子、牙签、水果刀等比较锐利的器具;另外,对于学龄儿童,锐利的文具,如铅笔、钢尺、三角板、圆规、剪刀等,也是较常见的原因。此外还有烟花爆竹等造成的爆炸伤,引起严重的眼外伤发生率高。儿童眼外伤常见的有眼睑挫伤、眼球挫伤、穿通伤、异物伤、眼部烧伤等。

（1）眼睑、结膜挫伤

轻微眼睑挫伤，如只发生眼睑的水肿、出血，可在伤后 48 小时冷敷，减少出血，以后改为热敷，促进积血吸收，一般 1～2 周吸收。如发生眼睑裂伤，因眼睑位于面部表面，其裂伤缝合既要考虑术后外观问题，又要关注术后功能恢复问题。因其和角膜、结膜接触，其损伤容易影响眼表功能。部分眼睑损伤可能会合并泪小管的断裂，眼睑裂伤缝合术的同时需尽快行泪小管断裂吻合术，否则可能会致永久性溢泪。

结膜挫伤可引起结膜水肿、结膜下出血及裂伤，结膜下出血一般不需特殊处理，2 周左右时间可自行吸收。结膜裂伤较大者也需行缝合术。

（2）眼球挫伤

眼球挫伤包括：角膜挫伤、虹膜睫状体挫伤、晶状体挫伤、玻璃体挫伤、脉络膜挫伤、视网膜震荡及挫伤、眼球破裂。眼球挫伤如只引起轻微的角膜上皮擦伤，患者出现疼痛、畏光、流泪等症状，一般不严重，尽快修复损伤的角膜上皮，视力预后一般比较良好。如引起眼内的损伤，如视神经挫伤等，视力则可能受到严重影响。

（3）穿通伤

角膜伤口如较小（小于 3 mm）且规则，可自行闭合。如创口较大，需进行缝合，伤口本身及缝线的瘢痕可引起不规则散光。如术后有高度的不规则散光，可严重影响视力，若得不到有效矫正，可能会导致弱视，可考虑运用巩膜镜矫正。合并外伤性白内障者，白内障术后，眼会丧失正常的调节力。巩膜穿通伤、角巩膜穿通伤，常伴有葡萄膜、视网膜等损伤，视力严重下降。此外，眼球穿通伤可能会并发眼内感染、交感性眼炎等病变，严重损害视功能。

（4）异物伤

角结膜异物，患者出现疼痛、畏光、流泪等刺激症状，需根据异物的位置深度采取不同的方式去除异物，并预防感染治疗。

眼内异物如为惰性异物且无感染，如玻璃等，可不必急于取出。但铁、铜等金属异物，可能会引起铁质沉着症或铜质沉着症，对眼组织有毒性作用，此类异物应尽早取出。

（5）化学伤及烧伤

眼部化学伤（酸、碱等），烧伤的原因有热烧伤（火焰、热气、蒸汽等），还有电烧伤及放射烧伤。化学伤及烧伤不仅会造成局部组织的损害，严重的还可导致全身代谢异常等一系列变化。因此，对眼部化学伤及烧伤，重视局部治疗的同时也要注重全身治疗。

（三）保健方法

1. 健康教育

面向社会公众，尤其是儿童家长普及儿童眼保健科学知识，提高对视力不良的认识，提升科学用眼知识知晓率，引导家庭主动接受儿童眼保健和视力检查服务。

儿童自身也要强化眼健康意识，认真学习科学的用眼知识，主动关注眼睛的健康状况，保护好眼睛。避免不良的用眼习惯，包括读写姿势不良、长时间近距离用眼、过度使用电子产品等。

家长和老师还应对儿童进行卫生指导，如饭前便后要洗手，正确使用七步洗手法；及时告知家长进行修剪指甲，不啃咬指甲；不用脏手揉眼，不用脏纸巾等擦拭眼睛，预防眼部感染性疾病。儿童应有专用的洗漱用具，避免家庭及公共场合的交互感染，如游泳馆、公共浴室、理发店等,要避免使用未经消毒的公用毛巾。

另注意,因儿童眼外肌发育不成熟,因此不要过早观看 3D 电影。此外还需保证充足的睡眠,儿童每天至少保证 10 小时的睡眠时长。同时,积极参加体育锻炼和户外活动,养成良好生活方式。注意均衡饮食,尽量减少甜食及油炸食品。

2. 眼健康监测

应定期检查视力,建立屈光发育档案。建议学龄前期儿童每年视力检查一次;学龄儿童每 6 个月进行一次近视筛查。近视筛查的目的是早期发现可疑近视或近视,做到早诊断、早治疗。目前最常用的近视筛查方法是裸眼视力检查和非睫状肌麻痹性电脑验光检查。若筛查发现裸眼等效球镜度<－0.5D 或视力较同年龄组正常儿童低下者,建议进一步检查。重视近视眼的早期征兆,如长时间看书后出现跳行等或远近切换时出现模糊等症状;部分儿童会出现反复睑板腺囊肿;部分儿童出现眼睛灼热、涩、干、痒、胀痛,甚至偏头痛等知觉过敏症状;部分儿童表现为听课注意力不集中、反应迟钝、学习成绩下降等。以上这些表现均可能是即将发生近视眼的预兆,需要引起重视。

儿童需学会关注自己视力状况,可通过交替遮盖眼睛自查视力,如果发现单眼或双眼视力有变化,应及时告知家长和教师,尽早到眼科医院检查。配戴眼镜后,当戴眼镜不能看清远处时,也需及时告知家长,及时到医院进行诊查。

斜视的保健应注意:斜视的非手术治疗主要包括屈光矫正、视觉训练、棱镜矫正。对于非手术治疗半年以上未恢复者,在双眼视功能发育的高峰期及时手术,有助于建立立体视(高级双眼视功能)。外斜视具有明显的遗传性,对于父母双方或一方有斜视的,应积极排查、随访。对有原发病的斜视,应积极治疗原发病。

弱视的保健应注意:弱视会影响儿童今后的学习、工作及生活,需要积极治疗。要在社会进行健康教育,普及弱视尽早治疗效果好的知识。儿童成长生活的主要环境(家庭和学校)的支持是健康教育非常重要的方面,需注重协同治疗,保证弱视治疗的效果。加强学校筛查,早期发现弱视儿童,早期治疗。对于已经弱视的儿童,矫正其屈光不正并进行弱视训练治疗,并注意定期复诊。屈光不正性弱视患儿治疗过程中,需要根据患儿屈光度数改变及时更换矫正眼镜。对于遮盖疗法的患儿,要避免其被遮盖眼发生形觉剥夺性弱视,需注意检查视力变化情况。

(四) 预防方法

1. 预防近视

儿童期是近视预防的关键期,近几年,国内外研究发现,每天累积达到 2 个小时,或者每周累积达到 10 个小时的户外活动可有效预防近视的发生。近视的保护作用与户外暴露的时间长短有关,与运动形式无关。而且,不管近距离工作时间有多少,只要在户外暴露的时间够长,近视的风险就能减小。高强度光照比低强度光照,更有利于抑制近视的发生。因此看书、使用电脑时,要保证有良好的环境光,并且注意休息。看电视时,要打开房间灯。

儿童应合理安排学习生活,保证睡眠时间,尽量达到每天 10 小时。充分利用好课间休息及体育活动时间护眼,要认真规范地做眼保健操;近距离学习时,要遵守近视防控的各项要求,保持正确的读写姿势,做到"一拳一尺一寸",即胸部距离书桌一拳远(6～7 厘米),眼距离书本一尺(33 厘米),手距离笔尖一寸(3.3 厘米)。儿童要牢记"20－20－20"法则,每学习 20 分钟,20 英尺(6 米)远的地方远眺 20 秒。要注意不在行走、坐车、躺卧时看书。同时需尽量减少电子产品的使用。

大多数先天性近视眼有明显的遗传倾向,因此,要避免近亲结婚,尽量避免配偶双方都为高度近视患者,单纯性近视眼不必限制婚育。孕妇要按时产前孕检,因为早产儿、低体重儿近视患病率也较高。

2. 预防近视眼进一步发展

对于已经近视的儿童,应采取各种干预措施以延缓近视度数的快速加深,防止发展成为高度近视。主要举措有:

(1)框架眼镜

儿童验光配镜需在正规的医疗机构进行,进行充分的睫状肌麻痹验光,再配镜。目前大多数研究支持近视欠矫可能会使近视发展得更快,因此,建议采用最佳矫正视力之最低负度数的配镜原则。随着科技的发展,周边离焦设计的光学镜片已经趋于成熟,基于 Meta 分析与单光眼镜相比,屈光度数进展平均为 0.12D/年,眼轴增长平均为 0.05 mm/年。因框架眼镜便捷、安全,因此,仍是屈光矫正最主要的方式。

(2)接触镜

角膜塑形镜(orthokeratology lens,也叫 OK 镜)是通过特殊的反几何设计的硬性高透氧性镜片,改变角膜前表面的形态,使其变平坦,降低角膜屈光力,提升裸眼视力,是一种可逆的非手术的物理矫正方法。儿童夜晚睡觉时戴镜,白天不戴镜。基于 Meta 分析与单光眼镜相比,配戴角膜塑形镜眼轴增长平均为 0.15 mm/年。目前大多数科学家倾向其机理为 OK 镜使周边远视性离焦变为周边近视性离焦。

OK 镜能有效延缓儿童近视的进展,但其控制效果受诸多因素影响,且由于镜片和角膜直接接触,若验配不当,使用不规范,会存在角膜损伤和感染的风险。因此,OK 镜的使用对验配师、配戴者及其家长均有一定的要求,如验配师需严格把控适应证,规范检查,选择适宜的镜片;配戴者需要有良好的依从性,能够定期随访,保障 OK 镜的安全使用。

多焦点软性角膜接触镜。目前有两种设计可以实现周边近视性离焦。一是渐变多焦点设计,二是同心圆设计。基于 Meta 分析与单光眼镜相比,屈光度数进展平均为 0.21D/年,眼轴增长平均为 0.11 mm/年。软镜的特点是相对舒适、护理程序相对简单、安全系数相对高,但低龄者也需要家长的严格安全监护。

(3)低浓度阿托品

阿托品是一种非选择性胆碱受体阻滞剂,高浓度、大剂量时可导致中枢症状,在眼科领域的应用主要是通过解除平滑肌痉挛,达到瞳孔散大、调节麻痹的作用。浓度高的阿托品(0.1%~0.5%)滴眼液对近视的控制效果最好,但存在畏光、近视力下降等不良反应以及停药后反弹效应。0.01%阿托品滴眼液具有良好的延缓近视进展效果,且和高浓度阿托品滴眼液相比具有最小不良反应以及停药后最小反弹效应。

低浓度阿托品适用 4 岁至青春期(青春期一般是指 14~17 岁和 18~25 岁 2 个阶段)的近视人群,伴或不伴散光者。近视儿童等效球镜度年增长量达到或超过 0.50D,或眼轴长度年增长量超过 0.3 mm;伴有近视快速进展的危险因素青少年(如高度近视家族史、发病年龄早、近视初始屈光度高),可较早干预。对患青光眼或有青光眼倾向、成分过敏、颅脑外伤、心脏病等人群禁用。调节力低下、低色素者(如白化病)等慎用,角膜炎等伴有畏光症状的眼病可待痊愈后使用。

3. 眼外伤预防

眼外伤重在预防,要加强安全教育,使家长及儿童具备良好的安全意识及眼外伤急救常识。教育儿童避免危险游戏,避免安全性差的玩具等。引起热烧伤和化学伤的常见原因有:酸、碱、胶水、洗发水、洗涤剂等,因此,建议家长对这一类物品加强管理。一旦发生化学伤,应争分夺秒急救,第一时间就地取材冲洗,边让患者转动眼球边冲洗,至少冲洗半小时,同时送往医院。

另外,家长需注意紫外线对眼角膜、结膜上皮造成的损害。在强光环境下,大量的紫外线被角膜吸收,使角膜上皮坏死脱落,常见症状为刺痛、畏光、流泪等,甚至导致暂时性失明,这种情况常发生在登高山(有积雪)、滑雪时等,称为雪盲症。因此,家长带儿童进行一些户外活动,如滑雪或玩雪时,需配戴防护眼镜,同时应避免儿童到电焊工作场所(也会有类似症状)玩耍。

4. 结膜炎预防

红眼病的预防的关键在于切断传播途径和管理好传染源。红眼病主要是通过患眼分泌物污染的手、手帕、毛巾、脸盆、水源和其他公共物品的接触传染传播。因此,对患儿使用过的物品消毒,接触患眼后彻底手消毒及不与患儿共用毛巾等,均是有效的预防措施。

5. 其他

维生素 A 缺乏可能会导致眼干燥症和角膜软化症,因此,要注意营养均衡,预防此类眼病的发生。斜视需做到早发现、早诊断、早治疗,因为斜视性弱视及双眼视异常如得到早期干预,可以获得比较好的疗效。

三、青少年视觉保健

(一) 青少年眼睛特点

从新生儿到 12 周岁左右,眼轴一直都在增长,12 岁左右,眼轴基本达到成人水平,约 $23\sim24\,\mathrm{mm}$,完成正视化。但是青少年学习负担重,长期近距离工作、缺乏户外活动、电子产品的过度使用,导致近视高发,干眼、视疲劳也很常见。

青少年生长代谢旺盛,睑板腺等腺体分泌旺盛,可能导致睑板腺囊肿、睑腺炎等眼病。另外,青少年运动内容更加丰富,眼外伤的发生率仍然较高,是青少年致盲的主要原因之一。此外,一些遗传性眼病在这一时期可能出现症状,如视网膜色素变性(retinitis pigmentosa,RP)等。

(二) 常见视觉问题

1. 近视

单纯性近视眼绝大多数起自青春期,因此,又称为青少年近视眼或青春期近视眼,随着年龄增长度数逐渐趋于稳定,近视屈光度数一般为中低度。超高度近视眼多为病理性近视眼,主要特点是幼年即发生,度数持续加深、发展快,视功能明显受损,眼底改变多见,如后巩膜葡萄肿、黄斑出血、黄斑变性等。

2. 睑腺炎

外睑腺炎,为化脓性细菌感染,眼睑局部红、肿、热、痛,近睑缘处可摸到硬结。数日后硬结逐渐软化,睫毛根部有黄色脓头,积脓一旦穿破皮肤,向外排出,则红肿消退,疼痛也消失。内睑腺炎是睑板腺体的急性炎症,发炎的睑板腺被睑板组织包围,脓肿未穿破之前,结膜充血,常隐见黄色脓头,可自行穿破,但多见的是脓液突破睑板和结膜的屏障,流入结膜囊,脓液排出后,红肿消退。

3. 睑板腺囊肿

睑板腺排出管道阻塞,分泌物排出受阻形成睑板腺慢性炎症肉芽肿。其特点是睑板上可触及坚硬肿块,无红痛,相应结膜面呈紫红色或灰红色,一般多发于上睑,可以单个出现,也可新旧交替出现。小型者可自行吸收,完全消失,但多长期不变或逐渐变大,质地变软,可自行破溃,排出胶样内容物,可在结膜面呈现肉芽组织生长,也可在皮下形成暗红色肉芽肿经久不愈,有时甚至瘢痕收缩致下睑外翻。

4. 干眼

干眼为多因素引起的慢性眼表疾病,是由泪液的质、量及动力学异常,导致的泪膜不稳定或眼表微环境失衡,可伴有眼表炎症反应、组织损伤及神经异常,造成眼部多种不适症状和(或)视功能障碍。随着电子产品的普及和应用,干眼正在成为全球流行病,我国干眼的发病率逐年升高,并且有年轻化的趋势。干眼主要临床表现有异物感、烧灼感、痒、刺痛、畏光、眼红、视力波动、流泪、眨眼频率增加、隐形眼镜难以耐受等。干眼对青少年的学习及生活造成了极大的影响,需要引起关注。

青少年高频使用电子产品,影响正常眨眼频率,导致泪液蒸发流失。另外青少年配戴隐形眼镜者,影响泪液循环,且隐形眼镜片本身也会吸附水分,导致眼球表面脱水。青少年因眼干涩等问题,常自行使用眼药水滴眼,长期使用眼药水人群干眼症患病率显著高于未长期使用眼药水组。

5. 视疲劳

视疲劳是由于各种病因,人眼视物时超过其视觉功能所能承载的负荷,导致用眼后出现视觉障碍、眼部不适或伴有全身症状等,以至于不能正常进行视作业的一组症候群。视疲劳以患者主观症状为主,眼或者全身因素与精神心理因素相互交织,因此,它并非独立的眼病。

视疲劳主要表现为用眼后出现近距离工作或阅读不持久,出现暂时性视物模糊或重影、眼胀、眼痛、眼干、眼烧灼感、流泪、眼痒、眼异物感及眼眶疼痛;甚至出现全身症状,如易疲劳,头痛、头晕,记忆力减退,严重时甚至恶心、呕吐,并出现焦虑、烦躁以及其他神经官能症的症状。

屈光不正是青少年视疲劳的主要病因之一,青少年屈光不正未及时配镜矫正或者屈光矫正度数不准确,均会导致视疲劳。长时间近距离阅读学习,可能会引起调节功能异常或者存在双眼视功能异常,也是青少年视疲劳的常见病因。另外青少年戴不合适的眼镜,如眼镜架变形未及时调整,导致光学中心点偏移;镜片透光率过低等,也是视疲劳的诱因。干眼患者泪膜破裂时间缩短,可能发生角膜上皮损伤,暴露其下的角膜神经末梢,加上角膜表面的光滑度受到影响,导致形觉功能受损,因此,容易出现视疲劳。有报道显示,干眼患者中71.3%有视疲劳症状,而视疲劳患者中51.4%符合干眼诊断标准。

（三）保健方法

青少年眼保健应继续定期近视筛查，至少每 6 个月检查一次。青少年生活要有规律，睡眠要充分。注意用眼卫生，阅读时要有良好的光照环境，避免躺着看书。使用电脑时，要保证有良好的环境光，并且要注意休息。眼部发生红、肿、热、痛要及时就医。

干眼者可用毛巾热敷（温度以不烫皮肤为宜），每次 10～15 分钟，一天 2～3 次。此外，也需避免熬夜；注意眼部卫生，眼妆卸妆要彻底；如为隐形眼镜配戴者，需选用高透氧、短周期的产品。美国验光协会指出，人们在使用计算机或类似技术设备时不会经常眨眼，如果需要较长时间使用计算机或用手机，则最好遵循"20‐20‐20"法则，可以减少干眼的发生或缓解眼干等症状。

视疲劳者，需详细检查眼睛健康情况、全身情况、屈光状态、双眼视功能、泪膜情况综合判断。由屈光不正所造成的视疲劳，可以通过配戴合适的矫正眼镜来缓解。因双眼视功能异常而引起的视疲劳，可以通过视觉训练改善症状。学习、工作和生活环境中光线太亮或太暗，或色觉异常，用眼强度又很大时容易导致视疲劳，因此，环境光线需合适。近距离用眼时，身体坐姿要端正，每 45～50 分钟休息 10～15 分钟，休息时以远眺为佳。此外，如感觉眼睛不适，应立即休息。注意及时更换旧的眼镜，旧的眼镜镜架容易变形，镜片因本身老化或刮痕，透光率也下降，这些都可能是加重视疲劳的原因，所以建议每隔一年半左右时间，定期更换眼镜。

（四）预防方法

1. 预防近视眼发生

近视的发生发展与近距离用眼和户外活动时间相关。主要的近视预防措施同儿童，包括：减少近距离工作、增加户外活动时间等。户外活动不一定要体力活动，直接暴露在阳光下就可对近视的发生有保护作用。养成良好用眼及卫生习惯，保证睡眠充足，均衡膳食。

2. 预防近视眼进一步发展

对于已经近视的青少年，要正确配镜，用眼时注意休息及良好的照明环境。同样应采取各种干预方案，延缓近视度数的快速加深，防止发展成为高度近视。离焦设计的接触镜和框架眼镜、低浓度阿托品等都能够延缓近视进展，但各自又存在诸多的局限和不确定性，需根据患者情况，评估选择合适的治疗方法。

3. 预防近视眼并发症

已经高度近视的青少年要进行高度近视管理，预防并发症的发生。近视眼的并发症主要有：由于眼轴增长，玻璃体腔增大，玻璃体变性导致的玻璃体病变，包括玻璃体液化、混浊及后脱离。此外还可能有视网膜脱离、黄斑病变等严重并发症。病理性近视患者常有白内障，主要为核性白内障，因晶状体屈光力增加，从而使得近视程度加深。

经常进行眼健康检查，近视眼患者如出现眼前闪光感、飞蚊增多、视野缺损、视力下降等异常情况，应立即就诊。医生对于高度近视患者，在常规屈光矫正视力及治疗眼病的同时，要耐心咨询，仔细检查，避免近视眼并发症被忽视。如一眼发生并发症，要重视另一眼的检查。在近视眼患者中，开角型青光眼的患病率随着近视眼眼轴的增长而增加。但由于高度近视患者视盘的颜色较淡，其伴发的青光眼常被漏诊。因此，对于每一位高度近视患者特别是近视发展较快的患者，或出现难以解释的视力下降，要考虑其原发性开角型青光眼的可能。避免视网膜脱离的各种诱发因素，如重体力劳动、对冲力强的过山车等游乐活动。

4. 其他常见眼病预防

对青少年进行眼外伤的预防和急救教育，强化对常见眼外伤的认识，普及眼外伤急救知识。即使是轻微的角膜擦伤都可能导致角膜溃疡，因此，所有的角膜外伤都应及时治疗。眼球贯通伤、异物伤、眼底损伤需要及时尽早采取措施，尽可能保留伤眼残存视力。化学物质直接作用于眼部会造成眼部损伤，因此，青少年开展化学试验时需配戴护目镜，一旦发生眼化学伤，要及时正确处理，最大限度保护眼的结构和功能；避免强光下直视，防止视网膜光损伤等。

此外眼部发生红、肿、热、痛等症状需要及时就医。对于视网膜色素变性等眼病的筛查，要做到早发现，早治疗，尽量延缓疾病的进展。

四、中青年视觉保健

(一) 中青年眼睛特点

中年既是青年的延续，又是向老年过渡的时期。中年，是压力最大的年龄段，面临着工作和生活的双重压力。身体的各部分逐渐发生退行性变化，内脏器官、生理功能开始减弱。

该时期人群泪腺分泌功能开始下降，基础泪液分泌量开始减少，而工作用眼强度大，容易有视疲劳、干眼的问题。瞳孔开始缩小，小瞳孔会减少光线进入，导致视网膜照度不足，为了增加视网膜照度，中年人可能会在阅读时候需要更亮的环境照明。

该时期晶状体密度增加且不均匀、弹性减小、颜色变深。晶状体密度增加会改变晶状体的屈光性能，折射率增加，导致屈光性近视。晶状体密度不均匀可增加光的散射，导致眩光。晶状体弹性减小、硬度增加，使调节力下降，导致老视。40岁之后，大多数人开始出现老视的症状，45岁之后，几乎所有人都需要附加凸透镜来从事近距离工作。晶状体混浊，一般发生在50岁以上的人群，双眼可能程度不一，60岁以上人群几乎都有晶状体混浊。

同时，在该时期，玻璃体混浊、液化也都更为常见，玻璃体后脱离可能会导致视网膜脱离，需积极进行治疗。视网膜黄斑区功能下降，可能出现中心凹反光不清。视网膜周边变性更为常见，尤其是近视眼患者，受到外力作用时，容易导致视网膜脱离。

中心性浆液性视网膜病变好发于该年龄段的男性。一些全身性病如糖尿病、高血压等普遍存在，可能开始产生相应的眼部病变，包括糖尿病性视网膜病变、高血压眼底病等。40岁以后大多数人，开始有视觉敏锐度、对比敏感度下降。

(二) 常见视觉问题

1. 干眼

目前，干眼已成为临床除屈光不正以外最常见的眼科疾病，在中青年人群中，干眼非常常见，其为多因素引起的慢性眼表疾病。随着研究及认识的加深，发现干眼的病因复杂，大多数干眼患者，尤其是中、重度患者病情迁延不愈，需要长期治疗，且治疗效果不理想，无法彻底治愈，患者常因病情进展反复就诊。干眼属于慢性疾病，极大地影响了中青年人的学习、工作及生活，因此，需要高度关注。

易感人群：工作或生活暴露于某些环境条件下（风沙、雾霾、低湿度等）的人群；工作需高频使用电子产品的人群；可能患有存在一般健康问题（例如关节炎）的人群；使用部分药物如抗组胺药、口服避孕药或抗抑郁药等人群；眼部手术后人群，如做过双眼皮、角膜屈光和白内障等手术人群；其他还包括患有某些眼病人群等。

干眼症状与青少年基本一致，表现为异物感、烧灼感、痒、刺痛、畏光、眼红、视力波动、流泪、增加眨眼频率、隐形眼镜难以耐受。天气条件不佳时，干眼症状加重；且症状随着时间延长逐渐加重，晚上眼睛干涩的症状重于早晨。干眼相关症状在长时间阅读，或者电脑工作后加重。干眼的常见体征包括：结膜充血、水肿、角质化、角膜上皮缺损且有丝状物黏附，这种损伤长期可能造成角膜、结膜病变，很大程度影响视力。

患者可根据症状进行干眼自评，如怀疑有干眼，均需医院就诊。医生综合评估干眼患者的总体健康状况、药物使用情况、生活、工作环境等，并且进行裂隙灯显微镜、泪液分泌等专业检查，评估泪液质与量。干眼治疗以恢复正常泪膜、眼表的结构与功能为目的。随着对干眼研究的不断深入，临床上涌现出了很多新的治疗方法，也取得了不错的疗效。但是，干眼的病因极其复杂，需进一步对各种治疗方法的适应证及规范流程提出合理的建议。

2. 视疲劳

中青年人患视疲劳的主要原因有：各类眼科手术后的早期均可能出现不同程度的视疲劳症状，如角膜屈光手术、斜视手术等；某些眼病：患有角膜云翳、晶状体混浊以及其他眼疾引起的视物不清，也易引起视疲劳。另外，据调查发现，长时间使用电脑的人群视疲劳的发生率高。美国视光协会将这种眼综合征称为计算机视觉综合征（computer vision syndrome，CVS）。

3. 老视

老视，是指随着年龄的增长，眼的调节力逐渐下降，从而引起患者视近困难，以致近距离工作中，必须在其静态屈光矫正的基础上附加凸透镜才能有清晰的近视力。老视属于一种生理现象，不是病理状态，也不属于屈光不正。随年龄增加，晶状体逐年变硬，逐渐失去弹性，调节力逐年降低。老视现象相应也是缓慢进行，并不突然发生，最初并不会造成工作或生活的不便，但当近点比习惯工作距离远时，生活和工作就会感到不便，直到 65 岁之前，老视会越来越严重。

老视者最主要临床表现为近距离工作或阅读困难，阅读时书本需移远；阅读时需要更强的照明亮度；容易有视疲劳；不愿意做近距离工作；远近视物交替不连续。

老视发生发展与年龄直接相关，大多人在 40 岁以后就开始出现老视，老视发生早晚与很多因素有关。如果原来屈光状态为远视，那么老视更早发生，如果原来屈光状态为近视，老视则晚一些发生。近视者配戴框架眼镜后，由于矫正眼镜降低了同样阅读距离的调节需求，相比配戴角膜接触镜者出现老视要晚。从事近距离精细的工作者，如绘画、雕刻、财务等，相比于从事远距离工作者出现老视要早。其余还有身高、地理位置及药物的影响，如服用胰岛素、抗抑郁药等，由于药物对睫状肌的作用，会较早出现老视。

4. 中心性浆液性脉络膜视网膜病变

中心性浆液性脉络膜视网膜病变，是由于某些还不确定因素，视网膜色素上皮的屏障功能损害，脉络膜毛细血管网漏出的含有多量蛋白质的液体，通过视网膜色素上皮损害处渗入神经上皮下,造成视网膜神经感觉层的盘状脱离。渗漏点可在黄斑周围,但不论渗漏点位于哪里,其渗液多半积存于黄斑区。

中心性浆液性脉络膜视网膜病变表现为视力下降、视野中心遮挡、可伴有视物变形等。多见于20~50岁的青壮年男性,可以单眼或双眼发病、易复发,有自限性。诱发因素有:睡眠不足、紧张、精神压力大、疲劳、炎症、外伤、过度烟酒、使用糖皮质激素等。本病禁用糖皮质激素,可加重病情,多数患者在数月内可自愈。但部分患者病情迁延反复,影响视力,这部分患者可考虑激光光凝术、光动力疗法、玻璃体腔注射抗新生血管生长因子的药物等方法,有利于缩短病程、恢复视力。

5. 飞蚊症

飞蚊症是一种常见的症状,患者主诉眼前看到点状、尘状、线状、蛛丝状或环状等不同形态各异的漂浮物,数量不等,常常随眼球的运动而运动,主要由玻璃体发生退行性改变导致,在明亮单一背景下更易被患者发现。

飞蚊症可见于:玻璃体混浊、玻璃体液化、玻璃体后脱离、玻璃体积血、玻璃体临近组织炎症、视网膜脱离。但大部分的飞蚊症属于生理性的,眼底检查无明显玻璃体及视网膜病变,一般不影响视力。病理性飞蚊症患者一般会出现短时间内飞蚊明显增多或伴有闪光感、视力下降等,患者要及时就诊,做详细的检查,以明确漂浮物的性质、来源,以避免一些严重疾病的漏诊。

6. 其他

随着年龄的增加,中青年的对比敏感度逐渐降低。同时,角膜、晶状体的透明度下降,玻璃体液化甚至脱离都可以引起光的散射,产生眩光不适,导致视功能下降。

(三)保健方法

1. 均衡饮食

中年人在均衡饮食的同时,需有针对地补充缺乏的营养。肥胖,尤其是腹型肥胖,与高血压、糖尿病、高脂血症等相关,需要控制饮食摄入热量配合适宜的运动,预防此类疾病的发生。对于运动持续时间和强度有限制的患者,应密切监测并防止运动过度。日常生活中需控制重油、高盐、高胆固醇、高热量、高嘌呤食物;注意饮食搭配,如粗粮和细粮,肉和高纤维蔬菜等;注意优质蛋白的摄入,如鱼、蛋、奶等;烹调方式建议多以蒸、煮、焖、凉拌等简单的方式。

2. 生活要规律

注意休息,不要过于劳累,保持充足的睡眠。高度近视的中年人,避免搬运重物、举重等活动。合理安排室内、室外生活,保持身心健康。家庭、工作场所环境湿度适宜,有益于眼表的健康,如室内干燥,可以使用加湿器。控制烟酒,有益于眼健康。

3. 良好的用眼卫生

大多数人40岁后开始出现老视,出现阅读习惯改变,部分中年人还会出现视疲劳,这与未及时验配老视矫正眼镜有关,视疲劳可能还会诱发青光眼。这个年龄段,干眼也很常见,可以选用人工泪液,增加眨眼频率来改善症状。

4. 防治全身病

积极治疗全身疾病,因为很多全身疾病均可能影响眼部,在防治全身病的同时,要注意合理用药,要注意药物造成的眼损伤,因此要听取医生专业的诊疗意见。如中年人闭角型青光眼的发病风险远远大于青少年,因此,使用如阿托品等具有散瞳不良反应的胃肠道解痉止痛药物时,需要更加谨慎。

5. 定期眼科检查

每年至少进行一次专业的眼科检查,做到早发现、早诊断、早治疗。譬如对于有视网膜脱离风险的人群,早期检查发现周边视网膜变性,早期治疗。

(四) 预防方法

1. 干眼预防

干眼的预防方法有:热毛巾热敷;避免熬夜;注意眼部卫生;定时清洁、定期更换床单和被褥。如为隐形眼镜配戴者,需选用高透氧、短周期的产品。如经常处在风、烟或干燥的空气环境,可戴墨镜;如经常处于空调多、不通风、湿度低的环境,可使用加湿器。对于有全身疾病的干眼症患者,应积极治疗原发病,如干燥综合征等。工作需长期近距离注视电脑屏幕的人群,需要改善环境照明,降低电脑眩光。同时,注意保证眼的休息时间,有意识地增加眨眼频率,中年人可根据需要验配中近距离电脑用眼镜。

2. 视疲劳预防

要加强科普宣传,增加对视疲劳的认识。有屈光不正者、有老视者,均需选择合适的矫正方式。同时,视疲劳还是一种由精神心理因素参与的综合症状,因此,要保持健康的生活方式、良好的情绪,注意压力的排解。

3. 老视预防

老视是一种生理现象,难以避免,老视眼矫正最方便有效的方法就是验光配镜。根据需求,可以验配单光镜、双光镜、渐变多焦点眼镜等。但需注意,老视眼镜的度数并不是一直不变的,随着年龄增长、调节力进一步下降,附加凸球镜的度数也在增加,因此,需定期复查、及时更换眼镜,避免不合适的度数导致视疲劳等不适症状。同时中年人应注意看电脑、看手机等近距离用眼时间,保持良好的用眼卫生。

4. 中心性浆液性脉络膜视网膜病变预防

尽量避免熬夜,保证充足的睡眠和休息。长期饮酒可能会导致脉络膜血管扩张,从而增加液体渗出,饮酒要适量。巨大的情绪波动,容易诱发中心性浆液性脉络膜视网膜病变,因此,需保持情绪的平稳,保持愉悦的心情。注意避免长期对着电脑、手机。保持健康的饮食和生活习惯,平时多吃富含叶黄素的食物。

5. 飞蚊症预防

保证充足的休息,有规律地生活学习,避免用眼过度,心情要放松;调整饮食结构,多吃富含维生素及优质蛋白的食物,少吃油炸、油腻的食物;适当参加户外活动,补充钙质;避免长时间看手机、电脑等视频终端产品。

五、老年人视觉保健

(一) 老年人眼睛特点

随着年龄的增长,身体的器官也随之老化,老年人眼部的变化比中年人更明显。眼睑皮肤、内外眦韧带松弛、眼轮匝肌功能下降,难以支撑下睑本身的质量出现老年性睑外翻。同时因眼睑组织退行性改变,下睑会失去对眼轮匝肌收缩的牵制作用,可能会发生老年性睑内翻。眶隔组织老化,眶内组织外突,导致眼袋更加明显。

老年人泪腺功能下降、基础泪液分泌明显减少,干眼发病率高,在干燥的环境,容易出现流泪现象。角膜变平,垂直方向比水平方向明显,表现为逆规散光;角膜发生退行性病变,开始出现老年环,先是角膜上下方出现呈新月形,后在两侧融合成环状。结膜受紫外线照射,受风沙、烟尘等慢性刺激,形成翼状胬肉。前房变浅,闭角型青光眼发病率增加。瞳孔进一步缩小,对光的灵敏度下降。晶状体透明性进一步下降,白内障多见。玻璃体混浊进一步加重。视网膜黄斑区老化明显,易发生年龄相关性黄斑病变。

糖尿病、高血压等全身病相关眼底病高发。老视发生发展与年龄直接相关,老年时期,大多数人调节能力相对于中年人发生更明显的下降,根据公式 2-3-1 计算,老年人调节力接近完全丧失,老年人近距离工作或阅读问题更为突出,他们近距离工作或阅读必须附加凸透镜,才能获得清晰、舒适、持久视力。老年人随着年龄增长,还会出现视觉敏锐度、对比度视力、暗适应下降等问题。

(二) 常见视觉问题

1. 翼状胬肉

翼状胬肉是球结膜组织异常增生导致的一种常见的慢性眼病。健康球结膜组织是透明的,表面有少量血管。当球结膜出现纤维血管异常增生,向角膜延伸生长出白色的(纤维丰富的球结膜)或者粉红色的膜(表面血管丰富的球结膜),形状酷似昆虫的翅膀,如翼状,故名翼状胬肉。单眼或双眼均可发生翼状胬肉,以眼睛鼻侧部位最常见,少数情况下同一只眼的鼻侧和颞侧同时出现。早期胬肉一般不会引起患者任何不适感觉,但当胬肉向角膜表面生长,甚至遮挡住瞳孔时,开始影响患者视力,并出现眼红、眼干等不适,影响老年人生活质量。

翼状胬肉多见于户外工作者,病因目前尚不明确,但可能与环境和自身因素有关。环境因素包括风沙、紫外线、烟雾等长期的慢性刺激;自身因素包括泪液分泌不足、过敏等异常免疫状态、病毒感染等。

2. 干眼

干眼是影响老年人生活质量的常见眼病之一,导致老年人干眼的原因和青少年、中年人有所不同,老年人干眼多由泪液分泌减少、睑板腺功能障碍、长时间近距离用眼或患有糖尿病等全身性疾病所致。

老年人患有干眼症,可有眼干燥、异物感、烧灼感、畏光、流泪、易眼红及视疲劳等症状,在干燥环境中症状更为明显。干眼的症状无特异性,部分与结膜炎、视疲劳等患者症状相似,因此,要仔细检查、鉴别诊断,避免漏诊、误诊。

诱发或加重老年人干眼症状的因素有:长期处于空调开放的环境中;长时间使用电脑、电视、手机、平板等视频终端屏幕;眼部外伤史、手术史及既往病史等;长期服用降血压或抗抑郁等药物;局部长期滴含防腐剂的眼药水;免疫系统疾病,如系统性红斑狼疮、类风湿关节炎等。

3. 白内障

白内障是全球致盲的首要原因,是指各种原因导致晶状体的透明性丧失。老年性白内障又称为年龄相关性白内障,是白内障最常见的类型。随着老龄化社会的来临,年龄相关性白内障患者逐年增多。目前全球因白内障致盲已达到 2 000 万人,到 2025 年,将会增加至2 500万人。

白内障发病的危险因素:年龄增长、紫外线辐射、吸烟、饮酒、幼年严重腹泻导致的重度脱水、营养缺乏、抗氧化缺乏、患有糖尿病或高血压、糖皮质激素使用、遗传、生育过多等。年龄相关性白内障临床表现主要为眼前阴影及无痛性逐渐性视力下降,可伴有对比敏感度下降、原来老视度数减轻等。

白内障患者目前恢复视力的有效方法是手术治疗,当患者矫正视力下降到影响生活质量时,即可考虑手术治疗。手术方式包括:白内障囊外摘除、超声乳化白内障吸除术、激光乳化白内障吸除术、人工晶状体植入术等。因白内障发展到一定程度会产生并发症,如白内障的膨胀期可发生青光眼,白内障过熟期可发生晶状体过敏性葡萄膜炎等,因此,患者等视力严重下降时再选择手术治疗通常是不可取的。

4. 青光眼

眼压是眼球内容物作用于眼球壁的压力,眼压统计学正常范围为 10～21 mmHg,双眼眼压差不超过 5 mmHg,24 小时眼压波动在 8 mmHg 内。青光眼是指病理性眼压升高,导致视神经萎缩、视野缺损。据世界卫生组织报告,青光眼是全球第二位致盲性眼病,仅次于白内障。

青光眼是最主要的不可逆致盲眼病,大多数患者需终身治疗,以原发性青光眼最为常见。根据青光眼发病时房角是否关闭,分为:原发性开角型青光眼和原发性闭角型青光眼。原发性开角型青光眼的危险因素:年龄增长、家族史、男性、高眼压、近视眼。原发性闭角型青光眼的危险因素:年龄增长、家族史、女性、远视眼。在美国,40 岁及以上的人群中开角型青光眼患病率高达 1.86%,在我国约为 1%～2%。

青光眼根据临床表现可分为急性、慢性。急性青光眼发病急,头痛、恶心、呕吐、眼痛、眼红、视力严重下降。慢性青光眼,早期可无症状,随着病情发展,才出现视力下降、视野缩小,容易被忽视,从而耽误病情,失去有效治疗的时机。

5. 年龄相关性黄斑变性

黄斑是人眼视力最敏锐的区域,一旦发生病变,会严重影响视力。年龄相关性黄斑变性(age-related macular degeneration,AMD)也称为老年黄斑变性,是老年人黄斑发生视网膜下沉着物、视网膜色素上皮层退行性改变、地图状萎缩或脉络膜新生血管的一种病变,是导致盲和视力损伤的原因之一。

AMD 是发达国家老年人首要的致盲原因,其患病率随着年龄的增长而显著增加,在我国,发病率也逐年增高。其发病可能的危险因素有:遗传、年龄、性别、种族、黄斑长期慢性光损伤、吸烟,及高血脂、动脉硬化等心血管疾病相关的机制等。AMD 分为干性和湿性两种,干性 AMD 早期患者无明显主诉,但眼底已有玻璃膜疣、视网膜色素上皮改变等,随着病情进展,出现缓慢、进行性视力下降,伴有视物变形,晚期视力严重下降,有绝对性中心暗点。湿性 AMD 则常为视力迅速下降,有视物变形、复视、闪光感、色觉异常和绝对性中心暗点;眼底检查有新生血管、出血,临床表现比干性 AMD 严重。

6. 糖尿病性视网膜病变

糖尿病是一种以糖代谢紊乱为主的全身病,老年人常见。据流行病学统计,中国的糖尿病患者数量全球第一。糖尿病患者可出现多种眼部并发症,包括糖尿病视网膜病变(diabetic retinopathy,DR)、晶状体屈光度数改变、白内障、新生血管青光眼等,其中 DR 是糖尿病患者最常见的严重眼部并发症之一。

DR 的高危人群有:糖尿病病程较长者;血糖水平控制不稳定者;高水平糖化血红蛋白者;蛋白尿者;伴有高血压者;伴有高血脂者;长期吸烟的糖尿病患者(烟草中的尼古丁可能会导致眼底血管痉挛,造成视网膜、视神经血供障碍,容易有视网膜病变)。

糖尿病患者早期一般无眼部自觉症状,随着病情进展,病变累及黄斑后,患者出现不同程度视力下降。临床上将 DR 分为非增殖性糖尿病视网膜病变(non-proliferative diabetic retinopathy,NPDR)和增殖性糖尿病视网膜病变(proliferative diabetic retinopathy,PDR)。NPDR 眼底检查可能有微血管瘤、硬性渗出、棉绒斑等,若不及时治疗,可能会发展为 PDR。PDR 主要标志是眼底有新生血管,若不及时治疗,可能会导致失明。因此,对糖尿病及其并发症的防治是迫在眉睫的。

(三)保健方法

1. 合理起居,营养均衡

老年人要均衡饮食,日常注意戒烟戒酒,尽量避免油炸食品、辛辣,多食鲜果蔬菜,增加维生素 A、C 的摄入。叶黄素、玉米黄素、类胡萝卜素等抗氧化营养素会降低 AMD 发生的可能性。补充维生素 A、C、E 和抗氧化剂能延缓白内障的发生。便秘与闭角型青光眼的发作有关,因此,需注意高纤维素的食品的摄入。老年人要保持健康的生活方式,合理起居,适当运动,提高抵抗力,减少感染性眼病的发生。全身病影响眼部的健康,应早发现早治疗,降低眼部受累的风险。

2. 加强科普宣传

利用每年的 3 月 6 日世界青光眼日、6 月 6 日全国爱眼日、11 月 14 日世界糖尿病日等,加强对老年人的健康教育,宣传白内障、青光眼、AMD 等眼病的相关知识。让老年人了解到这些是常见眼病,做到早发现、早诊断、早治疗。

3. 眼健康保健

患翼状胬肉的老年病人应注意眼部卫生,积极治疗眼部慢性炎症;加强个人防护,户外活动、作业时应戴防尘或防紫外线的眼镜;正确用眼,避免视疲劳;注意睡眠充足,养成健康的生活方式。因翼状胬肉而出现长期慢性炎症,经保守治疗仍存在眼部不适、视力明显下降、有改善外观需求等情况时,建议前往医院选择合适的手术治疗。

青光眼早发现、早治疗可极大地改善患者的预后及生活质量。因此,对于年龄超过 40 周岁人群,如有原发性青光眼危险因素的可提前至 35 周岁,积极开展定期筛查,包括眼压、视力和视野等。影响眼压测量值的因素很多,同一患者不同时间段测得的眼压值也不同,因此,24 小时眼压是检查的重要方法。此外,需注意的是,每个人的视神经对眼压的耐受力不同,可能会有正常眼压青光眼的情况。日常生活中,青光眼患者还应提高自我保健能力,保持心情愉悦,避免情绪激动;避免短时间内过多地饮水或喝饮料;避免在暗室停留过久或在光线昏暗下阅读;避免暴饮暴食;避免熬夜;保持大便通畅。

早期的糖尿病视网膜病变可无任何症状,而一旦视力出现下降,眼底病变可能已经比较严重。因此,患有糖尿病的老年人需每年定期检查眼底。血糖水平控制不稳定或已经有眼底病变或眼部有过内眼手术史的患者,需每三个月或根据医嘱进行眼底检查。同时,糖尿病患者需选择恰当的治疗方式,对眼底仅有微动脉瘤的患者,可服用改善微循环的药物治疗;对于眼底已有大量棉绒斑或有新生血管时,需进行眼底激光治疗;如出现玻璃体积血,可先使用药物保守治疗,促进积血吸收,如不能吸收,需行玻璃体切割手术治疗;如出现纤维增殖,也需行玻璃体切割手术治疗。

(四) 预防方法

老年患者需根据干眼症发生的原因进行预防,自行使用眼药水滴眼,可能加重病情。老花眼及屈光不正,尽量戴框架眼镜,若必须戴隐形眼镜,要选择短周期产品,并尽量缩短配戴时间。

白内障最主要的预防方法是避免危险因素。避免过度的阳光照射,可使用物理遮阳工具,如遮阳伞、遮阳帽、太阳眼镜等;避免长期接触红外线、X 射线,应配戴防护镜;避免吸烟;儿童避免反复腹泻;禁止近亲结婚,可避免先天性白内障发生;优生优育;注意合理用药,尽量避免长期使用糖皮质激素等药物,可避免中毒性白内障。另需加强社区筛查,使白内障患者得到早期的诊断和治疗。目前眼药水还起不到根治白内障的效果,需通过手术进行治疗。

糖尿病视网膜病变的预防:血糖控制是根本措施,糖尿病患者需要在内分泌科医生的指导下用药,维持血糖水平的稳定。合并高血压、高血脂的患者更容易有糖尿病性视网膜病变,因此,需监测血压、血脂,并进行规范治疗。

AMD 的预防措施:减少日光暴露;戒烟;用抗氧化剂可以消除自由基,延缓老化;对家族中有发生年龄相关性黄斑变性的高危人群,应密切观察,定期检查眼底及视功能。对于 AMD 患者,应尽早治疗,已造成的低视力,应积极使用助视器,改善视觉质量、生活质量。

第二节 特殊环境人群视觉保健

一、视频终端综合征视觉保健

(一) 视频终端综合征特点

视觉终端综合征的产生:电脑互联网的普及、信息交流方式的改变,近距离长时间的注视电视机或计算机荧光屏、手机屏幕等视频终端使用者会出现一些症状,包括神经方面不适(头痛、头晕、额头压迫感、恶心、失眠或噩梦、记忆力减退等)、肩颈手腕腰背不适(麻木、感觉异常以及腰背部酸痛等)、眼部不适(眼睛疲劳、眼干、眼疼、眼部发痒、频繁眨眼、异物感、视物模糊、视力下降等)以及肠胃问题(食欲减退、便秘等),同时还会对内分泌系统产生一定影响(头面部长痘、皮肤干燥等)。但随着现代人生活方式和工作方式的变化,越来越多的人(包括成年人和青少年)在工作和生活中必须应用互联网来交流信息。对于长期(每天大于 6 小时)使用视频终端者,半数以上的人会或多或少地出现一些视频终端综合征的表现。

视频终端正进入中国社会生活的各个领域,因此,及早认识和防范极为重要。通过研究显示：在视频终端综合征中产生的所有症状中，眼部症状出现的概率最高为72.1％，造成眼睛不舒服，出现视物模糊、眼睛酸胀、发红、充血、干涩、有异物感和分泌物多等症状，其他部位的概率：颈肩部为59.3％，肩背部为30％，手腕臂部为13.9％。

（二）常见视觉问题

眼部常见症状：眼酸、眼胀、眼痛、畏光、流泪、眼干、睑痉挛、视力下降、复视、注意力难以集中、眼压升高等；泪液的质和量发生变化、泪膜破坏时间缩短。调节功能减退、空间对比敏感度下降和立体视觉功能降低。

全身症状：肩、颈、腰、背全身酸痛、手和肢麻木感、颜面有红斑、情绪烦躁、性情忧郁、胸闷、心悸、胃肠道不适、失眠乏力，多汗等自主神经功能失调等。

视频终端综合征危害：VDT综合征是一组症状性综合征，而非一种独立眼病，是一种职业性疲劳。通常以眼局部症状伴有全身的症状，严重影响生活质量。尤其是青少年视力发育尚不成熟，自我约束能力较差，长期接触这些视频终端，对眼睛的伤害很大。学生学习任务繁重，不注意用眼习惯，过度使用眼睛看电视或电脑，极易导致视频终端综合征。更加需要我们注意的是，手机、MP4、MP5等电子设备屏幕小、亮度不够，部分电子产品清晰度不够，对眼睛的刺激和伤害更大。

（三）保健方法

1. 干眼症

人们在使用电子终端设备工作时，因过于专注，眨眼次数减少，眼睛不断地进行调节作用，长时间高强度地用眼，同时电子屏幕所发出的各种射线会刺激眼睛，导致泪液的分泌量减少和泪液层挥发，形成干眼，主要症状为眼表干燥、结膜出现充血、眼睛酸胀疲劳、视力下降、视物模糊等，严重的伴有头痛、头胀、头晕，甚至恶心呕吐。同时室内环境也是造成干眼的原因之一，一般情况下空调温度过高，泪液中的水分蒸发过快，极易导致眼部干燥而形成干眼症。若室内环境密闭长期不通风，空气流通差，空气质量低，也会加重干眼症状，易使眼睛造成微生物感染，引发眼部炎症。

改善方法：

（1）长时间注视电子产品需让眼睛得到适当的休息，多喝水、多眨眼可以让泪液润湿眼睛，防止眼睛出现干涩。

（2）在眼科医师检查和诊断的基础上排除干眼的形成病因，若是病理情况下产生的干眼需要进行针对性治疗，若是周围环境影响形成的干眼可以借助人工泪液湿润眼睛，尽量使用不含防腐剂的人工泪液，切勿自行点药水。

（3）增加工作环境周围的湿度调试适当的温度，同时室内需要多开窗通风。

（4）物理方法治疗，通过眼保健操、眼部热敷、按摩、合理饮食等方法作为辅助疗法。物理治疗后没有改善或症状较为严重者，应及时到医院眼科进行其他方法治疗。

（5）配戴防护眼镜，可以减缓泪液的挥发和有害光线刺激眼睛。

2. 视力调节灵活性下降

当眼睛近距离工作时会产生集合疲劳。视频终端操作者出现视觉疲劳症状现象要高于一般人群，因眼睛在近距离工作时会动用调节和集合之外，光照强度和频率及眩光效应等还会对调节产生一定的干扰(视频终端与书本的发光性质是不同的)。视频终端是自发光的显示器,它们的显示因素包括亮度、对比度、颜色、字体大小和间距等,均会影响使用者的使用效果,造成不同程度的影响。它的一些特性,比如屏幕的闪烁频率、画面清晰度、界面的亮度、环境照明的亮度或稳定性,也会对使用者的视觉产生影响。

改善方法:

(1) 合适的阅读距离,适度的使用时间。

(2) 根据使用情况调整环境光线的亮度。

(3) 适度地调整视屏终端显示器上文字、图片的大小及屏幕的对比度和清晰度。

3. 固视能力下降

长时间使用视频终端会使眼长时间内处于高度专注状态,同时被特定单调的光刺激,出现眼疲劳等症状。使用者在电脑前工作时,眼睛需要在屏幕、桌案上的文件和键盘之间进行频繁更换,双眼不断地在各视点处聚焦,使眼睛进行频繁调节,以保证视物清晰,长时间使用会使眼肌过于疲劳,引起眼睛干涩、疲劳、重影、视力模糊甚至头颈疼痛等症状,屏幕或显示器上的发光点不断地闪烁、反光和眩光,使视神经受到影响,进而对眼睛造成伤害。

改善方法:

(1) 适当调整显示器的高度、角度和亮度,工作的桌案,减少屏幕反光和眼睛的频繁更换动作。

(2) 排除因使用问题出现的屏幕屏闪原因:电源插口接触不良,被电磁或静电信号干扰,电脑屏幕刷新率过低,显卡驱动未安装或是损坏,电脑所接电源劣质,电脑硬件存在问题等。

(3) 长时间使用需让眼睛休息。

4. 视力下降

长时间连续使用视频终端在 2 个小时以上者,可以导致视力疲劳进而会使视力下降,当使用一段时间让眼睛休息 30 分钟后,眼睛的疲劳状态会得到缓解,同时可使视力恢复到正常水平。因此,这一阶段的疲劳不会对视觉构成威胁,但累积到一定程度,则可导致视力下降。近视加重,经常操作计算机者近视发生率较高,且会逐渐加重近视度数。

改善方法:

(1) 连续使用电子产品时,需要让眼睛充分放松,眺望远方或做眼保健操。

(2) 多进行户外运动,锻炼身体,多听音乐,陶冶情操。

(四) 预防方法

1. 针对电脑、手机等电子因素的预防措施

(1) 合理安排生活

在生活、工作和学习中还需要合理安排作息时间,注意劳逸结合,保证充足的睡眠,控制使用电子产品的时间,建议外出游玩,缓解眼部疲劳。

(2) 降低屏幕反光、设置屏幕护眼保护

在电脑或者手机在日常使用的过程当中,可以将使用模式设置为护眼模式,防止屏幕过亮或过暗对眼部的刺激。还可以将显示的文字大小及行间距进行合理的设置,防止由于文字过度拥挤产生的视觉疲劳。

（3）照明光线设置与装修

不同的生活工作的环境、场所，对灯光的要求各有不同，过高亮度或过大亮度时，就会使人们感到眩光刺眼。

中华人民共和国国家标准《GB 50034－2020 建筑照明设计标准》规定了新建、改建和扩建的居住、公共和工业建筑的一般照度标准值（表6－2－1）。

表6－2－1　照度标准

房间（场所）	参考平面及其高度	照度标准值/lx
居住建筑起居室（一般活动）	0.75 m 水平面	100
居住建筑起居室（书写阅读）	0.75 m 水平面	300（宜用混合照明）
图书馆一般阅览室	0.75 m 水平面	300
办公建筑普通办公室	0.75 m 水平面	300
学校教室	课桌面	300
学校教室黑板	黑板面	500

外部照明环境设置　例如电视墙的区域，可以增加光线更柔和、更均匀的间接照明灯饰，比如灯带或者一些小台灯，样可以使人更放松。电视上方可以装灯槽，为整个空间提供漫反射光线，减少电视画面与背后的亮差，缓解视觉疲劳。

家装对视力的影响　根据光线的漫反射，在墙面上选择合适的壁纸可以有效减少光线反射，从而可以保护视力。墙面可以选择微黄色系列的颜色。粗糙墙面可以降低反射，出于保护眼睛的目的，装修墙面的时候最好不要弄得太光滑了。墙面粗糙可以在一定程度上增加居室光线和噪声的漫反射，让光线和声音通过多次反射后逐渐进行削弱，不仅保护了视力，而且让耳朵也可以免遭噪声的侵扰。同时，哑光的家具不刺眼，也可以起到相同的作用，因哑光的家居可以降低光线反射率，自然对视力有帮助。

（4）调整电子屏幕距离与高度

电脑放置的高度最好以屏幕上端位于水平视线向下30°为宜，屏幕向上略倾斜10°。电脑显示屏的正面与人的距离应保持一定距离，背面与人的距离应不小于90 cm。显示器屏幕位置应在视线以下10°～20°，与人的距离在60 cm左右。要保持一个舒适的姿势，眼睛与屏幕的距离应在40～50 cm，使双眼平视或轻度向下注视荧光屏，这样可使眼球暴露面积减小到最低。

使用手机工作或娱乐的过程中，尽量保持40 cm以上的使用距离，单次使用时间不宜太长，不宜过分低头或抬头，建议每隔20～30分钟让眼睛休息一下，看6 m以外的位置，远眺20秒以上或闭眼休息。不可夜间在暗环境下长时间使用，长时间高对比度情况下使用手机极易使眼睛疲劳，近视程度加深。

（5）防电磁波眼镜

防辐射镜片表面镀有防辐射膜层是通过真空离子镀膜精制而成的，随着科技的发展能近乎百分百阻断电磁波射线。镜片含抗辐射物质，具有吸收低频辐射微波，消除电磁波辐射造成的发热、头痛、疲倦、干涩等不良症状。防辐射眼镜对不同光线有不同的穿透吸收功能，能抗反射、防强光，使用者配戴后明显感觉视觉清晰、自然。特别适用于电脑工作者，看电视、玩电子游戏机等人士，能有效阻止有害光线损害眼睛，保护眼睛的健康。

2. 针对工作状态的预防措施

（1）注意眼睛放松。长时间近距离用眼（如使用电脑工作、玩手机、打游戏等）容易发生视频终端综合征，易出现眼酸、眼疼、眼胀，引发或加重干眼症，严重的会引起视力下降、神经衰弱和抵抗力下降等。因此，建议使用者在专注看电脑和手机屏幕 20 分钟后，尽量使眼睛放松，休息眺望远处至少 20 秒钟。若儿童要近距离使用电子产品学习，家长需要求儿童一节课后放松眼睛眺望远处，尽量较少时间使用眼睛近距离视物，坚持每天做眼保健操（注意做眼保健操时要保证手部卫生）。每日尽量让儿童到阳台、窗口或者自家院子里放松远眺，接触户外自然光，每天阳光照射累计 60 分钟以上，这才能有效保护眼睛，使眼睛得到充分的放松。

（2）热敷，贴敷，按摩。毛巾热敷、眼贴贴敷、眼部穴位按摩等，有助于改善局部血供，增加泪液分泌，缓解眼部疲劳。如睑板腺按摩，首先彻底清洗面部或眼部周围，我们将温热的湿毛巾放置在一侧眼睛的睑板腺处，对其进行热敷 5～10 分钟，使睑板腺内的分泌物软化，同时对玻璃棒进行消毒，操作者翻开眼睑使用玻璃棒顺着睑板腺的方向轻柔按摩，将内部分泌物推挤出来并擦拭。睑板腺按摩可以缓解干眼症的症状，部分患者在初次进行眼部睑板腺按摩时会出现疼痛感。

（3）调整屏幕的亮度，放大屏幕上所显示的字体大小及行间距离，掌握使用距离。

（4）可配戴专用的眼镜：防辐射眼镜能够有效地阻挡电磁波产生的有害射线刺激眼睛；防疲劳眼镜或渐进多焦点镜，正确验配的眼镜可以帮助眼睛在长时间视近距离物体时适当放松调节，缓解眼部疲劳状况。

（5）电脑旁适当的位置放置文件支架安放参考资料，减少头部、颈部运动及眼睛的转动。

3. 针对全身性疾病因素的预防措施

首先需要对身体上出现的原发性疾病进行对症治疗，根据个人身体情况适当运动、增加营养、增强体质、建立良好的生活与工作习惯。对于长期从事电脑、手机的视频终端操作者，应多食用一些新鲜的蔬菜和水果，需要增加维生素 A、B_1、C、E 的摄入。

4. 针对眼异常因素的预防措施

预防由眼部因素引起的 VDT 综合征，需要切实做好眼部检查，若有斜视、双眼视觉异常、青光眼和高眼压者应避免长时间近距离在屏幕前工作学习。若眼部有不适应，定期进行眼科检查，同时注意自身保健，以便早期发现，及时治疗。

眼科检查，排除引起视疲劳的其他原因。屈光不正患者采用光学矫治框架眼镜或隐形眼镜。改变生活、工作和学习的环境，增加湿度，必要的情况下，采用药物治疗。视频终端综合征的形成因素较复杂，涉及面广，需要定期体检消除隐患，增强体质锻炼，饮食调控。

二、运动人群视觉保健

（一）运动人群特点

随着人们的生活水平的提高，生活观念和生活态度就会随着发生转变，由最初解决基本的温饱向享受型生活发展，开始注重从节奏紧张的工作学习中抽身而出，利用有效的时间来释放疲惫的身心，人们会使用最经济有效的方法进行即户外运动。狭义的户外运动指在室外进行的,以健身、休闲、娱乐为目的,通过参与者的努力而使身心得到锻炼,同时更能贴近自然,感受自然的运动,比如登山、攀岩、漂流、速降滑翔、滑雪、野营、探险、穿越、自行车等各种户外活动;除此之外,以身体练习为基本手段,以增强体质、促进人的全面发展、丰富社会文化生活和促进精神文明建设为目的的一种有意识、有组织的社会活动的体育运动。当运动人群在户外运动时,室外环境对眼睛的影响因素有紫外线的强度、眩光、强光、雾气和眼外伤等,这些都将会造成眼睛的不舒适和不安全,所以有必要配戴专业的防护眼镜保护眼睛,提高生活质量。

(二)常见视觉问题

1. 室外接受太阳光的照射,对皮肤和眼睛产生直接伤害并且伤害最大的就是紫外线。在太阳光中紫外线的波长范围为 10～400 nm。紫外线根据波长的长短可以分为长波紫外线 UVA,波长范围是 320～400 nm;中波紫外线 UVB 波长范围是 280～320 nm;短波紫外线 UVC 波长范围是 100～280 nm;短波 UVC 在投照到地球表面时被大气层中的臭氧层吸收,所以对人类有伤害的紫外线为 UVA 和 UVB,若紫外线短时间内照射眼睛,可能不会有明显的伤害。但若紫外线强度过强或照射时间较长可能会对眼部有伤害,造成眼角膜和结膜、晶状体、视网膜等部位的伤害。建议户外运动人员和体育运动人员在室外进行活动时,要对眼睛做好紫外线的防护准备,避免眼睛受到伤害,当眼睛受到紫外线伤害后出现不适症状时,应及时前往医院眼科就诊,并遵医嘱进行针对性治疗。

2. 运动人群在户外运动时注意减少紫外线辐射引起的角膜、晶状体和视网膜损伤,同时还需要防止电光性眼炎或雪盲等对眼部产生的损伤。

眼角膜和结膜损害:当眼睛长期受到紫外线照射刺激,对结膜、角膜是有损伤的。如用强光手电筒照射眼睛或者出现雪盲时眼睛均容易出现疼痛、畏光流泪、视物模糊。若持续受到紫外线刺激,症状还可能会加重,出现结膜、角膜的炎症或者结膜的异常增生等。

晶状体损害:由于人眼晶状体能够吸收部分的紫外线,在紫外线长期的照射刺激下会造成晶状体的氧化,极易出现白内障。

视网膜损害:长期受紫外线的影响还容易导致视网膜病变,可能伴随视力减退、视物不清等症状。

其他伤害:长期暴露在紫外线辐射 UVA 及 UVB 下还可形成睑裂斑,睑裂斑可在接近角膜缘处的球结膜出现三角形略隆起、肥厚性黄白色斑块,三角形基底朝向角膜,宽度约 2～3 毫米,通常所见到的大多是两眼对称性,病变初始为灰色的,后逐渐变为黄白色。有研究认为,翼状胬肉也是长期暴露在紫外线辐射之下而产生的,近地球赤道和户外工作的人群如渔民和农民,翼状胬肉发生率较高。大部分呈现在睑裂部球结膜的尖端向着角膜呈三角形侵入的状态。翼状胬肉初期时无自觉症状,当延展至角膜时会因牵扯而引起逆规性散光;遮盖瞳孔区时,可以造成视力障碍。

为了防止或者减少紫外线对眼睛的损害,日常生活中应注意避免让眼睛直接暴露在太阳光下时间太长,可以戴遮阳帽或配戴具有紫外线过滤功能的眼镜。平时可适量食用一些对视力有好处的食物,如红枣、桂圆、菊花、枸杞等。如果室内使用紫外线消毒灯,室内人员应尽量出去,等紫外线消毒灯结束工作后开窗 30 分钟后再进入室内。紫外线灯如果直接对着眼睛照射,眼睛会出现疼痛、红肿、流眼泪、睁不开眼等症状,可能会引起眼睛的角膜炎、结膜炎等,如果长时间照射,很可能会导致白内障、青光眼。

3. 户外运动眼外伤的可能性容易钝挫伤。眼球钝挫伤是由机械性的钝力直接伤及眼部,造成的眼组织的器质性病变及功能障碍,但不引起眼球壁破裂。挫伤除在打击部位产生直接损伤外,钝力通过在眼内和球壁的传递,也会产生间接损伤。眼挫伤是眼外伤的常见病症,其患病率约占眼外伤的 $\frac{1}{3}$。钝挫伤的并发症包括眼部疼痛、畏光、流泪及眼睑痉挛等角膜刺激症状,视力也受到不同程度影响,色觉减弱、野缺损、窝爆裂性骨折、窝和眼睑挫伤、膜损伤、眼球破裂、伤性虹膜炎、膜下出血、前房积血、网膜出血、璃体出血、络膜破裂、网膜脱离等。

造成眼球钝挫伤原因很多,在生产、生活、体育运动和交通事故等情况下,如遭受各种物体冲撞、砖石、拳头和球类等的击伤等,根据暴力大小,伤势可轻可重。在日常生活中预防眼球钝挫伤首要任务的是宣传教育,普及保护眼睛的防范意识,使人们增加爱护眼睛的意识。在生活及体育运动中,加强教育、严格操作规程和完善防护措施,能有效减少眼球钝挫伤的发生。对儿童应重点预防,禁止儿童玩弄危险玩具、放鞭炮和射弹弓等。

(三)保健方法

运动时眼部防护是人们在户外活动或体育运动时防止外界对眼睛产生伤害的保护。防护是运动过程中不可缺少的重要元素,科学的、合适的防护能对人们的精神状态有很重要的影响,提升自信从而更好地投入运动当中,享受运动带来的健康与快乐。

1. 注意避免眼睛直接暴露在较强的紫外线下,户外运动时,戴上帽子。根据需要,也可适当接受阳光照射。

2. 太阳光强烈时应配戴各种类型太阳镜(含或不含有屈光矫正功能)。

3. 根据运动目的、环境的不同,配戴各种功能眼镜:

(1)配戴具有紫外线射线过滤功能的眼镜。

(2)配戴具有防眩光功能的眼镜。

(3)配戴防强光功能的眼镜。

(4)配戴防雾功能的眼镜。

(5)配戴防眼部外伤的功能眼镜。户外道路环境较差时建议配戴保护镜。如户外骑行时防止路面上的小石子迸溅,对眼部造成伤害。

4. 游泳时需配戴泳镜。在游泳时会受到紫外线的照射,为了避免眼睛受到伤害应正确配戴泳镜。同时游泳时水的折射率与空气的折射率不同,直接视物时会出现模糊影响游泳。另外,配戴泳镜还可以防止泳池内不洁净的水进入眼睛引起眼部感染。

5. 恶劣的自然环境下需配戴防护眼镜。如风沙天气配戴防护眼镜,防止风沙或异物进入眼睛,以免用手揉眼睛对角膜造成伤害,引起眼部炎症。

(四)预防方法

户外运动时我们不仅需要做好眼部防辐射的保护,还应该注意眼镜材料在保护眼部时的优劣程度,防止不安全眼镜对眼睛造成伤害,要求使用抗冲击性较好的材料生产的防护眼镜。有些运动人群因为运动视觉防护不到位,引起视觉障碍,矫正和矫治不及时可能会引起终身伤害,甚至还有部分专业运动员因眼外伤而结束运动生涯。因此,要求验配师能够做到对使用者进行防护眼镜的功能的解释和使用指导,并可以帮助这类人群选择适合他们户外配戴的防护眼镜。常见运动视觉防护相关的功能眼镜:镀彩膜眼镜、防紫外线普通太阳镜或者夹片、防紫外线隐形眼镜、染色眼镜、偏光眼镜、变色眼镜、防雾镜片、运动保护眼镜,以及儿童户外运动防护镜等。

1. 镀彩膜眼镜

镀膜眼镜可以降低镜片表面强光的反射,视物清楚,减少镜面反射光,增加了光线透过率,镀有彩膜的镜片还增加了镜片的美感,配戴者可根据喜好选择膜层的颜色(图6-2-1)。镀膜眼镜能防止紫外线的有害射线对眼睛的伤害,配戴镀膜眼镜后眼睛在户外活动时不易产生疲劳。

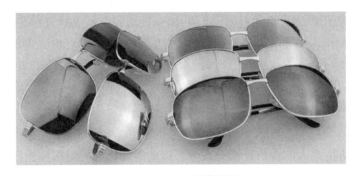

图6-2-1　彩膜眼镜

2. 防紫外线普通太阳镜或者夹片和防紫外线隐形眼镜

在进行户外运动时或者户外工作时可以选配防紫外线的太阳镜保护眼睛,若配戴者有屈光不正可以选配带有度数的太阳眼镜,也可以选配太阳镜夹片(图6-2-2)放置在矫正眼镜前,在户外运动时配戴,在室内工作或生活时可以取下。对于有屈光不正的运动人群来说,角膜接触镜的配戴舒适度要优于框架眼镜,既安全又方便,且不易滑落,接触镜还具有矫正视力、外观自然、视野宽阔、周边无变形和对立体视觉影响较小等优点,所以户外运动时配戴角膜接触镜人群越来越多。随着科技的发展,角膜接触镜的技术也在不断发展,防紫外线隐形眼镜也能有效防止紫外线损伤眼睛。

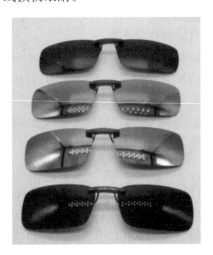

图6-2-2　夹片眼镜

3. 染色眼镜和偏光眼镜

染色镜片可以吸收一定程度的可见光,使强光照射时不刺眼,增加视物的对比度,使镜片美观。使用者可以根据自己的喜好选择镜片的颜色。有色镜片既可以是平光镜片还可以是含有屈光度数的镜片。镜片的颜色可以对部分光线进行吸收,可以有效防止强光进入眼睛,人们可以根据需要或者搭配不同的服饰进行选配。常见的有色镜片:灰色镜片,能够均匀吸收紫外线和红外线,颜色比较柔和。茶色镜片,具有吸收紫外线和防眩光的作用,视物层次分明、清晰。黄色镜片,具有吸收紫外线的作用,且视物清晰、明亮,可适合阴雨、雾天等较暗的环境下配戴。户外运动的人群为了防止紫外线和强光、眩光等选择灰色镜片较多。

偏光眼镜具有独特的光学性质,可以有效阻挡强光进入眼睛,常用于登山、划船、滑雪等户外运动。偏光镜具有防紫外线和降低光的强度的作用,在特定条件下,起到保护眼睛不受损害的作用。在户外运动时会遇到各种眩光,偏光太阳镜可阻挡一部分太阳照射时产生的眩光,还可以滤掉地面或水面、雪地面等反射过来的强光,从而使视野更清晰,减轻视觉疲劳感,有利于室外运动,偏光太阳镜的视觉效果比普通太阳镜更自然清晰。

4. 变色眼镜和防雾镜片

变色镜片适用于室内室外同时使用的眼镜。光致变色镜片是在镜片材料中添加卤化银,卤化银在紫外线的催化作用下进行分解,使镜片变色,当在暗环境下没有紫外线的作用又重新合成为无色的卤化银,所以光致变色镜片可以在室外对紫外线有很好的吸收作用。变色镜片在阳光下经紫外线和短波可见光照射,颜色变深,光透过率降低;在室内或暗处镜片光透过率提高,褪色复明。镜片的光致变色性是自动的和可逆的。变色眼镜能通过镜片变色调节透光度,使人眼适应环境光线的变化,减少视觉疲劳,保护眼睛。此类镜片可以随着环境中紫外线的强弱程度调节镜片的深浅,它优于染色镜片,可以全天配戴。

防雾镜可以使镜片上不产生或较少产生雾气。当在户外运动时还会遇到镜片起雾的现象,镜片上形成的雾气会遮挡视线。镜片上常见雾气形成的原因,温度较低的眼镜片突然处于一个温热的环境中时会使镜片周围的空气产生液化的现象,还有可能是在运动过程中的口鼻的呼吸或被眼镜周围的皮肤表面的水分蒸发,在镜片上的气体凝结。防雾眼镜的特点是在镜片表面没有雾气凝结,光线柔和舒适度高、透光率强,视物更清晰,眼睛更舒适,有效防眩光及防紫外线,适合全天候配戴。防雾眼镜可用于冬日户外运动、游泳、滑雪、登山、潜水、医护等。

5. 运动保护眼镜

环境中存在多种因素对眼睛直接或间接造成伤害,保护眼镜是用于运动过程中保护眼睛的辅助器材,主要功能是防止强光和风沙对眼睛的伤害。户外运动时所配戴的安全防护眼镜,在防止有害光线的同时还需眼镜架具有超强的抗冲击性、抗燃性和抗腐蚀性,以防止外力对眼部的伤害。镜架常选择安全性能较高的 PC 材料,镜片常选用 PC 片或 Trivex 材料。

6. 儿童户外运动防护

前述成人运动人群视觉防护规则均适用于儿童。一生中防止紫外线辐射伤害眼睛的两个重要时期分别是:儿童时期和患上白内障以后的时期。在 10 岁或 12 岁左右时,儿童的晶状体对紫外线射线十分敏感。幼儿在进行户外运动时判断危险和自我保护能力都较弱,在运动时各类意外伤害也不可避免地随之而来,儿童眼外伤概率更高,需要加强保护。

儿童户外活动的防护措施：(1)儿童在户外活动紫外线较强时需要用遮阳帽或太阳镜遮挡住眼睛,防止强烈的阳光中的紫外线对眼睛的伤害。(2)儿童在玩耍球类时尽量配戴防护装备,防止球体直接撞击眼睛造成伤害。(3)儿童在玩耍沙子时,若沙子不慎进入眼睛千万不要揉眼睛,家长应及时用水冲洗眼睛,让孩子眨眼睛用眼泪将沙子冲刷出来。(4)在游泳时一定要戴好泳镜,防止泳池内的水进入眼睛。

白内障患者或术后进行户外运动时,应尽量减少紫外线的照射,需配戴有色眼镜或太阳镜,以防辐射线直射眼睛。

验配师需要根据运动人群视觉防护的需求,帮助使用者选择合适的眼镜,对眼睛进行有效的防护,成人、儿童都需要防护。拥有一双明亮的眼睛,对我们的正常生活非常重要,我们要用自己的双眼去感受这个世界的美好。因此,我们要爱护自己的眼睛。

三、驾驶员人群视觉保健

(一)车辆驾驶员的视觉标准

对车辆驾驶员的视觉标准的应用是最为普及的,尤其是针对单眼视力障碍的驾驶员。其中单眼视力障碍是指单眼视力残疾,先天性或后天原因使视觉器官或大脑视中枢的构造或功能受损,导致一眼视力下降或视野缩小。根据2022年4月实施的《机动车驾驶证申领和使用规定》,其中视觉相关的规定有两个,一为视力:申请大型客车、重型牵引挂车、城市公交车、中型客车、大型货车、无轨电车或者有轨电车准驾车型的,两眼裸视力或者矫正视力达到对数视力表5.0以上。申请其他准驾车型的,两眼裸视力或者矫正视力达到对数视力表4.9以上。单眼视力障碍,优眼裸视力或者矫正视力达到对数视力表5.0以上,且水平视野达到150度的,可以申请小型汽车、小型自动挡汽车、低速载货汽车、三轮汽车、残疾人专用小型自动挡载客汽车准驾车型的机动车驾驶证。二为辨色力:无红绿色盲。

(二)常见视觉问题

1. 视疲劳与干眼症

驾驶时精神和眼都处于高度紧张状态,眨眼次数减少,极易引起眼疲劳和干眼症。

2. 动态视力

动态视力(dynamic visual acuity,DVA)也叫动态视敏度,是知觉运动物体细节的能力。是指眼睛在观察移动目标时,捕获影像、分解、感知移动目标影像的能力。这种能力伴随着通过动态视力捕捉影像和短时间内大脑信息处理的过程以及机体的相应的反应过程。车辆、飞机等驾驶员需要对移动的物体有很好的分辨能力,现今每天发生的交通事故,与驾驶员很少进行这方面的视觉检查有密切的关系。例如在高速公路上一个汽车驾驶员若想要超车,必须觉察邻近汽车的情况、路面标志、马路上引导线、行人等以确定是否能安全超过。

3. 夜间视力

夜间发生交通事故的概率比白天大1.5倍,60%重大交通死亡事故发生在夜间。夜间行车时,往往会开启大灯(远光灯),它能在两车相会时,让人完全处于盲点(目盲性炫光),看不清前面的路况,严重影响行车安全。而公路上的闪光监控拍摄会对人眼造成强烈刺激甚至损伤。人眼在受到车灯强光刺激时,瞳孔由正常的5~8毫米自动收缩为1毫米甚至更小,使进光量减少到原来的 1/16 以下,会车后由于瞳孔来不及恢复,进光量骤减,出现类似夜盲的生理现象,众多交通事故就由此发生。

4. 视力适应

人眼对周围环境亮度变化的适应过程,分为明适应(由暗处到明处)和暗适应(由明亮处进入暗处)。进出昏暗隧道时适应时间过长对交通安全极为不利。

5. 炫目

俗称"晃眼",对方汽车大灯及城市光污染会对眼睛造成极大伤害,曾接受过激光角膜手术者表现更为严重。

6. 紫外线损伤

白天驾驶时紫外线辐射较强,尤其是高原和雪地驾驶员。

7. 老视

老视驾驶员由于调节力下降,驾车者存在近距用眼困难,从看路面时到看汽车仪表盘时远、中、近调节反应迟缓,对行车安全不利。

(三) 保健方法

1. 动态视力

动态视力是对眼前横向移动的物体能清楚捕捉到的视力,如果拥有良好的动态视力的话,对于对手的横向进攻技术,例如回踢、里回踢等,可以清楚地捕捉到。

常见练习方法:

在运动交通工具中,通过横向面的窗口向外看路上的招牌广告、路牌等,要习惯移动中观察。每天上班、上学的路上可以练习,坚持一段时间的话会收到良好的效果。或者把一个写着文字或数字的网球,挂在天花板上让它左右地横向摆动,要习惯看上面的文字或数字。

2. 瞬间视力

瞬间视力,是眼睛对瞬间出现或产生的事物进行捕捉的能力,此外,对"现在的情况是什么?""下个会出现的情况是什么?""该怎么做?"这三个问题的瞬间判断也是非常的重要。

常见练习方法:

走在街道的时候,突然间快速往后面看一眼,然后迅速地转回头,把刚才往后看的一瞬间看到的事物记住、回忆。或者拿一本书或杂志,快速的翻页,在此过程中,用眼睛快速的捕捉里面的文字或图片,再回忆。

3. 眼和手的协应视力(余视力)和反应动作

就是对进入视野范围内的物体进行快速反应的视力。除了视觉上的快速反应外,还要有动作上的快速反应,协应视力对于驾驶员解决突发情况是非常重要的。

常见练习方法:

背向一面墙,手里握一个球,然后转身把球向墙抛去,球反弹时要迅速地判断球反弹的方向,并快速移动把球接回,以此来达到练习的目的。

4. 病理性夜间视力

(1)暂时性夜盲

由于饮食中缺乏维生素 A 或因某些消化系统疾病影响维生素 A 的吸收,视网膜杆细胞没有合成视紫红质的原料而造成夜盲。这种夜盲是暂时性的,只要多吃猪肝、胡萝卜、鱼肝油等,即可补充维生素 A 的不足,很快就会痊愈。

（2）获得性夜盲

往往由于视网膜杆细胞营养不良或本身的病变引起。常见于弥漫性脉络膜炎、广泛的脉络膜缺血萎缩等,这种夜盲随着有效的治疗、疾病的痊愈而逐渐改善。

（3）先天性夜盲

系先天遗传性眼病,如视网膜色素变性,杆细胞发育不良,失去了合成视紫红质的功能,所以发生夜盲,不能当驾驶员。

（四）预防方法

1. 合理休息,不要长时间连续开车,多吃对眼有利的食物,进行适当的眼部护理如用热毛巾或蒸气熏浴双眼。

2. 做好强光下的眼防护,最好配戴能有效阻挡紫外线的遮光度较强的染色镜片、镀膜镜片、偏光镜片等护目镜,以有效预防强光眩光及紫外线损伤。

3. 注意夜间驾驶防护,夜间不能配戴太阳镜,可选用专用的合格的夜晚驾驶镜,可阻挡对面汽车的强光眩光,增强黑暗中的视物清晰度。

4. 感觉夜间视力下降,需要排除夜盲等其他问题,如确定为夜间近视,可以验配一副夜用近视眼镜。

5. 由隧道外进入没有照明条件的隧道内大约要经历 10 s 的暗适应时间。因此,在隧道入口处应设有缓和照明,以减少视觉障碍,或在路旁设立"隧道内注意开灯"的标志,以唤起驾驶员注意。

6. 老视驾驶人群的防护,可以验配一副渐近多焦点眼镜,为驾驶时提供自远点到近点全程明视,但需注意该眼镜应在日常使用适应一段时间后逐步过渡到驾驶中配戴。

四、职业病视觉保健

根据 2018 年 12 月 29 日第四次修订的《中华人民共和国职业病防治法》,职业病是指企业、事业单位和个体经济组织等用人单位的劳动者在职业活动中,因接触粉尘、放射性物质和其他有毒、有害物质等因素而引起的疾病。

（一）职业性眼病

1. 化学性眼部灼伤

是指工作中眼部直接接触碱性、酸性或其他含有化学物质的气体、液体或固体所致眼组织的腐蚀破坏性损害。

（1）随着化学工业的发展,化学性眼灼伤有逐年增多的趋势。化学性眼灼伤占眼外伤的 10% 左右,其中 17% 为固体化学物所致,31% 为液体化学物所致,52% 为化学物烟雾所致,可因化学物直接接触眼部而致,也可通过皮肤、呼吸道、消化道等全身性的吸收而影响于眼、视路或视中枢而造成损伤。致眼损伤的化学物质主要为酸碱类化学物质（如硫酸、硝酸、盐酸、氨水、烧碱、甲醛、酚、硫化氢等）,多为液体或气体。由于眼球组织脆弱,耐受力差,受伤的程度往往比身体其他部位更为严重。轻者可能仅有刺激症状,如眼红、眼痛、灼热感或异物感、流泪、眼睑痉挛等等,不会留下后患;而重者病程长,后遗症严重,视力难以恢复,甚至可能失明、眼球萎缩,即使再高明的医生也难以治愈。

（2）根据酸碱性化学物质烧伤后眼部的组织反应,可分为轻、中、重三种不同程度的烧伤。

1）轻度烧伤:多由弱酸或稀释的弱碱引起。眼睑结膜轻度充血水肿,角膜上皮可有点状脱落或水肿,角膜缘无缺血或缺血$<\frac{1}{4}$。数日后水肿消退,上皮修复,不留瘢痕,无明显并发症,视力多不受影响。

2）中度烧伤:可由强酸或较稀的碱类物质引起。眼睑皮肤可起水疱或糜烂;结膜水肿,出现缺血性坏死;角膜实质深层混浊水肿,角膜缘缺血$\frac{1}{4}\sim\frac{1}{2}$。治愈后可遗留角膜斑翳,影响视力。

3）重度烧伤:大多由强碱引起。眼睑、结膜出现广泛的缺血性坏死,呈灰白色混浊;出现巩膜坏死,角膜全层混浊呈瓷白色,甚至穿孔,角膜缘缺血$>\frac{1}{2}$。伤后2周,新生血管可侵入角膜,角膜组织逐渐修复。角膜溃疡愈合后可引起角膜白斑;角膜穿孔愈合后可形成前黏性角膜白斑、角膜葡萄肿或眼球萎缩。由于结膜上皮缺损在愈合时可形成睑球粘连、假性翼状胬肉等。最终可引起眼表、眼球结构和视功能的严重损坏。眼睑、泪道的酸碱烧伤还可引起眼睑畸形、眼睑闭合不全、溢泪等并发症。

2.电光性眼炎

是外伤、紫外线对眼角膜和结膜上皮造成损害引起的炎症,又称雪盲。特点是眼睑红肿、结膜充血水肿、有剧烈的异物感和疼痛,症状有怕光、流泪和睁不开眼,发病期间会有视物模糊的情况。

3.职业性白内障（含放射性白内障、三硝基甲苯白内障）

是由职业因素如电、电离和非电离辐射、毒物等作用干扰晶体内的呼吸和代谢过程,使晶体正常营养受抑,引起晶体囊上皮组织的萎缩。可见晶体内或晶体囊上有灰白色混浊。

（1）中毒性白内障

是由于长期接触三硝基甲苯、萘、铊、二硝基酚所致。以三硝基甲苯职业性白内障最常见。

（2）电离辐射性职业性白内障

主要包括放射性白内障和电击性白内障两种。其中放射性白内障是指X射线、γ射线、中子及高能β射线等电离辐射所致眼损伤。而电击性白内障是指检修带电电路、电器,或因电器绝缘性能降低所致漏电等情况时电流接触体表后发生的电击所致眼损伤。

（3）非电离辐射性白内障

主要有微波白内障、红外线白内障和紫外线白内障。微波白内障是指电磁波中300 MHZ～300 GHZ频率范围或1 mm～1 m波长辐射所致眼损伤;红外线白内障是高温作业环境下热辐射所致眼损伤;接触紫外线也可引起白内障。

有明确的化学、物理等职业性有害因素接触史,以眼晶体混浊为主要临床表现,参考作业环境调查和空气中化学物质浓度测定及辐射剂量的测量资料,综合分析,排除其他非职业因素所致眼晶体改变,方可诊断。

（二）治疗方法

1. 化学性眼部灼伤

治疗可分早期及晚期两个阶段。早期主要是急救和防止坏死病变进一步扩展,恢复伤区组织营养,防止感染,减少并发症和后遗症。晚期针对后遗症进行治疗,如眼球粘连、瘢痕、肉样血管翳、角膜白斑及眼干燥症等。

（1）急救措施

立即就近彻底冲洗,去除残留化学物质,抗炎、散瞳,预防感染,加速创面愈合,防治睑球粘连等并发症。

现场急救需脱离接触之地,尽快而充分地冲洗,是处理酸碱烧伤最重要的一步。及时彻底冲洗能将组织损伤减低到最小的程度。特别对于碱烧伤,冲洗必须争分夺秒。应立即就地取材,用大量净水反复冲洗。冲洗时应翻转眼睑,转动眼球,暴露穹隆部,将结膜囊内的化学物质彻底洗出。无净水时,用其他水源即可。应至少冲洗 30 分钟。注意冲洗液压力不要过大,冲洗要及时、有效。如不合并颜面严重污染或灼伤,亦可采取浸洗,即将眼浸入水盆中,频频瞬目,效果也好。在急救时,应立即去除残留化学物,尤其要仔细检查结膜穹隆部有无隐藏的化学物质颗粒,如石灰等留下的小颗粒,可用粘有眼膏的棉签粘取之。

（2）早期治疗

应分秒必争,清除化学物质以减少其与眼部组织的接触,尽量减轻烧伤程度。

1）医疗单位应常备 25 mg 高锰酸钾粉,急用时加入 500 ml 无菌生理盐水内配成高锰酸钾溶液,立即冲洗 10～15 分钟。因高锰酸钾溶液释放活性氧,兴奋细胞内呼吸,具有解毒防腐作用。此种冲洗应在伤后几分钟内完成才有效。对角膜、结膜的坏死组织亦应用上述高锰酸钾溶液冲洗,每日换药时均应进行此种操作,直到坏死组织脱净为止。对石灰烧伤者,并可加用 1～2.5 依地酸二钠（EDTA - 2Na）液冲洗,以排出渗入角膜的钙质。以胶原溶解酶抑制剂如 2.5～5 半胱胺酸等,频频滴眼,对治疗碱烧伤的角膜溃疡有效。

2）自家血疗法:从患者自身静脉抽取 1.5 ml 新鲜血液。立即注入角膜缘的球结膜下 0.5～1 ml 即可。隔日或每 3 日施行一次,7 次为一疗程。可刺激机体增强免疫力,改善局部血液循环和营养状况,加速创面愈合。

3）前房穿刺:一般认为应在伤后 1 至 2 小时内进行。时间过久则临床价值不大。前房穿刺不仅排除有毒物质,新产生房水亦有消炎和营养作用,有助于受伤组织的修复。

4）结膜切开术:结膜放射状切开,结膜下略作分离和冲洗,以达放出结膜下碱性液体及解毒、减张、改善角膜供血之目的。

5）结膜下中和注射:酸烧伤时可注射磺胺嘧啶钠溶液,每次 1～12 ml。碱烧伤时局部和全身应用大量维生素 C 10％注射剂结膜下注射 0.5～1 ml,或 50～100 mg,每日一次;口服维生素 C 0.3 g/次,每日 3～4 次,可促使结缔组织的形成,减少角膜溃疡和穿孔的发生率,对组织愈合起一定的作用。维生素 C 不仅起中和作用,且与角膜的胶原合成有密切关系。但据有关实验报道,抗坏血酸结膜下多次注射,对烧伤后的结膜刺激较重,可加重眼球粘连,故可同时采用静脉注射葡萄糖加抗坏血酸 1 g 或 2 g,每日一次,这对治疗角膜、结膜的坏血病是有益的。

6）抗炎预防感染:碱烧伤后应注意抗炎及预防继发感染。局部使用抗生素及阿托品散瞳,7 天内口服皮质类固醇及非激素抗炎药物(消炎痛等)对减轻角膜水肿及前房渗出有一定作用,但局部应忌用皮质类固醇,以免加重角膜溃疡,甚至穿孔,亦可引起继发细菌和毒菌感染。

7) 胶原溶解酶抑制剂的作用:目前有依地酸二钠、半胱胺酸、青霉胺、甲孕酮等药物能使胶原酶失去活性,以延缓或阻止角膜溃疡的发生,高浓度的胶原酶抑制剂对角膜有一定毒性,可致角膜水肿混浊,并延迟上皮形成。胶原酶抑制剂应在伤后 2 周开始应用。

8) 肝素结膜下注射:每日一次,每次 $500\sim625\,U(0.4\sim0.5\,ml)$ 可溶解角膜缘血栓,疏通和恢复循环有一定效果。但亦有持不同意见者。

9) 结膜或黏膜移植:大面积的重度化学烧伤,切除坏死的结膜及表层巩膜,移植另眼的结膜或自体黏膜可防止角膜穿孔和睑球粘连,因新鲜组织的活组织是新生血管的良好基础,移植的结膜或黏膜可起桥梁作用。加速受伤组织和血管的再生,增进营养。一般认为黏膜移植最好在伤后 48～72 小时进行。为了预防睑球粘连,结膜囊内涂布大量抗生素眼膏,涂时以玻璃棒分离上下穹隆部。

10) 角膜移植:即将穿孔的角膜溃疡可行治疗性板层角膜移植。

(3) 晚期治疗

消除睑球粘连,为争取复明创造条件。

1) 严重的碱烧伤,广泛破坏了结膜的环状细胞及泪腺管口,使泪液减少或缺如,而产生眼干燥及睑球粘连。人工泪液仅能减轻症状,腮腺管移植,因分泌液中含有淀粉酶对角膜基质的黏多糖有消化作用,从而影响以后的角膜移植术。采用亲水软接触镜,配合人工泪液点眼及泪小点封闭,亦能减轻眼干燥症状。

2) 角膜移植:碱烧伤后的角膜移植具有很大危险性,并发症多。伤口愈合不良、移植片感染、排斥反应后移植片自溶、迁延性葡萄膜炎及眼球萎缩等一系列严重的并发症都可能发生。但在烧伤早期,如角膜溃疡有穿孔趋势,可立即作治疗性板层角膜移植。在烧伤后,变薄的角膜伴密集的新生血管或变厚伴有大量增生瘢痕及肉样血管翳,穿透性角膜移植不能成功。

须待 1 年以后炎症反应完全静止,对新生血管用 β 射线照射,总量 $400\sim420\gamma$;或氩激光射击使之萎缩。照射半年后,先作改善基地的板层角膜移植术,使角膜厚度趋于正常。在此基础上待 1 年以后方可考虑小直径的穿透角膜移植。若伤眼为仅有的单眼,更应慎重从事,在具备上述条件时,尽作板层全角膜移植术。应采用新鲜角膜材料,保留上皮,用极细缝线,术后正确使用皮质类固醇及胶原酶抑制剂点眼,以期获较好效果。

人工角膜移植:国内外均处于研究试用阶段,对角膜移植失败的病例,或不适于角膜移植者,作人工角膜移植偶尔可获惊人效果,但疗效多不持久,因最终人工角膜片脱落导致手术失败。此方法正在改进中。

在临床上,从灼伤开始至角膜组织完全修复,炎症过程是贯穿始终的。一些患者在灼伤后数小时内尚存有一定视力,随着病情进展,特别是进入并发症期以后,由于反复溃疡、葡萄膜炎、白内障、前房角结构遭破坏等的一系列病理变化,病情常有很大的不同,病人亦有时轻时重的主观感觉。因而细致观察掌握整个病理发展过程,对指导正确处置,判断治疗措施具有决定性的作用。原则就会被许多现象迷惑而延误治疗时机。

2. 电光性眼炎

眼外伤应作为急症处理。对眼部化学伤,应立即用清洁的水充分冲洗,然后再进一步详细检查。凡创口污染或创口较深者,应使用适量抗生素和注射破伤风抗毒素。

（1）止痛：局部用麻醉剂，涂眼药膏，目的在于缓和症状。

（2）眼睛保护（防止持续或再度损伤）：发病后必须即刻戴上护目镜。

（3）摘除隐形眼镜：减少角膜刺激和感染的机会。

（4）消毒的棉布敷盖眼睛上。

治疗措施必须持续 24～48 小时，直至眼部刺激症状完全消失。可用鲜人乳或鲜牛奶滴眼，每次 5～6 滴，每隔 3～5 分钟滴一次。使用的牛奶要煮沸冷透了才可用。也可以药水清洗眼睛，到黑暗处或以眼罩蒙住眼睛用冷毛巾冰镇。减少用眼，尽量休息。不要热敷，高温会加剧疼痛。

3. 白内障的治疗

按白内障常规治疗处理。

（1）尚未达到手术程度的白内障，读书写字时，尽量避免直射的强光，外出或室内有强光时戴有色眼镜；可口服抗衰老药物，如维生素 E、维生素 C、维生素 B_2 和局部点用抗白内障药物，如白内停、消白灵等；还要积极治疗影响白内障手术的疾病，如高血压、糖尿病、心脏病等。

中医疗法通过对白内障患者患病原因的分析辨证论治，对于白内障的治疗有很好的效果（缺乏学术论证），白内障的主要病变脏腑为肝、肾、脾，而中医疗法是以补益五脏为主，滋阴明目，活血化瘀，理气通络，所以对于白内障的问题可以起到从身体内部开始调理的作用。

（2）医生建议手术者，要听从医生指导及时手术。如晶体完全混浊，可施行白内障摘除术，术后酌情配矫正眼镜，有条件者可行人工晶状体移植术，白内障经手术治疗，完全可以重见光明。手术后要注意休息，少用目力，并定期到医院检查。术后如出现视力下降，应尽早到眼科检查有无影响视力的疾病。

（三）预防方法

1. 加强安全防护教育，严格执行操作规程。化学性眼外伤中，很多情况是工作中粗心大意，违反安全操作规程所致。

2. 工人劳动时一定要戴防护眼镜或防护面罩，以防止化学物质溅入眼内或灼伤面部。

3. 教育孩子不要玩化学物品，家中的化学物品要妥善保管。

4. 施化肥或喷洒农药时要戴防护眼镜，工作时不要揉眼。最好在现场准备水源或盛有清水的面盆，以防不测。

5. 对防护设备要进行改进并定期维修，防止化学物质泄漏。

6. 在观赏雪景或在雪地里行走时，最好戴上黑色的太阳镜或防护眼镜。这样就可避免雪地反射的紫外线伤害眼睛。

7. 职业性白内障主要致病原因：1）长期接触三硝基甲苯、萘、铊、二硝基酚；2）微波、红外线和紫外线；3）X 射线、γ 射线、中子及高能 β 射线等电离辐射；4）检修带电电路、电器，或因电器绝缘性能降低所致漏电等，在以上作业环境中作业的工人和员工必须定期到医院检查，发现眼晶状体有混浊，应立即到当地疾控中心职业卫生部门鉴定，并进行必要的保健。

第七章
视觉异常的保健与康复

第一节　眼轴异常的保健与康复

一、近视

（一）光学技术

在近视眼患者眼前放置凹透镜,利用凹透镜发散光线的作用,减弱了眼屈光系统的会聚能力,使光线汇聚到视网膜感光细胞层,近视眼从而得到矫正。

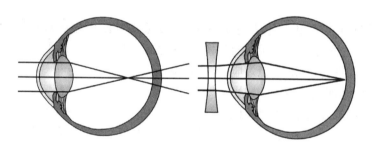

图 7 - 1 - 1　凹透镜矫正近视眼

框架眼镜和接触镜的光学矫正是目前最主流的近视矫正方法。矫正近视时镜片度数的选择原则是,以获得最佳矫正视力时最低的近视屈光度作为该眼的矫正度数。用最低的凹透镜得到最好的远视力时,所加镜片的度数就是近视眼的屈光不正度数,与全矫相比,欠矫、过矫并不能减缓近视的发展,甚至还可能加速近视的进展。必要时应通过睫状肌麻痹剂验光来确定最小的屈光不正量,指导配镜处方。

低度近视者是否需要戴镜必须进行综合分析。医生需要综合双眼视功能、远视储备、眼轴、角膜 K 值、屈光度、裸眼视力、日常需求以及眼位状况等给出建议,如果未发现眼位异常、双眼视功能异常、不影响日常学习和生活,短期内不戴眼镜也不至于造成不良影响。但如果发现儿童有通过移近距离和眯眼、歪头等来补偿视力的不足,或发现有较明显的外隐斜,即使近视度数不是很高,也应建议患儿配镜。

1. **框架眼镜**

近视眼患者配戴框架眼镜是最常使用的矫正方法,也是绝大多数近视眼患者矫治的首选方法。该方法安全、有效,摘戴方便。目前的眼镜片、眼镜架种类丰富,功能多样,能够极大地满足人们配镜的需求。

（1）镜片

眼镜片需要选择适当的凹透镜,选择不同的品牌、不同的材质,具有相对应的折射率和阿贝系数等物理、化学参数,保证镜片良好的光学成像性能和适宜的外观形态。为了获得更加清晰、舒适和持久的视觉,更好地吸收紫外线,更加耐磨和抗污,在矫正视力的同时发挥保护眼睛的作用,镜片还可以镀各种膜层和进行染色、变色,例如镀减反射膜、镀加硬膜、镀抗污膜等,进行染色和变色加工处理;根据眼镜处方和配戴者的个性化需求,选择不同的基弯,设计不同的片型;目前主要的眼镜片材料有树脂眼镜片、玻璃眼镜片、水晶石眼镜片等,具体根据其组成成分和加工工艺分类,眼镜片的种类更是多种多样,使眼镜片不断满足人们对更轻、更薄、像差小、功能全、成像质量高的追求。

（2）镜架

眼镜架材料主要有金属镜架材料和非金属镜架材料,具有良好的物理、化学性能,安全、质轻,镜型设计美观、时尚,可以适合各类人群的选择。

眼镜片和眼镜架时需要遵循以下五个基本原则:实用性、科学性、美观性、经济性、特殊性。眼镜处方满足清晰、舒适、持久的视觉质量需求。近视眼患者应根据自身的具体情况和主观需求,在视光师的建议下进行选择。

2. 接触镜

近视眼配戴接触镜矫正的患者越来越多,高度近视者配戴角膜接触眼镜,可以增加视野,又可使两眼屈光参差明显者减少两眼像差,使之维持良好的双眼视觉功能。配戴接触镜矫正近视可以增加视野,消除棱镜效应,维持双眼视觉功能等,还有很好的美容效果,对于年轻追求美丽者、中高度屈光不正和屈光参差者尤其适于用该方法进行矫正。

配戴接触镜的缺点:配戴程序较框架眼镜烦琐,取戴、消毒和保存都需一定练习,戴用者需有一定文化水平与卫生习惯。接触镜的质量监控和护理规范颇为重要,如不注意可发生角膜损伤、角膜溃疡、巨乳头性结膜炎等并发症。

（1）硬性透气性角膜接触镜

在发达国家使用率非常高,验配技术也很成熟,在我国也有较好的发展前景,对于矫正散光和圆锥角膜尤为适宜。

（2）角膜塑形镜

儿童青少年配戴角膜塑形镜（又称 OK 镜）控制近视,适用于 8 岁以上、角膜中心水平屈光力在 +41.00D～+46.00D 之间、屈光不正度在 -5.00D 以下的非先天性轴性近视者。

该方法可以满足运动员、演员、警察、准备入伍者的特殊需要。目前人们正在探讨采用该方法控制青少年近视的发展。有文献表明,对于整体而言 OK 镜可以减慢青少年近视眼的发展速度。

3. 手术治疗

近视眼的手术治疗近年来已在国内外较普遍应用。

（1）角膜手术

此类手术一般用于 18 岁以上,近视已停止进展 2 年者。手术通过改变角膜曲率,矫正近视性屈光不正,但对病理性近视眼的眼底变化及各种并发症并无作用。包括放射性角膜切开术、准分子激光原位角膜磨镶术（LASIK）、准分子激光角膜切削术（photorefractive keratectomy,PRK)、准分子激光上皮瓣下角膜磨镶术(LASEK)、机械法准分子激光上皮瓣下角膜磨镶术(epipolis laser in situ keratomileusis,Epi-LASIK)、飞秒激光及个体化切削法、飞秒激光小切口角膜基质透镜取出术(SMILE)等手术,以及较少用的自动板层成形术、角膜环放置术、表面角膜移植术、角膜镜片术等。

（2）晶状体及人工晶状体手术

对高度近视眼作透明晶状体摘除术以矫正屈光不正已有较久历史,近年应用飞秒激光联合超声乳化术,并结合一些特殊设计的人工晶状体植入术,效果较以前大为改善。对于希望保留自身透明晶状体的高度近视眼者,可在晶状体前放置前房型、虹膜挟持型或后房型的人工晶状体以矫正屈光不正,其中,后房型人工晶状体的并发症相对更小。该方法矫正屈光不正的能力较强,对于 12D 以上的高度近视,角膜较薄,对采用角膜屈光手术不易矫正者更为适用。此类手术可能造成角膜内皮细胞损害等并发症,对其确切效果和评价还有待长期观察,对适应证也应严格掌握。

（二）训练技术

近视防控技术常用的有近视康复训练,主要是通过对眼部周围肌肉的训练,激活眼部周围机能。以下是防控近视的常用方法:

1. 眼呼吸凝神法

选空气清新处,或坐或立,全身放松,二目平视前方,徐徐将气吸足,眼睛随之睁大,稍停片刻,然后将气徐徐呼出,眼睛也随之慢慢微闭,连续做 9 次。深度腹式呼吸法,可以增强我们身体的血液循环,也就可以增强我们的眼部的血液循环,也就有利于眼部康复。

2. 转动眼球法

通过循序渐进地转动眼球,来放松我们的眼部肌肉。选一安静场所,或坐或站,全身放松,清除杂念,二目睁开,头颈不动,独转眼球。先将眼睛凝视正下方,缓慢转至左方,再转至凝视正上方,至右方,最后回到凝视正下方,这样,先顺时针转 9 圈。再让眼睛由凝视下方,转至右方,至上方,至左方,再回到下方,这样,再逆时针方向转 6 圈。总共做 4 次。每次转动,眼球都应尽可能地达到极限。

3. 远近交叉注视法

找一处 10 米以外的草地或绿树:绿色由于波长较短,成像在视网膜之前,促使眼部调节放松、眼睫状肌松弛,减轻眼疲劳。不要眯眼,也不要总眨眼,排除杂念、集中精力、全神贯注地凝视 25 秒,辨认草叶或树叶的轮廓。接着把左手掌放在略高于眼睛前方 30 厘米处,逐一从头到尾看清掌纹,大约 5 秒。看完掌纹后再凝视远方的草地或树叶 25 秒,然后再看掌纹。10 分钟时间反复 20 次,一天做三回,视力下降厉害的要增加训练次数,这个方法不能一直盯着近处或远处某一个点位。不能"目不转睛"。

（三）药物技术

1. 阿托品

曾用于近视眼的药物种类繁多,阿托品滴眼液是目前报道的用于近视控制效果最好的药物之一,由于它是非选择性胆碱受体阻滞剂,也会引起较多的副作用。我国过去用阿托品治疗近视眼多为短期治疗,作用为解除调节痉挛,消除或减低由此引起的近视,但停药后疗效不易巩固。国外的方法与此有两点不同，一是长期滴眼治疗（每晚滴眼一次），二是主要目的为防止近视进展。缺点是副作用较大，如扩瞳及畏光，调节力降低及过敏性结膜炎等，因此不易推广。临床上应用低浓度阿托品来控制青少年近视进展似乎是一种值得考虑的选择。

2. 哌仑西平

阿托品是非特异性毒蕈碱受体（M受体）拮抗剂，而哌仑西平是选择性M1受体拮抗剂。已知的眼内的毒蕈碱受体有5种（M1、M2、M3、M4、M5），其中仅M3受体的抑制有扩瞳及睫状肌麻痹作用。如有选择性毒蕈碱受体拮抗剂能防止近视眼进展无明显副作用，则可能较易推广。近年该药已在临床试验，用2%滴眼液长期滴眼的确能减慢近视眼的进展，但仍有扩瞳及调节抑制作用，效果与低浓度阿托品相似，因此，疗效可能仍是对M3受体的抑制。

曾用于治疗近视眼的药物有新交感酚、夏天无、新斯的明、托品酰胺等，这些药物各家报告的疗效不一，也缺少严格对照的长期观察研究，因此，很难确定其效果。

（四）中医技术

1. 中医对近视的认识

近视古称"能近怯远"证，至《目经大成》始称近视。《目经大成》为清代眼科著作，作者黄庭镜，共为3卷，卷一定论，卷二考症，卷三类方。卷首之论20余篇，并设"立案式"，其论症，按病因分凡12类，按病症分为89症。书末收载眼科方剂229首，阐明方义、细论化裁加减变化，收外治方19首，至今仍然有实用效果。

"能近怯远"，即视觉主要表现为视近正常，视远模糊。"怯"的含义指出近视与人的心理因素有一定的关系。

关于近视形成的原因，大多数学者认为近视与多种因素有关，包括遗传因素、环境因素、不良用眼习惯等，同时有研究表明，微量元素缺乏、营养成分失调以及大气污染可能都是近视的诱发因素。近视确切的发病机理仍在探索中

中医认为近视的产生的主要机理为过劳和体虚。过劳是指过用目力，久视伤血，血伤气损，气血不能濡养，以致目中神光不能发越于远处，过劳的结果也会产生气血不足的证候。体虚主要指人体禀赋不足，神光衰弱，导致光华不能远及而仅能视近。

针对近视过劳和体虚两大主要致病因素，提出了"外在养护、内在调理"的整体防控近视的方案，外在理疗技术提出"训养结合，以养为主"的中西医结合理疗方案，根据近视的虚证特点以闭目养护技术为主。

2. 中医对近视的辨证分型

根据中医的辨证论治，可以将近视分为心阳不足、脾土亏虚和肝肾两虚三种常见证候。

（1）心阳不足证

【症状及体征】视近清楚，视远模糊；全身无明显不适，或兼见面色㿠白、心悸，神倦，喜太息、视物易疲劳，怕冷，舌质淡，脉弱。

【辨证分析】火在目而为神光，心阳衰微，阳虚阴盛，致神光不能发越于远处，故出现近

视;全身症状及舌脉表现均为心阳不足之候。

（2）脾土亏虚证

【症状与体征】视近清楚,视远模糊;眼底可见视网膜呈豹纹状改变;或兼见面色萎黄,神疲乏力,视物易疲劳;厌食纳呆,大便稀溏,舌质淡,苔薄白,脉细弱。

【辨证分析】脾胃为后天之本,气血生化之源。久视耗血,血为气之母,血虚气亦虚,导致神光不能发越于远处,故出现近视;全身症状及舌脉表现均为脾土亏虚之候。

（3）肝肾两虚证

【症状与体征】能近怯远,可有眼前黑花飘动,眼底可见玻璃体液化混浊,视网膜呈豹纹状改变;或有形体消瘦,头晕耳鸣,腰膝酸软,寐差多梦,视物易疲劳;舌质淡,脉细弱或弦细。

【辨证分析】久视耗血,血为气之母,血虚气亦虚,导致神光不能发越于远处,故出现近视;全身症状及舌脉表现均为肝肾两虚之候。

3. 中医内治技术

（1）中药内服

1）心阳不足证

【方剂】定志丸。

【组成】人参,茯苓,菖蒲,远志,防风,独活。

【功能主治】补心益气。

【用法用量】上为末,炼蜜为丸,如梧桐子大。每服五丸,一日二次。

2）脾土亏虚证

【方剂】四君子汤。

【组成】人参、白术、茯苓,甘草。

【功能主治】益气健脾。

【用法用量】水煎服。

3）肝肾两虚证

【方剂】杞菊地黄丸。

【组成】枸杞子,菊花,熟地黄,酒萸肉,牡丹皮,山药,茯苓,泽泻。辅料为蜂蜜。

【功能主治】滋补肝肾。用于肝肾阴亏、眩晕耳鸣、羞明畏光、迎风流泪、视物昏花。

【用法用量】大蜜丸每丸重 9 克;口服。大蜜丸一次 1 丸,一日 2 次。

（2）食膳疗法

1）葱白猪肝鸡蛋汤

【组成】猪肝 150 克,鸡蛋两枚,葱白少许,食盐适量。

【制法】猪肝加水煮汤,加入鸡蛋、葱白、食盐调味,食猪肝饮汤。

【功效】补虚养血明目,用于肝肾两虚型近视。

2）枸杞粥

【组成】枸杞子 30 克,粳米 60 克。

【制法】枸杞子与粳米同煮,每日一剂。

【功效】补肾、养阴、明目,用于肝肾两虚型近视眼。

4. 视觉经络调养技术

（1）视觉经络调养技术概念

视觉经络调养技术是以中医"治未病"理论为基础，以中医传统理疗技术为核心，结合视功能训练方法，设计研发的近视防控综合技术，也称为"中西医结合近视防控技术"。

（2）视觉经络调养技术步骤

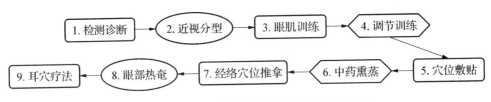

图7-1-2　中医"视觉经络调养"之近视防控技术

（3）穴位理疗

1）穴位敷贴

按照近视辨证的不同类型选取不同的穴位理疗，将有促进气血运行、营养穴位的药食同源中医做成热敷灸，敷贴在相应的穴位上，起到穴位理疗的作用。

2）指压点穴

青灵：在臂内侧，当极泉与少海的连线上，肘横纹上3寸，肱二头肌的内侧沟中。

神门：腕掌侧横纹尺侧端，尺侧腕屈肌腱的桡侧凹陷中。

养老：小指末节桡侧，指甲角侧上方0.1寸。

少冲：以手掌面向胸，当尺骨茎突桡侧骨缝凹陷中。

少泽：在小指末节尺侧，距指甲角0.1寸。

阳白：在前额部，目正视，瞳孔直上，眉上1寸。

目窗：位于人体的头部，当前发际上1.5寸，头正中线旁开2.25寸。

巨髎：位于人体的面部，瞳孔直下，平鼻翼下缘处，当鼻唇沟外侧。

三阴交：小腿内侧，当足内踝尖上3寸，距胫骨前缘一横指。

足三里：小腿外侧，犊鼻穴下3寸，当胫骨前嵴外侧一横指处。

昆仑：足部外踝后方，外踝尖与跟腱之间凹陷处。

眉冲：位于人体的头部，当前发际正中直上2.5寸，旁开1.5寸。

承光：在头部，攒竹直上入发际0.5寸，神庭与曲差的连线之间。

玉枕：后发际正中直上2.5寸，旁开1.3寸，约平枕外粗隆上缘的凹陷处。

照海：位于踝区，内踝尖下1寸，内踝下缘边际凹陷中，在足大趾外展肌的止点处。

（4）中药熏蒸

可将内服中药煎煮液用于眼部熏蒸，温热雾气携带中药成分至眼部，营养眼部肌肤、促进眼部血液循环、快速缓解疲劳。每次10～15分钟，每日2～3次。

（5）经穴推拿

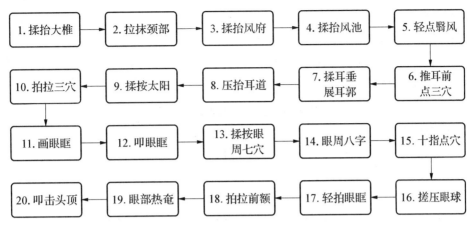

图 7-1-3 "视觉经络调养"经穴推拿手法

（6）眼部热奄

将具有营养眼肌、防控近视作用的中药包放入水中煎煮加热，取出后放置于眼部或穴位上。随着眼罩的大量使用，可以利用眼罩的发热、湿润功能，在其前端加入中药片，可以实现便捷的眼部热奄疗法。

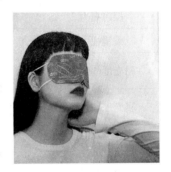

图 7-1-4 眼部热奄

（7）耳穴疗法

常取穴神门、肝、脾、肾、目 1、目 2 或在耳区寻找痛点，用王不留行籽等压穴。

（五）近视的预防

为积极贯彻落实习近平总书记对儿童青少年近视问题的重要指示精神，指导科学规范开展近视防控工作，提高防控技术能力，国家卫生健康委于 2019 年 10 月发布了《儿童青少年近视防控适宜技术指南》。之后，根据国家"双减"等最新政策要求和国内外学术研究进展，对适宜技术指导要求进行更新调整，2021 年 10 月形成《儿童青少年近视防控适宜技术指南》（更新版）。以下是对指南的归纳解读。

1. 建立视力保健档案

从婴儿出生开始由视光专业机构建立视力保健档案，动态追踪视力健康。

按照《0～6 岁儿童眼保健及视力检查服务规范（试行）》和《国家基本公共卫生服务规范（第三版）》要求，做好 0～6 岁儿童眼保健和视力检查工作，早期发现影响儿童视觉发育的眼病和高危因素，及时转诊与及早矫治，保护和促进儿童视功能的正常发育。

做好托幼机构、中小学校儿童青少年视力筛查工作，提供专业技术服务与指导。筛查单位应当在筛查结束 1 个月内，反馈筛查结果，并提出精准预防近视指导或转诊建议。应当特别重视对近视儿童青少年的信息反馈和用眼卫生的指导；对怀疑远视储备不足，有近视高危因素者，应当予以高危预警，重点干预。同时，应当在 1 个月内将检查结果反馈给学校，内容包括检查时间、检查人数、分年级分班级的视力不良和筛查性近视率发生情况，并与上学年检查结果进行比较。

建立中小学生视力定期筛查制度，开展视力不良检查，筛查频率每学年不少于 2 次。内容包括裸眼视力、戴镜视力（如有戴镜）、非睫状肌麻痹下屈光检查，视觉健康影响因素评估，有条件地区鼓励增加眼轴长度、角膜曲率测量，其中远视力筛查应采用《GB11533—2011 标准对数视力表》。屈光检查采用自动电脑验光仪，设备要求应符合《ISO10342—2010 眼科仪器:验光仪》的规定；无条件配备电脑验光仪的地区，可采用串镜检查进行近视定性。

视觉经络调养技术防控近视档案

首次检查日期:_____

姓名:_____ 性别:_____ 出生年月:_____

联系方式:_____

基础检查:

眼别	OD	OS	参考值		
裸眼视力			3 岁 0.5～0.6	4～5 岁 0.8～1.0	6 岁 ≥1.0
戴镜视力					
屈光度（客观）			4～5 岁 ＋2.00D～＋2.50D		8～10 岁 ＋1.00D～＋1.50D
屈光度（主观）			6～7 岁 ＋1.75D～＋2.00D		11～13 岁 ＋0.50D～0.75D
眼轴			8 岁 21.30～24.27	9 岁 21.30～24.46	10 岁 21.60～24.67
角膜曲率			39D～45D		
前房深度			2.5～3 mm		
晶状体厚度			3～5 mm		
玻璃体厚度			16～17 mm		

视功能检查:

眼别	OD	OS	参考值
负相对性调节（NRA）			＋2.00D～＋2.50D
调节反应（BCC）			0.25D～0.75D
正相对性调节（PRA）			≥2.50D
调节幅度			15－被检者年龄/4
Worth 四点			4 点
调节灵敏度			12 cpm
			8 cpm
正相对性集合（PRC）			远:BO:5～13/11～27/6～14 近:BO:12～22/15～27/4～18
负相对性集合（NRC）			远:BI:X/4～10/2～6 近:BI:9～17/17～25/8～18

眼别	OD	OS	参考值
眼位			远：$-1^{\triangle}\pm2^{\triangle}$　　近：$-3^{\triangle}\pm3^{\triangle}$
AC/A			$3^{\triangle}\sim5^{\triangle}/D$

检查者：_____

2. 培养健康用眼行为

个体、家庭和学校应当积极培养"每个人都是自身健康第一责任人"的意识，主动学习掌握眼健康知识和技能；父母和监护人要了解科学用眼、护眼知识，以身作则，强化户外活动和体育锻炼，减轻学生学业负担；培养和督促儿童青少年养成良好的用眼卫生习惯，使其建立爱眼护眼行为，详细措施见表 7-1-1。

表 7-1-1　执行主体对应的健康用眼技术措施

执行主体	技术措施
个体	1. 积极关注自身视力异常迹象，例如看不清黑板上的文字、眼睛经常干涩、经常揉眼等症状，及时告知家长和教师视力变化情况。可交替闭上一只眼睛进行自测，以便发现单眼视力不良。 2. 做好眼保健操，纠正不良读写姿势。做操时注意力集中，闭眼，认真、正确地按揉穴位等，以感觉到酸胀为度。 3. 保持正确的读写姿势，做到"一拳一尺一寸"；不在走路、吃饭、卧床时，晃动的车厢内，光线暗弱或阳光直射等情况下看书或使用电子产品。 4. 读写连续用眼时间不宜超过 40 分钟，每 40 分钟左右要休息 10 分钟，可远眺或做眼保健操等。 5. 按需科学规范合理使用电子产品。课余时间或使用电子产品学习 30～40 分钟后，应休息远眺放松 10 分钟。非学习目的使用电子产品每次不超过 15 分钟。
家庭	1. 督促孩子保持正确的读写姿势，做到"一拳一尺一寸"；不躺卧看书，不在走路、吃饭时等情况下看书或使用电子产品。 2. 家长陪伴孩子时尽量减少使用电子产品。 3. 家长设定明确规则，有意识地控制孩子特别是学龄前儿童使用电子产品，积极选择替代性活动取代视屏时间，如做游戏和户外活动，特别是日间户外活动。 4. 家长掌握科学用眼护眼知识并引导儿童科学用眼护眼。
学校	1. 开展近视防控等相关健康教育课程和活动，提升师生相关健康素养。 2. 中小学校严格组织全体学生每天上、下午各做 1 次眼保健操。 3. 鼓励课间走出教室，上下午各安排一个 30 分钟的大课间。 4. 教师要教会并督促学生保持正确读写姿势。 5. 指导学生科学规范使用电子产品，宣传中小学生过度使用手机的危害性和加强管理的必要性，确保手机有限带入校园、禁止带入课堂。 6. 幼儿园教师开展保教工作时要主动控制使用电视、投影等设备的时间。 7. 宣传推广使用 0～6 岁学前教育阶段、7～12 岁小学阶段、13～18 岁中学阶段等不同学段近视防控指引，教育引导学生形成科学用眼行为习惯。

3. 建设视觉友好环境

家庭、学校、医疗卫生机构、政府相关部门、媒体和其他社会团体等各界力量要主动参与建设视觉友好环境。家庭和学校依据国家相关政策和标准要求，减轻学生作业负担和校外培训负担,改善采光照明条件,配备适合儿童青少年身高的课桌椅。媒体和社区应当加大相关标准和知识宣传力度,创建支持性社会环境,详细措施见表7-1-2。

表7-1-2　执行主体对应建立视觉友好环境技术措施详表

执行主体	技术措施
家庭	1. 配合学校和政府部门切实减轻孩子过重作业负担和校外培训负担。 2. 提供良好的家庭室内照明与采光环境。 3. 定期调整书桌椅高度,使其适合孩子身高的变化。 4. 不在孩子卧室摆放电视等视频产品。 5. 保障孩子睡眠时间。 6. 鼓励采购和使用获得认证的眼视光相关产品及验光配镜服务。
学校	1. 提供符合用眼卫生要求的教学环境。落实教室、宿舍、图书馆(阅览室)等采光和照明要求,鼓励采购符合标准的可调节课桌椅、坐姿矫正器,为学生提供符合用眼卫生要求的学习环境。保障学校、幼儿园、托育机构室内采光、照明和课桌椅、黑板等达到规定标准。 2. 根据学生座位视角、教室采光照明状况和学生视力变化情况,每月调整学生座位,每学期对学生课桌椅高度进行个性化调整,使其适应学生生长发育变化。 3. 确保儿童青少年使用符合卫生要求的儿童青少年学习用品。 4. 全面压减作业总量和时长,减轻学生过重作业负担,小学一二年级不布置家庭书面作业,小学三至六年级书面作业平均完成时间不超过60分钟,初中书面作业平均完成时间不超过90分钟,依据国家课程方案和课程标准组织安排教学活动。 5. 按照"零起点"正常教学,注重提高课堂教学效益,不得随意增减课时、改变难度、调整进度。 6. 学校教育本着按需的原则合理使用电子产品,教学和布置作业不依赖电子产品,使用电子产品开展教学时长原则上不超过教学总时长30%,原则上采用纸质作业。 7. 加快消除"大班额"现象。 8. 开展丰富多彩的文体、科普、劳动及社团等活动。 9. 加强视力健康管理,将近视防控知识融入课堂教学、校园文化和学生日常行为规范。 10. 为儿童提供营养均衡、有益于视力健康的膳食,促进视力保护。
医疗卫生机构	1. 发挥医院专业优势,不断提高眼健康服务能力。制订跟踪干预措施,检查和矫正情况及时记入儿童青少年视力健康电子档案。 2. 加强医疗机构能力建设,培养儿童眼健康医疗技术人员。 3. 根据儿童青少年视力进展情况,提供个性化的近视防控健康宣教和分级转诊。 4. 组织专家主动进学校、进社区、进家庭,积极宣传推广防控儿童青少年近视的健康科普知识。
政府相关部门、媒体和社会团体	5. 政府相关部门做好线上校外培训监管工作,线上培训要注重保护学生视力,每课时不超过30分钟,课程间隔不少于10分钟,培训结束时间不晚于21点。不得开展面向学龄前儿童的线上培训。 6. 倡导健康理念,传播科学健康知识。充分发挥广播电视、报刊、网络、新媒体等作用,利用公益广告等形式,多层次、多角度宣传推广近视防治知识。 7. 发挥高校、科研院所科研力量,开展近视防控科研攻关,加强近视防控科研成果的应用和转化。

4. 增加日间户外活动

学校、家庭和社区共同努力减少儿童青少年长时间持续视近工作,采取多种措施,为儿童青少年提供相关条件,督促儿童青少年开展户外活动,详情见表 7 - 1 - 3。

表 7 - 1 - 3　执行主体对应日间户外活动技术措施详表

执行主体	技术措施
个体	1. 养成健康意识和习惯,采纳健康行为,日间户外活动每天至少 2 小时,分别落实在校内校外。 2. 保证睡眠时间,小学学生每天睡眠 10 小时、初中学生 9 小时、高中学生 8 小时。 3. 保持上学日和周末作息制度基本一致,减少"社会时差"。
家庭	1. 通过家长陪同儿童走路上学,课外和节假日亲子户外活动等方式,积极引导、支持和督促孩子进行日间户外活动。 2. 使儿童青少年在家时每天接触户外自然光的时间达 60 分钟以上。对于已患近视的儿童青少年应进一步增加户外活动时间,延缓近视发展。 3. 鼓励支持儿童青少年参加各种形式的体育活动,督促认真完成寒暑假体育作业,掌握 1～2 项体育运动技能,引导养成终身锻炼习惯。
学校	1. 保证学生课间走出教室,"目"浴阳光。 2. 支持学校上下午各安排一个 30 分钟的大课间。 3. 学校、家庭、社区协同,积极开展学生结伴同行上学模式("健康校车"),在主要上学路线设立固定接送时间"站点",由家长依次轮流护送至学校。 4. 强化体育课和课外锻炼,着力保障学生每天校内、校外各 1 个小时体育活动时间。 5. 鼓励基础教育阶段学校每天开设 1 节体育课。 6. 建立完善全国儿童青少年体育活动体系,指导各地采用多种形式和途径开展儿童青少年健身科普工作,吸引更多儿童青少年到户外参加体育活动。 7. 幼儿园要保证儿童每天 2 小时以上户外活动,寄宿制幼儿园不得少于 3 小时,其中体育活动时间不少于 1 小时,结合地区、季节、学龄阶段特点合理调整。 8. 全面实施寒暑假学生体育家庭作业制度,引导家长营造良好的家庭体育运动氛围。 9. 避免幼儿园"小学化"教学,重视生活和游戏对 3～6 岁儿童成长的价值。

二、远视

(一) 光学技术

远视眼患者眼前放置凸透镜,利用凸透镜汇聚光线的作用,增强了眼屈光系统的会聚能力,使光线汇聚到视网膜感光细胞层,远视眼从而得到矫正。屈光矫正原则就是使用最高的镜度获得最佳的屈光矫正结果。

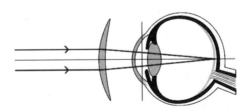

图 7 - 1 - 5　凸透镜矫正远视眼

1. 处方原则

远视矫正的一般经验:用处方来缓解患者的主诉,即如果患者无症状而且未表现出调节集合的异常,则不需要给予患者戴镜,只需进行随访观察;然而,患者一旦有症状,就需要给予一定度数的镜片。在远视矫正过程中,他们的年龄因素也很重要,要注意参考,因为随着年龄的增长,调节逐渐降低,显性远视逐渐提高。在人生的早期,人眼的调节能力是很强的,调节幅度约为 15.00D～25.00D。随着年龄的增长,调节能力也随之逐渐下降,调节幅度每年约减少 0.25D～0.40D。这样,到 40 岁左右,眼的调节能力就不足以舒适自如地完成近距离工作;到了 50 岁左右,调节能力更低。

对于特定人群要采取以下特定的处方原则:

(1)刚出生到 6 岁除非患儿表现出视力和双眼视功能的异常,抑制或学习成绩较差,显性远视即使达 2D、3D 都不需要矫正。只需要定期随访以保证视功能正常发育。

(2)6～20 岁患者如果症状确实,可给予正镜片矫正,但一般主张保守。如果都给予全矫,会由于习惯性的调节而出现视物模糊。由于患者年龄轻,调节相对较强,正镜度数应做较大减量以利于适应。

(3)20～40 岁的成人患者屈光状态已经比较稳定。随年龄增长,调节能力逐渐下降,隐性远视逐渐转换为显性远视。如果出现症状,远距离可给予正镜片矫正,度数可做适度减量,以患者症状改善为标准,给予最小的正镜度数;近距离则结合患者的工作性质、远视度数和调节能力,给予远视处方。

(4)40 岁后患者逐渐开始老视,随着显性远视的增加,看近、看远都需要正镜片矫正。远距离可做少许减量,近距离根据老视程度,远用处方全矫后再给予近用附加。此年龄段可采用双光镜或渐变镜矫正。

(5)伴有内斜视全矫,有可能需要近附加。

(6)伴有外斜视给予部分矫正,以减少继发外斜的因素。

2. 矫正方法

(1)框架眼镜矫正

未矫正的远视:判断给予多少的正镜片进行代偿是一个比较头痛的问题,因为远视患者的远视力很少受到影响,而更多情况下我们的目的是要缓解患者的症状。对于大多数患者,适应正镜片都比较困难,因为他们觉得视力的改善不显著,在未矫正状态下,他们完全能用过多的调节而达到对比度的提高。当这种对比度的提高通过镜片矫正来实现时,尽管视力可能没有差异,患者也会感觉是"模糊"。这种"模糊"的感觉在有些患者是比较轻微的,但有些患者则很强烈。

为了减少适应的问题,检查所得的正镜片度数需要做一些调整,使患者保持一些额外的调节。要告诉患者所给予的镜片是用来缓解他的症状,减轻他调节的负担的。

(2)接触镜矫正

在远视患者,接触镜的使用并不广泛,原因有:1)出现症状需要矫正的远视患者通常为中老年人,他们对形象的要求不高,使用框架眼镜即可满足视觉需求;对于接触镜的依从性较差。2)年轻患者由于存在一定量的调节,即使出现症状需要矫正也不需要全天配戴,没有必要使用接触镜。3)目前国内市场上,远视接触镜一般没有现成镜片,影响使用;当然,若患者符合接触镜配戴的适应证或要求配适,也可以用接触镜矫正。尤其在远视和原始性屈光参差导致的弱视患者中,使用硬性角膜接触镜,有助于患者视力的提高和双眼视功能的恢复。另外,由于先天性白内障小儿患者,不能一期植入人工晶状体者,硬性角膜接触镜的使用,有利于防止弱视的产生。对于单眼先天性白内障手术不能一期植入人工晶状体者,硬镜相对框架眼镜,能较少影响患者双眼视功能。

(3) 屈光手术

随着近年科学技术的发展,屈光手术仪器不断更新,手术技术也越来越成熟,对于符合适应证并要求手术的患者,可以考虑屈光手术。具体手术方式有:准分子激光角膜切削术(PRK)、准分子激光原位角膜磨镶术(LASIK),准分子激光上皮瓣下角膜磨镶术(LASEK)、机械法准分子激光上皮瓣下角膜磨镶术(Epi-LASIK)、前弹力层下激光角膜磨镶术(SBK)、有晶状体眼人工晶状体植入术以及近些年来新开展的飞秒激光制瓣的准分子激光原位角膜磨镶术(FS-LASIK)、飞秒激光小切口角膜基质透镜取出术(SMILE)等。

准分子激光角膜屈光手术矫正远视的原理是激光对中央区无组织的切削,仅对旁周边组织进行切削,使周边变扁平,角膜中心变凸,即增加了中央角膜屈光度,从而达到矫正远视的目的。其中以 LASIK 为代表的板层切削手术,可矫治远视范围较大:+1.00D~+6.00D(+3.00D 以下者效果最理想、手术预测性好且术后视力恢复快,但可能会带来一系列角膜瓣的问题,如角膜层间上皮植入、角膜瓣游离和皱褶等)。最近几年出现的飞秒辅助下 LASIK 手术和全飞秒 SMILE,对于远视的适应证方面,并没有明显提高。由于涉及调节力的评估,还要结合患者年龄、工作生活对视功能的影响,加上国内近视人群所占比例越来越大,远视的角膜屈光手术目前在国内开展比较少。《验光与视觉科学》中提到不适合角膜屈光手术的远视患者或角膜屈光手术难以解决的远视患者(如≥+6.00D 的远视),不愿意配戴框架眼镜,而工作和生活受到远视影响比较大者,可以选择眼内屈光手术,如有晶状体眼人工晶状体植入术,伴有白内障者可考虑屈光性晶状体置换术。

(二) 训练技术

1. 闭目放松法

静心闭目片刻,以两掌轻捂双眼,两肘支撑在桌子边沿,全身肌肉尽量放松,30 秒钟后,睁眼闭眼多次,每日做 3~5 次,此法能明显改善视力,特别适用于经常阅读和写作的中老年人。

2. 转动眼球法

坐在床边或椅上,双目向左、右各转 5 圈,然后平视前方片刻,每日早晚各做一次,不要间断,日久必见远视眼的预防成效。

3. 远眺按摩法

每日晨起,在空气清新处,闭目,眼球从右到左,再从左到右各转 5 次,然后睁眼,极目远眺;平静端立或坐定,用眼依次注视右上角、左上角、右下角、左下角,反复 5 次;用洁净的两手中指,从上到下环形按摩眼眶,然后眨动 20 次。

4. 揉搓头皮法

头部有很多使眼睛明亮的穴位,用双手抱头,揉搓头皮各处,对预防远视也有好处,或者用双手指腹敲打头的各处也有一定效果。

(三) 中医技术

1. 中医对远视的认识

远视,古称"能远怯近"症,至《目经大成》始名远视,"此症目渐次昏昧,能远视而不能近视者也。"

2. 中医对远视的辨证分型

肝肾不足证：

【症状及体征】视远尚清，视近模糊，或用眼后感眼球酸痛；或兼见头晕耳鸣，腰膝酸软，口咽干燥；舌红少苔，脉细数。

【辨证分析】禀赋不足或肝肾亏虚，致使阳不生阴，阴精不能收敛，目失濡养则目中光华涣散不收，不能视近。

3. 中医内治技术

（1）中药内服

肝肾不足证：

【方剂】地芝丸加减或杞菊地黄丸加减。

【组成】天门冬、生地、枳壳、菊花。枸杞子、菊花、熟地、山萸肉、山药、泽泻、茯苓、丹皮。

【功能主治】补益肝肾。

【用法用量】水煎服。

（2）食膳疗法

杞红枣：

【组成】枸杞子10克，陈皮3克，桂圆肉10个，红枣10个，莲子20粒，蜂蜜2匙。

【制法】枸杞子与陈皮一同放入用两层纱布制成的袋内，并与桂圆肉、莲子、红枣共煮约1小时，使红枣、莲子软熟后，去枸杞子、陈皮袋，并加蜂蜜。每日一剂。

【功效】滋补肝肾、养阴明目，用于肝肾不足型远视眼。

4. 视觉经络调养技术

（1）穴位敷贴

常用穴位：睛明、阳白、丝竹空、瞳子髎、球后、承泣、翳明、合谷、光明、百会、风池等。

（2）中药熏蒸

温热雾气携带中药成分至眼部，作中药超声雾化，营养眼肌、促进眼部血液循环、快速缓解疲劳。每次10～15分钟，每天2～3次。

（3）穴位疗法

【针灸主穴】百会、风池、颈三段、肝俞、脾俞、肾俞、球后、承泣、翳明、百会等，每次取主穴2～3个，配穴1～2个。

（4）眼部热奄

将具有营养眼肌、防治远视作用的药包放入水中煎煮加热，取出后放置于眼部或穴位上。

（四）远视的防控

1. 营养充足

远视眼可多摄入含蛋白质、钙及多种维生素的食物，尤其注意不能偏食。例如可适当多吃大蒜、洋葱及乳制品（脱脂牛奶）、干果、动物肝脏和精米等含有丰富维生素 A 和维生素 C 的食物，高脂肪食品应少吃，高度远视患者应保证充分而均衡的营养，促进眼球的营养供应。

2. 良好的生活习惯

加强体育锻炼,增强眼睛的适应能力,室外工作或行走时戴太阳眼镜,防止过量紫外线照射眼球,经常活动眼球,按摩活动晶状体和睫状肌,长时间近距离工作后要进行眼部运动,如由近处逐步远看,各选定一物,稍停片刻后,再把视线从远处逐步移近。腰背挺直,用鼻子吸气,吸到最大限度时紧闭双眼,再用口慢慢吐气。

3. 定期进行常规眼科检查、建立眼健康档案

详情参考近视健康档案建立。

第二节　眼位异常的保健与康复

一、斜视

(一) 训练技术

1. 斜视视觉训练的目的

建立正常双眼视:

(1) 术前:斜视性弱视进行视力提升,为斜视术后双眼视功能恢复做基础。

(2) 术后:消除单眼抑制、扩大融合范围、控制眼位发生,巩固手术成果。

2. 斜视康复方法

(1) 推进训练

1) 原理:提高集合近点,建立生理性复视、聚散灵活度。

2) 方法:视标移近训练和移近法、移远法。

3) 适应证:集合不足、集合近点在一臂距离内的患者;可用于近视、斜视家庭训练。

(2) 视标移近训练

方法:

1) 将注视目标置于眼中线稍偏下方一点的位置,距眼约一臂距离处。

2) 两眼同时注视此目标,然后将其由远及近慢慢移动,直至看成双影再退回远处。

3) 训练时间:每日 2～3 次,每次 10 分钟。

4) 记录内容:每次训练时间、每次可以保持集合状态的时间。

5) 设备:细笔尖、带有卡通形象的注视视标、训练人员手指。

(3) 移近法和移远法

1) 方法

① 设备:远视标、近视标。远处墙上挂一个单个视标。

② 患者手持铅笔,伸直手臂,将铅笔放置在一臂距离,双眼注视铅笔并保持单一清晰影像,此时,远处墙上的视标应该变成 2 个(生理性复视)。

③ 患者注视铅笔,并慢慢将铅笔移近鼻尖,直到铅笔变成 2 个。

④ 重新将铅笔缓慢移远,回到一臂距离处,在此过程中铅笔又从 2 个变成一个。

⑤ 训练时间:重复上述步骤,每次可持续 10 分钟。

2) 注意事项

① 要求患者可以平稳地聚散,并使患者的集合近点达到 5 cm 或以内,对速度没有要求。

② 如果在训练过程中发生抑制,则可让患者眨眼或轻轻晃动铅笔再继续。

(4) 聚散球训练

1) 改善正融像

【适应证】集合不足、融像范围较窄患者;可用于近视、斜视家庭训练。

【跳跃集合训练】

① 使用红绿两球,绳长 1 米,绳一端固定,另一端患者自持,绳末端置于鼻尖处,绿球距离病人 30 厘米,红球距离病人 60 厘米。

② 要求病人先注视绿球,此时由于生理性复视的存在,患者应看到一个绿球、两个红球,绿球与绳相交处出现 X 形。

③ 再要求患者注视红球,此时由于生理性复视的出现,病人应该看到一个红球、两个绿球,两绳相交于红球。

④ 如果患者在进行注视时,球与 X 交叉点不重合,而位于小球之后,表明患者注视点过远,可以提示病人用手触摸小球,引导交叉点与球的重合。

⑤ 一旦患者获得看近、看远的融合能力(球与交叉点可以融合),则要求病人注视近处绿球 5 秒再注视远处红球 5 秒。重复 3 次远近注视后,将近处绿球移近 5 厘米,红球保持不变,继续进行远近交替注视,以此类推。

⑥ 直至绿球移至鼻尖前 2.5 厘米处。

⑦ 训练时间:10 分钟,聚散较差患者可延长至 20 分钟。

⑧ 记录内容:绿球的位置;交叉点与小球能否重合。

【自主集合训练】

① 使用红绿两球,绳长 1 米,绿球距离鼻尖 2.5 厘米,红球距离 1 米。

② 注视远处 1 米的红球为 1 个,近处 2.5 厘米的绿球为两个,绳好似在红球处相交,注视 5 秒。

③ 5 秒后,缓慢地将注视点从远处的红球移动,直到近处的绿球,注视 5 秒。

④ 5 秒后,缓慢地将注视点从近处的绿球移动,直到远处的红球,注视 5 秒。

⑤ 重复上述动作 20 次。

⑥ 移除红、绿球,要求顾客从 1 米到 2.5 厘米,进行自主集合运动,并始终能够保持感觉到 X(复视)存在。

2) 改善负融像

【方法】

① 聚散球绳长选择最长,选取红、绿 2 球,绿球在眼前 5~7 厘米处,红球在 1 米处。

② 患者盯住绿球,保证生理性复视,慢慢将视线注视至红球,保证生理性复视存在,5 秒钟后再从绿球慢慢注视至红球。

③ 重复以上动作 10 次。

④ 患者若散开较好,则将红球移至 1.5 米远,继续以上操作,直至红球至绳子最远处或

5米远。

⑤ 训练时间：10～15分钟。

【适应证】集合过度、内隐斜等患者。

（5）集合卡

【方法】

1）让患者将卡片放在眼前（最大的点离笔尖最远）。

2）让患者双眼注视卡片上的点，若患者不能将点融合，可适当移远卡片，让其获得一个初始融像。

3）当患者达到初始融像后，嘱其将卡片逐渐移近鼻尖，并一直保持融合。

4）当患者在鼻尖处达到融像后，要求患者依次对大、中、小图形进行融像，并保持5秒钟以上。

5）要求患者能快速聚散并没有抑制，若发生抑制，则让患者眨眼或是轻轻摆动卡片来重新建立生理性复视。

6）还可以让患者在远距视标和3点卡之间来回交替注视来加快聚散的速度，可以通过负透镜/底朝内棱镜来降低难度或通过正透镜/底朝外棱镜来增加难度。

7）记录内容：可以持续注视时间、融像后的图形有没有立体感、患者可以融像距离笔尖距。

8）训练时间：每次10分钟，可根据情况适当调整。

【适应证】聚散功能不足患者。可用于近视、斜视家庭训练。

【注意事项】

1）此训练效率高，但难度较大，患者每训练2分钟休息片刻。

2）此项训练前，需保证患者的集合近点在7cm。

（6）裂隙尺

1）改善正融像

【方法】

① 视标本的每一页都标明了单孔滑板的孔径大小和滑板位置，按照裂隙挡板上的数字和训练卡片上的数字，将挡板和训练卡片分别固定在裂隙尺的相应位置。

② 患者鼻尖顶在华尺的后顶端。闭上左眼，右眼只能看到带圈的图标，闭上右眼，左眼只能看到带叉的图标。

③ 如果不行按以下步骤操作。检查华尺是否正好位于双眼正中央；前后移动华尺调整；检查视标本摆放是否平整。

④ 双眼同时看两个图像，直到融合成一个为止。交叉点和圆圈需同时看到，要求患者保持单个、清晰视标。患者在融合过程中可自觉视线内聚。

⑤ 融合过程中患者会先融合成一个模糊的单一像，患者可以集中看单一图像上的某一点，直到整个单一图像慢慢变清晰，可以看交叉点和圆圈。

⑥ 若患者不能融合成单个图像，可在单孔滑板前1～2cm处放置一注视杆，双眼盯住注视杆顶端，至融合成一个图像。

⑦ 观察视标8至视标12时，需确认每一眼都能看到相应的图片。当获得融合时，患者应该能看到清晰、单个的图片，并且可以看到"＋"位于"."的正上方。观察图中每一事物多

次,确保立体效果,然后放松看远。每一次尽可能快地看到清晰的立体图形。

⑧ 每次训练以能快速将 12 张图片清晰融合为目的。

【训练时间】开始训练每次在 3 分钟左右,休息半分钟。也可根据患者情况适当调整。

【训练记录数据】融合像清晰度,越清晰越好;融合所需时间,越短越好,可以持续的时间,越长越好;患者所能看到的卡片级别,越高越好。

【适应证】集合不足或融像范围较窄患者,斜视术后双眼视恢复。

【注意事项】

① 如果不能顺利完成 12 张快速融合,需要一段时间的训练。

② 根据患者情况,制订每一次需完成的量。

2)改善负融像

【方法】

① 双孔滑板训练散开能力,方法同上,把滑板换成双孔即可。

② 训练时间:开始训练每次在 2 分钟左右,休息半分钟;后期调整为每次 3～4 分钟,也可根据患者情况适当调整。

（7）实体镜

1)改善正融像

【方法】

① 选用融合画片,将其中一张固定在反射面画板上,另一张固定在平面板上。

② 要求患者找到融合的位置,将反射面画片移近一点,要求患者将两张视标卡融合起来。

③ 卡片上设置了二维和三维的监测视标,可以在训练中监测患者是否存在抑制。

④ 训练时间:每次 10 分钟。

【适应证】集合不足、外斜术后、外隐斜患者。

2)改善负融像

【方法】

① 选用融合画片,将其中一张固定在反射面画板上,另一张固定在平面板上。

② 要求患者找到融合的位置,将反射面画片分开一点,要求患者将两张视标卡融合起来。

③ 卡片上设置了二维和三维的监测视标,可以在训练中监测患者是否存在抑制。

④ 训练时间:每次 10 分钟。

【适应证】集合过度、内斜术后患者。

（8）偏心圆卡

【原理】改善双眼聚散和协调运动的能力,通过训练改善患者近距离用眼的舒适度。

【适应证】聚散范围不足,集合不足,散开不足,运动性融合功能障碍。

1)训练正融像性聚散

【方法】

① 矫正屈光不正,双手各持一张同心圆训练卡,靠在一起,双眼稍稍内聚,如果困难,可将引导棒放在卡前,令患者注视卡前的引导棒,引导患者将图像从中间融像成一个单一的图形(先把两个图形看成四个,再把中间的两个融成一个),且图形凸出训练卡。

② 待图像融合稳定后,将训练卡慢慢沿水平分开,此时整体图像会变小,大圆圈会更凸。

③ 待融像稳定后继续将图片缓缓分开,引导被训者继续看出上述现象,直到图形完全分开。

2) 训练负融像性聚散

【方法】

① 矫正屈光不正,双手各持一张同心圆训练卡,靠在一起,双眼注视点放在卡后,初次训练困难者,可将引导棒放在卡后,令患者注视卡后的引导棒,引导患者将图像从中间融像成一个单一的图形(先把两个图形看成四个,再把中间的两个融成一个),且图形向后远离训练卡。

② 待图像融合稳定后,将训练卡慢慢沿水平分开,此时整体图像会变大,中间的圆圈会更凹。

③ 待融像稳定后继续将图片缓缓分开,引导被训者继续看出上述现象,直到图形完全分开。

④ 训练时间:每次 10～15 分钟。

(9) 红绿可变矢量图

【原理】改善双眼聚散和协调运动的能力,通过训练改善患者近距离用眼的舒适度。

【方法】

1) 矫正患者屈光不正。

2) 将一组红绿可变矢量图放入布鲁士架,使图片上的刻度线归于零位。

3) 患者配戴红绿眼镜(戴试镜架者可用红绿片代替,一般为右红左绿)注视图片,训练师询问患者是否能看清楚图片,能否看到全部图案,如:能否看到两个大圆,四周有四个小圆,大圆中是否有方块、十叉、圆圈,并且方块、十叉、圆圈是否在一条竖线上。

4) 患者坐于布鲁士架前,将画片固定于与人眼相距 40 cm 处。训练中右眼戴红镜片,左眼戴绿镜片,此时右眼只能看到红色卡图,左眼只能看到绿色卡图。通过把绿色卡图向左转移、红色卡图向右转移,产生负融像需求,训练负融像功能;若绿色注视目标向右移,红色注视目标向左移,则为正融像需求,此时训练正融像功能。

5) 训练时缓缓拉动图片,询问患者观察到的图像有无变化,如果融合建立,患者应看到卡图中的图案变大(散开)或变小(集合)或有立体感,如果患者看不到如上现象,应诱导其观察此现象。

6) 在移动图片的过程中(速度控制在 1 秒 3 棱镜度以内),询问患者观察到的图像是否清晰,如果物像变模糊,或感觉同心圆中的方块、十叉、圆圈出现偏斜、左右晃动时,则嘱患者先停止拉动图片,待图像稳定 3～5 s 后继续拉动,直至图像完全分成两个为止,记录此时的棱镜度,如 BO:21,BI:18 等。

7) 训练时间:10～15 分钟。

【适应证】聚散范围不足,集合不足,散开不足,运动性融合功能障碍;内斜视术后、内隐斜、散开不足者训练负融像功能;外斜视术后、外隐斜、集合不足者训练正融像功能;聚散范围不足者按正、负融像 1:1 训练。

(10) 立体镜

【原理】扩大正、负融像范围。

【方法】

1）Fusion 视标用于初级融合功能训练、去抑制训练。

2）Divergence 视标用于训练散开功能、融合功能、立体视。

3）Convergence 视标用于训练集合功能、融合功能、立体视。

【适应证】融合功能异常的患者,包括内隐斜、外隐斜、集合不足、集合过度等。

【分离法训练融像功能】

1）把带有 Fusion 的图片从中间点处分开,形成分离画片。

2）每一张画片的中央标上圆点,将滑片放在图片座上。图片座位于圆点 0.00 的位置,两张图片上的圆点像距 95 mm,此时正好为正位视;滑片座位于近距离(2.50D),则两圆点像距 62 mm。

3）确认滑片是否有抑制点。如果图片不能融合,前后移动图片座,直到图片能融合为止。

4）如果能融合,移动图片改变融合需求,开始训练。底向外棱镜需求,两图片靠近,训练正融像功能;底向内棱镜需求,两图片远离,锻炼负融像功能。

【远近法训练融像功能】

1）将画片放在 0 位置处,根据训练需要放上相应的训练卡片,训练负融像功能时选用 Divergence;训练正融像功能选用 Convergence。

2）使用 Divergence 从近处移远改变需求,在移动过程中一直保持视标单个清晰,往远处移动增加负融像功能难度,减少正融像功能的训练难度。

3）使用 Convergence 训练正融像功能,从远处移近改变需求在移动过程中保持清晰单一,往近处移动增加正融像功能的训练难度。

4）训练时间:每次训练 15 分钟左右。

（11）同视机

1）正融像功能训练

【方法】

① 当患者双眼不存在抑制现象后,开始进行融合功能训练。开始选用较大的画片,如带有抑制点的画片。

② 患者将两张融合画片融合以后,锁住两侧镜筒,中央开关也锁住,转动水平旋钮,使镜筒做慢速的辐辏运动,两只眼也随之做辐辏运动,病人感觉融合画片逐渐变小、变远而且变模糊,最后两张画片突然分离,移向两侧。这样重复训练,集合性融合范围不断扩大。

2）负融像功能训练

【方法】

① 患者将两张融合画片融合以后,锁住两侧镜筒,中央开关也锁住,转动水平旋钮,使镜筒做慢速的散开运动,两只眼也随之做散开运动。

② 病人感觉融合画片逐渐变大,而且变模糊,直到两张画片完全分开。这样重复训练,正融合范围不断扩大。

【注意事项】

① 当双眼的黄斑获得同时视知觉后,进行融合训练。

② 融合画片的选择要适当,开始时可以选用较大的画片,例如带有黄斑抑制点的画片。

③ 当融合力较弱时,使用构图简单、色调鲜明的画片。

④ 8°～10°融合画片可以刺激黄斑周围。1°～3°画片只能刺激黄斑。

⑤ 采用黄斑融合画片训练后,可以改为立体画片进行同样的训练提高融合功能。也可以选用中心凹型的融合画片或中心凹立体画片继续训练,巩固两眼中心凹的融合能力,扩大运动性融合范围。

⑥ 为了增加调节促进辐辏功能,在同视机上可以加上 1～3 个屈光度的负镜片,提高训练效果。

⑦ 训练时间:15 分钟。

3. 斜视康复训练的适应证

(1) 隐斜视进行正位视训练的适应证

1) 内隐斜≤12$^{\triangle}$,可以进行正位视训练。

2) 轻度内隐斜,但是患者有视疲劳感的患者。

3) 外隐斜≤15$^{\triangle}$,可以进行正位视训练。

4) 轻度外隐斜,但是患者有视疲劳感的患者。

(2) 屈光调节性内斜视患者进行正位视训练的适应证

1) 远视度数≤+3.00D,散光≤1.00D。

2) 不戴镜时斜视度≤25$^{\triangle}$。

3) 单纯屈光调节性内斜视禁忌手术矫正内斜。

(3) 间歇性外斜进行正位视训练的适应证

1) 外斜度≤20$^{\triangle}$。

2) 患者中心凹抑制尚未巩固。

3) 在一段时间内不考虑手术的患者。

(4) 斜视术后正位视训练的适应证

1) 患者斜视发病前存在一定的双眼视功能。

2) 斜视术后残留眼位≤15$^{\triangle}$。

3) 患者依从性较好。

4. 康复训练方案制订与执行

(1) 手术矫正斜视眼位

手术矫正眼位至正位是促进双眼视觉发育和恢复的重要基础。

1) 内斜手术适应证

① 内斜角度>15$^{\triangle}$。

② 复视症状明显患者。

③ 斜视术后,内斜欠矫、外斜过矫这两个症状在 3～6 个月后无改善者可以考虑手术。

2) 外斜手术适应证

① 间歇性外斜:4 岁后能够配合检查,斜视角大于15$^{\triangle}$、同视机检查有运动融合损害、近立体视锐度大于60$''$。

② 先天性外斜通常在 12～18 个月手术。

(2) 矫正屈光不正

1) 外斜屈光不正矫正:若合并近视,应给予完全矫正,有时也可以适当地过矫正;若合并远视可低矫或不予矫正（如合并弱视，根据弱视程度进行屈光矫正，原则是弱视越重越需要更高正度数矫正）；若合并散光，不论是近视性散光、远视性散光，还是混合性散光，都应该进行全矫。

2）内斜屈光不正矫正：若合并近视，则遵循 MPMVA 原则；若合并远视，应给予完全矫正（0.1％阿托品散瞳验光处方）。对于调节性内斜患者应每 3～6 个月进行一次验光及眼位的检查，合理降低度数，以促进负融像的正常发育。

（3）正位视训练——外斜

1）外斜正位视训练原则：消除单眼抑制，初步建立同时视功能及融合视功能；建立集合近点，进行初步的正融像功能训练；建立完善融合功能，扩大融合范围。

2）消除单眼抑制，初步建立同时视功能及融合视功能，进行同视机训练、实体镜训练、聚散球、立体镜训练、红绿阅读单元训练。

3）建立集合近点，进行初步的正融像功能训练，可以进行 push up 建立集合近点、聚散球建立集合近点。

4）建立完善融合功能，扩大融合范围，可以进行实体镜训练、集合卡训练、裂隙尺训练、同视机训练、红绿矢量图训练、反转棱镜训练。

（4）正位视训练——内斜

1）内斜正位视训练原则：消除单眼抑制，建立同时视及初步融合功能；融合功能完善，扩大融合范围（负融合——即散开功能）。

2）消除单眼抑制，建立同时视功能及初步融合能力，进行同视机训练、实体镜训练、聚散球训练、立体镜训练。

3）融合功能完善，扩大负向融合范围，进行裂隙尺散开训练、同视机散开训练、实体镜散开训练、立体镜散开训练、偏心圆卡散开训练。

（5）康复训练执行数据

1）训练周期：1 个月。

2）训练频率：2～3 次/周。

3）训练方案搭配：器械训练＋中医理疗。

4）复查周期：每个月复查。

5）复查内容：① 主观感受；② 客观数据；③ 视功能检查结果。

6）方案调整：依据复查内容当中的数据内容调整视功能训练方案和强度。

（二）中医技术

1. 中医对斜视的认识

中医中有关斜视的记载病症名为通睛，指双眼同时注视时目珠偏于内眦的眼病。类似于西医的内斜视。

2. 中医对斜视的辨证分型

根据中医辨证，可以将斜视分为肝肾亏虚、脾土亏虚和筋络挛滞三种常见证候。

（1）肝肾亏虚证

【症状及体征】目珠向内侧偏斜，与生俱来或幼年逐渐形成，或伴目珠发育不良，能远怯近，视物模糊；舌淡红，苔薄白，脉弱或缓。

【辨证分析】先天禀赋不足,眼带发育不良;或肝肾精血亏虚,筋脉失养;舌脉表现均为肝肾亏虚之候。

(2)脾土亏虚证

【症状与体征】目珠偏向内侧,与生俱来或幼年逐渐形成,或伴视近清楚,视远模糊;或兼见面色萎黄,神疲乏力,视物易疲劳;厌食纳呆,大便稀溏,舌质淡,苔薄白,脉细弱。

【辨证分析】脾胃为后天之本、气血生化之源。脾主肌肉,脾虚眼肌失养,致目珠侧偏;全身症状及舌脉表现均为脾土亏虚之候。

(3)筋络挛滞证

【症状与体征】小儿长期仰卧或长期逼近视物,或偏视灯光及亮处,眼珠逐渐向内偏斜;全身及舌脉无异常。

【辨证分析】长期逼近视物致筋脉内收,眼带凝滞不展而致眼珠偏斜。

3. 中医内治技术

(1)中药内服

1)肝肾亏损证

【方剂】杞菊地黄丸加减。

【组成】枸杞子、菊花、熟地黄、酒萸肉、牡丹皮、山药、茯苓、泽泻。辅料为蜂蜜。

【功能主治】滋补肝肾。

【用法用量】上为末,炼蜜为丸,如梧桐子大。每服 5 丸,一日 2 次。

2)脾土亏虚证

【方剂】补中益气汤加减。

【组成】黄芪、白术、陈皮、升麻、柴胡、人参、甘草、当归。

【功能主治】益气健脾。

【用法用量】水煎服。

3)筋络挛滞证

【方剂】正容汤加减。

【组成】羌活、白附子、防风、秦艽、胆星、白僵蚕、半夏(制)、木瓜、甘草、黄松节。

【功能主治】舒筋活络。

【用法用量】加生姜 3 片,水煎服;一日 2 次。

(2)食膳疗法

1)沙苑子枸杞汤

【组成】猪肝 100 克,沙苑子 20 克,枸杞子 30 克,菊花 10 克,生姜片 2 片,红枣 3 个,食盐适量。

【制法】沙苑子、枸杞子、菊花洗净,猪肝切片加水煮汤,加入生姜片、红枣,大火烧开,小火煮 30 分钟,食盐调味,食猪肝饮汤。

【功效】养肝明目。

2)沙苑子枸杞汤

【组成】石菖蒲 30 克,一个猪肾,葱白 30 克,粳米 60 克,食盐适量。

【制法】先把石菖蒲煎发后去渣留汁,然后把葱白、粳米、猪肾加入一起煮粥,食盐调味,空腹食用。

【功效】祛风通络。

4. 视觉经络调养技术

（1）穴位敷贴

斜视通常取以下穴位：瞳子髎、承泣、太阳、风池，右眼配左合谷、足三里，左眼配右合谷、足三里。

（2）中药熏蒸

可将具有营养眼肌和通络作用的中药或内服中药煎煮液用于眼部熏蒸，温热雾气携带中药成分至眼部，营养眼部肌肤、促进眼部血液循环、快速缓解疲劳。每次 10～15 分钟，每日 2～3 次。

（3）经穴推拿

采用循经推拿配合指压点穴的手法。

（4）眼部热奄

将具有滋养和疏通经络作用的药包放入水中煎煮加热，取出后放置于眼部或穴位上。

（三）家庭康复干预方案制订与执行

1. 家庭康复干预工具

聚散球、翻转拍等。

2. 家庭干预方案配置

根据实体机构治疗结束后检测数据情况进行个性化家庭训练方案搭配。

（1）矫正屈光不正后家庭干预继续戴镜

1）对于屈光调节性内斜，戴镜后一般每半年到一年半进行一次散瞳验光，复查眼位后，根据眼位需要，适当调整眼镜度数。

2）屈光眼镜矫正后以保持正位或保留较小的、无视觉疲劳症状的内隐斜为宜。小度数内隐斜有利于刺激分开融合功能的正常化。

（2）正位视训练——外斜

外斜正位视训练原则：消除单眼抑制，初步建立同时视功能及融合视功能；集合训练，建立集合近点、优化集合功能；建立完善融合功能，扩大融合范围。

1）消除单眼抑制，初步建立同时视功能及融合视功能。

【适用人群】实体机构训练结束后仍未出现生理性复视的患者。

2）集合训练，建立集合近点、优化集合功能。

【适用人群】实体机构训练后集合近点仍在 10 cm 以外的患者；实体机构训练后刚消除抑制，出现生理性复视的患者。

3）建立完善融合功能，扩大融合范围。

（3）正位视训练——内斜

1）消除单眼抑制，建立同时视及初步融合功能。

【适用人群】实体机构训练结束后仍未出现生理性复视的患者。

2）融合功能完善，扩大融合范围（负融合——即散开功能）。

【适用人群】实体机构训练结束后融合范围仍然较小的患者；术后残留眼位 $5^{\triangle}\sim8^{\triangle}$。

（4）适应证

1）实体机构训练后刚建立集合近点的患者。

2）实体机构训练结束后融合范围仍然较小的患者。

3）斜视术后残留眼位在 $6^{\triangle}\sim10^{\triangle}$ 的患者。

3. 家庭干预执行数据

（1）训练周期：1 个月。

（2）训练频率：1～2 次/周。

（3）复查周期：3 个月。

（4）复查内容：视力、屈光度、异常视功能恢复状况、每项训练所达到的阶段。

（5）方案调整：依据复查内容当中的数据，调整视功能训练方案。

（6）回访周期：1 年。

（7）回访频率：1 次/星期。

（8）回访内容：1）家庭干预的频率是否正常。

2）家庭干预中患者配合情况。

3）家庭干预中出现的问题。

二、弱视

（一）Bangerter 压抑膜

1. 原理

是由一系列分级标有刻度的膜组成，用于补偿优势眼对弱视眼的立体对比。用于替代传统遮盖布进行治疗，该治疗没有破坏双眼视，比较美观，患者容易接受，也不需要根据患者年龄、矫正视力等情况调整遮盖的比例，只要定期复查调整压抑膜的视力值就可以。压抑膜的规格：0.0；LP（光感）：<0.1,0.1,0.2,0.3,0.4,0.6,0.8,1.0。

2. 方法

（1）当健眼视力在 1.0 以下时，可将健眼视力压抑较弱视眼视力低 2 行。

（2）当健眼视力在 1.0 以上时，可将健眼视力压抑较弱视眼视力低 3～4 行。

3. 适应证

中、低度弱视，依从性差、年龄大的弱视患者。

（二）红光闪烁刺激训练

1. 原理

视网膜黄斑部中心凹仅含锥体细胞，密度又最高，渐向视网膜周边部移行，锥体细胞的密度逐渐减少，杆体细胞则逐渐增多。其中锥体细胞对红光很敏感，所以红光只刺激锥体细胞，使之兴奋，中心凹又占绝对优势，从而达到弱视眼中心注视与提高视力的目的，改善中心凹的视觉功能和注视性质。此种方法适用于各种非中心注视的弱视儿童，也适用于中心注视的弱视儿童。

2. 方法

（1）打开仪器闪烁开关半暗室下嘱患者注视闪烁仪的镜筒内，双目距镜筒约 10～15 cm。

（2）选择闪烁方式：双眼可以分别或同时闪烁，也可以交替闪烁。

（3）选择闪烁频率：若患者初始矫正视力在 0.5 以上可直接采用中高频。若患者接触红光有不适应感，或矫正视力在 0.3 以下采用最低频。

（4）选择注视视标，开始训练。

（5）训练时间：每次 15 分钟，巩固期可适量减少时间。

（6）训练记录内容：每次治疗时间、训练阶段及能否分辨该阶段视标。

（7）单眼弱视者遮盖健眼，弱视眼注视；当两个弱视眼相差较大时，先训练弱视程度较深眼，当两眼视力基本一样时，再双眼同时治疗；配镜患者治疗时请戴上眼镜。

3. 适应证

重度弱视、偏中心注视型弱视。

（三）后像镜训练

1. 定义

又称增视疗法，其方法是一种强光炫耀旁中心注视性弱视眼的黄斑部以外（包括旁中心注视区）部视网膜，使之产生抑制，同时用黑色圆盘遮挡保护黄斑区，使之回避强光炫耀，然后在闪烁灯下训练提高弱视眼的黄斑功能。

（1）正后像：后像的品质与刺激物相同。

（2）负后像：后像的品质与刺激物相反（补色）。

2. 原理

用强光照射弱视眼的周边部视网膜包括偏心注视点使其产生抑制，功能一时降低；同时用黑色圆盘遮挡保护黄斑，使之不受强光的刺激，反而相对提高了功能。后像分为 2 种，正后像和负后像。正后像：像的中心部黑暗，周围明亮。负后像：像的中心明亮，周围黑暗。照射后通常是先出现正后像再出现负后像。后像持续时间与弱视程度有关，重度弱视很难出现后像，即使出现也很快消失。

3. 方法

（1）训练时遮盖健眼。

（2）嘱患者注视后像镜中间黑色遮挡部，用后像镜的强光照射弱视眼眼底 20～30 秒，后像镜的黑点遮盖中心凹部分。黑色遮挡的圆圈有大、中、小三种。

（3）根据矫正视力选择：0.2 以下的用最大的圆；0.3～0.5 的用中等的黑点；0.5 以上的用最小的黑点。

（4）照射后询问患者是否出现后像，当产生负后像时，让其距"＋"字板 0.5 米处注视"＋"字中心，用教棍点"＋"字中心，感知体会后像与"＋"的关系。

（5）若未出现则继续进行训练，或延长照射时间。

（6）当后像消失后，对弱视眼重复照射，经过一段时间训练后，会使后像位置向"＋"字中心重合。

（7）训练时间：每次 20 分钟。

（8）记录内容：每次后像持续的时间。

（9）注意事项：注视"＋"字时在 0.5 米处。

4. 适应证

偏中心注视的弱视患者。

(四) 内视光刷训练

1. 原理

白色光加以偏光后,可以看到以注视点为中心直交的黄色和青色毛刷样内视现象,此现象是由于极化光线作用于黄斑部成放射状排列的 Henle 纤维。注视器内有一个小棕色刷光影在旋转,其中心点相当于中心凹,黄斑区有抑制暗点或偏心注视时很难看出此现象或虽然看见此光刷但是已经移至视野边缘,在视力提升后或用黄斑中心凹注视后,可以逐渐看到此现象。用此光刷刺激视网膜黄斑中心凹,提升黄斑中心凹的分辨力,改善注视性质。

2. 方法

(1) 患者用弱视眼注视镜筒内旋转的光刷和飞机头部。
(2) 并努力使光刷对准飞机头部或是视野中心。
(3) 出现光刷向边缘移动时要努力注视飞机最中心,使光刷到最正中。
(4) 训练时间:每次训练 10 分钟,注视性质异常严重者可适当延长时间。
(5) 记录内容:训练时间、光刷中心移到中心凹的难易、光刷可在中心持续的时间。

3. 适应证

偏中心注视患者。

(五) 视觉刺激训练(CAM)

1. 原理

利用人的大脑皮质中不同神经元对物体不同客观方向可作出特异性反应的原理设计而成,治疗时利用反光差强(对比敏感度高)、空间频率不同的条栅作为刺激源刺激弱视眼,从而消除抑制,提高其视力。条栅越细,空间频率越高。治疗起始频率为弱视眼能分辨最高频率或其次一级频率。

2. 方法

(1) 训练准备

1) 一套不同空间频率的条栅板,共有 7 种不同空间频率的条栅。低空间频率 0.5 周/度,最高空间频率的条栅是 32 周/度。
2) 透明塑料画片及画笔。

(2) 使用方法

1) 打开开关患者遮盖优势眼,训练弱视眼。
2) 选择适合患者的条栅频率和转动速度、图形难度。
3) 明视距离,患儿描绘透明塑料板上的他图案。
4) 光栅旋转的速度是每分钟 1 周,开始用比较粗的条栅,也就是空间频率比较低的条栅,1 分钟后,更换一次条栅,更换频率根据患者对不同条栅的适应度定。
5) 训练时间:每次 15 分钟。
6) 记录内容:训练时间、能适应的最高空间频率为多少、高空间频率下的描绘准确性。

3. 适应证

中心注视的弱视。

4. 注意事项

（1）根据弱视眼视力，选择不同空间频率的条栅，在明视距离上，选择患者能够看得见的最高空间频率的条栅，这样皮层反应最强，治疗效果比较好。每次训练 7 分钟，中间休息数分钟，还可以继续训练 1～2 次，通常每天可以 2 次。

（2）采用 CAM 视觉刺激训练时前 5 次训练描绘可为适应阶段，画板可用卡槽面，5 次训练后采用光滑面，以判断患者描绘的准确度，每次开始描绘之前都要问患者能否分辨出图画。

（3）患者配戴矫正眼镜。

（4）眼球震颤的患者不适用于本方法。

（六）电脑弱视治疗软件

1. 方法

（1）患者配戴矫正眼镜，单眼弱视患者遮盖优势眼，距离电脑 40～55 cm 而坐。

（2）方法选择：根据弱视类型、矫正视力情况、视功能情况，选择合适的训练方法，训练方法有精细训练、CAM、同视时、融合功能、立体视等。

（3）以上选择结束后开始训练，每种训练有特定的训练时间，完成后系统提示结束。

（4）训练时间：每次 10～15 分钟。

（5）记录内容：患者每种训练方式时间；采用的训练方法；患者的反应准确性，有无头晕、模糊等现象；患者距离屏幕的距离。

2. 适应证

各种类型弱视，有一定的趣味性，可以作为传统训练的有机补充训练和家庭训练的选择。

3. 注意事项

（1）训练过程配戴矫正镜。

（2）训练频率和速度一定要根据患者接受能力选择，有出现恶心、头晕厉害者降低训练等级。

（3）每次训练的 10 分钟内可以不断变换患者可以接受的频率和背景。

（七）对比度敏感训练

1. 原理

提升患者在不同背景、不同空间频率下对目标的分辨能力，可以反映患者眼睛的整体视功能状况。

2. 方法

（1）打开电源，患者将双眼靠置在双目镜筒，双目距离光源 15～20 cm。

（2）选择视标：选择患者矫正视力的上一行视标。例如：矫正视力 0.6，则选择 0.4、0.5 对应的视标开始。

（3）对比度选择：高对比光辨认→中对比光辨认→低对比光辨认。

（4）以上准备工作之后，选择对比敏感度训练按钮，开始训练。

（5）规定时间后,对患者视标的分辨情况进行检测。

（6）训练时间:每次 15 分钟。

（7）记录内容:采用对比光等级、采用视标等级、患者对视标的分辨情况。

3. 适应证

中高度屈光不正性弱视、屈光参差性弱视、斜视性弱视。

4. 注意事项

必须配戴矫正眼镜。

（八）精细描图

1. 方法

（1）患者佩戴矫正眼镜,距离描图册 40 厘米而坐。

（2）选择描图等级:矫正视力 0.2 以下的选择上册,矫正视力 0.2～0.5 的选择中册,矫正视力 0.5 以上的选择下册。

（3）开始描图。

（4）训练时间:15～20 分钟。

（5）记录内容:描图时间、描图等级、患者描图准确度。

2. 适应证

各类弱视患者。

（九）精细目力串珠

1. 方法

（1）选用患者合适的串珠型号,患者与珠子保持 20 cm,一手持珠一手持线,进行串珠子。

（2）初期使用较大号的珠子,大号没问题再进行中号和小号珠子的训练,由易到难循序渐进,保证训练有效性和患者的兴趣。

（3）患者开始串珠后进行计时,在规定时间内进行串珠长度、准确度记录。

（4）训练时间:每次 15 分钟,家庭治疗可在 20～30 分钟。

（5）记录内容:训练时间、规定训练时间内的串珠长度。

2. 适应证

各类弱视患者、认知和配合差的弱视患者。

3. 注意事项

（1）训练过程一定是由易到难。

（2）训练任务量的设定不可太高,一定在患者可以完成的范围。

（十）去抑制训练

原理:去抑制训练里面主要有同视机去抑制训练、实体镜去抑制训练、聚散球去抑制训练、红绿去抑制训练等。

1. 同视机去抑制训练

适用人群:具有正常视网膜对应但存在抑制的斜视患者。

（1）交叉移动刺激法（一）

【方法】

1）同视机两侧插入同时视画片。

2）患者注视一侧镜筒画片（笼子），将另一侧镜筒（狮子）从无抑制的周边视网膜开始沿水平方向缓慢推进，越过中心部抑制区到达对侧周边部非抑制区（患者感觉是：狮子由房子一侧逐渐向房子靠近→狮子消失→狮子重现出现在房子的另一侧）。

3）按照同样方法返回，狮子来回穿过并刺激抑制区。

【适应证】抑制较强且抑制范围较大的患者。

（2）交叉移动刺激法（二）

【方法】

1）同视机两侧镜筒置于他觉斜视角，两侧插入小视标同时视画片。

2）在他觉斜视角附近小范围抑制区摆动镜筒，或适用能引起反应和能被感觉到的速度交替熄灭，刺激双眼黄斑。

3）训练时间：15分钟每次。

4）记录内容：选择的画片、患者反应。

【适应证】抑制范围较小的斜视患者。

（3）捕捉法

【方法】

1）将两侧镜筒放于患者他觉斜视角处，医生掌握一侧镜筒，操纵狮子笼画片，患者操纵另一侧镜筒，画片是狮子。

2）当狮子进入笼子以后，医生在 $3°\sim5°$ 范围内移动镜筒，狮子离开笼子，患者再将狮子拖入笼子。此时医生应停留片刻，以便患者看清狮子，但是时间不能太长，要反复训练。

3）记录内容：选择画片、进出速度。

4）训练时间：每次15分钟。

【适应证】正常视网膜对应的斜视患者。

【注意事项】开始训练时，可以使用较大且中空的同时视画片（例如狮子和笼子），当能较好追随时，逐步改用较小且中央带线条的同时视画（例如小鸟和笼子）进一步训练。

（4）侧方运动法

【方法】

1）嘱患者将狮子推入笼子，将两侧镜筒锁住在该角度上。

2）中央开关打开，使两侧镜筒能向左右方向做平行运动。转动时让患者固视笼子和狮子，始终保持狮子在笼内。这样既能训练双眼融合功能，也能训练双眼协调的共同性运动。

3）训练时间：每次15分钟。

4）记录内容：采用的画片、平移运动的范围。

【注意事项】

1）训练所用画片由抑制范围大小决定。

2）在患者能对同时知觉画片产生重叠的情况下训练。

2. 实体镜去抑制训练

适应证:存在抑制的斜弱视患者。

(1) 描图法

【方法】

1) 准备物品:画纸、纸、笔。

2) 患者将头放在额架上,通过双目镜注视。

3) 健眼注视镜面,看到实体镜侧面画板上的画;弱视眼看到实体镜平面板上的纸和手持的笔。

4) 这样,一眼看画,另一眼则主觉感知画在前方,嘱患者照画描图。

5) 训练时间:10 分钟,描图 3~5 幅。

6) 记录内容:患者在描绘过程中是否会出现画片或是笔看不到(消失)的情况;什么时候画面比较稳定;什么时候能够比较容易地描绘。

【注意事项】避免交替注视,出现画或笔消失可通过瞬目解决。

(2) 捕捉法

【方法】

1) 可在侧面画板设置一小动物玩具或是其他玩具,嘱患儿持一个小网捕捉之,医生根据情况改变位置和速度,反复捕捉训练。

2) 训练时间:10 分钟每次。

3) 记录内容:能否找到玩具投影;捕捉的速度;捕捉的准确度。

【适应证】年龄较小,无法进行绘图的儿童。

【注意事项】避免交替注视,出现画或笔消失可通过瞬目解决。

3. 聚散球去抑制训练

【方法】

(1) 使用红、绿两球,绳长 1 米,绳一端固定,另一端患者自持,绳末端置于鼻尖处,绿球距离病人 30 厘米,红球距离病人 60 厘米。

(2) 要求病人先注视绿球,此时由于生理性复视的存在,患者应看到一个绿球、两个红球,绿球与绳相交处出现 X 形。

(3) 如果此时患者表示没有出现两个红球或线和球没有形成 X 形,表明患者有抑制,无法出现生理性复视,此时可以引导患者用手拨动珠子或眨眼,直到患者能看到 X 形。

(4) 或是要求患者配戴红绿眼镜在非自然状态下进行引导。患者能看到 X 形后再继续进行下一步。

(5) 训练时间:每次 15 分钟。

【适应证】有抑制倾向的外斜(包括外隐斜、间歇性外斜、集合不足)。

4. 红绿去抑制训练

【原理】

让患者优势眼前戴绿镜片,弱视眼前戴红镜片,利用红绿互补的原理,即通过红镜片看不到绿色,通过绿镜片看不到红色,嘱患儿用弱视眼观看被红色玻璃纸覆盖的画和有黑线条的纸,或阅读被红玻璃纸覆盖的印刷品,此时弱视眼能够看到目标,而优势眼前的东西由于都是黑色的,无法看清目标,从而训练弱视眼脱抑制训练。

【方法】

（1）训练器材:红绿镜片、红色玻璃纸、黑色蜡笔、阅读物。

（2）患者戴上红绿镜片（弱视眼前戴红色镜片）,把红玻璃纸放在有黑色线条的书本上,在良好的照明下,让患儿拿起黑蜡笔描画红玻璃纸下的线条,画满后更换新纸。

（3）当患儿进行上述训练很容易时,可以让患儿戴着红绿眼镜阅读有趣的阅读物,阅读物上覆盖着红色塑料板,鼓励患儿大声朗读出来。

（4）训练时间:每日 15 分钟。

（5）记录内容:描绘图形数量或是阅读页数,描绘精准度或阅读的流利度。

【适应证】矫正视力低于 0.3 的单眼或双眼弱视患者、单眼脱抑制训练。

【注意事项】

（1）阅读物、图片需要是黑色线条或是字样。

（2）如果患儿较小,对描绘正常图片有困难,可以描绘简单的图形、字母等方法增加趣味性或是提高照明及加粗线条的办法来解决。

5. 双眼脱抑制训练

【方法】

（1）训练器材:红玻璃片、读物。

（2）患儿主导眼（非抑制眼）戴上红色滤光片,阅读白纸上的红字和黑字,此时,主导眼看到白纸呈红色,因此,在红色背景下黑字能看清楚,而红字看不清楚,抑制眼没戴眼镜,两种颜色都能看清楚。

（3）也可以让患儿优势眼戴红镜片,弱视眼戴绿镜片,阅读白纸上的红字和绿字。

（4）训练时间:30 分钟。

（5）记录内容:阅读页数、阅读的流利度。

6. 红绿阅读单位去抑制训练

【训练方法】

（1）患者正常坐姿,矫正视力状态下,配戴红绿眼镜,不遮盖。

（2）将红绿阅读单位放置在阅读物上,竖放。

（3）戴上红绿眼镜,透过红色镜片可以看到红色条和透明条后面的文字。透过绿色镜片可以看到绿色条和透明条后面的文字。

（4）患者在阅读时,需要从左到右,反复经过红绿透明条才能阅读完整,使左眼、右眼、双眼分别都要使用,诱发弱视眼的视知觉。

（5）如果有抑制,会出现印刷体若隐若现,或消失的现象,患者可以通过瞬目、移动书本来打破抑制,提升弱视患者在双眼视的状态下弱视眼的视觉感知力,提升视力。

（6）训练时间:20~30 分钟。

（7）记录内容:抑制打破所需时间。

（8）训练器材:阅读单位、黑色印刷体书籍。

【适应证】弱视患者。

（十一）弱视康复方案制订及执行

中心注视的屈光不正性弱视、屈光参差性弱视：

1. 消除形觉剥夺及双眼异常相互作用（远用屈光矫正，消除形觉剥夺）

2. 屈光矫正原则

远视合并内斜视：全矫（阿托品验光结果）。

远视合并内隐斜：阿托品验光结果基础上减＋0.50D 到＋0.75D。

远视合并外斜视或外隐斜：阿托品验光结果基础上减＋1.00D 到＋1.50D 或者参考复查结果。

远视不合并斜视：根据患者矫正视力高低保留生理性调节张力。

远视不合并斜视：最大正镜度最好视力（MPMVA）。

散光：全矫。

高 AC/A 者：给予近附加。

3. 矫正无晶体眼婴幼儿的屈光不正

0～12 个月的婴儿应配戴屈光度数过矫＋3.00D 镜片。

12～24 个月的幼儿，镜片的屈光度数应过矫＋2.00D。

年龄＞24 个月的患儿，镜片的屈光度数应过矫＋1.00D。

学龄期，可配戴双光眼镜。

（十二）遮盖治疗，消除双眼异常相互作用

遮盖分为传统遮盖和反转遮盖，传统遮盖就是平时遮盖好眼，使用弱视眼。反转遮盖是平时遮盖弱视眼，训练时遮盖好眼用弱视眼进行训练。首选采用传统遮盖，如果传统遮盖无效，可尝试采用反转遮盖。如何进行遮盖，需要结合患者年龄、依从性、弱视的种类、敏感性、弱视的程度综合来制订，需要根据患者视力恢复情况调整遮盖时间，遮盖本身也是一种形觉剥夺，避免遮盖性弱视的发生。

1. 常用的遮盖方法

（1）全天遮盖法（8～12 h），也可为清醒时间一直遮盖。

（2）部分时间遮盖法（2～7 h）。

（3）短时遮盖法（＜1 h）。

（4）半天或每天数小时遮盖。

2. 遮盖时间

（1）3～6 岁中度弱视患者（矫正视力 0.2～0.5）每天遮盖 2～4 小时，如效果不佳可以选择全遮盖，大于 6 岁选择全遮盖，等视力提高后选择部分遮盖。

（2）3～8 岁重度弱视患者（矫正视力 0.2 以下），选择全遮盖，等视力提高后可以缩短遮盖时间。

3. 停止遮盖时机

（1）第一个标志：两只眼的视力相等或相似（两只眼视力的差别不超过 2 行）的时候，就停止遮盖或者逐渐减少每天遮盖的时间，巩固治疗效果，此时建议选择在家或者近距离学习

时候遮盖。

（2）第二个最常用的停止遮盖疗法的标志：当两只眼能自由交替注视的时候，往往弱视眼的视力已经恢复到优势眼的水平。此时，就可以停止遮盖或是减少遮盖时间，巩固治疗效果。在停止遮盖的时候，原来的优势眼也可能继续存在一定程度的优势，平时注视比较多。但是，用行视力表检查视力，两只眼的视力差异不会超过 1 行或 2 行。

（3）第三个标志：差眼的视力好于好眼或者优势眼，这时需要停止遮盖，等好眼视力恢复与差眼相近时，再考虑是否遮盖好眼进行巩固治疗。

（4）第四个停止遮盖疗法的标志：如果患者的依从性良好，连续遮盖优势眼 3～6 个月，弱视眼的视力没有任何改善，可以停止遮盖。经过规范的遮盖治疗，两只眼的注视优势很快发生颠倒，应该停止遮盖治疗。

（十三）弱视眼康复训练

1. 提升弱视眼视力（视敏度）

（1）视觉刺激训练：以空间频率刺激（CAM）和对比敏感度刺激为主。

（2）光觉刺激训练：以红光闪烁刺激、光刷为主。

（3）形觉刺激训练：以精细目力串珠、插板、精细目力游戏为主。

2. 弱视患者异常双眼视功能恢复（因人而异）

（1）弱视眼去抑制训练：抑制容易发生在屈光参差性弱视、斜视弱视的患者的身上，这类患者首先需要进行脱抑制治疗，脱抑制后再进行其他训练。

（2）调节功能优化训练：以调节幅度提升训练和调节灵活度优化训练为主，先进行单眼调节幅度训练，再进行单眼调节灵活度训练，等双眼基本一致的情况下再进行双眼训练。常用的设备有翻转拍、直线仪等。

（3）集合功能优化训练：以集合功能和融合功能训练为主，如集合幅度训练、聚散灵活度训练。常用设备有裂隙尺、三色球、实体镜等。

（4）立体视功能优化训练：立体视功能恢复是终极目标，以双眼视力平衡后自行恢复为主，立体视 3 000″的屈光参差患者以裂隙尺、实体镜、3D 等训练为主。

（十四）弱视康复方案制订

1. 第一疗程
弱视眼视力提升基础训练，视觉刺激训练、光觉刺激训练、放松训练。

2. 第二疗程
弱视眼视力提升训练，视觉刺激训练、形觉刺激训练、单双眼调节训练、融像功能训练。

3. 第三疗程
双眼视功能训练，去抑制训练、双眼调节功能训练、形觉刺激训练、融像功能训练、立体视训练。

（十五）执行数据

1. 训练周期
3 个疗程，1 个月为 1 疗程。

2. 训练频率

基础频率每周 3 次,根据弱视程度、弱视性质调整训练频率,每周最多可以 7 次。

3. 训练时间

有效时间每次 40～60 分钟,一定要关注训练的有效时间,而不是总训练时间,加强训练有效时间的管理可以大大提高训练的有效率。对于特别小的弱视患者,或者依从性差的患者,需要有专业人员陪同进行指导训练。

4. 复查周期

每月一次,也可以根据患者情况调整复查时间,早期复查时间每月一次,后期也可以 3～6 个月进行复查。等视力稳定后也需要定期复查,以防止弱视复发。

5. 复查内容

矫正视力、屈光度(根据情况,不是每次都需要进行散瞳验光查屈光度,也可以进行显然验光查)、眼轴(眼轴检查可以 6～12 月检查一次)、眼位、异常视功能恢复状况、每项训练所达到的效果、眼镜的配戴情况、眼镜的磨损程度等等。

案例分析

患者:男　3 岁　眼前节(一)

检查:裸眼视力:OD:0.12　OS:0.1

角膜映光:正位

交替遮盖:基本不动

眼球运动:正常

阿托品散瞳验光:OD:+6.50DS/+1.50DC×100　　0.15

OS:+6.00DS/+1.50DC×80　　0.15

小瞳验光:　　OD:+4.00DS/+1.50DC×100　　0.2

OS:+3.50DS/+1.50DC×80　　0.2

问题:

1. 什么性质的弱视?

2. 如何进行配镜,写出配镜处方。

3. 如何进行弱视训练?

分析:

1. 诊断:屈光不正性弱视。

2. 该患者眼位为正位,矫正视力差,在阿托品验光结果减+1.00D 进行配镜。

配镜处方:OD:+5.50DS/+1.50DC×100

OS:+5.00DS/+1.50DC×80

3. 弱视康复训练:

第一疗程:进行视力提升训练,红闪、光刷、CAM、精细训练。

第二疗程:视力提高到 0.5,需要进行调节功能训练、融合功能训练、高低敏感度训练。

第三疗程:视力的巩固、视功能优化、立体视训练。

第三节 功能异常的保健与康复

一、散光

散光的矫正同球面屈光不正基本一样,所不同的是散光的轴向与屈光度同时需要矫正。散光矫正的目的就是要把两条焦线的距离变短,最终成为一个焦点。处方应该在不破坏双眼视功能的基础上提高视力,缓解症状。在这些限制下,往往可以采取一些折中的方法。相对于近视、远视等球面屈光不正,散光的诊断及处理更具挑战性。

散光的光学矫正技术主要包括光学矫正和手术矫正。

(一) 光学矫正

散光的光学矫正主要包括框架散光镜矫正和接触镜矫正。

1. 框架散光镜矫正

是首选的,尤其是儿童青少年的眼散光。散光镜片含有柱镜成分,当双眼散光矫正时,两散光镜片的柱镜会产生双眼空间视觉效果。另外,由于放大率以及相应的视网膜像大小的变化,球性屈光不正患者,尤其是高度的,往往表现出适应上的困难,散光患者也同样。

对于初诊患者或无柱镜配戴史的患者,矫正时往往会有明显的不适应,即使仅给部分柱镜量,也可能会造成视物变形、行走不便、眩晕等症状。若是有过柱镜配戴史,其散光度或轴向发生改变,需要进行处方调整时,可能会引起患者的不适应而出现症状。尽管调整处方可能会提高视力,也应慎重考虑。引起这种现象的原因主要是改变了子午线放大率,并产生斜向棱镜效应,引起视网膜像的形状改变,从而使患者在感觉上发生变化。故在处方前一定要进行足够的试镜调整,原则上是:(1)散光度适宜,不能过矫。(2)在小角度斜向情况,应将两眼的柱轴调整为都是 90°或180°,或者接近原处方的柱轴。这是因为微小角的柱镜轴向的调整所产生新的散光是微量的,并且调整后对双眼视觉空间变形影响降到最低;相反,若柱镜在正确轴位时,对单眼矫正是完善的,而双眼视时,其柱镜双眼合成的空间扭曲易产生视觉不适,引起视觉疲劳,乃至严重的神经精神性症状,容易影响儿童或青少年的学习。

2. 接触镜矫正

指用硬性接触镜、软性接触镜来矫正散光。近些年来报道的透气性硬性接触镜(RGP)矫正眼散光越来越普遍,其矫正的原理就是利用硬性接触镜与角膜表面的接触,由泪液填充了角膜表面与镜片之间的散光间隙,而镜片表面无散光,从而达到眼散光矫正的效果,这种镜片矫正散光效果甚好,尤其是斜轴散光或高度散光,可明显地消除双眼视觉的空间变形问题。对于不规则的眼散光,采用一眼 RGP 配戴结合双眼框架镜矫正,可达到同时矫正双眼不等像的问题,并且 RGP 能减少眼球高阶像差,提供更好的视觉质量,某些患者配戴 RGP 的矫正视力明显优于框架眼镜。但部分患者无法忍受配戴 RGP 的异物感,可选用环曲面软性接触镜。随着生产工艺的改进,环曲面软性接触镜的验配成功率高达 90%以上。

（二）手术矫正

散光的手术矫正主要适用于矫治高度散光。

1. 现代激光角膜切削术

随着现代激光器械生产工艺和计算机技术的发展，现代激光角膜切削术对于散光的治疗已达到较为理想的水平。

2. 散光型人工晶状体

又称为 Toric IOLs(toric intraocular lens)，是将散光矫正与人工晶状体的球镜度数相结合的一种新型屈光性人工晶状体。随着眼内显微手术技术的提高和人工晶状体制作工艺的发展，小切口、折叠型人工晶状体使手术源性散光降至最低程度。随着患者对术后视功能要求的不断提高，Toric IOLs 为有角膜散光的患者行白内障摘除术或有晶状体眼人工晶状体植入术提供了一种有效的矫正方式。

3. 角膜切除/切开术

（1）角膜楔状切除术(wedge resection)

该手术是在较为平坦子午线的周边角膜作一深板层楔状角膜切除并缝合创面，以增强周边角膜的张力，增加该子午线方向角膜的曲率。手术能达到矫正散光的定量受制约的因素较多。

（2）角膜松解切开术(relaxing incision)

该手术对角膜光学区以外较为陡峭子午线区的角膜作非穿透性切开，以使该区角膜表面扩张松解，从而降低其曲率。

（3）调整手术缝线

术中检查角膜散光，在显微镜下调整切口缝线，对于减少术后角膜散光有较好效果，手术后的选择性缝线拆除也有一定的效果。对于角膜移植术的角膜散光可采用选择性缝线调整来减少散光。

为减少手术源性的角膜散光，术中应及时调整和控制，白内障摘除术中的巩膜/角膜小切口已使术后散光大大减少，作 360°切口的穿透性角膜移植术的术中调整尤为重要。以上治疗手段大多适用于规则散光，而不规则散光的测量和矫正均比较困难，临床上常由于眼外伤或眼部手术(如穿透性角膜移植术)所致。可以通过配戴 RGP 来矫正，其产生的泪液镜可以弥补角膜表面的不规则形态，以重新获得光滑的屈光前表面。对于一些严重的病理性散光，如圆锥角膜引起的不规则散光、接触镜无法矫正的不规则散光等，可行角膜移植术，效果较好。对于符合适应证的患者，也可采用屈光手术治疗，如波前像差引导的准分子切削术对于部分不规则散光的治疗可达到良好的效果。

二、老花

（一）光学技术

老视的矫治主要有三种方式，分别是框架眼镜、接触镜和手术矫治。

1. 框架眼镜

配戴框架眼镜以补偿老视眼的调节不足，是最经典且有效的老视矫治方法。根据眼镜片设计的不同,用于老视矫治的框架眼镜主要分为单光镜、双光镜和渐变多焦点镜(PAL)等三种基本类型。

(1) 单光镜

老视用单光镜即利用单焦点眼镜片进行矫正。它的优点是价格相对便宜、对验配及眼镜片生产加工的要求相对较低;缺点是只可用于近距离工作使用,故使用欠方便,一般适宜于正视,且视远、视近切换频率较低的老视者使用。单光镜用于老视的矫治还可以对老视者进行"单眼视(monovision)"矫正(图7-3-1),又称为"一远一近视力",该方法矫正一眼的远视力用于视远,矫正另一眼的近视力用于视近,利用视觉皮质优先选择清晰像的原理来抑制一眼的模糊像。单眼视验配时,在一般检测的基础上,需要确认优势眼(dominant eye),一般将优势眼作为视远眼,另一眼(即非优势眼)作为视近眼;或者将近视度数较低的眼作为视远眼而近视度数较高的眼作为视近眼。

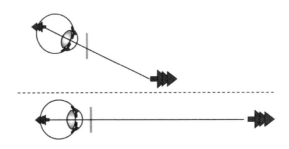

图7-3-1 单光镜"单眼视"矫正老视

(2) 双光镜

用双光镜矫正老视是将两种不同屈光度数整合在同一眼镜片上,使其成为具有两个不同屈光力区域即两个焦点的眼镜片。因为临床上,大部分患者存在不同类型和不同度数的屈光不正,同时由于老视,当视近时又需额外增加近附加,故视光医师需分别对其进行视远和视近矫正,于是就会有两种不同的眼镜处方分别用于视远和视近。显然,双光镜会更加有优势,因为避免了老视者频繁切换远用、近用眼镜的不便。

双光镜中将矫正视远的部分称为视远区,用于视近矫正的部分称为阅读区或视近区,两者屈光度数的差值即为近附加。因为视物的要求以及习惯,视远区通常安置在眼镜片上半部,视近区安置在眼镜片下半部,且略偏于鼻侧,而且通常视远区的视场要比视近区的视场大(图7-3-2)。双光镜根据视近区的附加工艺不同又分为熔合型、整体型和胶合型三种(图7-3-3)。

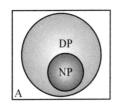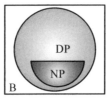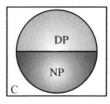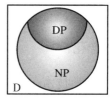

DP 视远区　NP 视近区　A. 圆形子片　B. 平顶(D型)子片　C. E型(一线)子片　D. 上子片

图7-3-2 双光镜的基本设计

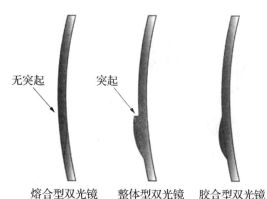

无突起　突起

熔合型双光镜　整体型双光镜　胶合型双光镜

图7-3-3　不同制造工艺的双光镜示意图

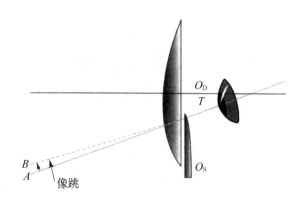

图7-3-4　双光镜在子片分界线的像跳

由于双光镜的两个区域存在截然不同的屈光力,所以双光镜不可避免存在严重的"像跳"现象(图7-3-4)。同时,由于眼镜片被分为两个屈光区域,所以双光镜或多或少会存在"分界线"的问题,容易"暴露年龄"。视光医师在开出双光镜处方时一定要跟老视者解释清楚。

(3) 渐变多焦点镜

双光镜同时解决老视者视远、视近两种需求。当老视程度轻且尚存在一定的调节能力时,可勉强通过视远区看清中距离(即介于正常远距离与近距离之间)的物体。可是,对于老视程度较高者,其眼的调节能力很弱,如果仍然配戴双光镜,则其看中距离物体的清晰度会受到显著影响。

因此,若一个眼镜片能同时满足看近距离、中距离和远距离物体的要求,将会是理想的老视矫正眼镜,于是渐变多焦点镜应运而生。它不但能同时看清远、中和近距离物体,达到对所有距离的物体都有一个清晰且连续性的视觉,同时避免了"像跳"现象所带来的视觉效果的影响。渐变多焦点镜的优缺点可参见表7-3-1。

表7-3-1　渐变多焦点镜的优缺点

优点	缺点
"子片"无形	从眼镜片下部看出,水平线周边弯曲
无像跳	周边变形及"泳动现象"(伴随头位运动的物体运动)
无子片周边的环形盲区	中间视野宽度小于三光镜
任意距离均可获得满意视力	视近视野小于双光镜
视觉更接近于老视初期者	水平头位运动增加
屈光度数无突然变化	从近用区视物,戴镜者需要更多垂直方向的眼球运动

渐变多焦点镜的设计原理就是在整个眼镜片或者在眼镜片上的过渡区内具有渐变的屈光度数。渐变多焦点镜片表面主要分视远区、渐变区和视近区三部分。其视远区和视近区的屈光度数为固定值,也就是远距和近距矫正的屈光度数,其中近距矫正度数即远距矫正度数加上近附加,而渐变区则是由视远区屈光度数向视近区屈光度数逐渐过渡的区域,也就是逐渐减少镜片正面的曲率半径(图7-3-5)。

尽管渐变多焦点镜也存在一定的缺点,但由于它具有独特的优点,而且其设计技术近年

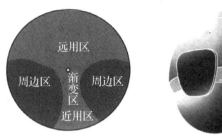

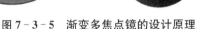

图 7-3-5　渐变多焦点镜的设计原理

来迅速发展,以"更宽的视野范围"和"迅速适应过程"为目标不断推陈出新,这两个目标也是渐变多焦点镜使用者最为关注的问题。目前,渐变多焦点镜已在国内外得到广泛使用,成为中老年老视者的最佳矫正方法。

2. 接触镜

接触镜也可用于老视的矫治,但由于老年人角膜敏感性降低,更应注意角膜的健康和安全。用于老视的接触镜有两种矫正方式:同时视型和单眼视型。

(1)同时视型

同时视型接触镜包括环区多焦、同心双焦、区域双焦和渐变多焦等类型(图 7-3-6)。此类接触镜要求中心定位良好,移动度小于 0.5 mm,同时制订配镜处方时,要求适当减少其看近的正屈光度数,并尽量增加其看远的正屈光度数,使远近间的屈光度数差距缩小,这样可以减少配戴同时视型接触镜时出现的重叠光影现象,提高验配的成功率。对于这类接触镜,视远屈光度数正常的配戴者成功率较高。

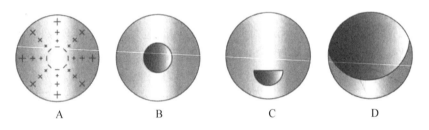

A. 环区多焦　B. 同心双焦　C. 区域双焦　D. 渐变多焦
图 7-3-6　同时视型接触镜的类型

(2)单眼视型

单眼视型接触镜矫正老视的原理与单光镜对老视的"单眼视"矫正原理相同,即利用接触镜矫正一眼的远视力用于视远,矫正另一眼的近视力用于视近,利用视觉皮质优先选择清晰像的原理来抑制一眼的模糊像(图 7-3-7)。尽管同时视型接触镜不断发展和改进,但是单眼视作为一久经考验的老视矫正方法,仍然具有相当高的成功率,特别适合年轻时一直配戴接触镜,年纪大了依然希望使用接触镜来矫正老视的配戴者。

3. 手术矫治

虽然通过手术矫治老视并不十分完善,但随着手术技术不断研究和进步,手术方式出现多样化的发展趋势。老视的手术治疗可以分为以下两大类:一类是以矫正老视为目的而开展的手术,包括角膜激光手术、射频传导性热角膜成形术和巩膜扩张术等;另一类是在进行

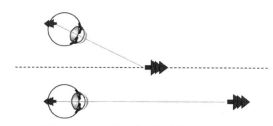

图 7 - 3 - 7　单眼视型接触镜矫正老视

老年性白内障或其他眼内屈光手术时,利用现代人工晶状体技术同时达到改善老视的目的。

(1) 角膜激光手术

角膜激光手术在近视的矫正方面得到了广泛的应用,随着技术的日益成熟,在西方国家不少学者开始研究其在老视方面的应用价值。其原理是通过角膜激光手术改变角膜的曲率,矫正其中一眼(通常是优势眼)的远视力用于视远,而矫正其中一眼(通常是非优势眼)的近视力用于视近,达到所谓的单眼视效果。丹尼尔(Daniel B.Goldberg)通过对 432 位超过 40 岁的老视者进行术后的随访调查,发现 96% 的患者表示效果满意,认为这是一种安全且有效的治疗方法,尤其对于原屈光度数为中轻度远视者,治疗效果更佳。

(2) 传导性角膜成形术

传导性角膜成形术(conductive keratoplasty, CK)是新发展起来用于治疗远视以及老视的一门新技术。其工作原理是用射频电流作用于周边部角膜,使角膜胶原组织产生瘢痕性收缩,通过改变角膜中央部曲率的方法来达到治疗效果。术中根据患者屈光度数的不同,在角膜边缘标记 1~3(分别在离角膜中央 6、7、8 cm 处)个环线,每个环线上标记 8~32 个治疗点,然后用冷却式超细探针控释射频能量进行角膜成形。这种非激光的传导性角膜成形术在治疗轻、中度远视的临床应用中被证明是安全且有效的,但近年的临床观察发现其术后回退较明显,因而患者抱怨较多。

(3) 巩膜扩张术

巩膜扩张术是基于萨查尔(Schachar)提出的新的调节学说,即与赫尔姆霍兹(Helmholtz)经典"松弛学说"截然相反的"紧张学说"。

萨查尔认为,晶状体悬韧带分为前部、后部和赤道部三部分。调节时,睫状肌收缩,使前部悬韧带和后部悬韧带松弛,但是赤道部悬韧带却紧张,使得晶状体周边部体积变小、变平,而中央部体积变大、变凸,前、后面曲率半径变小,屈光力增强。因此,他认为老视的发生是由于晶状体和睫状肌都随着年龄的增长而不断增生,睫状肌与晶状体的距离减少,当发生调节时,睫状肌收缩导致赤道部悬韧带紧张的程度不足,晶状体形态不够凸而使调节能力下降。

萨查尔把一个巩膜扩张带(scleral expansion band,SEB)缝合于角巩缘后 1.5~3.00 mm 的巩膜处(刚好与治疗网脱的巩膜扣带术目的相反)。汤姆顿(Thomton)在术眼睫状区对称性、放射性切除一定深度的巩膜(类似放射性角膜切开手术),通过使巩膜扩张,增加睫状肌和晶状体的距离,从而使患者术后的调节能力增加。然而,至今该理论和基于该理论的巩膜扩张术实际效果仍存在争论。

(4) 多焦点人工晶状体植入术

多焦点人工晶状体的光学原理是依据光学理论中的折射和衍射干涉。材料为 PMMA 或硅凝胶,主要有单片式和三片式两种。多焦点人工晶状体的植入可以使病人拥有良好的远、中和近视力。但病人术后可能会出现光晕和眩光等症状，医生需要术前与病人进行沟通。

（5）调节性人工晶状体植入术

调节性人工晶状体不但能给患者术后带来清晰的视力，还能提供一定程度的调节，使其术后能看清一定距离范围内的物体。随着白内障手术的成熟以及人工晶状体设计技术的不断发展，这是一种很有前景的治疗方法，尤其适合年龄较大合并白内障的老视者。

（6）非调节性人工晶状体植入术

尽管非调节性人工晶状体仅提供单焦视力，但由于光学设计比较成熟，成像质量很好。临床上可根据具体情况解决老视问题，如选择人工晶状体度数时应预留一部分近视以提供较好的近视力，但视远时需戴远用眼镜矫正。

（二）训练技术

运目眨眼法：平时一有空就利用眨眼来振奋、维护眼肌。同时用双手轻轻搓眼睑，增进眼球的滋润；闭眼时竭力挺胸，两眼紧闭一会儿再放松，如此反复操作。

经常活动眼球，能促进眼内血液循环、按摩活动晶状体和睫状肌，益眼功能甚佳。具体方法有四种：

1. 由近处逐步远看，各选定一物，稍停片刻后，再把视线由远处逐步移近。

2. 头不动，依次看一方形建筑物四角。

3. 紧闭双眼片刻，然后突然把眼睁开，也可在紧闭双眼时眼球不停地转动。

4. 双眼紧闭，5 秒钟后睁开双眼，尽力望远处一目标，5 秒钟后再看自己鼻尖 5 秒钟，重复 3 次。

（三）药物技术

药茶保健法：

中药调养的基本原则是"壮水之主，以制阳光"。治疗宜补肾养阴，益精明目。如菊花、天门冬、生地黄、决明子、山药、山萸肉、枸杞子、女贞子等药，既可煎汤服，又可作茶饮。中药简便茶疗方：如枸杞决明茶，取枸杞子、决明子各 12 克，用刚开的水泡好，频频饮服，可收到滋补肝肾、清肝明目的功效。又如枸菊绿茶，用枸杞子、菊花、绿茶沏水喝，枸杞子适当多些，到下午茶无色时将枸杞子吃下。中成药可选明目地黄丸、石斛夜光丸等常服，但要注意服药期间不宜进食辣椒及酒类食品。

（四）中医技术

1. 按摩明目法

每天起床后和就寝前，用双手的中指对准太阳穴，无名指对准鱼腰穴，小指对准攒竹穴，闭眼，适当有节奏地施加压力，按压时略带旋转动作，每次按摩 5 分钟，能解除眼肌疲劳，使眼睛明亮。

2. 揉搓头皮法

头部有很多能使眼睛明亮的穴位，用双手抱头，揉搓头皮各处，能使头脑清醒，眼睛明亮。也可用击鼓法，即用双手指腹敲打头的各处。

3. 导引吐纳法

腰背挺直，用鼻子吸气，吸到最大限度时紧闭双眼，再用口向上慢慢吐气。这样做不但能使双眼明亮,还能医治流泪。

4. 热水敷眼法

每天晚上临睡前,用 40～50℃ 的温热水洗脸。洗脸时先将毛巾浸泡在热水中,取出来不要拧得太干,立即趁热敷在额头和双眼部位,头向上仰,两眼暂时轻闭,热敷 1～2 分钟,待温度降低后再用水洗脸。

5. 用眼惜目法

一要注意目勿妄视,目妄视不仅耗精,而且损神。在生活中要避免强光对眼睛的刺激,不可直视太阳光、电焊光、强闪电、迪厅的激光等。二要注意目不久视,《黄帝内经》指出:"久视伤血。"在工作、学习之余,宜常闭目养神、养目;看书写字或看电视不要持续太长时间。在注意用眼卫生的同时,还要避免过食辛辣刺激性的食物,应常做眼部保健操等,以消除眼睛疲劳。

三、低视力

用于改善低视力患者活动能力的任何一种装置或设备,均称助视器(visual aids)。注视器的含义非常广泛,不只是设法提高视功能,而是包括了改善低视力患者活动能力的任何一种装置或设备,即使它与视力无关,如导盲犬、盲杖等,亦可列入助视器范畴。当然,大多数助视器都与改善看远或看近的能力有关。同时,要认识到在低视力保健领域中,助视器只是一种能够帮助患者的辅助工具,并没有任何治疗作用,也不会使视力本身得到改善。同时,在低视力的保健及康复中,助视器只是一部分,而不是全部。例如,望远镜并不能使一个低视力患者独立行动,但它可能是低视力患者在活动训练中的关键。只有望远镜(助视器)与训练计划结合在一起,才可能达到康复的目的。

助视器分为两大类,即光学性助视器和非光学性助视器。光学性助视器又分为远用和近用两种。

(一) 光学与非光学技术

1. 光学性助视器

是一种借助光学性能的作用,以提高低视力患者视觉活动水平的设备或装置。它可以是凸球镜片、棱镜片、平面镜或电子设备。凸球镜片可以对目标产生放大作用,放大作用取决于该透镜屈光度数的大小。平面镜或棱镜片可以改变目标在视网膜上的成像位置。实际上,没有一种助视器能够代替眼球的全部功能。低视力患者因工作、生活及学习上有各种不同的要求,所以常常需要一种以上的助视器。

2. 非光学性助视器

不是通过光学系统的放大作用,而是通过改善周围环境的状况来增强视功能的各种设备装置,称为非光学性助视器。它们可以单独应用,也可以与各种光学性助视器联合应用。以往,这些简单而实用的方法并不为大家所看重,但近些年来,随着大家认识的提高,逐渐受到低视力专家们的重视。

照明对低视力患者十分重要,低视力患者通常需要较强的照明,但有时也需中等或低等程度的照明。他们常常对眩目及对比度很敏感,所以控制照明对某些低视力患者有时帮助很大。

为了获得较强的照明,除可增加光源的强度之外,也可将光源移近目标,所以一般要选用可移动灯臂、可调节光线强弱的灯具,同时不使光线直射眼内。

从不同眼病对照明的要求来讲,一般黄斑部损害、视神经萎缩、病理性近视、视网膜色素变性等,常需较强的照明,某些眼病如白化病、先天性无虹膜、球后视神经炎等常需较暗的照明。角膜中央部混浊或核性白内障,需较暗照明,以免强光使瞳孔缩小。白内障无晶体眼在强光下易出现眩目,因而需较暗照明。从年龄上讲,老年人较青年人需更强照明。控制进入眼内的光线也是一种助视方法,为了控制白光进入眼内,患者阅读时,可以用"阅读裂口器",从裂口看到字句,对比明显又避免了反光。看远时可用太阳帽、眼镜遮光板、涂膜太阳镜等阻挡或滤过周边部光线,避免其直射入眼,提高成像对比度,改善视功能。为了提高对比度,书及刊物应有强烈的黑白对比,低视力门诊及患者周围环境应尽量使用对比强烈的物品,如在白色桌面上的深色餐具,就易于被低视力患者使用。从相对体积大小或线性放大作用的利用方面看,给予低视力患者使用的物品,阅读的书刊等均可以使用比正常大许多的规格,给其书写的纸应有粗黑的线条,笔也应用粗黑的笔。

(二) 训练技术

1. 视功能的康复

视野缺损的康复视力、视野、对比敏感度是视功能的三个基本组成部分。当然完成一项视觉活动还有赖于色觉、光觉、立体视觉和眼球运动等其他功能的共同参与和相互协调。视野损害类型和损害程度,对视觉功能有重要影响。

在一般人的概念中,衡量一个人眼睛的好坏或是否为盲人,常常仅指视力而言,没有考虑到视野,这是很不全面的。实际上,如果一个人的视力为1.0,而视野小于20°,那么在生活、学习和工作方面的困难,要比视力为0.1而视野正常的人大得多。就低视力患者的康复而言,有视野损害患者也比单纯视力障碍的患者康复起来要困难得多。因此,在临床低视力研究中对有视野缺损的低视力患者的处理,应引起更多的重视。

(1) 视野损害的处理

1) 中心及旁中心暗点的处理:中心视野大约为30°,包括视网膜后极部的黄斑、中心凹及旁黄斑区。在视野损害中,中心、旁中心暗点是比较常见的。对视觉康复来说,形成这些暗点的病因并不重要,值得注意的是这些暗点的特点如大小、绝对暗点或相对暗点。

有浓厚中心暗点的患者常常在读一个句子时被发现,可用这种方法来检查:当他头不动注视一个句子时,可能看见这个句子头部和尾部的字,而看不见中间的字,所以无法将整个句子读下来。通过Amsler表或平面视野检查,也可以证实这种情况。如查暗点是在注视点左侧,则阅读起来效果差。因为我们读书的时候都是从左向右看的,所以检查病人时仅仅查视力表上的单个视标,往往不能反映出患者的视野情况,更不能检查出患者的阅读能力。如果让患者读上几个句子,就会估计出他有无中心或旁中心暗点。同样的道理,在配戴助视器后,也一定要让他们达到能阅读,通过读句子可以检验助视器是否合适。

对有相对中心暗点或绝对中心暗点患者进行处理的首要步骤,应是仔细验光,矫正屈光不正,然后再根据情况验配远用助视器及各种近用助视器,如眼镜式助视器、手持放大镜和立式放大镜。眼镜助视器的优点是其视野比其他类型助视器大2~3倍,而且手能自由活动。当患者戴上眼镜式助视器并能大声朗读一段文字时,证明可以用眼镜助视器。这段文字可以印刷成大小不同的型号,其内容是向患者解释使用这种助视器的方法和优点。通过阅读既能检查出效果,又作了解释工作。

2）周边视野缩小的处理：视野缩小常见于视网膜色素变性、进展性青光眼、脉络膜缺损和某些类型的视神经萎缩等。其中视网膜色素变性占严重视野缩小病因的 90% 以上。

对于周边视野缩小的处理，首先需矫正屈光不正。看远可使用望远镜式助视器，一般选用 2.5 倍较合适，也可根据需要用低倍或略高倍数。这种望远镜只能在静止状态下使用，不能在动态下使用。因为放大镜的视野将充满患者的视野，没有留下自然视野的空间供比较和定向。

看近和阅读可使用眼镜式助视器。如果视野不是极度缩小，在验光后再配戴合适度数的眼镜助视器，则双眼低视力患者往往可获成功。视野严重缩小的患者不宜使用普通眼镜助视器，可建议使用手持放大镜、立式放大镜，因为这样可以在稍远的距离内使用，比近距离使用可感知的视野稍大些。

中心视力极差并有严重视野缩小的患者，一般只能使用闭路电视助视器。患者在利用闭路电视阅读时，可以有较舒适的体位，字的放大倍数和亮度可以任意调节，更重要的是阅读距离比较接近自然，这样可以获得一个较大的视野。

（2）视野增宽和扩大装置

为了弥补视野不足，可使用一些光学辅助装置。

1）倒置望远镜：倒置望远镜就是把望远镜的使用方向颠倒过来。原物镜转到眼前成为目镜，而原目镜转为物镜。从这种镜子望出去，外界视野被压缩，物像的距离推远变小。患者的视野虽然没扩大但可见的范围却增加了，不足之处是物体被推远，中心视力也有所下降，因此，这种倒置望远镜对于视野缩小而视力尚可的患者有一定价值。同时，患者用了倒置望远镜后，其功能性视野将受损，物体看起来比实际远，这种空间改变很难适应，患者的第一印象是静态方位很好，但动态观察很失望。虽然在镜内看到的东西多了，但往往不知道看的是什么，与周围环境不能联系。所以倒置望远镜最好用于已知的熟悉的环境，如在室内寻找有固定位置的物品，找桌子上、工作台上或冰箱内的东西，不用细看就能知道，找得比较快。在这种情况下，一般只有很短的距离，甚至伸手就可以拿到，可以弥补倒置望远镜带来的空间和距离的失真。

2）膜状三棱镜：在视野缩小患者的眼镜上贴一个膜状三棱镜，患者可以通过较小的眼球运动来监视周边物体。膜状三棱镜扩大视野的原理见图 7-3-8。

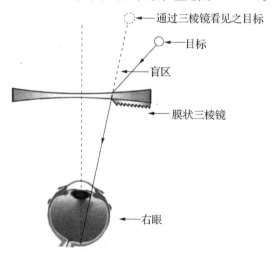

图 7-3-8　膜状三棱镜扩大视野的原理图

要经过比较长的一段时间来训练患者使用膜状三棱镜,首先进行棱镜模糊试验,再进行膜状三棱镜试验,膜状三棱镜有一定实用价值,但在使用前需经训练。当患者掌握训练方法后,可以在室外各种环境中练习,首先使患者有一个物体空间移位经验,以及在行走中用棱镜观察的方法。因三棱镜并不能真正增加视野大小,仅通过转像来起到提醒作用,故应当训练患者选择性地对重要目标发生反应。如若患者不能成功使用棱镜,可能是因为训练不够充分,进入复杂环境太快之故,应增长训练实践时间,加强目标移位训练。

当患者成功地使用一段时间棱镜之后,他们可能会感到棱镜不像当初那样有效。这是因为他们搜寻目标的能力已经提高了,较大范围的眼球运动增加了他们动态视野。这时可把棱镜向外缘再移一点,找出新的棱镜位置。

3)负透镜:手持负透镜置于眼前20~30厘米的位置,通过透镜可以看到一个扩大了的视野,视野中的物象同时缩小。负透镜的度数越高,越靠近眼睛,就越需要更高的调节力。负透镜仅用于短时间的识别工作,帮助患者进行陌生环境定位或观察目标定位。

(3)偏盲的处理

偏盲分为同侧偏盲、上下偏盲和双颞侧偏盲等。同侧偏盲在老年人比较多见,病因可能为血管性疾患影响视放射和视交叉;上下视野偏盲可能由前部视神经缺血所致;双颞侧偏盲的常见病因是视交叉处肿物压迫。

补偿视野缺损的装置可使用三棱镜,其原理和使用方法与前述相同,不过在使用中更觉不便。因为棱镜中的小视野不易捕捉,而且头转动时镜内的视野也跟着动,所以存在视混淆和复视问题。

另一种装置是反射镜。这种反射镜有两种角度。第一种叫常规反射镜,例如颞侧偏盲,反射镜固定在鼻侧边上,与镜面垂直(图7-3-9)。

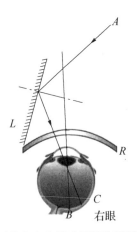

图7-3-9 右侧偏盲患者戴反射镜装置所见像空间示意图

如图7-3-9,患者右眼的右侧偏盲,目标A位于患者右侧视野(偏盲)中,目标A通过平面镜反射到正常网膜C上,能被患者看到。

第二种反射镜如图7-3-10所示,此反射镜固定在眼镜片上。患者为右侧偏盲,只要稍稍将眼球向右转,即可通过反射镜看到目标。使用这两种反射镜,可以利用反射把盲侧的物体反射到正常视野内。由于反射面积很小,所以反射的物体不易找到、不易识别,而且易于和正常视野区的像相混淆。如果经过一段时间训练,能掌握、发现和知道盲区内的情况,这对活动很有帮助。因为知道了情况后,可以快速转过头用正常视野来观看。

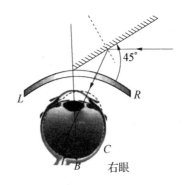

图 7 - 3 - 10 右侧偏盲患者戴反射镜装置所见像空间示意图(反射镜固定在镜片上)

不同类型的视野缺损所带来的问题各不相同,但他们都有共同之处,就是视野缺损患者不容易被社会大众所理解。从外观上看,他们的眼部无严重损害或畸形,人们常要求他们像正常人一样工作、学习和生活。他们想解释自己的情况,又往往被认为是在辩驳。中心视野缺损的人面对熟人“视而不见”,被人误解,这种情况也被称为“社交盲”。周边视野缩小的人,对环境的适应能力甚至比生来就盲的人还弱。若患者本人的心理是不愿暴露自己的视力情况,康复训练师要更具耐心和同情心,帮助他们树立独立生活信心,不仅要配戴上合适的助视器,更应该强调训练的重要性。经过认真训练,大部分患者都能逐步克服视野缺损所带来的困难。

2. 视觉康复方案的拟订

在完成全部检查之后,医生可以根据患者的客观以及主观检查结果,制订适合该患者的视觉康复方案,通常包括屈光矫正、残余视功能的放大、相关技能培训、非光学的视觉适应性装置的使用以及安全防护等,如改善照明、对比度、家具或墙角保护等。

视觉康复工作极具个性化,了解患者的视觉需求是低视力检查很重要的一步。对于不同疾病,视觉康复也略有侧重。例如对于黄斑区功能受损患者,往往要训练患者的旁黄斑注视能力;对于青光眼、视网膜色素变性等影响周边视野的疾病,扩大视野、增加对比度往往是康复的重点。在康复的过程中需要注意以下几点:

(1)康复方案个性化

每一名患者都是独特的,尽管他们可能有相同的诊断、相同的视觉功能,但每个人的视觉需求都是独特的,因此详细生活质量调查,了解患者需求尤为必要。

(2)康复方案系统化

一个好的低视力康复中心不能只是简单地开具光学仪器处方,而是以提高患者独立生活能力为目的,根据患者视觉损失的类型提供一个完整的康复方案。康复方案由很多部分组成,包括了助视器的验配及使用训练、职业或者教育的帮助、定向和行走训练、日常生活技能训练等。情绪和心理的康复对于患者及其家属也是十分重要的。

(3)以患者为中心

低视力康复中的医疗人员可以向患者提供建议和选择,但是不要迫使患者接受康复方案。患者对疾病及康复的接受程度,在很大程度上影响视觉康复成功与否,因此低视力康复医师在计划执行过程中需要根据患者的需求不断调整,并观察患者的心理状态,及时心理干预。

3. 视觉康复方案执行以及宣教

（1）康复方案的解释和沟通

方案拟订完成之后,需要和患者进行详尽的沟通,根据患者以及家属的理解程度,科学、简明地解释患者目前病情、视功能状态及预后,有助于患者对视觉康复的理解和认识,可在完成诊断以及视功能评估之后进行,也可在本次诊疗完成之后进行。充分向患者说明康复方案以及各种类型康复方法的利弊,强调视觉康复是一个长期的、系统性工作,需要患者本人、家长、医生、工作单位或学校的多方配合,并需要定期随访和复查。

（2）助视器介绍及使用培训

由于助视器的外观及功能不及普通的眼镜,患者常常会抱怨助视器使用不方便、外观欠佳而放弃使用,导致助视器的弃用率非常高,这需要医生在助视器的推荐过程中和患者充分沟通助视器的使用必要性,以及每一种助视器的利和弊。另外,助视器使用培训非常重要,避免患者因为不知如何使用而弃用。助视器验配仅是视觉康复的一部分,助视器使用培训、相关生活及工作技能培训,是功能性视力能否提高的关键。

（3）随访

通常半年随访一次,跟踪患者眼健康和视功能状态变化、功能性视力是否改善、患者对视觉康复计划的执行情况以及满意程度,并及时根据患者的反馈调整康复计划。

（4）宣教

向患者或家属提供心理咨询方式、残联支持信息以及其他公益慈善机构信息等。

第四节　感觉异常的保健与康复

一、干眼

（一）屈光矫正

干眼的产生和加重与屈光不正有着密切的关联,屈光不正包括近视、远视和散光。青少年屈光不正与干眼症密切相关,根据青少年干眼症与屈光不正的相关性的研究表明散光和远视患者 BUT 更短,泪膜稳定性更差,更易出现干眼症。矫正屈光不正后,散光和远视患者泪膜稳定性可得到改善。患者泪膜稳定性改善,干眼症及视疲劳会得到缓解,同时对延缓远视患者近视化过程、延缓近视进展具有一定作用。

（二）药物技术

1. 人工泪液

泪膜的病理生理学作用对治疗 MGD 至关重要。MGD 是一个多因素疾病,所以为缓解 MGD 患者的眼部不适症状,人工泪液替代疗法是治疗 MGD 的重要步骤。脂质型人工泪液具有增加眼表润滑度、缓解眼表干涩症状等作用,并且能够稳定泪液渗透压,维持正常泪膜覆盖眼表,临床上可明显缓解患者的主观症状,同时可以提高对比敏感度,改善角膜表面光学质量。

2. 抗炎类药物

研究发现,MGD 患者泪液中 IL-1α、IL-1β 和基质金属蛋白酶-9 等炎症因子的表达升高,这些炎症因子促进睑板腺腺体上皮增生和角化,从而导致阻塞性睑板腺疾病。一些抗炎类药可以减少前列腺素的合成,抑制黏附分子的表达以及促进淋巴细胞的代谢,因此,抗炎类药也是治疗炎症期 MGD 的一种选择。

3. 抗生素

研究表明 MGD 患者的眼睑环境比正常受试者更容易被细菌定殖。细菌对 MGD 病理生理过程的影响主要是通过产生促炎分子以及有毒物质如脂肪酶来介导的。因此,抗生素仅用于有明确细菌感染指征的患者中,如睑缘炎引起的 MGD。

4. 雄激素替代法

睑板腺导管角质化在 MGD 的发病机制中起着重要作用,雄激素可以抑制角质化相关基因,刺激脂肪生成,并影响腺泡细胞的成熟,导致脂质分泌增加。而雌激素通过抑制脂肪生成和上调脂质分解代谢来减小皮脂腺的大小和脂产量,对睑板腺的脂质分泌产生负面影响。

(三) 中医技术

1. 中医对干眼症的认识

(1) 概念

干眼症,中医称之为"白涩病",是指白睛不赤不肿,而以自觉眼内干涩不适,甚则视物昏蒙为主症的眼病。白涩症之名首见于《审视瑶函》:"不肿不赤,爽快不得,沙涩昏蒙,名曰白涩。"

(2) 中医认为干眼症产生原因

1) 肝肾亏损证

【症状及体征】目珠干涩,不耐久视,白睛微红,或黑睛星翳;口干少津,神疲乏力,头晕耳鸣,腰膝酸软;舌淡红苔薄少津,脉弦细。

【辨证分析】泪为肝之液,肝阴不足,泪液分泌不足,目失滋养;久视后则诸症加重;全身症状及舌脉表现均为肝肾亏损之候。

2) 肺阴不足证

【症状及体征】眼干涩不爽,不耐久视,白睛如常或稍有赤脉,反复难愈;或兼见口干鼻燥,咽干,便秘;苔薄少津,脉细无力。

【辨证分析】肺阴不足,肺气升宣无力,气阴不得上输于目;阴虚日久,燥热上犯于目,目失滋养,目珠干涩,不耐久视;肺虚火上炎,白睛隐红;全身症状及舌脉表现均为肺阴不足之候。

3) 脾胃湿热证

【症状及体征】眼干涩不爽,不耐久视,目胞色微赤,白睛如常或稍有赤脉,眵黏稠呈丝状,反复难愈;或兼见胃脘胀闷,纳呆口苦,便溏;舌红苔黄腻,脉滑数。

【辨证分析】脾胃湿热蕴结,清气不升,循环阻滞,眼周血液循环不畅,目窍失养,致目珠干涩;脾主肌肉,在目对应胞睑,湿热上犯目系,致胞睑红肿全身症状及舌脉表现均为脾胃湿热之候。

2. 中医内治技术

（1）中药内服

1）肝肾阴虚证

【方剂】杞菊地黄丸加减。

【组成】枸杞子、菊花、熟地黄、酒萸肉、牡丹皮、山药、茯苓、泽泻。

【功能主治】补益肝肾。

【用法用量】水煎服。

2）肺阴不足证

【方剂】养阴清肺汤加减。

【组成】大生地、麦冬、玄参、生甘草、薄荷、贝母、丹皮、白芍。

【功能主治】滋阴补肺。

【用法用量】水煎服。

3）脾胃湿热证

【方剂】三仁汤加减。

【组成】杏仁、半夏、飞滑石、生薏苡仁、白通草、白蔻仁、竹叶、厚朴。

【功能主治】清热祛湿。

【用法用量】水煎服。

（2）食膳疗法

双决明粥：

【组成】石决明 25 g，决明子 10 g，白菊花 15 g，粳米 100 g，冰糖 6 g。

【制法】将决明子入锅中炒至出香味时起锅。白菊花入砂锅煎汁，取汁去渣，粳米淘洗干净，与药汁煮成粥，加冰糖食用，每日早晚食之。

【功效】此方清肝潜阳，养肝明目。用于防治两眼干涩，视物不清，目眩头晕。

3. 视觉经络调养技术

（1）穴位敷贴

干眼症常用以下三组穴位：睛明、攒竹、阳白、青灵、阳陵泉；目窗、球后、四白、足三里、三阴交；玉枕、昆仑、照海、太阳、瞳子髎。

每次取主穴 2～3 个，配穴 1～2 个。

（2）中药熏蒸

常选用野菊花、秦皮、黄柏、薄荷等，作中药超声雾化，营养眼肌、促进眼部血液循环、快速缓解疲劳。也可将内服中药煎煮液用于眼部熏蒸，温热雾气携带中药成分至眼部，营养眼部肌肤、促进眼部血液循环、快速缓解疲劳。

每次 10～15 分钟，每天 2～3 次。

（3）眼部热奄

将具有养阴滋润、防治干眼作用的药包放入水中煎煮加热，取出后放置于眼部或穴位上。

（4）经络穴位调养步骤

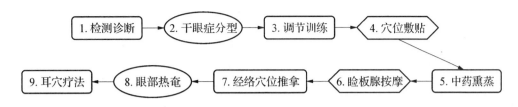

图 7-4-1　中医视觉经络调养-干眼症防治技术

（四）物理疗法

1. 超声雾化

能够将滴眼液雾化,使药剂能够直接、全面地接触角膜,与传统滴眼液相比,超声雾化能够在治疗过程中保持恒定的温度、湿度以及药物浓度,而且不含有防腐剂,对眼表刺激小,可以有效避免滴眼液中防腐剂的毒性反应,以增强眼表治疗效果。

2. 强脉冲光

将强脉冲光(intense pulsed light, IPL)列为干眼患者的物理治疗选择之一。现在 IPL 在 MGD 患者中广泛应用。IPL 是一种非相干多色光源,具有 500～1 200 nm 的波长谱。

（1）IPL 通过热效应软化睑板腺的脂质,改善腺体内脂质的流动性,促进睑板腺脂质的分泌,达到提高泪膜稳定性的目的。同时能够缓解眼睑周围毛细血管扩张,降低腺体周围区域释放的炎症因子表达,减少眼睑上的细菌和其他微生物数量。

（2）IPL 还可以利用光生物调节作用刺激细胞,以复苏萎缩的睑板腺,恢复睑板腺的正常功能。

IPL 能显著改善睑板腺的分泌功能,增厚泪膜脂质层,提高泪膜稳定性,减轻炎症反应,同时也能够改善眩光、光晕、视物模糊等主观视觉质量。研究证明,与常规物理疗法相比,IPL 治疗 MGD 更省时,疗效更好,且 MGD 接受治疗时间越早,接受治疗时睑板腺的结构越完整,IPL 的治疗效果越佳。

3. 热敷及睑板腺按摩

保持眼睑卫生和热敷及睑板腺按摩,因为多数 MGD 患者睑板腺周围可能存在痤疮丙酸杆菌、蠕形螨等微生物感染,眼睑卫生在 MGD 治疗中应当重视。热敷和睑板腺按摩是目前临床上对于 MGD 症状较轻的患者常用的治疗手段。热敷可以软化睑板腺内的分泌物,睑板腺按摩可以促进睑板腺分泌物的排出,从而可以改善睑板腺导管的阻塞,同时可以增加泪膜稳定性,减少泪液蒸发。

（五）手术技术

1. 睑板腺探通术

睑板腺阻塞引起泪液脂质分泌障碍是 MGD 的病理特征之一,故疏通睑板腺是治疗 MGD 的方向之一。睑板腺探通术是在眼表局部麻醉下,用无菌钢丝探头进行睑板腺腺体探通,对于眼部慢性炎症严重者可在探通时加注微量妥布霉素地塞米松滴眼液等抗菌消炎药。在进行睑板腺探通时避免过深的强力探通,以免产生不必要的睑板腺医源性损伤。常规物理治疗联合睑板腺探通术可迅速缓解严重阻塞性 MGD 患者的临床症状。

2. 泪点栓塞

将半永久性硅胶或临时性胶原泪点塞插入患眼的上下泪点。泪点塞可以阻塞泪液引流系统,有效保留患者自身的泪液,增加自然泪液在眼表的停留时间,但当出现溢泪时要及时取出泪点塞。同时,由于泪点栓塞增加了泪液在眼表的停留时间,从而增加了炎症感染的风险,所以当存在泪道以及眼表感染时不适宜做泪点栓塞。

(六) 其他技术

1. 饮食与生活管理

研究证明维生素 A 不仅对维持夜视力有重要作用,还促进结膜杯状细胞产生稳定泪膜的黏液。所以增加摄入富含维生素 A 的食物(如胡萝卜),可以改善 MGD 症状。ω-3 脂肪酸是维持眼表稳态所需的脂肪酸,且必须从食物中吸收。越来越多的证据表明增加 ω-3 脂肪酸摄入可以改善泪液分泌功能,从而缓解 MGD 症状。同时 ω-3 脂肪酸还具有抗炎特性,可以阻止氧化反应,阻断促炎性因子的释放。

2. 心理调节

干眼患者的心理状况也是治疗时不可忽略的一部分,干眼属于一种慢性病,治疗是一个长期的过程,患者在治疗过程中可能会出现烦躁、焦虑的情绪。调查显示干眼患者比非干眼患者更易患抑郁症、焦虑症、暴躁症等精神类疾病。同时,要注重眼睛的休息,避免眼疲劳,保持适宜的湿度,有利于缓解干眼症状。

(七) 预防保健

1. 营养补充

多食富含维生素的食物:维生素 B_1 有助于神经营养,绿叶蔬菜是优质的维生素 B_1 来源。维生素 C 可有效抑制细胞氧化。维生素 E 则在降低胆固醇、清除体内垃圾和预防白内障方面发挥作用,核桃和花生富含维生素 E。

2. 眼部保护

(1) 避光照射:避免亮光直射到屏幕上,以减轻眼部疲劳和不适。

(2) 眼保健操:通过按摩眼部周围的穴位和皮肤肌肉,增加眼窝内血液循环,消除眼部疲劳。

3. 中医辨证施护

个性化施护:结合中医辨证理念,根据患者不同的体质和症状进行辨证施护,调节情绪、饮食和生活习惯,加速康复进程。

4. 眼部保健措施

(1) 不滥用眼药水:避免随意滴眼药水,特别是消炎眼药水,以免造成依赖性和眼部干涩。

(2) 定期眼部清洁与热敷:进行睑板腺按摩和眼睑热敷,有助于清除眼部污垢、促进血液循环,预防眼部干燥和不适。

5. 良好用眼习惯

(1) 定时休息与户外活动:避免长时间连续操作电脑,每 45 分钟休息 15 分钟,经常到户外活动,多接触绿色。

（2）良好的工作姿势和工作条件：保持适当的工作距离和良好的工作环境，有助于减轻眼部疲劳和不适。

二、视疲劳

(一) 屈光矫正

屈光不正的矫正可减少视疲劳。屈光不正包括近视、远视、散光和屈光参差。

1. 远视

远视眼是由于眼轴太短或眼的屈光力过低，在调节放松状态时平行光线通过眼的屈光系统后焦点落在视网膜后。因在视网膜上不能形成清晰的物像，人眼为看清楚物体需要动用调节来加强眼的屈光力，使进入眼球的光线能聚焦在视网膜上并成为清晰的物像。长时间动用调节就会发生调节性疲劳，表现为视力模糊、眼球酸胀、眼眶疼痛、同时伴有头昏脑胀、失眠、记忆力减退等体征，甚至发生调节性内斜视。轻度远视眼在看近时就像老花眼一样，阅读物离眼睛很远，动用过量的调节才能看清物体，同时产生过量的集合，这时眼睛用准确聚焦的调节配合过度的集合看清物体，长时间后就会出现视力模糊、眼球酸胀、眼眶疼痛，同时伴有头昏脑胀、失眠、记忆力减退等症状，甚至出现内隐斜或内斜视。高度远视眼看近时会把阅读物拿得很近以获得较大的视网膜影像放大率，但会迅速引起视疲劳。

2. 近视

近视是指眼球在调节放松状态时，远处的物体经过眼的屈光系统后，不能清晰地在视网膜上成像，而是成像在视网膜前。其原因可以是眼轴过长或屈光介质屈光力过强。其特点是远视力下降，近视力正常，可发生外隐斜或共同性外斜。近视眼看近时动用调节较正常人少，同时产生较低的集合，双眼视功能平衡被打破，易出现视疲劳。近视眼配戴瞳距不正确的眼镜会产生棱镜效应，打破了眼外肌力量平衡，也可引发视疲劳。

3. 散光

散光是指眼球在不同径线上的屈光状态或屈光度不一致，常见原因是角膜表面的曲率半径不一致。散光眼在无调节状态下，平行光线经眼球屈折后不能在视网膜上结成一个焦点，而是形成两条焦线，因而视网膜上的物像模糊不清，患者通过自身调节可以使最小弥散圆在视网膜上，但远近视力都差，似有重影，视物眯眼，长时间用眼后会引发视疲劳。

4. 屈光参差

屈光参差是指两眼屈光状态一致，两眼屈光度相差球镜 $\geq 1.50D$ 或柱镜 $> 1.00D$。由于落在两眼视网膜上物像的清晰度和大小不等，视觉中枢很难融合两个大小不一样的物像，因而产生视疲劳。视觉中枢易于接受物像较清晰一眼的视觉传导，抑制来自屈光不正较大眼的物像，屈光参差若长期未得到矫正，不仅会导致视疲劳，而且会形成弱视或斜视。

(二) 眼部肌肉功能训练

眼部肌肉功能训练是矫正因调节辐辏功能异常引发视疲劳的最佳方法。

1. 辐辏不足

表现为看远正位或低度外隐斜，看近外隐斜，低 AC/A，集合近点后退大于 10 cm，近距正融像性储备小于外隐斜的 2 倍，不符合 Sheard 法则，为保持双眼单视，双眼内直肌需要更强地收缩,故易引起集合性视疲判,其最好的矫正方法是辐辏训练。

2. 辐辏过度

表现为近距离阅读后眼部不适,模糊或复视,远距隐斜正常,近距内隐斜,正相对调节低,负融像性储备低。因此,采用配戴正球镜减少调节从而减少辐辏的方法矫正近阅读视疲劳。单纯性外隐斜患者表现为远近视力模糊、复视、眼部紧张、头痛,检查可见远距和近距外隐斜均大于正常范围,水平会聚能力低,负相对调节低,其矫正首选 Brock 线训练,其次可配戴底向内的三棱镜。

(三)中医技术

1. 中医对视疲劳的认识

视疲劳,中医称之为"目倦",是指过用目力以致视物不能持久,久视则以视物昏花、头痛、眼胀为主要表现的眼病。

2. 中医对视疲劳的辨证分型

(1)气血亏虚

【症状及体征】久视后出现视物模糊、目胀、头晕;可兼见心悸、健忘、神疲、便干;舌淡苔白,脉沉细。

【辨证分析】气血亏虚,目中经络涩滞,失去濡养,故不能近距离久视;全身症状及舌脉表现均为气血亏虚之候。

(2)肝肾不足

【症状及体征】久视后出现视物模糊、目胀痛、干涩;兼见头晕目眩、腰膝酸软、耳鸣;舌淡苔少,脉细。

【辨证分析】肝肾不足精血亏损,筋失所养,调节失司,故不能近距离久视;全身症状及舌脉表现均为肝肾不足之候。

(3)阴虚火旺

【症状及体征】久视后出现视物模糊、目胀痛、干涩;可头晕目眩、五心烦热、颧赤唇红、口干;舌红苔少,脉细数。

【辨证分析】久视过度耗竭阴津,致虚火上炎,故不能近距离久视;全身症状及舌脉表现均为阴虚火旺之候。

3. 中医内治技术

(1)中药内服

1)气血亏虚证

【方剂】八珍汤加减。

【组成】人参、白术、白茯苓、当归、川芎、白芍药、熟地黄、甘草。

【功能主治】益气补血。

【用法用量】作汤剂,加生姜 3 片,大枣 5 枚,水煎服,一日 2 次。

2)肝肾不足证

【方剂】杞菊地黄丸加减。

【组成】枸杞子、菊花、熟地黄、酒萸肉、牡丹皮、山药、茯苓、泽泻。

【功能主治】滋养肝肾。

【用法用量】水煎服。

3）阴虚火旺证

【方剂】知柏地黄丸加减。

【组成】知母、熟地黄、黄柏、山茱萸（制）、山药、牡丹皮、茯苓、泽泻。

【功能主治】滋阴清热。

【用法用量】蜜丸一次 8 丸，一日 2 次。

（2）食膳疗法

花生瓜子枣豆糕：

【组成】花生米 100 克、南瓜子 50 克、红枣肉 60 克、黄豆粉 30 克、粳米粉 250 克。

【制法】将花生米、南瓜子、红枣肉、黄豆粉、粳米粉与枣肉共捣为泥，再调入些面粉，加适量油与水，调匀做糕，蒸熟。

【功效】滋补肝肾、养血明目，用于肝肾不足型视疲劳症。

4. 视觉经络调养技术

（1）穴位敷贴

视疲劳常用以下穴位：攒竹、丝竹空、瞳子髎、太阳、照海、神门、阳白、风池、行间、太冲、球后、四白、三阴交。

每次取主穴 2～3 个，配穴 1～2 个。

（2）中药熏蒸

可将内服中药煎煮液用于眼部熏蒸，温热雾气携带中药成分至眼部，营养眼部肌肤、促进眼部血液循环、快速缓解视疲劳。每次 10～15 分钟，每日 2～3 次。

（3）药物导入

使用中频药物导入治疗仪将逍遥散导入受试者眼部皮肤，提出使用药物导入治疗仪于患者局部产生物理治疗电场，改善局部血运瘀滞状况，改善血流，促进药物更好地起到作用，充分改善视疲劳。

（4）眼部热奄

将具有养阴滋润、防治视疲劳作用的药包放入水中煎煮加热，取出后放置于眼部或穴位上。

（四）手术疗法

主要包括角膜手术、外直肌后徙术与内直肌截除术等术式。

1. 角膜手术

角膜手术是一种常见的眼部手术，用于矫正屈光不正，如近视、远视和散光。对于视疲劳，如果患者主要是因为屈光不正而导致的眼睛疲劳，角膜手术可能是一个选择。LASIK 和 PRK 是常见的角膜手术类型，通过激光去除或改变角膜表面的部分组织，以改善屈光状态，从而减轻眼睛疲劳。

2. 外直肌后徙术

外直肌后徙术是一种用于治疗外斜视（眼球向外转动的斜视）的手术。外斜视可能会导致眼睛过度用力，引起视疲劳和眼肌疲劳。在这种手术中，眼外肌被调整位置或缩短，以改变眼球的位置,从而纠正斜视,减轻眼睛的疲劳感。

3. 内直肌截除术

内直肌截除术是一种用于治疗内斜视(眼球向内转动的斜视)的手术。类似于外斜视,内斜视也可能导致眼睛过度用力和视疲劳。在这种手术中,内直肌被部分切除或调整位置,以改变眼球的位置,从而纠正斜视,缓解眼睛的疲劳感。

(五) 预防保健

1. 调整工作环境和习惯

(1) 注意休息:长时间用眼后应适当休息,防止视疲劳的长期积累,以避免出现精神萎靡、思睡等症状。

(2) 视频作业者健康教育:加强对视频作业者的职业健康教育,提高他们对眼保健的重视和意识,掌握科学使用视频设备的方法。

2. 眼部保护和护理

(1) 眨眼保护:多眨眼有助于泪液均匀分布,增强眼部保护作用。

(2) 调整显示器位置:将显示器位置调整至低于眼睛视线水平 $15°\sim20°$,保持舒适的眼睑大小。

(3) 控制用眼时间:避免长时间连续使用电脑,定时休息。

(4) 避免黑暗环境:不在黑暗环境中使用电脑,保证环境有背景光,光线强度大于 200 Lux。

(5) 控制距离和配戴眼镜:显示器距离眼睛不宜太近,最好不少于 50 cm,必要时配戴防护眼镜。

3. 矫正眼部问题和屈光情况

(1) 适时矫正:考虑配戴正确的眼镜矫正屈光不正,如远视、近视、散光等,避免调节功能失常和视疲劳的产生。

(2) 儿童矫正:儿童应尽早矫正全部屈光不正,预防斜视和弱视。

(3) 角膜接触镜或手术矫正:对于屈光参差等无法用框架眼镜矫正的情况,考虑使用角膜接触镜或进行角膜屈光手术。

4. 干眼防治

(1) 避免因素:避免长时间在空调环境下工作和使用电脑引起干眼。

(2) 多瞬目:使用电脑时有意识地多瞬目,增加泪液分泌。

(3) 停止使用眼部化妆品:对于因化妆品引起干眼的患者,停止使用化妆品。

5. 调整用眼光线和工作时间

(1) 控制光线:避免在光线太强或太暗的环境下看书写字,使用柔和的灯光。

(2) 控制工作时间:避免长时间连续用眼,定时休息并采取适当的眼部保护措施。

6. 其他保护措施

(1) 多闭目休息:适时闭目休息,让眼睛得到充分休息。

(2) 热敷眼睛:使用温热的毛巾或手掌轻轻按摩眼部,缓解眼部疲劳。

(3) 使用茶水敷眼:用温暖的茶水浸湿毛巾,敷在闭着的眼睛上,缓解眼部不适。

参考文献

[1] 赵堪兴.斜视弱视学[M].2 版.北京:人民卫生出版社,2018.

[2] 瞿佳,吕帆.眼视光学:全 2 册[M].北京:人民卫生出版社,2018.

[3] 亚洲干眼协会中国分会,海峡两岸医药卫生交流协会眼科学专业委员会眼表与泪液病学组,中国医师协会眼科医师分会眼表与干眼学组.中国干眼专家共识:定义和分类(2020 年)[J].中华眼科杂志,2020,56(6):418-422.

[4] 许峰.教育与光明:近视学生的精神分析[D].宁波:宁波大学,2017.

[5] 韦企平,孙艳红.燕京韦氏眼科学术传承与临床实践[M].北京:人民卫生出版社,2018.

[6] 李筱荣.眼病学[M].3 版.北京:人民卫生出版社,2017.

[7] 沈爱明,花佳佳.干眼的成因与防治[M].南京:东南大学出版社,2015.

[8] 瞿佳,陈浩.眼镜学[M].3 版.北京:人民卫生出版社,2017.

[9] 朱世忠,余红.眼镜光学技术[M].2 版.北京:人民卫生出版社,2019.

[10] 宋慧琴.眼应用光学基础[M].北京:高等教育出版社,2005.

[11] 谢培英,王海英.接触镜验配技术[M].2 版.北京:人民卫生出版社,2019.

[12] 陈浩.接触镜验配技术[M].2 版.北京:高等教育出版社,2015.

[13] 林晓鸿,甘微.防护眼镜在医疗护理中的使用情况及其存在问题[J].中西医结合护理(中英文),2020,6(10):502-505.

[14] 成知函.蓝光与眼睛[J].中国眼镜科技杂志,2019(3):110-112.

[15] 刘宜群.视觉保健康复技术.[2023-05-14].https://www.icourse163.org/course/JIT-1001703008? tid=1472152463.

[16] 姜伟.眼科临床药物手册[M].南京:江苏科学技术出版社,2008.

[17] 范鲁雁,秦侃.眼科疾病的合理用药[M].北京:人民卫生出版社,2011.

[18] 赵家良.药用对了才治病:眼科疾病合理用药问答[M].北京:人民卫生出版社,2015.

[19] 陶海.常见眼病一本通[M].长春:吉林科学技术出版社,2009.

[20] 王一心.养眼护眼那些事[M].北京:人民卫生出版社,2017.

[21] 郁引飞,唐细兰.眼科用药 450 问[M].北京:人民卫生出版社,2019.

[22] 王桂初.精编眼科疾病诊疗学[M].长春:吉林科学技术出版社,2019.

[23] 王勤美.屈光手术学[M].3 版.北京:人民卫生出版社,2017.

[24] 王雁,赵堪兴.飞秒激光屈光手术学[M].北京:人民卫生出版社,2014.

[25] 陈跃国.准分子激光角膜屈光手术专家释疑[M].北京:人民卫生出版社,2007.

[26] 龙琴,张丰菊.激光角膜屈光手术龙琴 2019 观点[M].北京:科学技术文献出版社,2019.

[27] 王铮,陆文秀,杜之渝.准分子激光治疗技术[M].北京:人民卫生出版社,2020.

[28] 敖弟华,田熙睿,马明勋,等.基于机器深度学习算法的圆锥角膜智能化诊断模型研究[J].国际眼科杂志,2023,23(2):299-304.

[29] 郑博,杨卫华,吴茂念,等.基于眼底照相的糖尿病视网膜病变智能辅助诊断技术评价体系的建立及应用[J].中华实验眼科杂志,2019,37(8):674-679.

[30] 中国医药教育协会智能医学专委会智能眼科学组,国家重点研发计划"眼科多模态成像及人工智能诊疗系统的研发和应用"项目组.基于眼底照相的糖尿病视网膜病变人工智能筛查系统应用指南[J].中华实验眼科杂志,2019,37(8):593-598.

[31] 中华医学会眼科学分会青光眼学组,中国医学装备协会眼科人工智能学组.中国基于眼底照相的人工智能青光眼辅助筛查系统规范化设计及应用指南(2020年)[J].中华眼科杂志,2020,56(6):423-432.

[32] 国家药品监督管理局,国家卫生健康委员会.医疗器械临床试验质量管理规范[EB/OL].(2022-03-31)[2023-05-14].https://www.nmpa.gov.cn/xxgk/fgwj/xzhgfxwj/20220331144903101.html.

[33] 国家药品监督管理局.医疗器械临床评价技术指导原则[EB/OL].(2021-09-28)[2023-05-14].https://www.nmpa.gov.cn/xxgk/ggtg/ylqxggtg/ylqxggtg/20210928170338138.html.

[34]《眼科人工智能临床应用伦理专家共识》专家组,中国医药教育协会数字影像与智能医疗分会,中国医药教育协会智能医学专业委员会,等.眼科人工智能临床应用伦理专家共识(2023)[J].中华实验眼科杂志,2023,41(1):1-7.

[35] 中华医学会眼科学分会眼底病学组,人工智能研发应用专家指导组.面向基层的人工智能眼底彩色照相黄斑区域病变体征筛查系统规范化设计及应用指南[J].中华眼底病杂志,2022,38(9):711-728.

[36] 沙伊曼,威克.双眼视觉的临床处理:隐斜、调节功能异常和眼球运动障碍[M].5版.李丽华,江洋琳,主译.北京:人民卫生出版社,2022.

[37] 王光霁.双眼视觉学[M].3版.北京:人民卫生出版社,2018.

[38] 刘陇黔.视觉训练的原理和方法[M].北京:人民卫生出版社,2019.

[39] 周文菊,蔡德芳,金智梅,等.心理疗法在肠易激综合征患者焦虑、抑郁中的应用研究现状[J].天津护理,2022,30(4):501-504.

[40] 谢晶晶.心理护理在屈光手术患者中的应用效果[J].中国民康医学,2021,33(7):178-180.

[41] 明志君,陈祉妍.心理健康素养:概念、评估、干预与作用[J].心理科学进展,2020,28(1):1-12.

[42] 岳胜南,张雪,郭家娟.浅谈对中医心理干预手段的认识[J].中西医结合心血管病电子杂志,2018,6(16):32-33.

[43] 黄丽萍,刘丽娜,王志红.斜弱视患儿的心理护理[J].现代医药卫生,2003,19(1):112-113.

[44] 袁英.斜弱视患儿的心理学初探[J].青岛医药卫生,1998,30(7):50-51.

[45] 佘延芬,杨继军.刮痧疗法[M].北京:中国中医药出版社,2018.

[46] 杨金生,吕爱平,朱溥霖.中医养生保健指南[M].北京:中国中医药出版社,2019.

［47］曹银香.刺法与灸法［M］.北京：中国中医药出版社，2018.

［48］中华中医药学会眼科分会.儿童青少年近视防控中医适宜技术临床实践指南（下）［J］.中国中医眼科杂志，2022，32（7）：505－512.

［49］张春明.中药热敷联合刮痧疗法对老年干眼病的护理观察［J］.世界最新医学信息文摘，2019，19（5）：255，257.

［50］钟新娜，卢玉燕.刮痧联合一贯煎治疗肝肾阴虚型干眼症40例［J］.浙江中医杂志，2019，54（10）：738.

［51］任芳，高宁，王静.滋阴润目方雾化联合头面部刮痧治疗肝肾阴虚型干眼临床观察［J］.辽宁中医药大学学报，2020，22（7）：136－139.

［52］邹卫华，胡英蛾，洪为祥.经络穴位刮痧治疗假性近视临床观察［J］.实用中西医结合临床，2009，9（4）：76.

［53］莫红红.眼部刮痧联合眼部穴位按摩治疗视疲劳临床研究［J］.亚太传统医药，2017，13（5）：128－129.

［54］韦利川，陈英雄，龚辉珍，等.中医疗法治疗视疲劳综合症的临床研究［C］//第十届全国中西医结合眼科学术会议暨第五届海峡眼科学术交流会论文汇编，福州，2011：202－204.

［55］郝小波，陈英雄，龚辉珍，等.刮痧配合中医辨证论治疗视疲劳［C］//全国第九次中医、中西医结合眼科学术年会论文汇编，北京，2010：268－270.

［56］干正，顾伟，李湘授.论刮痧之补泻［J］.中国中医药现代远程教育，2021，19（16）：143－145.

［57］曹柏龙，缪娟.中医治未病适宜技术手册［M］.北京：中国中医药出版社，2019.

［58］何志强.刺灸学基础［M］.北京：中国中医药出版社，2018.

［59］崔芳囡，农艳.轻松拔罐一学就会［M］.北京：中国中医药出版社，2016.

［60］付晋，姚靖，吕婧.姚靖运用养阴清热法治疗睑板腺功能障碍型干眼经验［J］.中国中医眼科杂志，2022，32（1）：33－36，40.

［61］鲁勃文.针刺联合拔罐治疗眼睑带状疱疹的临床效果观察［J］.世界临床医学，2017，11（9）：151.

［62］史玲.独穴加刺络拔罐治疗眼肌痉挛32例［J］.针灸临床杂志，2003，19（2）：46.

［63］王玥，钟维佳，张丹枫，等.刺络拔罐疗法在中医美容中的应用［J］.中国民间疗法，2020，28（6）：110－112.

［64］马素萍，杨宁，刘乐华.辨证刮痧联合背部拔罐对肝经郁热型干眼症患者的疗效［J］.齐鲁护理杂志，2020，26（14）：57－59.

［65］夏雪文.放血拔罐联合中药清眩润目饮内外并用治疗MGD所致干眼的临床观察［D］.哈尔滨：黑龙江中医药大学，2017.

［66］高树中，杨骏.针灸治疗学［M］.4版.北京：中国中医药出版社，2016.

［67］张梅芳，詹宇坚，邱波.眼科专病中医临床诊治［M］.3版.北京：人民卫生出版社，2013.

［68］彭清华.中医眼科学［M］.北京：中国中医药出版社，2021.

［69］张仁，徐红.眼病针灸［M］.上海：上海科学技术文献出版社，2014.

［70］贺普仁.针具针法［M］.北京：人民卫生出版社，2014.

[71] 李志明.针灸治疗眼病的理论和配穴[J].上海中医药杂志,1958(8):27－28,18.

[72] 孙武权,吴云川.推拿学[M].3 版.北京:人民卫生出版社,2021.

[73] 那继文.推拿手法[M].4 版.北京:人民卫生出版社,2018.

[74] 强刚,刘茜.保健按摩学[M].南京:江苏科学技术出版社,2014.

[75] 黄运华.手指点穴联合耳穴贴压干预脾气虚弱证近视患儿的临床研究[D].长沙:湖南中医药大学,2023.

[76] 赵吉平,李瑛.针灸学[M].4 版.北京:人民卫生出版社,2021.

[77] 刘茜.针法灸法[M].4 版.北京:人民卫生出版社,2018.

[78] 庞亚铮,王凯,黄田,等.眼保健操干预儿童青少年近视的有效性及安全性的研究进展[J].中国中医眼科杂志,2022,32(10):831－833,840.

[79] 杨崇超,凌玲,周文天.中国眼保健操与儿童青少年近视发生相关性的 Meta 分析[J].中国循证医学杂志,2023,23(1):59－66.

[80] 贾松,赵云娥.眼科学基础[M].2 版.北京:人民卫生出版社,2019.

[81] 李凤鸣,谢立信.中华眼科学[M].3 版.北京:人民卫生出版社,2014.

[82] 管怀进.眼保健与眼病预防[M].北京:高等教育出版社,2005.

[83] 国家卫生健康委员会.0～6 岁儿童眼保健及视力检查服务规范(试行)[EB/OL].(2021－06－23)[2023－05－14].http://www.nhc.gov.cn/fys/s7906/202106/15c5e7d23b3843daa3d87d2d7cebc3ce.shtml.

[84] 周炼红,张伟.婴幼儿及儿童的屈光状态发育特征[J].中华眼科杂志,2022,58(3):236－240.

[85] 中华医学会眼科学分会眼视光学组,中国医师协会眼科医师分会眼视光专业委员会.低浓度阿托品滴眼液在儿童青少年近视防控中的应用专家共识(2022)[J].中华眼视光学与视觉科学杂志,2022,24(6):401－409.

[86] 中华医学会眼科学分会角膜病学组.干眼临床诊疗专家共识(2013 年)[J].中华眼科杂志,2013(1):73－75.

[87] 中华医学会眼科学分会眼视光学组.视疲劳诊疗专家共识(2014 年)[J].中华眼视光学与视觉科学杂志,2014,16(7):385－387.

[88] 吕帆.眼科学[M].3 版.北京:高等教育出版社,2021.

[89] 考夫曼,拉扎罗.眼外伤评估与治疗[M].秦波,译.北京:中国纺织出版社,2022.

[90] 赵家良.眼视光公共卫生学[M].3 版.北京:人民卫生出版社,2017.

[91] 路玉峰,朱淑亮.驾驶员视觉分散特征识别及检测方法[M].北京:机械工业出版社,2015.

[92] 杨智宽.临床视光学[M].2 版.北京:科学出版社,2014.

[93] 王光霁.视光学基础[M].2 版.北京:高等教育出版社,2015.

[94] 张伟.解读《我国斜视分类专家共识(2015 年)》[J].中华眼科杂志,2015,51(6):406－407.

[95] 任洪杏,程静,秦爱姣,等.微小斜视的研究进展[J].国际眼科杂志,2021,21(5):840－842.

[96] 牛兰俊,林肯,韩惠芳.实用斜视弱视学[M].苏州:苏州大学出版社,2016.

［97］王闯.视觉功能训练在弱视及斜视治疗中的应用［J］.中国医药指南,2016,14(6):150－151.

［98］中华医学会眼科学分会斜视与小儿眼科学组,中国医师协会眼科医师分会斜视与小儿眼科学组.中国儿童弱视防治专家共识(2021年)［J］.中华眼科杂志,2021,57(5):336－340.

［99］王竞,王春芳.弱视治疗新进展［J］.国际眼科杂志,2019,19(4):604－608.

［100］谭越月,吴峥峥.脑视觉在眼科临床应用的新进展［J］.实用医院临床杂志,2021,18(3):204－206.

［101］李瑞英,李晓清.双眼治疗在弱视中的应用及进展［J］.国际眼科杂志,2021,21(2):275－278.

［102］潘佳幸,刘陇黔.婴儿眼球震颤综合征的研究进展［J］.国际眼科杂志,2021,21(10):1716－1719.

［103］瞿佳.近视防控瞿佳2023观点［M］.北京:科学技术文献出版社,2023.

［104］陈巍,吴夕,张佩斌.儿童眼保健工作实用手册［M］.北京:中国科学技术出版社,2020.

［105］蒋冬冬,靳荷.睑板腺功能障碍相关干眼的诊疗进展［J］.国际眼科杂志,2021,21(7):1209－1212.

［106］刘文惠,王倩倩,沈婧.中医辨证施护联合眼保健操对干眼症患者的影响［J］.中医药导报,2017,23(18):120－122.

［107］刘宜群.中医美容学［M］.北京:中国中医药出版社,2006.

［108］黎颖莉,刘祖国,邓应平,等.干眼临床诊疗的新认识及研究的新方向［J］.中华实验眼科杂志,2020,38(3):161－164.

［109］黄丹菊,李燕娜.睑板腺按摩对睑板腺功能障碍性干眼的干预价值［J］.中医眼耳鼻喉杂志,2021,11(1):25－26,29.

［110］陈娟,金涵.青少年干眼症与屈光不正的相关性研究［J］.实用中西医结合临床,2022,22(1):92－94.

［111］邵庆.干眼症如何"补水"?［J］.祝您健康,2015(7):18.

［112］电脑族眼睛保健知识［J］.宁波通讯,2012(9):66.

［113］郑雪晶,张花治.视疲劳相关研究概述［J］.中医临床研究,2020,12(32):136－139.

［114］何燕.视疲劳怎么缓解和预防［J］.保健文汇,2020(22):9.

［115］王赞春.视疲劳的产生、预防和治疗［J］.家庭医学(下半月),2020(3):22－23.

［116］谌俊斐.视疲劳的原因分析及运动矫正策略研究［J］.长春师范大学学报,2017,36(6):109－113.

［117］ESTEVA A,CHOU K,YEUNG S,et al. Deep learning-enabled medical computer vision［J］.NPJ digital medicine,2021,4(1):5.

［118］JORDAN M I,MITCHELL T M.Machine learning:Trends,perspectives,and prospects［J］.Science,2015,349(6245):255－260.

［119］LECUN Y,BENGIO Y,HINTON G. Deep learning［J］. Nature,2015,521(7553):436－444.

[120] FERNANDEZ ESCAMEZ C S,MARTIN GIRAL E,PERUCHO MARTINEZ S,et al. High interpretable machine learning classifier for early glaucoma diagnosis[J]. International journal of ophthalmology,2021,14(3):393－398.

[121] RUAN S,LIU Y,HU W T,et al. A new handheld fundus camera combined with visual artificial intelligence facilitates diabetic retinopathy screening [J].International journal of ophthalmology,2022,15(4):620－627.

[122] LI F,PAN J Y,YANG D L,et al.A multicenter clinical study of the automated fundus screening algorithm[J].Translational vision science & technology,2022,11(7):22.

[123] HAN R A,CHENG G W,ZHANG B L,et al.Validating automated eye disease screening AI algorithm in community and in-hospital scenarios[J]. Frontiers in public health,2022,10:944－967.

[124] YANG W H,ZHENG B,WU M N,et al. An evaluation system of fundus photograph-based intelligent diagnostic technology for diabetic retinopathy and applicability for research[J].Diabetes therapy,2019,10(5):1811－1822.

[125] COLLINS G S,DHIMAN P,ANDAUR NAVARRO C L,et al. Protocol for development of a reporting guideline (TRIPOD-AI) and risk of bias tool (PROBAST-AI) for diagnostic and prognostic prediction model studies based on artificial intelligence[J]. BMJ open,2021,11(7):e048008.

[126] MOONS K G M,ALTMAN D G,VERGOUWE Y,et al. Prognosis and prognostic research:Application and impact of prognostic models in clinical practice[J]. BMJ open,2009,338:b606.

[127] CHOI S,PARK J,PARK S,et al.Establishment of a prediction tool for ocular trauma patients with machine learning algorithm [J]. International journal of ophthalmology,2021,14(12):1941－1949.

[128] HUANG J H,WEN D Z,WANG Q M,et al. Efficacy comparison of 16 interventions for myopia control in children:A network meta-analysis[J]. International journal of Ophthalmology,2016,123(4):697－708.